成人看護学⓬
皮膚／眼

メヂカルフレンド社

まえがき

　今日，医療をとりまく環境は大きく変化している。とりわけ人口の高齢化，人々のニーズの多様化，医療の高度化・専門化，医療機関における在院日数の短縮化とそれに伴う臨床業務の過密化，患者の自宅を含む医療の場の広がりと医療機関どうしの連携などといった近年の流れは，すべての医療現場にやむことなく押し寄せている。医療者は，医療の本質を踏まえ，今の医療に求められているもの，期待されているものを的確にとらえ，応えていかなければならない。このようななかで，チーム医療の一翼を担う看護師の資質向上はきわめて重要である。

　看護師には，単に知識をもつだけでなく，それを行動に結びつけられる思考力をもち，どのような状況においても最善の看護を提供できる応用力が求められている。そして，看護基礎教育には，そのような看護師へと成長していくための基盤を与えることが期待されている。

　この期待に応えられる教科書を目指し，2007年に本シリーズ「成人看護学」各論の再編成にあたった。その際に，看護を行ううえでの基礎知識となる「疾患の診療」を扱う第1編と「疾患をもつ患者の看護」を扱う第2編の2編編成とし，器官系統別の巻構成とした。現行カリキュラムの「人体の構造と機能」にあたる内容の一部，「疾病の成り立ちと回復の促進」にあたる内容の一部，およびそれらを踏まえた「成人看護学」の内容となる。この基礎知識となる第1編から看護編である第2編へと内容がつながることで，この構成が生かされる。また2010年には，新たに序章を設け，患者がどのような困難をもって生活することになるのか，どのような医療が提供されるのか，というマクロな視点からみたイメージをもって本書の内容に入っていけるようにした。

　本書が目指した内容のつながりとは，たとえば「人体の構造と機能」の知識と「疾病の成り立ちと回復の促進」の知識のつながりである。人体における生理的な過程が，病気の原因により，どのように変化するのかという観点から，解剖生理学の知識と症状や疾患の知識を一本につなげることはこの分野の学習の基本といえる。もう一つは，上記のような症状や疾患についての知識と，それを踏まえた看護編とのつながりである。疾患をもった患者の身体で進行している生理的・病理的過程はどのようなもので，その結果もたらされる状態はどのようなものか，患者の生命と生活にどのような影響を与えるかを把握する。それに応じて，患者一人ひとりに個別

の看護上の対策を挙げ，組み立てていく力が，これからの看護には必要である。

2018年の改訂にあたっては，上記の点をさらに強化すべく，第1編の構成の見直しを行った。今回の編集において私たちが最も重要だと考えたのは，レベル感である。看護師に疾患と治療についての知識が，どのレベルの医学的知識が看護師に求められるのか。それは医療現場の変化とともに変化してきている。

近年，看護師の活躍の場は多様化し，その役割は顕著に拡大し，これに伴い求められる知識・技能も高度専門的になってきた。特定行為研修が制度化されたこともその一環であり，この傾向はさらに強まっていくものと予想される。このような時代の看護基礎教育の教材に必要なことは，卒業後もさらにその上に積み上げていけるだけの，しっかりした基礎を据えることだけでなく，記述内容も臨床での傾向に合わせレベルアップすることである。そのため，卒業後のレファレンスとしての使用にもある程度耐えるレベル感を目指すこととした。

今回の編集では，本書の構成の大幅変更を含むいっそうの改善を図った。読者諸氏の忌憚のないご意見をいただければ幸いである。

2018年11月

編者ら

執筆者一覧

皮膚

編集

佐伯　秀久	日本医科大学大学院医学研究科教授
髙橋　則子	学校法人慈恵大学理事

執筆（執筆順）

《序　章》

二宮　友子	東京慈恵会医科大学附属病院看護部

《第1編》

佐伯　秀久	日本医科大学大学院医学研究科教授

《第2編》

丸山　弘美	東京慈恵会医科大学葛飾医療センター看護部
小林　雅代	東京慈恵会医科大学附属病院看護部
二宮　友子	東京慈恵会医科大学附属病院看護部
江川　安紀子	東京慈恵会医科大学附属第三病院看護部
松田　真生	東京慈恵会医科大学附属柏病院看護部

眼

編集

蕪城　俊克	自治医科大学附属さいたま医療センター眼科教授
小見山智恵子	東京大学医学部附属病院看護部長

執筆（執筆順）

《序　章》

小鷲　優子	東京大学医学部附属病院看護部

《第1編》

蕪城　俊克	自治医科大学附属さいたま医療センター眼科教授

《第2編》

古川　久美子	東京大学医学部附属病院看護部
小鷲　優子	東京大学医学部附属病院看護部
村岡　亜紀	東京大学医学部附属病院看護部
柘植　美恵	東京大学医学部附属病院看護部

目次

▶皮膚

序章 皮膚疾患をもつ成人を理解するために 二宮友子 003

A 皮膚疾患の特徴と拡大するチーム医療 004

B 皮膚疾患をもつ患者の特徴 005

C 皮膚疾患をもつ成人と医療のかかわり 007

1 重症アトピー性皮膚炎のAさんの入院時の情報 007

2 6年間の治療経過と支援の実際 007

第1編 皮膚疾患とその診療

第1章 皮膚の構造と機能 佐伯秀久 011

I 皮膚の構造 012

A 皮膚の肉眼的外観 012

1 表面 012

2 色調 012

B 皮膚の組織学的構造 013

1 表皮 013

2 真皮 015

3 皮下（脂肪）組織 016

4 皮膚の脈管 016

5 皮膚の神経 016

6 皮膚の付属器官 016

II 皮膚の機能 019

A 保護機能 019

1 機械的刺激に対する保護機能 019

2 化学的刺激に対する保護機能 020

3 細菌に対する保護機能 020

4 乾燥に対する保護機能 020

5 光線に対する保護機能 020

B 体温調節機能 020

C 分泌・排泄機能 021

1 汗の分泌 021

2 皮脂の分泌 021

D 知覚機能 021

E 吸収機能 021

F ビタミンD合成機能 022

第2章 皮膚の症状と病態生理 佐伯秀久 023

I 発疹 024

A 原発疹 024

1 斑 024

2 丘疹 025

3 結節 026

4 局面 026

5 水疱および小水疱 026

6 膿疱 027

7 囊腫 027

8 膨疹 028

B 続発疹 028

1 びらん 028

2 潰瘍 028

3 鱗屑 028

4 痂皮 028

5 亀裂 029

6 萎縮 029

7 胼胝 029

8 硬化 029

9 瘢痕 029

II 瘙痒（かゆみ） 030

1 かゆみを起こす物質 030

2 かゆみ過敏 030

3 透析患者のかゆみ 030

4 かゆみを伴う皮膚疾患 030

5 薬剤による瘙痒 031

6 精神・神経性の瘙痒 031

III 皮膚の老化 031

1 内因性老化 031

2 外因性老化 031

第3章 皮膚疾患にかかわる診察・検査・治療 佐伯秀久 033

I 診察法 034

A 問診 034

B 視診 034

II 検査　035

A 皮膚操作を加える方法（スキンテスト）　035
1. ガラス圧法（硝子圧法）　035
2. 皮膚描記法　035
3. 知覚検査　035
4. ニコルスキー現象　036
5. 皮内反応　036
6. 貼布試験（パッチテスト）　037
7. 光線過敏試験　038

B 皮膚を材料とする方法　039
1. 皮膚病理組織検査　039
2. 真菌検査　039
3. 細菌検査　040
4. 梅毒検査　040
5. ウイルス検査　041
6. 細胞診（ツァンク試験）　041

C 梅毒の血清学的検査　041

D ダーモスコピー　042

E そのほかの検査　043
1. 薬疹の検査（薬剤リンパ球刺激試験, 再投与試験）　043
2. 画像検査　043
3. 生理機能検査　043
4. ウッド灯検査　043

III 治療法　044

A 炎症性皮膚疾患の治療法　044
1. 局所療法　044
2. 全身療法　048

B 感染性皮膚疾患の治療法　049
1. 細菌感染性皮膚疾患の治療法　049
2. 皮膚真菌症の治療法　050
3. ウイルス性皮膚疾患の治療法　051

C そのほかの皮膚疾患の治療法　051

第 4 章 皮膚の疾患と診療　佐伯秀久　055

I 炎症性皮膚疾患　056

A 湿疹・皮膚炎群　056
1. 湿疹・皮膚炎総論 Digest　056
2. 接触皮膚炎　057
3. アトピー性皮膚炎 Digest　058

4. 脂漏性皮膚炎　061
5. 手湿疹　062
6. 貨幣状湿疹　062
7. 慢性単純性苔癬（ヴィダール苔癬）　062
8. うっ滞性皮膚炎　063
9. 自家感作性皮膚炎　063
10. 皮脂欠乏性湿疹　064

B 紅皮症　064
1. 湿疹続発性紅皮症　064
2. 薬疹による紅皮症（紅皮症型薬疹）　064
3. 乾癬性紅皮症　064
4. 腫瘍随伴性紅皮症　065

C 蕁麻疹, 痒疹, 皮膚瘙痒症　065
1. 蕁麻疹 Digest　065
2. 痒疹　066
3. 皮膚瘙痒症　067

D 紅斑症　068
1. 多形紅斑　068
2. 結節性紅斑　069
3. ベーチェット病　070
4. スイート病　071

E 血管炎, 末梢循環障害, 紫斑病　071
1. 血管炎　071
2. 末梢循環障害　072
3. 紫斑病（紫斑症）　073

F 薬疹　074

G 角化症　076
1. 非遺伝性角化症　076
2. 遺伝性角化症　076

H 炎症性角化症　078
1. 乾癬　078
2. ジベルばら色粃糠疹　079
3. そのほかの炎症性角化症　079

I 膠原病　079
1. エリテマトーデス　079
2. 強皮症　081
3. 皮膚筋炎　082

J 水疱症・膿疱症　082
1. 水疱症　082
2. 膿疱症　084
3. そのほかの水疱症, 膿疱症　084

II 物理的原因による皮膚疾患　084

A	熱傷	084
B	凍瘡	086
C	凍傷	086
D	電撃傷	086
E	化学熱傷	087
F	光線性皮膚疾患	087
G	放射線皮膚炎	088
H	褥瘡	088

Ⅲ 感染性皮膚疾患　090

A 細菌感染症　090
1 伝染性膿痂疹　090
2 癤・癰　090
3 蜂窩織炎（蜂巣炎）**Digest**　092
4 丹毒　092
5 壊死性筋膜炎　093
6 そのほかの細菌感染症　093

B 皮膚結核　093
1 尋常性狼瘡　093
2 バザン硬結性紅斑　094
3 そのほかの皮膚結核　094

C ハンセン病　094

D 皮膚真菌症　095
1 浅在性真菌症　095

E 動物寄生性皮膚疾患　098
1 疥癬 **Digest**　099
2 クリーピング病　100
3 シラミ症　100
4 そのほかの動物寄生性疾患　101
5 ダニが媒介する皮膚疾患　101

F ウイルス性皮膚疾患　101
1 帯状疱疹 **Digest**　101
2 水痘　103
3 単純ヘルペス　103
4 疣贅　104
5 伝染性軟属腫　106
6 麻疹　106
7 風疹　106
8 伝染性紅斑　107
9 手足口病　107
10 伝染性単核球症　107

G 性感染症　107
1 梅毒　107
2 後天性免疫不全症候群　109

Ⅳ そのほかの皮膚疾患　110

A 母斑および母斑症　110
1 母斑　110
2 母斑症　111

B 皮膚の悪性腫瘍　112
1 上皮系がん　112
2 非上皮系がん　114

C 皮膚の良性腫瘍　116
1 上皮性腫瘍　116
2 非上皮性腫瘍　117

D 毛髪, 毛包脂腺系, 汗腺の疾患　118
1 円形脱毛症　118
2 尋常性痤瘡　119
3 酒皶　119
4 汗疹（汗貯留症候群）　120
5 多汗症　120
6 臭汗症　120

E 色素異常症　121
1 尋常性白斑　121
2 肝斑　121
3 雀卵斑　122
4 そのほかの色素異常症　122

F 代謝異常症　122
1 アミロイドーシス　122
2 黄色腫　122
3 ポルフィリン症　123
4 ムチン沈着症　123

G 遺伝性結合組織疾患　124
1 エーラス-ダンロス症候群　124
2 マルファン症候群　124
3 弾性線維性仮性黄色腫　124

H 肉芽腫性疾患　125
1 サルコイドーシス　125
2 環状肉芽腫　125

I 爪の疾患　126
1 陥入爪　126
2 厚硬爪甲　126

目次　vii

第2編 皮膚疾患患者の看護

第1章 看護の基本　　丸山弘美 129

I 患者の特徴と看護の役割　130

A 生じやすい身体的問題　130

B 生じやすい心理・社会的問題　130

C 看護の目的と役割　131
1 身体的問題に対する看護の目的と役割　131
2 心理・社会的問題に対する看護の目的と役割　132

II 必要な情報とアセスメントの視点　134

A 患者の一般的背景　134

B 主訴と現病歴　135
1 主訴　135
2 現病歴　135

C 健康歴　136
1 既往歴　136
2 家族背景　136
3 アレルギー体質の有無と反応　136
4 生活習慣　136

D 現在の情報　137
1 身体的側面　137
2 心理・社会的側面　138

III 疾患の経過と看護　139

A 急性期の患者の看護　139
1 全身状態の管理　139
2 苦痛の緩和　139
3 不安の軽減　139
4 日常生活への援助　140
5 家族への支援　144

B 回復期の患者の看護（リハビリテーション）　144
1 機能的リハビリテーションの支援　144
2 精神的リハビリテーションの支援　145
3 社会的リハビリテーションの支援　145
4 家族への支援　145

C 慢性期の患者の看護　146
1 悪化予防のための指導　146
2 療養生活を継続するための支援　146
3 家族への支援　146

D 終末期の患者の看護　146
1 苦痛の緩和　146
2 精神面への配慮　147
3 家族への支援　147

IV 皮膚疾患患者の療養生活を見すえた退院支援と多職種連携　147

A 退院支援・退院調整における看護師の役割　148
1 退院支援・退院調整看護師とは　148
2 退院支援・退院調整看護師の看護と多職種連携　148

B 退院に向けた地域連携／福祉などの専門職・専門機関の役割　151
1 退院に向けた福祉などの専門職の役割　151
2 地域専門機関の役割　154

C 褥瘡を発症した患者に対する退院支援・退院調整の実際　155

第2章 主な症状に対する看護　　小林雅代 159

I 瘙痒感　160

A 必要な情報とアセスメントの視点　160
1 症状観察のポイント　161
2 検査データの理解　161
3 日常生活への影響　161

B 看護の方法と根拠　161
1 症状の軽減　161
2 症状の悪化防止　162

II 発疹　163

A 必要な情報とアセスメントの視点　163
1 症状観察のポイント　163
2 検査データの理解　163
3 日常生活への影響　164

B 看護の方法と根拠　165
1 症状の軽減　165
2 症状の悪化防止　165

III 疼痛　165

A 必要な情報とアセスメントの視点　166

1 症状観察のポイント	166	

2 症状の悪化防止 174

2 検査データの理解	166
3 日常生活への影響	166

第3章 主な検査と治療に伴う看護　小林雅代　175

B 看護の方法と根拠 167

1 症状の軽減 167

2 症状の悪化防止 168

I 診察時の看護　176

IV 分泌物　168

II 検査時の看護　177

A 必要な情報とアセスメントの視点 168

1 皮膚生検（皮膚組織片採取） 177

1 症状観察のポイント 168

2 アレルギー性皮膚反応試験 178

2 検査データの理解 168

3 日常生活への影響 169

III 治療・処置時の看護　179

B 看護の方法と根拠 169

A 薬物療法を受ける患者の看護 179

1 症状の軽減 169

1 必要な情報とアセスメントの視点 179

2 症状の悪化防止 169

2 看護の方法と根拠 179

B 外用療法を受ける患者の看護 180

V 落屑　170

1 必要な情報とアセスメントの視点 180

A 必要な情報とアセスメントの視点 170

2 看護の方法と根拠 181

1 症状観察のポイント 170

C 光線療法を受ける患者の看護 184

2 検査データの理解 170

1 必要な情報とアセスメントの視点 184

3 日常生活への影響 170

2 看護の方法と根拠 185

B 看護の方法と根拠 170

D 密封療法，重層法を受ける患者の看護 185

1 症状の軽減 170

1 必要な情報とアセスメントの視点 185

2 症状の悪化防止 171

2 看護の方法と根拠 185

E 凍結療法を受ける患者の看護 186

VI 精神症状　171

1 必要な情報とアセスメントの視点 186

A 必要な情報とアセスメントの視点 171

2 看護の方法と根拠 186

1 症状観察のポイント 172

F レーザー療法を受ける患者の看護 186

2 検査データの理解 172

1 必要な情報とアセスメントの視点 186

3 日常生活への影響 172

2 看護の方法と根拠 187

B 看護の方法と根拠 172

G 手術を受ける患者の看護 187

1 症状の軽減 172

1 必要な情報とアセスメントの視点 188

2 症状の悪化防止 173

2 看護の方法と根拠 188

H 救急時の看護（熱傷患者の看護） 191

VII 体温調節異常　173

1 必要な情報とアセスメントの視点 191

A 必要な情報とアセスメントの視点 173

2 看護の方法と根拠 193

1 症状観察のポイント 173

2 検査データの理解 173

3 日常生活への影響 173

第4章 皮膚疾患をもつ患者の看護　二宮友子　197

B 看護の方法と根拠 174

1 症状の軽減 174

I アトピー性皮膚炎患者の看護　198

A 必要な情報とアセスメントの視点	198	
B 生じやすい看護上の問題	198	
C 看護の目標と実践	198	
1 看護目標	198	
2 看護の実践	199	

II 蕁麻疹患者の看護　　200

A 必要な情報とアセスメントの視点　　200

B 生じやすい看護上の問題　　200

C 看護の目標と実践　　201

1 看護目標　　201
2 看護の実践　　201

III 薬疹のある患者の看護　　201

A 必要な情報とアセスメントの視点　　201

B 生じやすい看護上の問題　　201

C 看護の目標と実践　　202

1 看護目標　　202
2 看護の実践　　202

IV 尋常性乾癬患者の看護　　202

A 必要な情報とアセスメントの視点　　202

B 生じやすい看護上の問題　　203

C 看護の目標と実践　　203

1 看護目標　　203
2 看護の実践　　203

V 天疱瘡患者の看護　　204

A 必要な情報とアセスメントの視点　　204

B 生じやすい看護上の問題　　204

C 看護の目標と実践　　204

1 看護目標　　204
2 看護の実践　　204

VI 帯状疱疹患者の看護　　205

A 必要な情報とアセスメントの視点　　205

B 生じやすい看護上の問題　　205

C 看護の目標と実践　　205

1 看護目標　　205
2 看護の実践　　205

VII 母斑をもつ患者の看護　　206

A 必要な情報とアセスメントの視点　　206

B 生じやすい看護上の問題　　206

C 看護の目標と実践　　206

1 看護目標　　206
2 看護の実践　　207

VIII 悪性黒色腫患者の看護　　207

A 必要な情報とアセスメントの視点　　207

B 生じやすい看護上の問題　　207

C 看護の目標と実践　　207

IX 褥瘡をもつ患者の看護　　208

A 必要な情報とアセスメントの視点　　208

B 生じやすい看護上の問題　　209

C 看護の目標と実践　　209

1 看護目標　　209
2 看護の実践　　209

第5章 事例による看護過程の展開　　213

I 褥瘡患者の看護—褥瘡対策チーム介入症例（多職種協働専門チーム）

江川安紀子　214

A 事例の概要　　214

B アセスメントと看護のポイント　　214

1 褥瘡のリスクアセスメント　　214
2 創部と全身のアセスメント　　214
3 褥瘡ケア介入目標　　214
4 褥瘡の評価とケア介入経過　　217
5 仙骨部の褥瘡局所以外の全身的介入　　219
6 まとめ　　220

II 不慮の事故により熱傷を負った高齢者の看護

松田真生　220

A 事例の概要　　220

B 受傷直後から48時間以内の看護の
ポイント　221
1　アセスメント　221
2　看護上の問題　221
3　看護目標　222
4　看護の実際　222

C 生命の危機的状況を脱してからの看護の
ポイント　222
1　アセスメント　223
2　看護上の問題　223
3　看護目標　223
4　看護の実際　224

▶眼

| 序章 | 眼疾患をもつ成人を
理解するために | 小鷲優子　227 |

A 眼疾患の近年の傾向　228

B 眼疾患をもつ患者の特徴　229
1　眼疾患の特徴　229
2　必要な看護　230

C 眼疾患をもつ成人と医療のかかわり　230
1　視野狭窄が進行したAさんの支援　230
2　糖尿病網膜症と診断されたBさんの支援　232

第1編　眼疾患とその診療

| 第**1**章 | 眼の構造と機能 | 蕪城俊克　235 |

I 眼の構造　236

A 眼球　236
1　眼球外膜　236
2　眼球中膜（ぶどう膜）　237
3　瞳孔　238
4　眼球内膜　238
5　眼球内容　239

B 視神経，視路　240

C 眼球付属器　241

II 眼の機能　244
1　視力　244
2　視野　244

3　光覚　246
4　色覚　246
5　屈折　246
6　調節　246
7　両眼視　247
8　眼球運動　248
9　瞳孔運動　248

| 第**2**章 | 眼の症状と病態生理 | 蕪城俊克　251 |

I 外眼部，前眼部疾患に伴う症状　252
1　充血　252
2　結膜出血（結膜下出血）　252
3　流涙　253
4　乾性角結膜炎（角結膜乾燥症，ドライアイ）　253
5　眼脂　254
6　瘙痒感　254
7　羞明　254
8　異物感　254
9　眼痛　255
10　眼球突出　255

II 視機能障害を伴う症状　255
1　視力障害　255
2　視野異常　256
3　色覚異常　257
4　夜盲　258
5　飛蚊症　258
6　変視症　258
7　小視症　258
8　巨視症　259
9　虹視症　259
10　複視　259
11　斜視　259
12　眼精疲労　259

| 第**3**章 | 眼疾患にかかわる診察・
検査・治療 | 蕪城俊克　261 |

I 診察法　262

A 問診　262

B 視診　262

目次　xi

Ⅱ 検査 263

A 視力検査 263

B 屈折検査 265
- **1** 他覚的屈折検査 265
- **2** 自覚的屈折検査 267
- **3** 矯正視力検査 267

C 調節力検査 269

D 開瞼による検査（開瞼法） 270

E 眼瞼反転による検査（眼瞼反転法） 270

F 徹照法 272

G 斜照法 272

H 細隙灯顕微鏡検査 272

I 眼底検査 273
- **1** 倒像検査 274
- **2** 直像検査 276
- **3** 眼底画像診断 276

J 眼圧検査 279

K 前房隅角検査 281

L 視野検査 282
- **1** 動的視野検査 283
- **2** 静的視野検査 284
- **3** そのほかの視野検査 284

M 色覚検査 284

N 暗順応検査 286

O 眼位および眼球運動検査 286
- **1** 他覚的眼位検査 286
- **2** 自覚的眼位検査 287
- **3** 眼球運動検査 288

P 両眼視機能検査 288

Q 眼球突出検査 290

R 瞳孔検査 290

S 涙液分泌検査 291

T 網膜電図検査 291

U 超音波検査 292

V 放射線による検査 293

Ⅲ 診断の流れ 294

Ⅳ 治療法 295

A 保存療法 295
- **1** 点眼 295
- **2** 洗眼 297
- **3** 眼帯 298
- **4** 罨法 299
- **5** 涙嚢洗浄, 涙管ブジー挿入 299
- **6** 注射 300
- **7** 視力矯正 302
- **8** 斜視・弱視の治療（非観血的治療） 304

B 手術療法 305
- **1** 麻酔 305
- **2** 白内障手術 306
- **3** 緑内障手術 309
- **4** 網膜剝離手術 311
- **5** 硝子体手術 312
- **6** 斜視手術 314
- **7** 角膜移植手術 314
- **8** 眼球内容除去術, 眼球摘出術 315
- **9** 光凝固 315
- **10** 冷凍凝固 316
- **11** 抗 VEGF 抗体製剤の硝子体内注射 317
- **12** そのほかの手術 317

第 4 章 眼の疾患と診療 蕪城俊克 319

Ⅰ 屈折および調節の異常 320

A 屈折の異常 320
- **1** 近視 320
- **2** 遠視 321
- **3** 乱視 322

B 調節とその異常 323
- **1** 老視 323
- **2** 調節痙攣 324
- **3** 調節麻痺 324

Ⅱ 弱視 324

Ⅲ 眼瞼の疾患 325
- **1** 麦粒腫 325
- **2** 霰粒腫 325
- **3** 眼瞼ヘルペス 326
- **4** 眼瞼内反（内反症） 327

5	睫毛乱生	328
6	眼瞼外反 (外反症)	328
7	兎眼	329
8	眼瞼下垂	329
9	そのほかの眼瞼の疾患	329

IV 結膜の疾患　329

1	細菌性結膜炎	329
2	流行性角結膜炎	330
3	咽頭結膜熱	331
4	急性出血性結膜炎	331
5	クラミジア結膜炎, トラコーマ	331
6	春季カタル	332
7	フリクテン	332
8	アレルギー性結膜炎	332
9	結膜下出血	333
10	翼状片	333
11	そのほかの結膜の疾患	333

V 涙器の疾患　334

1	先天性鼻涙管閉塞症	334
2	鼻涙管閉塞症	334
3	急性涙囊炎	334
4	慢性涙囊炎	335

VI 角膜の疾患　335

1	点状表層角膜症	335
2	点状角膜炎	336
3	細菌性角膜潰瘍	336
4	単純ヘルペス性角膜炎	336
5	帯状ヘルペス角膜炎	337
6	角膜真菌症	338
7	カタル性角膜潰瘍	338
8	蚕蝕性角膜潰瘍	338
9	円錐角膜	338
10	乾性角結膜炎 (角結膜乾燥症, ドライアイ)	339
11	そのほかの角膜の疾患	339

VII 強膜の疾患　340

1	上強膜炎, 強膜炎	340

VIII ぶどう膜の疾患　341

1	虹彩炎, 虹彩毛様体炎	341
2	フォークト - 小柳 - 原田病 (原田病)	342

3	ベーチェット病	342
4	サルコイドーシス	343
5	そのほかのぶどう膜の疾患	343

IX 眼底 (網膜) の疾患 Digest　344

1	糖尿病網膜症	345
2	高血圧性網膜症, 網膜動脈硬化症	346
3	網膜静脈閉塞症	348
4	網膜動脈閉塞症	349
5	中心性漿液性網脈絡膜症	349
6	網膜出血	350
7	網膜色素変性症	350
8	網膜剥離 Digest	351
9	未熟児網膜症	353
10	網膜芽細胞腫 (網膜膠腫)	353
11	色覚異常	354
12	夜盲を伴う疾患	355
13	加齢黄斑変性症	356
14	黄斑円孔	356
15	黄斑部網膜上膜 (黄斑前膜)	357
16	黄斑浮腫	357
17	そのほかの眼底 (網膜) の疾患	358

X 視神経・視路の疾患　358

A 視神経疾患　358

1	視神経炎, 視神経症	358
2	うっ血乳頭 (乳頭浮腫)	359
3	視神経萎縮	359

B 視路疾患　360

XI 水晶体の疾患　360

A 位置または形の異常　360

1	水晶休脱臼	360
2	形の異常	361

B 白内障 Digest　361

1	老人性白内障	362
2	先天白内障	363
3	全身疾患に合併する白内障	364
4	併発白内障	364
5	後発白内障	364
6	そのほかの水晶体の疾患	364

XII 硝子体の疾患　365

| | 1 | 硝子体混濁 | 365 |
| | 2 | 硝子体出血 | 365 |

XIII 緑内障 366

A 眼房水循環と眼圧 366

B 緑内障 Digest 367
1 原発閉塞隅角緑内障 369
2 原発開放隅角緑内障 370
3 正常眼圧緑内障 371
4 発達緑内障 371
5 続発緑内障 372

XIV 眼球・眼窩の疾患 372
1 全眼球炎 372
2 眼窩蜂窩織炎（眼窩蜂巣炎） 372
3 眼窩腫瘍 373
4 そのほかの眼球・眼窩の疾患 373

XV 眼位・眼球運動の異常 373
1 斜視, 斜位 373
2 眼筋麻痺 375
3 眼球振盪（眼振） 375
4 重症筋無力症 375

XVI 眼の外傷 375
1 酸, アルカリ外傷 375
2 熱傷 376
3 異物 376
4 眼球打撲 377
5 刺創, 裂創 377
6 輻射線による外傷 378

XVII 全身疾患と眼病変 378
1 循環器疾患 379
2 代謝内分泌疾患 379
3 血液疾患 379
4 神経・筋疾患 379
5 感染症 379
6 膠原病 379
7 皮膚粘膜眼症候群 379
8 ビタミン欠乏症 380
9 耳鼻咽喉疾患 380

第2編 眼疾患患者の看護

第1章 看護の基本　古川久美子 383

I 患者の特徴と看護の役割 384

A 生じやすい身体的問題 384

B 生じやすい心理・社会的問題 385

C 看護の目的と役割 385
1 身体的問題に対する看護の目的と役割 386
2 心理・社会的問題に対する看護の目的と役割 386

II 必要な情報とアセスメントの視点 387

A 対象の一般的背景 387

B 主訴と現病歴 387
1 主訴 387
2 現病歴 388

C 健康歴 388
1 既往歴と疾患の悪化要因 388
2 家族の健康歴 389
3 健康管理 389

D 現在の情報 389
1 身体的側面 389
2 心理・社会的側面 390

III 疾患の経過と看護 391

A 急性期の患者の看護 392
1 苦痛・不安の軽減 392
2 安静時の看護 392
3 危険防止および合併症の予防 392
4 日常生活への援助 393

B 回復期の患者の看護 393
1 リハビリテーションの支援 393
2 再発および事故防止 393

C 慢性期の患者の看護 394
1 セルフケアの援助 394
2 症状の悪化予防 395

D 失明患者のリハビリテーション 395
1 精神的援助 395
2 主な訓練内容 396

IV 眼疾患患者の療養生活を 見すえた退院支援と多職種連携

396

A 退院支援における看護師の役割　396

B 退院に向けた院内専門職との連携　397

C 地域医療／福祉などの専門職・ 専門機関との連携　398

D 実際の退院支援　398

第2章 主な症状に対する看護　小鷲優子 401

I 充血
402
1 必要な情報とアセスメントの視点　402
2 看護の方法と根拠　402

II 流涙
402
1 必要な情報とアセスメントの視点　403
2 看護の方法と根拠　403

III 眼脂
403
1 必要な情報とアセスメントの視点　404
2 看護の方法と根拠　404

IV 瘙痒感
404
1 必要な情報とアセスメントの視点　404
2 看護の方法と根拠　405

V 羞明
405
1 必要な情報とアセスメントの視点　405
2 看護の方法と根拠　405

VI 異物感
406
1 必要な情報とアセスメントの視点　406
2 看護の方法と根拠　406

VII 眼痛
406
1 必要な情報とアセスメントの視点　407
2 看護の方法と根拠　407

VIII 視力障害
407

1 必要な情報とアセスメントの視点　408
2 看護の方法と根拠　409

IX 視野異常
410
1 必要な情報とアセスメントの視点　410
2 看護の方法と根拠　411

X 夜盲
411
1 必要な情報とアセスメントの視点　412
2 看護の方法と根拠　412

XI 複視
412
1 必要な情報とアセスメントの視点　412
2 看護の方法と根拠　413

XII 飛蚊症
413
1 必要な情報とアセスメントの視点　413
2 看護の方法と根拠　414

第3章 主な検査と治療に伴う 看護　小鷲優子 415

I 診察時の看護
416

II 検査時の看護
416

A 遠方視力検査時の看護　416
1 患者への説明　416
2 注意事項　417

B 近方視力検査時の看護　418
1 患者への説明　418
2 注意事項　418

C 細隙灯顕微鏡検査時の看護　418
1 患者への説明　418
2 注意事項　419

D 眼圧検査時の看護　419
1 患者への説明　419
2 注意事項　420

E 眼底検査時の看護　420
1 患者への説明　420
2 注意事項　420

F 蛍光眼底撮影検査時の看護　420

目次　xv

1 患者への説明	420	
2 注意事項	422	

G 視野検査時の看護 　423
1 患者への説明 　423
2 注意事項 　423

Ⅲ 治療・処置時の看護 　424

A 点眼療法を受ける患者の看護 　424
1 必要な情報とアセスメントの視点 　424
2 看護の方法と根拠 　424
3 ロービジョン患者の点眼指導 　426

B 洗眼療法を受ける患者の看護 　426
1 必要な情報とアセスメントの視点 　426
2 看護の方法と根拠 　427

C 涙嚢洗浄法・涙管ブジー挿入を受ける
患者の看護 　427
1 必要な情報とアセスメントの視点 　427
2 看護の方法と根拠 　427

D 眼注射を受ける患者の看護 　428
1 必要な情報とアセスメントの視点 　428
2 看護の方法と根拠 　428

E 光凝固治療を受ける患者の看護 　428
1 必要な情報とアセスメントの視点 　428
2 看護の方法と根拠 　428

F 手術療法を受ける患者の看護(1)：
入院前 　429
1 必要な情報とアセスメントの視点 　429
2 看護の方法と根拠 　429

G 手術療法を受ける患者の看護(2)：
手術前日 　431
1 必要な情報とアセスメントの視点 　431
2 看護の方法と根拠 　431

H 手術療法を受ける患者の看護(3)：
手術当日 　432
1 必要な情報とアセスメントの視点 　432
2 看護の方法と根拠 　432

I 手術療法を受ける患者の看護(4)：
手術後 　434
1 必要な情報とアセスメントの視点 　434
2 看護の方法と根拠 　434

J 救急時の対応 　439
1 必要な情報とアセスメントの視点 　439
2 看護の方法と根拠 　439

第 4 章 眼疾患をもつ患者の看護 　441

Ⅰ 白内障患者の看護　村岡亜紀 442
1 必要な情報とアセスメントの視点 　442
2 生じやすい看護上の問題 　442
3 看護の目標と実践 　443

Ⅱ 緑内障患者の看護 　444
1 必要な情報とアセスメントの視点 　444
2 生じやすい看護上の問題 　444
3 看護の目標と実践 　444

Ⅲ 網膜剝離患者の看護 　446
1 必要な情報とアセスメントの視点 　446
2 生じやすい看護上の問題 　446
3 看護の目標と実践 　446

Ⅳ フォークト−小柳−原田病患者の
看護　柘植美恵 448
1 必要な情報とアセスメントの視点 　448
2 生じやすい看護上の問題 　448
3 看護の目標と実践 　449

Ⅴ 糖尿病網膜症患者の看護 　450
1 必要な情報とアセスメントの視点 　450
2 生じやすい看護上の問題 　451
3 看護の目標と実践 　451

Ⅵ 角膜移植手術を受ける患者の
看護 　453
1 必要な情報とアセスメントの視点 　453
2 生じやすい看護上の問題 　453
3 看護の目標と実践 　453

Ⅶ 眼の外傷患者の看護 　455
1 必要な情報とアセスメントの視点 　455
2 生じやすい看護上の問題 　455
3 看護の目標と実践 　456

Ⅷ 感染性疾患患者の看護 　457

1	必要な情報とアセスメントの視点	457
2	生じやすい看護上の問題	457
3	看護の目標と実践	457

IX 保存的治療が適応となる患者の看護　458

第5章　事例による看護過程の展開　461

I 原発開放隅角緑内障で再手術が必要となった患者の看護　村岡亜紀　462

A 事例の概要　462

B 入院時のアセスメントと看護のポイント　463

1	アセスメント	463
2	看護上の問題	463
3	看護目標	463
4	看護の実際	464

II 白内障手術後に水疱性角膜症を発症し角膜移植術の適応となった患者の看護　柘植美恵　467

A 事例の概要　467

B 入院時のアセスメントと看護のポイント　467

1	アセスメント	467
2	看護上の問題	468
3	看護目標	468
4	看護の実際	468

国家試験問題　解答・解説　472
索引　475

本書では，看護師国家試験出題基準に掲載されている疾患について，当該疾患の要点をまとめた **Digest** を掲載しました。予習時や試験前の復習などで要点を確認する際にご活用ください。

目次　xvii

皮膚

序章

皮膚疾患をもつ成人を
理解するために

皮膚疾患の特徴と拡大するチーム医療

1 皮膚疾患の特徴

　皮膚は，外表面を覆う広範囲な臓器という特徴がある。つまり，日常生活を取り巻く環境因子の影響を受けやすいといえる。皮膚疾患患者の過半数を占める湿疹・皮膚炎などは，生活環境の中にある種々の抗原物質に感作され発症する。患者個人の先天的な素因も影響するが，食物や空気中にある汚染物質やストレス，生活習慣などが，免疫反応にも大きく影響しているといわれている。

　一方で，皮膚は内臓の鏡ともいわれている。内臓疾患の際に現れる皮膚症状をデルマドロームといい，特に内臓の悪性疾患の場合に強調されるが，皮膚疾患が，皮膚だけのものか，全身性疾患とのかかわりがあるのかによって，治療方針や看護も変わってくるため，注意が必要である。

　皮膚疾患は予後が良好なものも多く，湿疹，にきび，かぶれといった疾患はだれもが一度は経験するところである。しかし，これらの疾患も発症した部位によっては，他人の目に触れたり，日常生活に影響を与えたり，精神的な問題を引き起こすことがある。患者は，自分自身のボディイメージの変化に悩むことも少なくない。

　このように，皮膚疾患は，われわれのライフスタイルと密接な関係にある。たとえば，以前は，石油ストーブや電気ポットによる小児の熱傷を多くみたが，空調はエアコンによるものが多くなり，また安全装置付きの電気ポットが主流となった現在は，熱傷患者は以前ほど多くはない。むしろ，電気毛布やホットカーペット，ノートパソコンが発生する熱といったものによる低温熱傷が増えつつある。

　また，生活習慣病の増加により，たとえば糖尿病患者がちょっとした下肢の深爪からの炎症が感染に拡大し，糖尿病性の壊疽を起こし，下肢切断に至るケースも少なくない。さらに，高齢化や独居者の増加により，褥瘡の予防・治療の必要性が増し，背部や殿部の処置が一人では行えず，通院での処置を余儀なくされたり，訪問看護が必要になるケースもある。

2 医学の進歩と皮膚科治療

　最近の医学の進歩は，皮膚科の治療・看護に大きな変革をもたらした。特に分子生物学の進歩は，確定診断が可能な疾患を増やすことや，新しい治療法の開発にもつながっている。

　たとえば，研究により，表皮細胞やケラチノサイトの構造が明らかにされることなどで，自己免疫水疱症をはじめとする種々の水疱症の発症メカニズムがわかるようになった。また，先天性皮膚疾患の一部では，DNAの塩基配列のどのような異常でその疾患が発症す

るのかまでわかるようになり，胎児診断が可能になったり，遺伝子診断が実際に行われるようになってきた。

治療面では，アトピー性皮膚炎，乾癬などで新しい治療法がすでに導入されている。アトピー性皮膚炎では，従来のステロイド外用薬に加え，移植免疫抑制薬であるタクロリムスの軟膏を併用することが外用剤治療の主軸となっている。乾癬においては，これまでのステロイド外用薬，レチノイドやシクロスポリンの内服療法，さらに紫外線療法としてPUVA療法に加えて，ナローバンド UVB 療法が行われている。

3 皮膚科におけるチーム医療・在宅医療の現在

近年，チーム医療が叫ばれているが，皮膚科領域においても同様である。他の領域とは異なり，主たる治療場所は外来が多いが，前述したような問題を解決するために，院内で皮膚科医と多職種が連携する動きがある。栄養士，薬剤師，皮膚・排泄ケア認定看護師などとチームを組んでの褥瘡対策は，ほとんどの病院で取り組まれている。また，皮膚・排泄ケア認定看護師や糖尿病看護認定看護師と，皮膚科医・形成外科医と内科医が連携して，患者の足病変の予防・異常の早期発見・セルフケア指導を行うフットケア外来を開設する施設も増えつつある。あるいは一部の化粧品メーカーでは，病院と連携し，化粧品を用いて色素異常や瘢痕を目立たなくする化粧指導により，患者の QOL を高める取り組みが始まっている。

在宅医療では，褥瘡の予防や治療，真菌などによる感染性皮膚炎の治療に対し，内科の往診医だけでは解決が難しいことを受けて，皮膚科医の往診を実践している開業医もわずかではあるがみられるようになった。このように，外来，入院病棟，在宅と，患者の生活を具体的にサポートするチーム医療が，皮膚科領域にも展開されている。

B 皮膚疾患をもつ患者の特徴

1 身体的特徴

皮膚疾患に特徴的な症状は，主に発疹，瘙痒感，疼痛，落屑，分泌物などである。軽度のものから重症のものまで幅は広いが，どれも患者にとって苦痛を伴う症状である。また，皮膚観察時には，場合によっては衣服を脱いだり，体毛や毛髪を切ったりすることも必要である。そのため診療の際には，患者に不快な思いをさせないよう，よく説明をして協力を得ることが大切である。

瘙痒感は，掻きたいという衝動を起こさせる不快な感覚といわれている。日常われわれも経験することであるが，疾患に伴って生じる慢性的で強いかゆみは不眠，ストレスを引き起こし，QOL を低下させる。かゆみが現れるとだれもが掻いて症状を除こうとするが，慢性的になるとかゆみを除去できることが快感となりさらに掻き続けるといった悪循環が

生じ，また，この悪循環により皮膚症状が悪化して感染につながることもある。痛みの研究に遅れをとっているかゆみの研究であるが，近年，かゆみを伝える神経経路が明らかにされ，これを機にこの分野も注目されつつある。

皮膚疾患では，生命レベルでの危機にさらされることは少ない。しかし，悪性黒色腫は，悪性度が高い疾患でありながら初期にはほくろと認識され放置された結果，診断時には進行しているケースもあり，治療の際には病変部を含めた広範囲な切除術と化学療法により身体的に大きな侵襲を受ける。

広範囲な熱傷では，表皮の欠損部から大量に滲出液が流出し，緻密な全身管理が必要となるうえ，感染の危険性が高まり生命レベルでの危機にさらされる。

神経線維腫症（レックリングハウゼン病）では，全身に発症する神経線維腫を，レーザー照射や小範囲で切除する日帰りが可能な手術を，定期的に一生継続していくこととなる。

また，全身を数十か所同時に切除するような場合は，全身麻酔下での入院治療となる。

アレルギー疾患などでは，アレルゲンとなっている食物や日光刺激，ハウスダストなど，原因を除去する生活が必要である。

また，他の臓器の疾患を併発した際，慢性皮膚疾患で長期にステロイド薬を使用している患者では，本来主流とされる治療が選択できなかったり，外科的治療時，一時的なステロイド薬の減量や，治療計画を慎重に実施するなど，皮膚疾患が他疾患の治療に影響を及ぼすこともある。

2 心理，社会的側面の特徴

皮膚の症状は，目につきやすく，患者にもよくわかるため，治療の経過や効果も患者に理解されやすい。一方でそれは，他者からもその状態がよくわかるということである。

人からどう見られるかといったことをどの程度気にするかは，患者によって異なるが，周囲からの視線を感じながら過ごす日常のつらさは，軽々しく扱うべきことではない。

外来受診の際には，治療効果の判定のため，皮膚症状を写真にとって記録を残すことも多いため，目的を説明し同意を得て行わなくてはならない。また苦痛は，人の視線だけではなく，瘙痒感によるストレスや，生活や食事の制限，治療の継続といったことが同時に存在することもある。

一方，慢性的な皮膚疾患であれば，それぞれの発達段階に応じた問題も生じる。学童期では友達との人間関係の形成，青年期では瘙痒感などによる学業への支障，ネガティブボディイメージによる異性との関係に関する問題，社会人では職業選択や就業に関する問題，将来への不安などである。

それぞれの発達段階で不利益を受けるような経験を積んできた患者は，他人からの視線を気にしすぎたり，医療者とのコミュニケーションさえもうまくとれないことがある。

さらに，一見症状が安定しているようにみえる場合でも，食生活の制限や治療上の制限を守ったうえでのことであれば，患者が望む「治った」という状態とは異なる。患者は，

症状の悪化，軽快を繰り返し経験するなかで，学校生活や社会生活を維持しつつ，通院・治療を継続する生活を求められる。このような治療と生活のセルフコントロールを余儀なくされる毎日は，疾患や治療を理解できていたとしても，実際に実践・継続することは困難を極める。それは原因となる環境因子を完全に取り除くことが困難な場合や，原因因子が特定できないといったこともあるからである。看護師は，治療と並行して，患者の気持ちを汲むと同時に，患者が抱えている個々の問題を明らかにし，今できることは何かといった具体的な行動を見いだす援助が求められる。

C 皮膚疾患をもつ成人と医療のかかわり

1. 重症アトピー性皮膚炎のAさんの入院時の情報

皮膚疾患はそのライフスタイルの変化と密接な関係にある。ここでは，ある重症アトピー性皮膚炎患者の6年間の治療経過をとおして，患者のセルフケア能力の査定や患者の生活を取り巻く環境の変化と疾患について考えてみる。

患者：Aさん，55歳，男性。
職業：公務員。
身長・体重：162cm，70kg。
家族構成：家族は母，姉，妹。母と同居している。
既往歴：小児喘息，花粉症
現病歴：幼少期よりアトピー性皮膚炎があり，近医で内服，外用治療を行っていた。30〜40歳代より増悪し，1年前には中規模病院で10日間の入院治療を行った。その後，通院が不定期になり，再度徐々に増悪。職場の診療所から当院を勧められた。

2. 6年間の治療経過と支援の実際

1 │ 初回受診・入院

❶Aさんの状況

全身に落屑，鱗屑を伴う紅斑を認めた。頸部，四肢では皮膚は肥厚し，両手足はさらに著明に肥厚し亀裂を認めた。自覚的にも「かゆい，痛い，赤い」と話す。問診表には「プライバシーをお守りください」と記載されていた。

❷治療・援助

即日入院となる。

尋常性魚鱗癬との鑑別診断のための皮膚生検を提案したが同意は得られず。また，写真撮影に対し「俺はモルモットじゃない！」と憤慨。頭，顔，からだと症状に合わせた3種類のステロイド薬外用密閉療法と同時に抗アレルギー薬の内服を開始。

1週間で皮疹の改善がみられたため，密閉療法を中止。ステロイド薬のランクを下げ，外用療法の指導を行い，12日間で退院となった。

退院時には，写真撮影も拒むことなく，精神的に安定していた。

❸ポイント

これだけの症状を抱え，初めての施設での外来受診は患者にとって緊張も高い。全身に症状があるため，診察時も下着1枚となる必要があることから，プライバシーへの配慮は大切なことである。

一方，壮年期ともなれば，これまでの自分なりの生活スタイルや対処法が確立している。患者は20歳から喫煙，飲酒を毎日続けており，これまでの医療機関による指導もほとんど守られていなかった。内服や外用剤のコンプライアンスが悪いなかでは，初対面の医療者は，できていない事柄を突きつけ否定したり無理に行動の変容を求めるのではなく，最低限できそうな行動を支援する程度にとどめ，まずは，患者からの信頼を得て，通院が滞ることがないようにすることが先決である。

2 外来通院1〜5年

❶Aさんの状況

月1回の受診は継続できている。

皮膚症状の「かゆい，痛い，赤い」は，その時々で変化するが，「こんなものだ」との理解で，外来時，看護師とも雑談に興じるようになる。

退院約6か月後，母親が亡くなり，一人暮らしとなった。これを機に症状が悪化。特に背部の症状の悪化が著明となる。

❷治療・援助

母親が亡くなったことのストレスや，外食が中心となる食生活の変化に加え，背部に軟膏が塗布できなくなったことが，悪化の原因である。その背部に掻破による傷が多数あり，傷が生じた原因を問うと，「孫の手で思い切り掻く」との返事があった。

外来時には，背部をていねいに清拭し，軟膏を塗布することとした。会話から，食生活，社会生活での不都合や，外用剤の塗布の苦労などについての情報を聞き出すようにする。

治療は，症状に合わせ，内服・外用剤の増減で調整する。

❸ポイント

　症状コントロールのゴールをどこに置くかによって，治療やケアも変わってくる。Aさんの場合，肥厚した皮膚は不可逆的な変化であり，治療の限界も患者は経験してわかっている。自分なりの「仕事に支障がない程度」というAさんのゴールに対し，医療者サイドも同意できるのであれば，現状を維持し前院のように足が遠のくことがないことが，医療者のゴールとなる。

　また，Aさんの場合，母親の死をきっかけとした生活環境の変化が，症状の悪化へと結びついている。そこで，会話中の情報から，治療を大きく妨げる環境の有無とそれが許容範囲かどうかをアセスメントする。注意，指導が必要な場面もあるが，患者の新たな試練を共感し，患者の苦労が減るようなアドバイスを心がける。

3 ｜ 外来通院6年目（61歳）

❶Aさんの状況

(1) 頸椎症による手術を受けたAさん

　月1回の通院は継続。

　この頃から下肢の脱力感や両手の痺（しび）れが現れ，半年の間に徐々に悪化し，通勤にも支障が生じるようになった。検査の結果，頸椎症（けいついしょう）と診断され手術となる。ほぼ同時期に定年退職となった。

(2) 退院後のAさんの状況

　「手術したら肩こりもよくなった。皮膚もちょっといい感じ。きれいな部屋に引っ越したからかな」。

　「爪（つめ）が伸びるようになった。かゆみは最悪を10として術後は5，今は1〜2」。以前のような掻破痕（そうはこん）はない。

　新しい仕事で週3回程度，仕事に出る予定がある。

❷治療・援助

(1) 頸椎症術後の経過

　後頸部の皮疹（ひしん）が術後の感染源となりうるため，約2週間，皮膚科に入院し，皮疹の状態を改善。その後整形外科病棟に移動し，手術を受けた。

　術後，心配された感染もなく退院となった。

(2) Aさんへの指導の実際

　かゆみは，波のようにやってくる。また，これから猛暑を迎える時期であったため暑さに対する心構えが必要である。無意識に掻（か）くことがないように，「掻きたい気分

は気分，行動は行動」と指導を行った。
　また，新しい職場環境でのストレスによる症状悪化も予測し，仕事で無理をしないようアドバイスする。

❸ポイント

　患者は，頸椎症の手術の後，皮膚症状がよくなったと自覚している。たしかに頸椎症の症状改善で QOL が改善し，ストレスも同時に軽減した。しかし，変化はそれだけにとどまらず，定年退職したことで，毎朝 6 時にあわただしく外用剤を塗布していた習慣が，ゆとりをもって行えるようになった。

　また，住居環境も新しくなり，ダニなどハウスダストが減少したことなども相乗効果をもたらしたと考える。

　患者の話をよく聞き，そのなかに皮膚症状を左右する原因を見いだし，良いこと悪いことの両方を患者が自覚できることが，皮膚疾患の治療そして看護を実践していくうえで大切である。

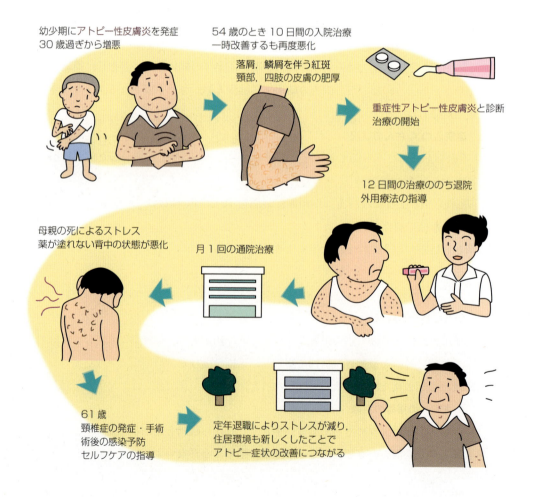

第1編 皮膚疾患とその診療

第 1 章

皮膚の構造と機能

この章では

- 皮膚や，爪など皮膚の付属器官の構造について学習する。
- 皮膚の構造について学習し，皮膚疾患の理解につなげる。

I 皮膚の構造

A 皮膚の肉眼的外観

　皮膚はからだの表面を覆って，外界との境をなす重要な臓器である。皮膚の厚さは，性別，年齢，からだの部位によって異なるが，それぞれ一定の構造をもち，生命維持に必要な各種の生理作用を営んでいる。

　成人の皮膚の総面積は平均 1.6m²，重さは真皮までを含めた場合には体重の約 5 ～ 6％となる。皮下組織を含んだ場合には体重の約 16％に当たる。

1. 表面

　皮膚の表面には種々の方向に走る細い溝（皮溝）が交錯し，その間は菱形または三角形の隆起（皮丘）となり，これらが皮膚のキメに相当する。いくつかの皮丘がより深い皮溝によって囲まれた多角形の領域を皮野とよぶ。手掌，足底，指端では皮溝と皮丘が一定の流れを示し，紋理*をつくる。これを**指紋**，**掌紋**とよぶ。指紋は個体の識別に利用される。

　皮膚の付属器官（本章 - I -B-6「皮膚の付属器官」参照）のうち，**毛包脂腺アポクリン系**と**エクリン汗腺**は皮膚の表面に開口し，開口部はそれぞれ**毛孔**，**汗孔**とよばれる。毛孔では毛髪が貫通するほか，皮脂，腋窩や陰部などからはアポクリン分泌物が，汗孔からは汗が排出される。

　また爪は指（趾）端だけに存在し，毛包（毛髪）は手掌，足底，口唇，陰茎亀頭などの粘膜には分布しない。エクリン汗腺は全身の皮膚に分布するが，毛包脂腺アポクリン系は腋窩，陰部など特定の部位にのみ存在する。

　毛髪には，全身の皮膚に広く発生する細くて軟らかい**軟毛**と，頭部，眉部，顎，陰部，腋窩などに生じる太くて硬い**硬毛**とがある。

2. 色調

　皮膚の色調は，人種，年齢，性別，からだの部位によって異なり，また個人差が大きい。色調に関係する因子にはメラニン色素，皮膚組織内を循環する血液の量，角質の厚さなどがある。たとえば皮膚が黒褐色調を呈するのは，表皮あるいは真皮浅層に存在するメラニンの量が多いためであり，一方，青色調は真皮深層に存在するメラニンによる。腋窩，外陰部，肛門周囲，乳暈などはメラニンの量が多く，ほかの部位に比べ黒褐色調が強い。これを**生理的色素沈着**とよぶ。

＊ **紋理**：皮丘が形づくる模様を紋理という。指にできる紋理が指紋，手掌にできる紋理が掌紋である。

012　　第 1 編／第 1 章　皮膚の構造と機能

B 皮膚の組織学的構造

組織学的に皮膚は，表皮，真皮，皮下（脂肪）組織の3層に区分できる（図1-1）。

1. 表皮

1 表皮の構造

　表皮は皮膚の最表層をなす部分で，その厚さは極めて薄く，0.2mm以下である。細胞が石垣状に数層から十数層配列し，深いほうから表層に向かって，基底層，有棘層，顆粒層，角層（角質層）の4層に区分される（図1-1）。

　表皮の最深層が**基底層**であり，細胞は円柱状で縦に並んで配列する。この層に存在する細胞を**基底細胞**とよぶ。

　有棘層は基底層と顆粒層の間にあって表皮の大部分を占める。この部分の細胞は，互いに棘のようなもの（細胞間橋）で連結されていることからこのようによばれている。下方ほど縦長で，上にいくに従い扁平となる。上層では層板顆粒（オドランド小体）がみられる。

　顆粒層は有棘層と角層の間にあり，1～数層の扁平な細胞からなる。この細胞質内には

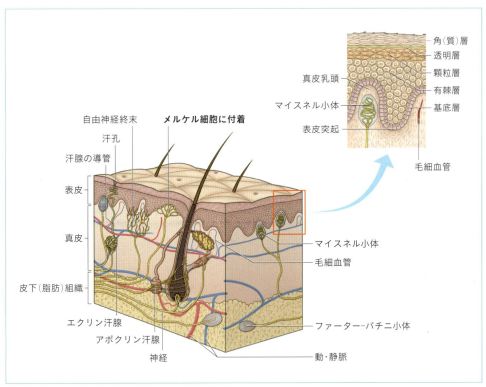

図1-1 皮膚およびその付属器官の断面

多数のケラトヒアリン顆粒がみられる。

角層は極めて扁平で，核を失い，細胞膜の肥厚した角質細胞の集積である。角質細胞の細胞質内は**ケラチン線維**により満たされている。角層には厚い細胞膜が存在し，細胞膜の内側は周辺帯によって裏打ちされている。掌蹠は角層が厚く，その直下に透明層が存在する。

一般に表皮と真皮の境界は平坦ではなく，互いに凹凸をもって組み合わさっている。真皮内に突出した表皮の部分を**表皮突起**とよび，その間に入り込んでいる真皮の部分を真皮乳頭とよんでいる（図 1-1）。

表皮・真皮接合部では，表皮直下に基底膜が存在する。基底細胞と基底膜はヘミデスモソームによって接着している。基底膜は，電子顕微鏡では基底板を中心とした構造として観察される。基底細胞膜と基底板の間は透明板とよばれており，基底細胞膜と基底板は係留細線維で結合している。基底板と真皮のコラーゲンは係留線維によって結びついている。

2 表皮を構成する細胞

表皮は機能的に異なる4種類の細胞からなるが，そのほとんどは角化を営む細胞で角化細胞（ケラチノサイト）とよばれる。そのほかに，メラニンを産出する色素細胞（メラノサイト），免疫に関与するランゲルハンス細胞，神経終末に触圧刺激を伝達するメルケル細胞がある（図 1-2）。

❶ 角化細胞

角化細胞（ケラチノサイト）は表皮の大部分を占め，基底層で分裂し，幹細胞を除いて上方へ押し上げられ，有棘層，顆粒層を経て最終的には角層となり（角化細胞の分化），角質細胞，いわゆる垢として皮膚の表面から脱落していく。この過程を**角化**とよぶ。角化細胞

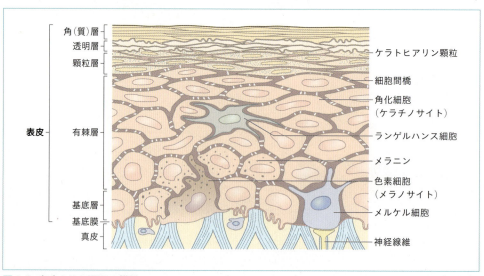

図 1-2 表皮とその周辺の構造

どうしはデスモソーム, 裂隙接合 (gap junction), 密接接合 (tight junction) によって接着している。

❷ 色素細胞

色素細胞（メラノサイト）は**メラニン**を産生する細胞で，表皮基底層に点在している。樹枝状突起をもち，その突起は角化細胞の間に伸びて，自らつくったメラニンをこれらの細胞に供給する。

メラニンはメラノソームという細胞（内）小器官で，チロシナーゼという酵素の働きによりチロシンからつくられる。**ドーパ反応**は細胞の中のチロシナーゼ活性を証明する反応であり，色素細胞では陽性である。色素細胞の数はからだの部位によって差が認められるが，人種や性別による差はない。たとえば黒人の肌が白人に比べて黒く見えるのは，色素細胞が大きく，メラニンを産生する能力が高いためである。

❸ ランゲルハンス細胞

ランゲルハンス細胞は，細菌やウイルス，化学物質などの異物（抗原）に対する防御を担う。基底層より上層に分布する樹状細胞で，細胞内に抗原を輸送するバーベック顆粒が存在する。抗原提示能をもち，抗原を取り込むと真皮に移動し，リンパ管を通ってリンパ節まで遊走し，リンパ球（T細胞）に抗原を提示する。

❹ メルケル細胞

表皮，毛盤*の基底層にあり，やや明るく，核の切れ込みのある細胞で，細胞内に有芯顆粒が存在する。神経終末に触圧刺激を伝達する。

2. 真皮

真皮は表皮の直下にあって皮膚の厚さの大部分を占め，線維成分，細胞成分，基質によって形成される線維性結合組織である。また，真皮の中に血管，リンパ管，神経が分布しており，毛包脂腺系や汗腺などの付属器官も保持されている（図1-1）。

真皮は上方から乳頭層，網状層の2層に大別される。網状層は真皮の大部分を占め，太く横に走る線維束からできている。

真皮の線維成分には膠原線維と弾力線維がある。細胞成分には，線維芽細胞，組織球，

Column　皮膚の割線方向

皮膚に円形に切開を加えると，円い穴は開かず，一方向に長い紡錘形の裂け目ができる。この裂け目の長軸の方向は，真皮網状層の膠原線維束の走る方向と一致している。この方向をその部位の皮膚の割線方向とよぶ。皮膚にメスを入れるときには，割線方向に沿って行うと傷がきれいに治る。

＊**毛盤**：軟毛の近くにある直径0.5mmの扁平な隆起で，その直下にメルケル細胞が集まっている。

肥満細胞，形質細胞，真皮樹状細胞などがある。基質の主要成分は糖たんぱくとプロテオグリカンである。

　真皮の厚さは性別やからだの部位によって異なり，一般に男性の真皮は女性より厚く，また伸側は屈側より厚い。年齢によっても異なり，成人は幼児より厚いが，高齢者では再び薄くなる。

3. 皮下（脂肪）組織

　皮下（脂肪）組織（図1-1）は，真皮直下から筋膜までの間を埋める脂肪細胞を主体とする組織で，脂肪層ともよばれる。脂肪細胞は脂肪をつくり，これを細胞質の中に蓄える働きをもっている。脂肪組織は線維性の隔壁により脂肪小葉に分割されている。

　皮下（脂肪）組織の厚さは，からだの部位，年齢，性別，栄養状態などによってかなり異なるが，皮下（脂肪）組織は外力に対するクッションの役目をするほか，栄養の貯蔵，第2次性徴の発現にも大切な組織である。

4. 皮膚の脈管

❶ 皮膚の血管

　皮膚の血管は，**表在性（乳頭下）血管叢**，**深在性血管叢**，およびその間を交通し，皮膚に対して垂直に走る交通血管，そして個々の乳頭でループ状をなす毛細血管網により構成される。

❷ 皮膚のリンパ管

　リンパ管は真皮乳頭層と真皮深層とにリンパ管網をつくり，流域の表在リンパ節に連絡している。表皮，真皮，皮下（脂肪）組織のあらゆる細胞，線維間は，互いに交通するリンパ管やリンパ空隙で連絡されている。

5. 皮膚の神経

　皮膚の神経は，知覚神経および自律神経に二分される。知覚神経は，痛覚，痒覚，温覚，触覚，圧覚，振動などを求心性に伝達し，自律神経は，血流，立毛筋の収縮，汗の分泌などを支配する。

　皮膚の知覚受容体には，明確な構造を欠く自由神経終末のほかに，マイスネル小体，ファーター-パチニ小体などがある（図1-1）。これらの神経終末は，真皮や皮下（脂肪）組織に存在する。

6. 皮膚の付属器官

　皮膚の付属器官には，毛包脂腺アポクリン系（アポクリン汗腺，脂腺，立毛筋，毛包など毛器官），エクリン汗腺，爪の3種類がある。

1 | 毛包脂腺アポクリン系

　毛包脂腺アポクリン系の主体は**毛包**で、その中心を**毛髪**（毛根）が貫通している。毛包には脂腺（皮脂腺）、立毛筋が付着しており、部位によってはアポクリン汗腺がこれに開口している。これらの全体を含めて1つの単位をつくり、**毛包脂腺アポクリン系**とよばれる。

　毛包は皮膚に深く陥入した上皮性の部分と、これを外から取り巻く結合織性の部分からなる。毛包は皮膚表面に対して斜めに走っており、皮膚表面と鈍角をなす側には、下から上に向かって順に立毛筋付着部、皮脂腺開口部、アポクリン汗腺開口部がある。毛包の下端は球状に膨れて**毛球**とよばれ、その下方から結合織性の毛乳頭が入り込んでいる。毛包が皮膚表面に開く部分は**毛孔**とよばれ、ここから毛髪が現れる（図1-3）。

❶毛根鞘

　毛包のうち上皮性の部分を毛根鞘とよび、内毛根鞘、外毛根鞘の2層からなっている（図1-3）。内毛根鞘はヘンレ層、ハックスレー層、鞘小皮に分けられる。各層は表皮に近づくにつれて角化が起こり、トリコヒアリン顆粒が出現する。

❷毛球

　毛球は毛包の最下端の膨らんだ部分で、毛のもとになる細胞の集まりである毛母が、毛乳頭とよばれる真皮成分を包み込むような形をしている。

❸毛髪

　毛髪（毛）は、毛母細胞が角化することによりつくられる。また、毛母には色素細胞があって、毛にメラニン顆粒（メラニン色素を含む顆粒）を供給する。黒、ブロンド、赤など人種間

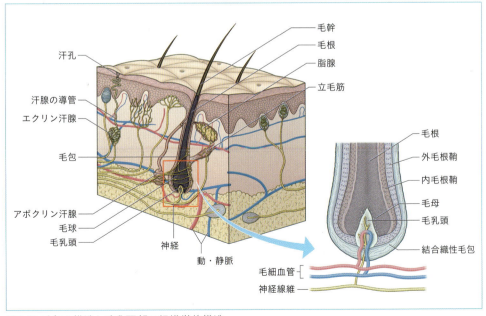

図1-3 毛包の構造と毛乳頭部の組織学的構造

I 皮膚の構造

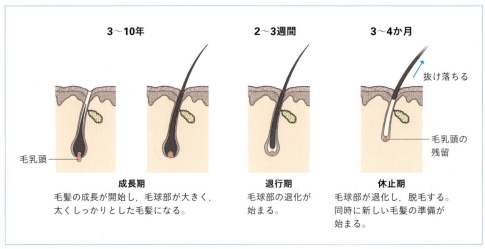

図1-4 毛周期（頭髪）

でみられる毛の色の違いは，このメラニン顆粒の量や形に依存している。

胎児を覆う柔らかく，繊細で，淡褐色の毛は**毳毛**（生毛）とよばれ，成人にみられる繊細な毛は**軟毛**とよばれる。一方，長く，粗く，色素に富んだ毛は**硬毛**とよばれる。

❹ **毛周期**

毛には，①成長期，②退行期，③休止期という周期があり，これを**毛周期**とよぶ（図1-4）。すなわち，毛はある一定の期間成長を続けると，退行期を経て休止期に入り脱落し，そしてある期間休止すると再び成長を始めるという周期を繰り返している。

❺ **脂腺**

脂腺（**皮脂腺**）は，短い導管で多くが毛包の上部と連なった腺組織で，脂肪を含む細胞（**脂腺細胞**）の集まりである。脂腺細胞が死滅崩壊したものが導管や毛包を経て皮膚表面に到達したものが**皮脂**である。部位によっては毛包に付属せず，直接皮膚表面に開口する脂腺もある。これを**独立脂（皮脂）腺**とよび，口唇，頰粘膜，外陰部，肛門周囲，乳暈などに分布する。

❻ **アポクリン汗腺**

アポクリン汗腺は外耳道，腋窩，乳輪，外陰部，肛門周囲など特定の部位にのみ分布する腺組織で，分泌は断頭分泌で腺細胞の一部がちぎれるのが特徴である。

アポクリン汗腺の導管は表皮にではなく，毛包の上部に開口する（図1-3）。思春期になって初めて分泌機能を開始し，性的な成熟とともに活発化する。水分を主成分としたいわゆる汗とは異なり，分泌物は脂質や細胞破壊成分を含み，粘稠で無臭だが，皮表で分解されると特有な臭気をもつ。発汗は主に情緒刺激による。

2 エクリン汗腺

エクリン汗腺は口唇，亀頭，陰唇以外の全身の皮膚に分布し，手掌，足底に最も多く，

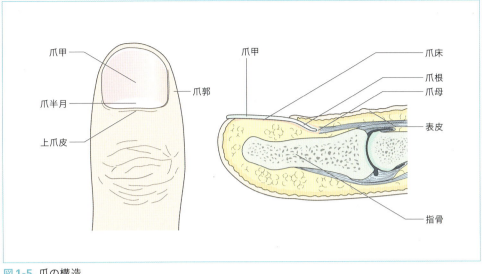

図 1-5 爪の構造

大腿部は最も少ない。

　汗腺には汗を分泌する汗腺体と，これを皮膚表面に導く導管とがある。汗腺体は真皮の中層以下の深い部分にあり，豊富な血管と神経に取り巻かれている。汗腺体に連なって導管があり，真皮内を上昇して表皮突起の先端から表皮内に入り，汗孔から皮膚表面に到達する。

3 爪

　爪は表皮の角層が特殊に分化したもので，主にケラチン線維からなる。爪は後方で皮膚に入り込んでいて，ここを爪根とよぶ。爪根の底部に存在する上皮を爪母とよび，ここで爪がつくられる。爪の基部の半月状の白い部分を爪半月とよび，爪母の一部である。爪半月以外に露出している部分を爪甲といい，爪床とよばれる上皮の上にのっている。爪を取り囲む皮膚を爪郭という（図 1-5）。

II 皮膚の機能

保護機能

1. 機械的刺激に対する保護機能

　表皮の角層，真皮の膠原線維や弾力線維は，硬さ，伸展性，弾力性を有し，また皮下脂

肪組織は，クッションとして身体（内部）への機械的刺激に対する保護機能を担っている。慢性刺激に対して角質が肥厚して胼胝，いわゆる，たこをつくるのも，刺激に対する保護機能の現れである。

2. 化学的刺激に対する保護機能

主として，皮脂に由来する脂肪膜と角層がこの機能を担っている。**脂肪膜**は水溶性の化学物質をはじく機能だけでなく，アルカリ中和能ももっていて，皮膚表面のpHを弱酸性の一定値（pH5.5～7.0）に保つ働きがある（このため皮膚の洗浄には，弱酸性の石けんが適している）。**角層**は酸やアルカリに対して強い抵抗力をもっており，障害を受けにくい。

3. 細菌に対する保護機能

本項2で述べたように皮膚表面は皮脂由来の脂肪からなる脂肪膜（弱酸性膜）で覆われており，細菌および真菌の侵入を防ぐ。

4. 乾燥に対する保護機能

皮膚が乾燥すると，角層に微小な亀裂が生じる。そこから刺激物質が侵入し，瘙痒（かゆみ）などの被刺激性を亢進するため，角層中の天然保湿因子や脂肪膜によって皮膚の水分を保つ必要がある。

5. 光線に対する保護機能

光線に対する防御には，反射，散乱，吸収の3つの段階がある。まず皮膚の凹凸によって大部分の光線が**反射**される。次に皮膚に進入した光線は，角層をはじめ表皮細胞内の顆粒などによって**散乱**される。さらに，角層や表皮構成細胞は光線を**吸収**するが，その主力は**メラニン**である。

光線は波長によって，紫外線（ultraviolet：UV［400nm以下］），可視光線（400～780nm），赤外線（780nm以上）に分類される。光線のうち皮膚に最も強い影響を与えるのは**紫外線**で，大量に浴びると皮膚は強い炎症を起こし，その後に**色素沈着**を残す。これが日焼けであるが，少量ずつ繰り返し紫外線を浴びると，炎症を起こさず色素沈着のみが起こる。このような色素沈着は，メラニンを増生して皮膚を守るための働きである。

Ⓑ 体温調節機能

皮膚は熱の不良導体として，体温の喪失や，外界の温熱および寒冷の進入を防いでいる。さらに外界温上昇時には，血管を拡張して体温を放散させ，また，発汗を増してその気化熱で体温を低下させる。逆に外界温低下時には，血管が収縮し，発汗を減少させて体温の放散を少なくし，種々の環境に対し体温を一定に保つ作用をもっている。

020　第1編／第1章　皮膚の構造と機能

C 分泌・排泄機能

1. 汗の分泌

　汗の分泌の主な働きはエクリン汗腺が行っている。水分を多く含む汗の分泌は腎機能をある程度補い，水分，塩分，老廃物の排泄に役立つが，主たる目的は体温調節にある。普通の状態では，分泌された汗は皮膚の表面に達すると同時に蒸発するので水分としては認められないが，この際，気化熱を奪って体温を下げている。

　汗の分泌は自律神経の支配を受ける（発汗の調整）が，温熱の影響（温熱刺激）による**温熱性発汗**のほかに，精神的緊張や恐怖によって誘発される**神経性発汗**，刺激物を食べたとき（味覚刺激）に起こる**味覚性発汗**もある。

2. 皮脂の分泌

　脂腺から分泌された**皮脂**は，皮膚や毛髪に光沢と滑らかさを与えると同時に，皮膚の表面に弱酸性の脂肪膜をつくり，細菌などに対する保護機能や自己浄化作用を営む。また**脂肪膜**は角層の水分を保持し，乾燥を防ぐ機能ももつ。脂腺の発達は年齢や部位によって異なり，新生児ではよく発達しているが，その後はいったん縮小し，思春期以後再び発達し，高齢者ではまた退縮する。皮脂の分泌は男性ホルモンによって盛んになり，女性ホルモンによって抑制される。

D 知覚機能

　皮膚の知覚には，触覚，温覚，冷覚，痛覚，圧覚など（表面感覚）があり，皮膚に加えられた刺激は神経終末を介して中枢に伝えられ，種々の感覚として受け入れられる。知覚を受け入れる部分（感覚点）は点として散在し，これらを触点，温点，冷点，痛点，圧点などとよぶ。刺激の一部は中枢に伝わらず，直接皮膚に反応がみられる。皮膚を冷やすと立毛筋が収縮して「鳥肌」の状態になるのが一例である。なお，表面感覚のほか，深部感覚まで含めた体性感覚のうち，最も敏感で順応しにくいのは痛覚である。

　皮膚の神経終末装置のうちマイスネル小体は触覚を，ファーター‐パチニ小体は圧覚を，自由神経終末は痛覚を感じると考えられている。また，温覚はルフィニ小体，冷覚はクラウゼ小体が司るとされ，温覚より冷覚が敏感である。

E 吸収機能

　本来健康な皮膚は，外界からの水分や物質の侵入，体内の水分やたんぱく質の漏出を防

II　皮膚の機能

ぐ機能をもっているが，物質の性質や皮膚の状況によっては，皮膚を通過して吸収されることもある。皮膚からの吸収は大部分が毛包をとおして行われ，ほかの表皮の部分からの吸収はわずかである。これは皮膚表面の脂肪膜や角質，角層の下にあるセラミドの働きによる。一般に水溶性の物質は吸収されにくく，脂溶性のものは吸収されやすいが，角質の水分量，溶媒と角質との親和性，温度などによっても吸収の度合いは変わる。角質の損傷や浸軟により吸収は多くなる。

ビタミンD合成機能

　紫外線照射を受けて，皮膚は表皮内にあるエルゴステロールからビタミンD_2を，ビタミンD前駆物質（プロビタミンD_3）からビタミンD_3を合成する機能があり，これらは肝臓に蓄えられる。

国家試験問題

1　皮膚の構造と機能について正しいのはどれか。　　　　　　　　　　（104回PM45）

　1．皮膚表面は弱酸性である。
　2．粘膜は細菌が繁殖しにくい。
　3．皮脂の分泌量は老年期に増加する。
　4．アポクリン汗腺は全身に分布している。

2　アポクリン汗腺が多く分布する部位はどれか。**2つ選べ**。　　　　（102回AM87）

　1．顔面
　2．腋窩
　3．手掌
　4．足底
　5．外陰部

▶答えは巻末

第1編 皮膚疾患とその診療

第 2 章

皮膚の症状と病態生理

この章では

● 発疹の種類について理解する。
● 発疹の発生機序や性状について理解する。
● 瘙痒（かゆみ）や皮膚の老化について理解する。

I 発疹

皮膚疾患のほとんどは，皮膚に生じている症状（これを発疹あるいは皮疹とよぶ）を基本として分類，命名されている。したがって，発疹を正確に認識することが皮膚科における基本となる。

皮膚に最初に現れるものを**原発疹**とよび，病気の経過中に原発疹が変化して生じる発疹を**続発疹**とよんでいる。

A 原発疹

原発疹には次の種類がある。

1. 斑

斑（macule）は，色調の変化を主体とした皮膚面より隆起しない皮膚病変である。その色調によって考えるべき疾患が異なるので，どのような病態が色調に関係するのか理解しておくとよい。色調に影響を与える因子としては，血流量，メラニンの増加・減少・欠如，出血後のヘモジデリンの沈着，鱗屑などがある。

1 赤みを主体とした斑（紅斑）

血管拡張，充血によって起こるが，皮下出血の初期も赤く見える（図2-1）。主に血管の中にある赤血球のヘモグロビンの色を反映している（血行異常など）。血管の拡張に伴う斑は，ガラス板で圧迫すれば赤みは消える（硝子圧法）。炎症性の皮膚疾患ではしばしばみられる皮疹である。小紅斑が多発したものをばら疹，ほかの皮疹の周囲に生じる紅斑を紅暈という。毛細血管が持続的に拡張し，網の目のように見える状態を毛細血管拡張症とよぶ。また紅斑が生じることを発赤という。

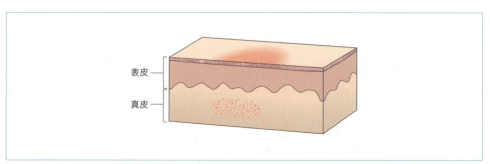

図2-1 紅斑

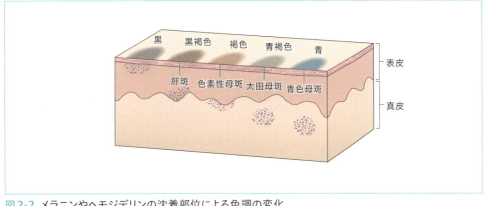

図2-2 メラニンやヘモジデリンの沈着部位による色調の変化

2 紫紅色を主体とした斑（紫斑）

赤血球の血管外への漏出（出血）によることが多い。出血に起因する斑を紫斑とよび、ガラス板で圧迫しても消えない（硝子圧法）。しかし、出血斑が必ずしも紫色を呈するとは限らず、初期の出血斑は鮮紅色であり、深部への出血は暗紫色を帯びる傾向がある。また、単純性血管腫など血管拡張性病変でも紫の斑として見えることがある。

3 青色を主体とした斑

メラニンやヘモジデリンが真皮深層に存在すると、青色として見える（図2-2）。たとえば、蒙古斑、太田母斑、打ち身の痕などである。

4 黒色, 黒褐色, 褐色, 青褐色などの斑

ほとんどの場合、メラニン、ヘモジデリンの沈着によるもので、**色素斑**ともよばれる。これらの沈着（色素沈着）が皮膚の浅層に近いほど黒色調は強くなり、深くなると青みを帯びる。色素の量、分布部位で様々な色調を呈し（図2-2）、例として肝斑、色素性母斑、太田母斑、青色母斑などがある。カロチン、胆汁色素が沈着すると黄色に見える。

5 白い斑（白斑）

メラニンの減少や欠如、あるいは血流量の減少による。前者の例として尋常性白斑、炎症後の色素脱失、白皮症など、後者の例として貧血母斑などがある。

2. 丘疹

丘疹（papule）は、皮膚面より隆起する直径1cmまでの皮膚病変である。頂点に小水疱を伴うものを漿液性丘疹、伴わないものを充実性丘疹という。丘疹という盛り上がりの構成成分には、表皮の肥厚、真皮内の細胞浸潤（炎症性、腫瘍性、沈着物など）、およびこれらの組み合わせがある（図2-3）。

I 発疹

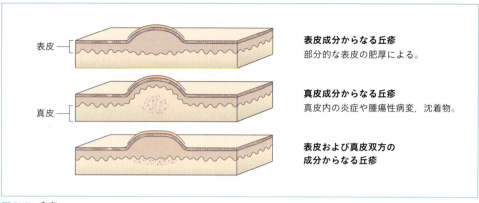

図2-3 丘疹

1 表皮成分からなる丘疹

尋常性疣贅，扁平疣贅，脂漏性角化症などがこれにあたる。これらは表面が乳頭腫状で，かつ角質の肥厚を伴う。

2 真皮成分からなる丘疹

炎症性細胞浸潤には光沢苔癬などが，腫瘍性細胞浸潤には色素性母斑，汗管腫，がんの皮膚転移などがあり，沈着にはアミロイド苔癬がある。

3 表皮・真皮の成分からなる丘疹

表皮および真皮双方の成分からなる丘疹としては，湿疹，扁平苔癬などがある。

3. 結節

結節（nodule）は，直径 1cm 以上のドーム状，あるいは半球状に隆起する皮膚病変であり，小型のものを小結節とよぶ。直径 3cm 以上の大きなものを**腫瘤**，あるいは**腫瘍**とよぶこともある。表皮の成分のみで結節を形成することは少なく，結節を形成する病態としては，真皮内の囊腫や腫瘍性病変のことが多い。

4. 局面

局面（plaque）は，最大径 1cm 以上で，ほぼ扁平に隆起する皮膚病変である。丘疹が集まって形成されることもある。蕁麻疹あるいは膨疹も局面の一型であることが多い。

5. 水疱および小水疱

直径 5mm 以下の水疱を**小水疱**（vesicle），それ以上のものを**水疱**（bulla）とよぶ。水痘ではほぼ全身に小水疱や水疱を多発して認める。内容物に血液を含む場合を血疱（hemorrhagic bulla）とよぶ。

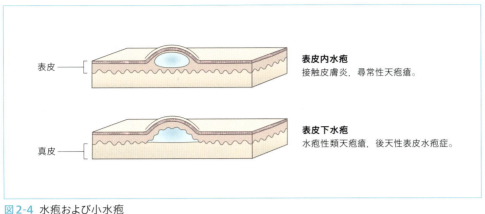

図2-4 水疱および小水疱

　水疱を形成する部位には，表皮内（弛緩性で破れやすい），表皮下（緊満性で破れにくい）があり，疾患により貯留する部位に特異性がある（図2-4）。
　例をあげると，表皮内水疱には接触皮膚炎，尋常性天疱瘡などが，表皮下水疱には水疱性類天疱瘡，後天性表皮水疱症などがある。

6. 膿疱

　膿疱（pustule）は，水疱の内容物が混濁した白色から黄色の膿性のものをいう。
　膿疱を診断する場合，毛孔に一致しているか，いないかをみる必要がある。毛孔一致性の場合，感染症であることが多く，毛包と関連のない膿疱は非感染症で，角層下に形成されることが多い（図2-5）。

7. 囊腫

　囊腫（cyst）は，真皮内に生じた空洞で，内容物として角質（粉瘤）や液体成分（汗囊腫）が入る。

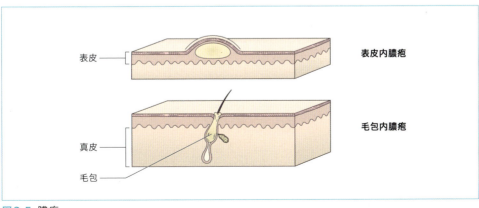

図2-5 膿疱

8. 膨疹

膨疹（wheal）は，一過性（24時間以内）の皮膚の限局性浮腫を指し，蕁麻疹で生じる。

B 続発疹

続発疹には次の種類がある。

1. びらん

びらん（erosion）は，表皮の一部あるいは全部の欠損（図2-6）をいう。

びらんが形成される機序には，水疱あるいは膿疱から2次的に形成されるものと，掻破など外傷性によるものとがある。

2. 潰瘍

潰瘍（ulcer）は，真皮以下に達する皮膚の欠損（図2-6）をいう。性感染症に伴う場合を特に下疳（chancre）とよぶ。

潰瘍が形成される機序には，表皮下水疱や皮下膿瘍から2次的に形成されるものと，熱傷など外傷性によるものとがある。

3. 鱗屑

鱗屑（scale）とは，皮膚面に異常に蓄積して厚くなった角質片のことをいい，この鱗屑が脱落する現象を**落屑**という。

鱗屑の状態により，雲母状（銀白色で厚いもの），粃糠様（細かく小さいもの），落葉状（大きなもの）などと形容される。炎症，腫瘍を問わず，角化に異常が生じるとみられる皮膚所見である。

4. 痂皮

痂皮（crust）とは，血漿，炎症細胞，壊死物などが皮膚の表面に固着したもので，俗に「かさぶた」という。赤血球が多いと赤く見え血痂とよばれ，好中球が多いと黄色く見える。

Column　丘疹，結節，腫瘤などの大きさの表現

かつては，粟粒大，米粒大，小豆大，大豆大，鳩卵大，鶏卵大，鵞卵大，手拳大，小児頭大などと表現されることが多かったが，今では直径何mm，何cmなどと数値で表現されることが多い。

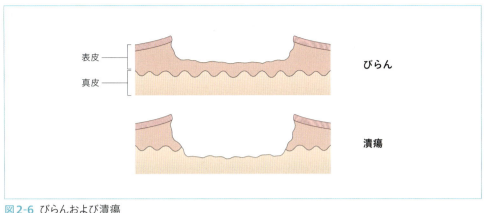

図2-6 びらんおよび潰瘍

真皮内の出血あるいは炎症が角質にまで及んだものである。

5. 亀裂

亀裂（fissure）は，皮膚の線状の割れ目のことをいう。

亀裂は健常皮膚に生じることはなく，ほとんどは角質が肥厚し，かつ屈曲する部位に生じる。

6. 萎縮

萎縮（atrophy）とは，皮膚組織構成成分の量が減少または消失したものである。

真皮浅層の萎縮では，表面は平滑で光沢をもち，シワ状になる。また，皮下脂肪組織の萎縮では皮膚が陥没する。

7. 胼胝

胼胝（tylosis）は，角層が限局性に増殖，肥厚したものである。

8. 硬化

硬化（sclerosis）とは，真皮の結合組織や間質が増生し，皮膚が硬くなった状態を指す。

9. 瘢痕

瘢痕（scar）は，組織欠損が肉芽組織とこれを覆う薄い表皮によって不完全に修復されたものである。

以上述べた発疹の種類は，これらを単位として多発することが一般的であり，これらが特有の配列や分布を呈することにより，それぞれの疾患に特徴ある病像をつくり上げる。したがって，皮膚疾患を有する患者を診察するときには，まず発疹がどのように分布して

いるか（例：汎発性，片側性，日光裸露部などの特殊な部位に限局するなど），次に個々の発疹が特有の配列を呈していないか（例：列序性*，帯状など），そして，最後に個々の発疹の性状を詳しく観察する。このような観察をとおして，正確な診断が下される。

II 瘙痒（かゆみ）

瘙痒（かゆみ）は掻きたくなる感覚で，痒覚受容器は神経の自由終末に存在し，かゆみ刺激によって生じたインパルスは，知覚神経線維によって中枢に伝達される。かつては弱い刺激によって痛覚受容器が刺激されるとかゆみが起こると考えられていたが，現在では痛みを伝える神経（C神経）の一群が選択的にかゆみを伝えると考えられている。

1. かゆみを起こす物質

かゆみを引き起こす物質で最もよく知られているのは，真皮に存在する肥満細胞が放出するヒスタミンであり，蕁麻疹で生じるかゆみに関与している。ほかにも，トリプターゼ，サブスタンスP，インターロイキン-31（IL-31）などの物質が，アトピー性皮膚炎などの炎症性皮膚疾患のかゆみを引き起こすと考えられている。

2. かゆみ過敏

アトピー性皮膚炎患者では，衣服が擦れるようなわずかな刺激でも容易にかゆみを生じることが知られており，かゆみ過敏とよばれている。皮疹部ではかゆみを伝える神経末端が表皮内に伸長していることが報告されており，かゆみ過敏との関連が考えられている。

3. 透析患者のかゆみ

透析患者のかゆみには，オピオイド受容体が関与することが知られている。μ受容体作動薬によるかゆみはκ受容体作動薬によって抑制される。選択的κ受容体作動薬であるナルフラフィン塩酸塩が，透析患者のかゆみに有効であることが示されている。

4. かゆみを伴う皮膚疾患

湿疹・皮膚炎，痒疹，蕁麻疹などでは強いかゆみを伴う。皮膚にかゆみがあるが，明らかな皮疹を伴わないものを皮膚瘙痒症という（第4章-I-C-3「皮膚瘙痒症」参照）。ただし，皮膚瘙痒症でも掻破によって掻破痕を伴うことが多い。原因としては加齢による皮脂の減少（老人性皮膚瘙痒症）が多いが，糖尿病，腎疾患，甲状腺疾患，悪性腫瘍，血液疾患（真性多血症）などが原因になることもある。基礎疾患が明らかな場合はその治療を行うが，対

＊ 列序性：毛流，皮膚の割線方向に沿って並ぶこと。

症療法としては抗ヒスタミン薬の内服を行う。皮脂の欠乏に対しては保湿剤の外用を行う。

5. 薬剤による瘙痒

頻度は少ないが，モルヒネ，コカイン，ブレオマイシンなどの薬剤により瘙痒を生じることがある。脳内のモルヒネ類似物質であるオピオイドペプチドは，透析患者や胆汁うっ滞性肝疾患患者で増加している。

6. 精神・神経性の瘙痒

瘙痒の原因をほかに特定できない精神・神経性のものを，精神神経性瘙痒症とよぶ。これには，自律神経性瘙痒症（自律神経の失調によるもの）や心因性瘙痒症（精神的な心因によるもの）などがある。

III 皮膚の老化

皮膚の老化は，内因性老化（自然老化）と外因性老化（環境因子による老化）に大別される。外因性老化の代表は光老化であり，そのほかに喫煙，大気汚染が外因性老化の原因になることが知られている。

1. 内因性老化

自然老化では，角層の水分保持能が低下すること（角層の老化）により，皮膚が乾燥する（老人性乾皮症）。表皮の角化細胞の分裂が減少し，表皮は菲薄化する。表皮の色素細胞（メラノサイト）の機能も低下し，色素斑やくすみの原因になる。皮脂腺の活動性の低下により皮脂が減少するとかゆみをきたすため，掻破を繰り返して湿疹（皮脂欠乏性湿疹）を生じやすい。また，真皮の膠原線維や弾性線維が減少し，たるみやシワを生じる。さらに，毛包・脂腺の老化により，老人性脂腺増殖症や脱毛が生じる。

2. 外因性老化

日光に繰り返し当たっている皮膚では表皮の光老化が生じ，老人性色素斑や脂漏性角化症（老人性疣贅）の原因になる。また，真皮の光老化により弾性線維の変性が起き（日光弾性線維症），深いシワが増え，皮膚は乾燥して粗糙になる。項部でこのような変化が強く起きると，項部菱形皮膚を生じる。ほかに，喫煙によりシワが増えたり，大気汚染によりシミやシワが増えることが知られている。

国家試験問題

1 瘙痒が強いのはどれか。　　　　　　　　　　　　　　　　　　（95回 PM27）

1. 紫斑症
2. 爪白癬
3. 接触皮膚炎
4. 結節性紅斑

2 体幹部の写真を右に示す。　　　　　　　　　　　　　　　　　（102回 AM75）

最も疑われるウイルス感染症はどれか。

1. 伝染性軟属腫
   molluscum contagiosum
2. 伝染性紅斑
   erythema infectiosum
3. 水痘
   varicella
4. 風疹
   rubella

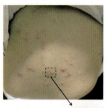

▶答えは巻末

第1編 皮膚疾患とその診療

第 **3** 章

皮膚疾患にかかわる
診察・検査・治療

この章では

- 皮膚疾患の診断につながるように発疹の特徴を学習する。
- 検査の種類，目的，方法を理解する。
- 皮膚科独特の治療法である局所外用療法と適応疾患を学習する。
- 全身療法とその副作用について理解する。
- 抗菌薬を使った細菌感染性皮膚疾患の治療について学習する。

I 診察法

A 問診

皮膚疾患の診断にあたって，既往歴，家族歴，現病歴などの基礎的情報を患者から詳しく聞き出すことが大切なのは，他科の診療とまったく同じである。皮膚疾患は，皮膚そのものの異常に起因することが多い一方，外因（環境因子），内因（内臓疾患）の影響も受けやすい。問診の際には特に合併症，それに対する治療，皮膚疾患に対するセルフケア，職業，日常生活，趣味，家族内発生の有無などに重点を置いて情報を得る。

❶主訴

主たる訴えがかゆみなのか，痛みなのか，腫瘍なのかなどを聞き出すことが重要である。また，どうしてほしいのかも聞き出す必要がある。

❷現病歴

いつから，どこに，どんな皮疹が生じてきたかを詳細に問診する。また，現在どこに，どんな皮疹があるか（現症）を観察する。

❸既往歴

いつ頃からどんな疾患が既往歴としてあるかを聞き出す。たとえば，皮膚潰瘍を認めた場合，糖尿病の既往（あるいは合併）の有無が重要になる。

❹家族歴

血縁のある家族にどのような疾患があるかを問診する。たとえば，アトピー性皮膚炎を疑った場合，アレルギー疾患の家族歴の有無が重要になる。

❺社会歴，職歴，生活像

患者の職業，生活スタイルなどを聞き出す。たとえば，接触皮膚炎を疑った場合，職歴，生活像が原因物質を推定するうえで重要な情報になる。

B 視診

皮膚疾患の診断で最も大切なことは，発疹，すなわち皮膚に生じた変化を自分の目で詳細に観察することである。多くの場合，発疹の特徴を知るだけでも，診断の目安をつけることが可能である。また，局所にとらわれることなく，全身の皮膚を観察する習慣を身につけたい。

発疹をみる場合，その**種類**（紅斑，紫斑，白斑，色素斑，丘疹，結節，水疱，膿疱，びらん，痂皮，鱗屑，苔癬化など），**数**（単発，多発），**分布**（汎発性，播種状，限局性，片側性，対側性，集簇性，列序性，遠心性，脂漏部位，露出部，粘膜部，間擦部など），**自覚症状**（瘙痒，疼痛）などについて

034　第1編／第3章　皮膚疾患にかかわる診察・検査・治療

系統的に観察し，記録する。

臨床的に診断が確定しない場合や原因の追究に，あるいは治療や予防の手段を決めるために，種々の検査が必要になることも少なくない。

II 検査

血液，尿などを材料とした一般的な検査については，他科と特に変わるところはない。そのほかに，患者の皮膚にいろいろな操作を加えてその反応をみる検査（スキンテスト）や，皮膚を採取して行う検査がある。

A 皮膚操作を加える方法（スキンテスト）

1. ガラス圧法（硝子圧法）

- ▶ 概要・目的　主に紅斑と紫斑の鑑別に用いる（diascopy）。
- ▶ 適応疾患　湿疹・皮膚炎，紅皮症，蕁麻疹，紫斑病など。
- ▶ 必要物品　透明なガラス板，あるいはプラスチック板。
- ▶ 方法　透明なガラス板，プラスチック板で紅色の皮疹を圧する。紅斑は消える（あるいは薄くなる）が，紫斑は消えない（図3-1）。
- ▶ 注意点　紅斑と紫斑は混在する場合もあることに注意する。

2. 皮膚描記法

- ▶ 概要・目的　機械的刺激に対する皮膚の反応性をみる検査（dermography）である。
- ▶ 適応疾患　アトピー性皮膚炎，色素性蕁麻疹など。
- ▶ 必要物品　先端の鈍いもの（ゾンデ，鉛筆の削っていない側など）。
- ▶ 方法　先端の鈍いもので皮膚を擦過する（こする）。まず線状の紅斑が生じ，次いで隆起してくる場合は，**紅色皮膚描記症**である。健常人でも陽性に出ることがあるが，特に蕁麻疹の患者に出やすい。アトピー性皮膚炎では逆に白くなることが多く，**白色皮膚描記症**とよばれる。また色素性蕁麻疹の患者に紅色皮膚描記症が現れることを**ダリエー徴候**という。
- ▶ 注意点　紅色皮膚描記症を調べる場合は，診察時の早めに検査しておくと判定がしやすい。

3. 知覚検査

- ▶ 概要・目的　筆先で触覚を，針で痛覚を，氷水や温水を入れた試験管で温冷覚を検査す

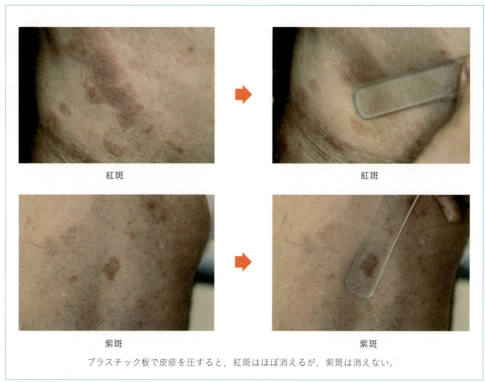

| 紅斑 | 紅斑 |
| 紫斑 | 紫斑 |

プラスチック板で皮疹を圧すると，紅斑はほぼ消えるが，紫斑は消えない。

図 3-1 ガラス圧法（硝子圧法）

る（sensory test）。特にハンセン病の診断に重要である。
- ▶ **適応疾患** ハンセン病など。
- ▶ **必要物品** 筆，針，氷水または温水を入れた試験管。
- ▶ **方法** 筆先でなでる（触覚），針でつつく（痛覚），氷水や温水を入れた試験管で触れる（温冷覚）。
- ▶ **注意点** 糖尿病など他疾患でも触覚，痛覚が低下することに注意する。

4. ニコルスキー現象

- ▶ **概要** 健常にみえる皮膚を摩擦すると，表皮剝離または水疱を生じる現象（Nikolsky phenomenon）をいう。
- ▶ **適応疾患** 天疱瘡，ブドウ球菌熱傷様皮膚症候群，先天性表皮水疱症，中毒性表皮壊死症などで陽性となる。

5. 皮内反応

- ▶ **概要・目的** 主に即時型アレルギー反応をみるのに用いられる。蕁麻疹，アトピー性皮膚炎，薬物アレルギーなどの原因を調べるときに行われる。
- ▶ **適応疾患** 蕁麻疹，アトピー性皮膚炎，薬物アレルギーなど。

▶ **必要物品**　アレルゲン液，被検薬剤希釈液，注射器など。

▶ **種類・方法**　以下の方法がある。

● **即時型皮内反応**：即時型アレルギー反応をみる場合，アレルゲン液，被検薬剤希釈液などを 0.02mL 皮内に注射し，15 〜 30 分後に判定する（皮内テスト）。対照として生理食塩水を同様に注射する。膨疹と発赤の径から基準に従って判定する。まれに反応の強い人でショックを起こすことがあるため，常に対応できる準備が必要である。またそのような事態が事前に予測されるときは搔破試験（**スクラッチテスト**），単刺試験（**プリックテスト**）のほうが安全である。被検液を皮膚に滴下してから針で皮膚に浅く傷をつける（スクラッチ）か，軽く刺して（プリック），15 〜 30 分後に膨疹と発赤の径から基準に従って判定する。

● **遅延型皮内反応**：遅延型アレルギー反応をみる場合，アレルゲン液，被検薬剤希釈液など 0.1mL を皮内に注射し，48 時間後の発赤，硬結の径で判定する。結核菌に対する**ツベルクリン反応**（マントー反応）がその代表である。ツベルクリン反応以外の病原微生物抗原による皮内反応の例として，スポロトリキン反応があり，深在性真菌症であるスポロトリコーシスの診断に用いられる。

● **特殊な皮内反応**：特殊な皮内反応としては，ベーチェット病の診断で重要な**針反応**がある。これは単に皮膚を針で刺すか，生理食塩水を皮内に注射することにより無菌性膿疱が生じるか否かで判定する。

▶ **合併症**　まれにショック（アナフィラキシー）を起こすことがある。

▶ **注意点**　強い反応が予測される場合，事前に末梢静脈からルートを確保して検査する。

6. 貼布〔付〕試験（パッチテスト）

▶ **概要・目的**　遅延型アレルギー反応をみる検査で，アレルギー性接触皮膚炎，薬疹の診断に重要である（patch test）。

▶ **適応疾患**　アレルギー性接触皮膚炎，薬疹。

▶ **種類**　閉鎖式貼布試験（通常の貼布試験），開放式貼布試験など。

▶ **必要物品**　パッチテスト用絆創膏，白色ワセリンまたは蒸留水，原因と推定される物質（被検物質：金属試薬，化粧品成分，薬物など）。

▶ **方法**　原因と推定される物質をパッチテスト用の絆創膏を用いて背部皮膚などに 48 時間貼布し，絆創膏をはがしてから 30 分後に皮膚反応をみて判定を行う（図 3-2）。さらに 72 時間後，1 週間後にも判定を行う。被検物質は白色ワセリンまたは蒸留水で希釈するが，その濃度が高いと刺激反応としてすべての人で陽性になるため（**1 次刺激反応**），感作された人にのみ陽性反応が出るよう至適濃度に希釈しておく。アレルギー性接触皮膚炎の原因となりやすい物質については，至適濃度に調整した市販の試薬を用いるのが便利である。

▶ **判定基準**　判定基準は，表 3-1 による。

Ⅱ　検査　　037

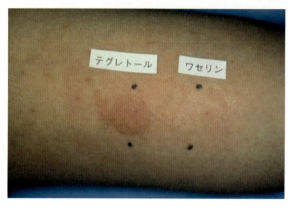

カルバマゼピン（テグレトール®）に陽性。ワセリンに陰性。

図 3-2 貼布試験（パッチテスト）

表 3-1 パッチテスト判定基準（ICDRG 基準）

－	反応なし
+?	紅斑のみ
+	紅斑＋浸潤（丘疹）
++	紅斑＋浸潤＋丘疹＋小水疱
+++	大水疱
IR	刺激反応

ICDRG ; International Contact Dermatitis Research Group

▶ **注意点** 石けん，シャンプーを原因物質として調べる場合は，絆創膏を貼らずに開放で検査する（開放式貼布試験）。

7. 光線過敏試験

▶ **概要・目的** 各種波長の光線を人工的に皮膚に照射して，それに対する反応をみる。光線過敏症の診断に用いる。
▶ **種類** 光線照射試験，光貼布試験（**光パッチテスト**），内服照射テストなど。
▶ **適応疾患** 光線過敏症。
▶ **必要物品** 蛍光ランプ（中波長紫外線［UVB］領域はサンランプ，長波長紫外線［UVA］領域はブラックライトを用いる），スライドプロジェクター（可視光線）。
▶ **方法** 光源としては蛍光ランプ，スライドプロジェクターが一般的である。以下，代表的な試験方法を示す。
- **光線照射試験**：UVB では照射 24 時間後，UVA では照射 24～72 時間後に紅斑の有無を判定する。紅斑を生じる最少の照射量を最小紅斑量（minimal erythema dose；MED）という。日本人の MED は UVB で 60～100mJ/cm^2，UVA で 10～15J/cm^2 である。MED が低下していれば光線過敏症と診断される。可視光線による光線照射試験は，日光蕁麻疹の診断などに用いられる。

- **光貼布試験**（**光パッチテスト**）：光アレルギー性接触皮膚炎の診断に行われる。通常のパッチテストと同様に被検物を貼布するが，その際同一物質を対に並ぶように貼布し，24時間後に片側にのみ MED 以下の UVA を照射する。照射 24 時間後に照射部位でのみ陽性反応を示した場合に光アレルギー性接触皮膚炎と診断する。
- **内服照射テスト**：薬剤による光線過敏症の検査に用いられる。被検薬を投与した後の光線照射試験で MED（通常は UVA を用いる）が低下している場合，薬剤による光線過敏症と診断される。

B 皮膚を材料とする方法

1. 皮膚病理組織検査

▶ **概要・目的**　病変部の皮膚を切除して，病理組織学的検査の材料とする（生検；biopsy）。腫瘍性病変のみならず，炎症性病変そのほか視診では判断しきれない皮膚疾患一般の診断の確定上，非常に重要な検査である。

▶ **種類**　ヘマトキシリン - エオシン染色，特殊染色など。

▶ **適応疾患**　基底細胞がん，薬疹，結節性紅斑など。

▶ **必要物品**　病変部の皮膚，10％ホルマリン液，染色用色素など。

▶ **方法**　生検は通常局所麻酔のもとに紡錘形に小範囲の皮膚を切除し縫合するか，皮膚用パンチで採取する。この操作は規模が小さくても外科的な手術であるため，患者に検査の必要性を十分に説明し，無菌処置や局所麻酔薬のアレルギーにも注意を要する。

　　得られた皮膚材料は，一般的には 10％ホルマリン液で固定し，病理検査室へ送る。ヘマトキシリン - エオシン染色で皮膚病理組織を検討するのが基本だが，必要に応じて特殊染色も行う。特殊染色には蛍光色素を用いる蛍光抗体法や，酵素を用いる免疫組織化学染色などがある。

　　蛍光抗体法には，患者の凍結皮膚を用いる蛍光抗体直接法と，患者の血清を用いる蛍光抗体間接法があり，水疱症の診断などに用いられる。電顕的検査に供する場合には専用の固定液を用いる。組織片から細菌，真菌の培養を行う場合には，それぞれに適した培地に植え込む。

▶ **注意点**　脂肪織に炎症がある場合（結節性紅斑など）は，十分深く生検する。

▶ **合併症**　生検部に皮下出血をきたすことがある。検査後に出血や感染が起こることもある。

2. 真菌検査

▶ **概要・目的**　病変部に真菌が存在するか否かを検査し（直接鏡検法），陽性の場合にはさらに培養して菌の同定を行う（培養同定法）。

Ⅱ　検査　　039

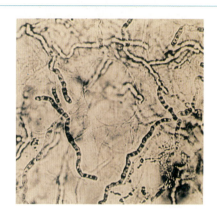
図3-3 白癬菌（直接鏡検法による）

- ▶ **適応疾患** 足白癬，癜風，皮膚カンジダ症など。
- ▶ **必要物品** スライドガラス，20〜30％苛性カリ液，カバーグラス，墨汁，寒天培地など。
- ▶ **方法** 被検材料は発疹のうちの鱗屑，小水疱蓋や，毛髪，爪などで，状況に応じて眼科剪刀，メス，爪切りなどを使って採取する。
- **直接鏡検法**：スライドガラス上に材料を載せ，20〜30％苛性カリ液1，2滴をかけてカバーグラスを載せ，5〜6分放置する。このとき温めると角化細胞が早くバラバラになる。無染色のまま顕微鏡で観察する（図3-3）。なお，深在性真菌症であるクリプトコッカス症を疑った場合は，被検材料に墨汁を滴下して顕微鏡で観察する（墨汁法）。
- **培養同定法**：直接鏡検法と同様に採取した材料を，サブロー・ブドウ糖寒天培地に接種し，培養して菌の同定を行う。雑菌が混入しないように注意が必要である。

3. 細菌検査

- ▶ **概要・目的** 病原菌の有無，種類，薬物に対する感受性などを知るために行う。
- ▶ **適応疾患** 伝染性膿痂疹，癤，梅毒，皮膚結核など。
- ▶ **必要物品** 検査材料，スライドガラス，寒天培地など。
- ▶ **方法** 検査材料は膿汁，分泌液，咽頭ぬぐい液，組織片などがある。検体が液体の場合，スライドガラス上でグラム染色して原因菌を調べる方法がある（検出法）。詳細な検査として培養法があり，普通寒天培地，血液寒天培地，結核菌では小川培地やMGIT（Mycobacteria Growth Indicator Tube）に接種して培養を行い，薬物に対する感受性試験などを行う。

4. 梅毒検査

- ▶ **概要・目的** 梅毒の診断および治療判定のために行う検査。
- ▶ **必要物品** 検査材料（漿液），スライドガラス，墨汁など。

▶ **方法**　梅毒トレポネーマ（Treponema pallidum；TP）の検出法として第1期梅毒では病巣からの直接検出法が重要である。検体の採取は硬性下疳や扁平コンジローマ，粘膜疹など湿潤性の発疹を摩擦し，染み出る刺激漿液を採取する。刺激漿液と墨汁を混じてスライドガラスの上へ引き，鏡検する（墨汁法）。病理組織標本を，TP陽性血清を用いて免疫蛍光抗体法や免疫組織化学法で染色し，TP抗原を証明する方法もある。

　　一般によく行われている梅毒の血清診断に関しては次項（C.「梅毒の血清学的検査」）を参照。

5. ウイルス検査

▶ **概要・目的**　血清中の中和抗体や補体結合抗体の抗体価を測定する。
▶ **適応疾患**　麻疹，帯状疱疹，単純ヘルペスなど。
▶ **必要物品**　検査材料，スライドガラス，採血管など。
▶ **方法**　病初期と回復期（通常2週間後）に採血を行い（ペア血清），その間の抗体価の4倍以上の上昇をもって診断をする（血清学的診断法）。ウイルスの直接証明としては，蛍光抗体法（迅速診断法として保険が適用された）や病理組織診断（風船様変性細胞の証明）などがある。ウイルスのDNA診断やRNA診断により，ウイルスを同定する方法もある。水疱内容液，うがい液，糞便，髄液などから直接ウイルスを分離培養することもある（ウイルスの分離培養法）。

6. 細胞診（ツァンク試験）

▶ **概要・目的**　水痘，帯状疱疹，単純ヘルペスとそのほかの小水疱をつくる疾患との鑑別や天疱瘡の診断に役立つ（Tzanck test）。
▶ **必要物品**　検査材料，スライドガラス，ギムザ染色液など。
▶ **方法**　水疱の内容，水疱蓋，水疱底の表皮細胞を塗抹標本にしてギムザ染色を行い，出現する細胞の種類や形態を観察する。水痘，帯状疱疹，単純ヘルペスではウイルス感染による巨細胞が観察され，天疱瘡では細胞膜が濃染される棘融解細胞がみられる。

C 梅毒の血清学的検査

▶ **概要・目的**　感染患者の血清中に存在する梅毒トレポネーマ（TP）に対する抗体を検出することを目的にする。
▶ **必要物品**　検査材料（血液），採血管など。
▶ **方法**　方法は，その抗体と反応させる抗原の種類により，リン脂質（カルジオリピン・レシチン）を抗原とする方法とTP抗原法の大きく2つに分けられる。
● **リン脂質を抗原とする方法**：ワッセルマン反応が代表的検査であったが，現在では，凝集法，RPRカード法（rapid plasma reagin card test）などが用いられる。これらの方法の

II　検査　041

定性試験は梅毒のスクリーニング検査として極めて有用であり，また，その定量試験によって示される抗体価は病勢とよく並行するので，治療上の指標としても重要である。この抗原はTPそのものの抗原ではないので，時に梅毒でないにもかかわらず陽性となることがあり，これを生物学的偽陽性（biological false positive；BFP）とよぶ。BFPがみられることがあるのは自己免疫疾患（特に全身性エリテマトーデス），肝疾患（肝炎，肝硬変），感染症（マラリア，風疹，水痘，伝染性単核球症など），妊娠，そのほか悪性腫瘍のときなどである。

- **TP抗原法**：第2の方法は，TPの菌体，あるいはその抽出物を抗原とするTP抗原法で，FTA-ABS法（蛍光トレポネーマ抗体吸収試験，fluorescent treponemal antibody absorption test）やTPHA法＊が代表的である。これらの方法は，極めて鋭敏な検査法で梅毒の確定診断に有用である。通常はリン脂質を抗原とする方法でスクリーニングし，これにTP抗原法（TPHA法など）を組み合わせて，BFPを除外し梅毒の確定診断を行う。

D ダーモスコピー

▶ **概要・目的**　ダーモスコープは光源の付いた10倍くらいの拡大鏡で，ゼリーを用いて検査すると真皮浅層レベルまでの皮膚の状態を詳細に観察することができる。ダーモスコープを用いた検査をダーモスコピー（dermoscopy）という。肉眼的な観察に加えてダーモスコピー検査を行うことにより，臨床診断の精度を上げることができる。悪性黒色腫の診断上，不可欠な検査である（図3-4，5）。

▶ **適応疾患**　悪性黒色腫，色素性母斑，脂漏性角化症など。

▶ **必要物品**　ダーモスコープ，観察用ゼリー。

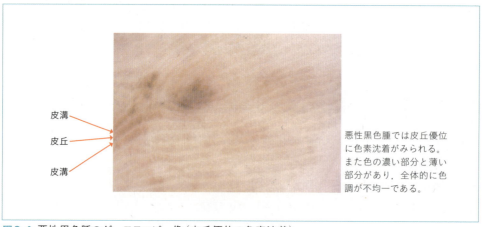

悪性黒色腫では皮丘優位に色素沈着がみられる。また色の濃い部分と薄い部分があり，全体的に色調が不均一である。

図3-4　悪性黒色腫のダーモスコピー像（皮丘優位の色素沈着）

＊**TPHA法**：梅毒トレポネーマ感作赤血球凝集法（treponema pallidum hemagglutination test）のこと。破壊した病原体成分をヒツジ赤血球表面に結合させ，患者血清中の抗トレポネーマ抗体の有無を調べる検査法である。

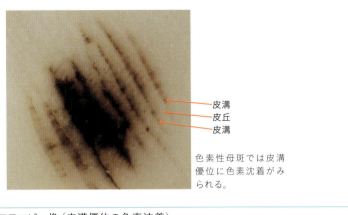

図3-5 色素性母斑のダーモスコピー像（皮溝優位の色素沈着）

E そのほかの検査

1. 薬疹の検査（薬剤リンパ球刺激試験，再投与試験）

薬剤リンパ球刺激試験（drug-induced lymphocyte stimulation test；DLST）は，患者の末梢血リンパ球を薬剤と共に培養し，リンパ球の増殖反応をみる試験である。再投与試験は，疑わしい薬剤を再投与して皮疹の再現をみる検査で，最も信頼性が高い。

2. 画像検査

皮下腫瘍の深さなどを調べる目的で，CTやMRI（磁気共鳴画像，magnetic resonance imaging）などの画像検査が行われる。また，悪性腫瘍の全身転移の有無を調べる目的で，PET検査*が行われる。

3. 生理機能検査

皮膚温測定のためのサーモグラフィ検査，発汗異常の有無を調べる発汗機能検査，角層のバリア機能を評価する経表皮水分喪失量の検査などがある。

4. ウッド灯検査

365nmの長波長紫外線を皮膚に照射して蛍光の発色を調べる検査で，癜風，頭部白癬，ポルフィリン症の診断に用いられる。

＊**PET検査**：PETとはPositron Emission Tomographyの略で，陽電子放射断層撮影という意味である。がん細胞が正常細胞に比べて3～8倍のブドウ糖を取り込むという性質を利用して，悪性腫瘍の全身転移の有無を調べる。

III 治療法

　皮膚疾患の治療法は，局所療法と全身療法に大別できる。局所療法のうち，特に局所外用療法は皮膚科独特の治療法で，その巧拙が皮膚疾患の経過や予後に与える影響は大きい。

　局所療法には外用療法のほか，外科的療法，理学的療法として光線療法，凍結療法などがある。

　副腎皮質ステロイド薬，抗アレルギー薬，抗菌薬，抗ウイルス薬などによる全身療法も行われる。

A 炎症性皮膚疾患の治療法

1. 局所療法

1　皮膚外用薬

外用薬は通常，**基剤**と**主剤**（**配合剤**）からなる。

❶ **基剤**

▶ **概要・目的**　基剤は病巣皮膚面を覆うことにより皮脂の代用となり，水分の保持を助け，欠損した表皮，真皮の再生を促進するなど皮膚を保護するのみならず，滲出液，痂皮，鱗屑，過剰に増殖した角質などを軟化除去する働きもある。さらに，薬効のある主剤を皮膚に浸透させることも重要な役割である。

▶ **種類**　基剤の種類には，軟膏（油脂性軟膏，可溶性軟膏），硬膏，粉末，ローション，テープなどがある。ここでは主に軟膏について述べる。

- **油脂性軟膏**：脂肪，脂肪油，ワセリン，パラフィン，樹脂などの鉱物性，動植物性の基剤を用いた軟膏で，水に混合，溶解せず，長く皮膚にあって保護作用を示す。油脂性軟膏は皮疹のすべてに適応し，上皮形成促進作用をもつ。また病変部の保護だけでなく，痂皮の除去にも使われる。その種類としてワセリンや流動パラフィンなどがある。
- **可溶性軟膏**：可溶性軟膏として，乳剤性軟膏と水溶性軟膏がある。
  ① **乳剤性軟膏**（**クリーム剤**）　界面活性剤（乳化剤）を水と油脂に加えて乳化させた軟膏で，親水軟膏と吸水軟膏がある。親水軟膏は水の中に油が小滴となって懸濁するもの，吸水軟膏は油の中に水が小滴となって懸濁するものである。クリーム剤は皮膚に薬物を浸透させる力が非常に強い。
  ② **水溶性軟膏**　軟膏基剤であるマクロゴールは，油脂の性質をもちながら，水によく溶ける性質をもっている。この軟膏は分泌物を吸着して病巣面を乾かす力が強いので，湿潤面，水疱面，びらん面，腫脹面に用いられる。

そのほか液剤（水，アルコール），テープ剤，スプレー剤がある。

今日頻用される基剤は，ワセリンを主体にした油脂性軟膏と，油脂成分と水を界面活性剤（乳化剤）で乳化したクリーム剤である。

❷ 主剤（配合剤）

主剤（配合剤）は薬効のある成分で，副腎皮質ステロイド薬，非ステロイド性抗炎症薬（non steroidal anti-inflammatory drugs：NSAIDs），抗アレルギー薬，抗菌薬，抗真菌薬，抗ウイルス薬，抗がん剤などがある。そのうち**副腎皮質ステロイド薬**は，皮膚科治療の中心ともいうべき薬物で，使用頻度が最も高く効果が強い反面，副作用が発生しやすいため，その使用法に十分習熟しておく必要がある。

❸ 外用の方法

外用療法の基本は，疾患に適用のある主剤を選び，病巣の状態により基剤と外用法を選ぶということである。外用の方法には単純塗布，貼布がある。

- **単純塗布**：単純塗布の場合は1日1～3回，あまり擦り込まないようにして薄く塗る。紅斑，丘疹，落屑などの乾燥面が適応である。油脂性基剤，クリーム剤いずれも用いる。
- **貼布**：病巣が水疱，びらん，潰瘍，痂皮などの湿潤面である場合や，厚い鱗屑，痂皮を除去したいときには貼布を行う。1日1回，ガーゼに厚さ1～3mmに延ばして病巣に貼る。湿潤面には油脂性基剤のものを選ぶ。クリーム剤は局所刺激の点で好ましくなく，びらんや潰瘍には禁忌である。貼り替えのときは必ずしも毎回残った軟膏を除去する必要はないが，除去する場合にはオリーブ油などでそっとぬぐい取る。

2 ┃ 副腎皮質ステロイド外用薬

- ▶ **概要** 副腎皮質ステロイド外用薬は，強力な抗炎症作用をもち，湿疹・皮膚炎をはじめ多くの炎症性皮膚疾患が適用となる（表3-2）。
- ▶ **薬効による分類** 製剤は強力な抗炎症作用をもつものから，抗炎症作用は弱いが副作用も少ないものまで多種多様である。その効力に応じて5群に分類されており（表3-3），剤形も各種ある。
- ▶ **目的** 皮膚の炎症を速やかに抑えること。
- ▶ **適応疾患** 表3-2参照。
- ▶ **方法** 外用法は先にも述べたように病巣の状態により，単純塗布，貼布などを行う。
- ▶ **注意点** 副腎皮質ステロイド薬の全身投与による副作用はよく知られているが，強力な副腎皮質ステロイド外用薬も大量，長期に用いた場合，経皮吸収による副腎皮質抑制が起こり得る。さらに副腎皮質ステロイド外用薬の場合，長期連用による局所性の副作用が問題となる。皮膚の萎縮は小児や高齢者で生じやすく，部位としては顔面，頸部，腋窩，陰股部，肛門周囲に好発する。また，萎縮した皮膚では軽微な外傷でも容易に皮膚の剝脱，萎縮性瘢痕形成，皮下出血斑形成が起こる。ほかに多毛をきたすこともある。

毛細血管拡張，潮紅（皮膚に強い赤みを帯びる），酒皶様皮膚炎，口囲皮膚炎は，本剤の

Ⅲ 治療法　045

表3-2 副腎皮質ステロイド外用薬の適応疾患

疾患群	適用疾患
湿疹・皮膚炎群	接触皮膚炎，アトピー性皮膚炎，貨幣状湿疹，ヴィダール苔癬，手湿疹，進行性指掌角皮症，脂漏性皮膚炎，皮脂欠乏性湿疹，日光皮膚炎
痒疹群	結節性痒疹，ストロフルス
乾癬群	乾癬，類乾癬，掌蹠膿疱症，毛孔性紅色粃糠疹
苔癬	扁平苔癬，アミロイド苔癬
紅斑症	多形紅斑，遠心性環状紅斑，慢性円板状エリテマトーデス，皮膚粘膜眼症候群
薬疹，中毒疹，紅皮症，天疱瘡群	薬疹，中毒疹，紅皮症，尋常性天疱瘡，類天疱瘡，疱疹状皮膚炎
肉芽腫症	サルコイドーシス，環状肉芽腫
悪性リンパ腫	菌状息肉症の紅斑・扁平浸潤期
そのほか	虫刺症，皮膚瘙痒症，特発性色素性紫斑，尋常性白斑，円形脱毛症，熱傷，肥厚性瘢痕

表3-3 副腎皮質ステロイド外用薬の薬効による分類

薬効	一般名	製品名
strongest	クロベタゾールプロピオン酸エステル	デルモベート®
	ジフロラゾン酢酸エステル	ジフラール®，ダイアコート®
very strong	ジフルプレドナート	マイザー®
	ベタメタゾンジプロピオン酸エステル	リンデロン®-DP
	ジフルコルトロン吉草酸エステル	ネリゾナ®，テクスメテン®
	フルオシノニド	トプシム®
	アムシノニド	ビスダーム®
	ベタメタゾン酪酸エステル，プロピオン酸エステル	アンテベート®
	モメタゾンフランカルボン酸エステル	フルメタ®
	酪酸プロピオン酸ヒドロコルチゾン	パンデル®
strong	デキサメタゾンプロピオン酸エステル	メサデルム®
	デキサメタゾン吉草酸エステル	ボアラ®
	ベタメタゾン吉草酸エステル	リンデロン®-V，ベトネベート®
	フルオシノロンアセトニド	フルコート®
	デプロドンプロピオン酸エステル	エクラー®
medium	プレドニゾロン吉草酸エステル酢酸エステル	リドメックス®
	トリアムシノロンアセトニド	レダコート®
	アルクロメタゾンプロピオン酸エステル	アルメタ®
	ヒドロコルチゾン酪酸エステル	ロコイド®
	クロベタゾン酪酸エステル	キンダベート®
weak	プレドニゾロン	プレドニゾロン®
	ヒドロコルチゾン	テラ・コートリル®

副作用のなかでも最も注意が必要である。顔面に強い副腎皮質ステロイド外用薬を長期にわたって使用した際に起こりやすい。

　これらの副作用の症状は，にきび様の発疹を伴って顔面，特に頬部，前額部，口囲に潮紅，細かい落屑が生じる。副腎皮質ステロイド外用薬を中止すると2〜3日でいわゆるリバウンド現象がみられ，皮疹が急に増悪し，瘙痒感，ほてり感が強いため，患者

はやむを得ずまた外用を続けているうちに，さらに増悪する。

　ステロイド痤瘡は，顔面はもちろん，前胸部，肩甲間部などにも生じる。感染症の誘発もしばしば起こる副作用である。毛包炎，癤などのブドウ球菌感染症，小児や寝たきり高齢者のおむつ部のカンジダ症や股部白癬，成人の足白癬，そのほか伝染性軟属腫，単純ヘルペスなどのウイルス感染症も誘発，増悪する。

3 非ステロイド性抗炎症外用薬

- ▶ **概要・目的**　非ステロイド性抗炎症外用薬は，副腎皮質ステロイド外用薬に比べ副作用は少ないが，抗炎症作用は劣る。
- ▶ **適応疾患**　口囲皮膚炎，酒皶様皮膚炎，帯状疱疹，おむつ皮膚炎など，副腎皮質ステロイド外用薬を使用しにくい場合に用いられる。
- ▶ **副作用**　接触皮膚炎。

4 そのほかの外用薬

- **タクロリムス軟膏**：免疫調整外用薬で，顔面，頸部のアトピー性皮膚炎に有用である。刺激以外に局所の副作用はほとんどない。
- **アダパレン**：立体構造がトレチノインと類似性があり，レチノイド作用を有し，尋常性痤瘡に有効である。
- **過酸化ベンゾイル**：抗菌作用と角層剝離作用があり，尋常性痤瘡に有効である。
- **皮膚潰瘍治療薬**：細菌感染を抑制し，肉芽組織の増生を促して皮膚潰瘍の上皮化を促進するもので，塩化リゾチーム，線維素溶解酵素，ブクラデシンナトリウム，ハイドロコロイドなどがある。また，線維芽細胞，血管内皮細胞に増殖作用のあるトラフェルミンスプレーも用いられる。
- **サリチル酸**：角質溶解作用があり，軟膏（サリチル酸ワセリン）や絆創膏（スピール膏™M）として用いる。
- **尿素軟膏**：角質の水分保持作用があるため，各種角化症，手湿疹などに用いられる。
- **ヘパリン類似物質**：皮膚保湿薬として使用されることが多い。

副腎皮質ステロイド外用薬使用時の注意

　副腎皮質ステロイド外用薬を使用するにあたっては，疾患因子（診断名，重症度，予想される経過，病巣の状態），患者因子（年齢，部位）などについて十分に考慮し，最小の副作用で最大の治療効果が得られるようにしなければならない。最近では患者の医学知識の向上とともに，副腎皮質ステロイド薬の副作用を過度に心配して使用を拒否する人もいるため，適切な使い方を具体的に指導する必要がある。

2. 全身療法

1 | 副腎皮質ステロイド薬

▶ **概要**　副腎皮質ステロイド薬は，皮膚科においては通常外用が用いられるが，全身性炎症性疾患や，局所的でも症状が高度な場合，経口ないしは注射で全身投与される。初期に大量に投与し，症状軽快とともに漸減する。

▶ **適応疾患**　適用疾患として，高度・広範な接触皮膚炎，天疱瘡，全身性エリテマトーデス，皮膚筋炎，重症多形紅斑，IgA 血管炎，血小板減少性紫斑病，サルコイドーシス，アナフィラキシーショック，薬疹のほか悪性血液疾患（皮膚白血病，菌状息肉症）などがある。

　しかし，感染症や免疫不全を伴ったもの，中止によりリバウンドや重症化が生じやすい疾患（アトピー性皮膚炎，乾癬，掌蹠膿疱症）では，全身投与は原則行わない。本剤はあくまでも炎症反応を抑制して症状の軽減を図るものであり，疾患を根本的に治癒させるものではない。

▶ **注意点**　本剤は，やむを得ず長期連用される傾向にあるため，消化性潰瘍，糖尿病誘発，感染症誘発，精神変調，副腎皮質不全，骨粗鬆症など重大な副作用をもたらす危険性がある。また，そのほかの副作用として満月様顔貌，ステロイド痤瘡，多毛，萎縮性皮膚線条，血圧上昇，食欲亢進，月経異常，白内障，緑内障，白血球増加がみられる。

2 | 抗アレルギー薬

❶抗ヒスタミン薬

▶ **概要**　抗アレルギー薬の代表が抗ヒスタミン薬である。ヒスタミンは血管，神経の H_1 受容体に結合することにより，血管透過性を亢進し，瘙痒感を惹起する。抗ヒスタミン薬は受容体に拮抗的に結合することにより，ヒスタミンの作用を阻害する。

▶ **適応疾患**　皮膚科領域では蕁麻疹，湿疹・皮膚炎，皮膚瘙痒症，そのほか皮膚疾患に伴う浮腫，瘙痒感の軽減を期待して H_1 拮抗薬が用いられる。

▶ **注意点**　副作用に重篤なものはないが，第 1 世代の抗ヒスタミン薬は鎮静作用があるため眠気を催す頻度が高い。非鎮静性の第 2 世代の抗ヒスタミン薬を第一選択として使用するべきである。

❷そのほかの抗アレルギー薬

　皮膚科領域で使われるそのほかの抗アレルギー薬として，メディエーター遊離抑制薬（クロモグリク酸ナトリウム，トラニラスト）や Th2 サイトカイン阻害薬（スプラタストトシル酸塩）があげられる。これらの薬剤は主にアトピー性皮膚炎に使用されている。

3 | そのほかの全身療法

❶ レチノイド

ビタミンA誘導体であるレチノイド（エトレチナート）が強力な角化抑制作用を有することから，乾癬，角化異常症（尋常性魚鱗癬，魚鱗癬様紅皮症，掌蹠角化症，ダリエー病，毛孔性紅色粃糠疹）に用いられ，著効を示している。しかし，副作用として催奇形性があるほか，口唇炎，口腔・鼻腔内乾燥，落屑，瘙痒感，脱毛，爪囲炎，頭痛がしばしばみられる。

❷ シクロスポリン

シクロスポリンは免疫抑制剤として臓器移植の拒絶反応を抑えるために用いられているが，重症の乾癬にも有効であり，2〜5mg/kg/日で使用される。腎毒性や高血圧などの副作用に注意する。重症の成人アトピー性皮膚炎にも用いられる。

❸ ジアフェニルスルホン（DDS）

DDSは元来ハンセン病治療薬であるが，ジューリング疱疹状皮膚炎，血管炎，角層下膿疱症，天疱瘡，壊疽性膿皮症などに有効であることが知られている。副作用として溶血性貧血，メトヘモグロビン血症，顆粒球減少症，薬疹，DDS症候群（5週目頃に生じる発熱，嘔吐，リンパ節腫脹，貧血，肝障害，全身性紅斑，丘疹）がある。

❹ ビタミン剤

口内炎・口角炎に対してビタミンB_2が，肝斑に対してビタミンCが，凍瘡に対してビタミンEが投与される。

B 感染性皮膚疾患の治療法

1. 細菌感染性皮膚疾患の治療法

1 | 抗菌薬：外用薬

各種表在性細菌感染症や熱傷，褥瘡など皮膚潰瘍で細菌感染を伴う場合，フシジン酸，フラジオマイシン，ナジフロキサシン，ゲンタマイシン含有の外用薬を貼布する。

2 | 抗菌薬：全身療法薬

皮膚科領域で抗菌薬による全身療法の対象となる菌は，ブドウ球菌，レンサ球菌，緑膿菌，結核菌，梅毒トレポネーマが主なものである。薬物選択の原則として細菌の薬物感受性（抗菌スペクトル，耐性菌），皮膚移行性（テトラサイクリン系，マクロライド系，リンコマイシン系，キノロン系が良好），副作用（特有の副作用，併用薬物による影響）が考慮されなければならない。近年，問題になっているのはメチシリン耐性黄色ブドウ球菌（methicillin resistant Staphylococcus aureus：MRSA）で，この菌は多剤耐性であって，術後患者などで重症感染

Ⅲ　治療法　049

症を起こすことがある。

❶ ペニシリン系薬物

ペニシリン系のうち頻用される広域性合成ペニシリンは，レンサ球菌，グラム陰性桿菌に有効であるが，皮膚表在化膿症でしばしば検出される耐性ブドウ球菌には無効のことが多く，その場合には耐性ブドウ球菌用ペニシリンか，他系統の抗菌薬を用いる。梅毒にはベンジルペニシリンが有効である。副作用として薬疹，ショック（注射時）に十分注意する。

❷ セフェム系薬物

セフェム系は現在最も多く使用されている薬物で，グラム陽性・陰性球菌，グラム陰性桿菌に広く感受性がある。第1世代のものはペニシリン耐性ブドウ球菌に有効で，ブドウ球菌感染症に広く用いられている。第2，3世代のものは，グラム陰性桿菌に対して抗菌力が強い。副作用としてペニシリンと交叉過敏性，薬疹，胃腸障害，肝障害がある。

❸ テトラサイクリン系薬物

テトラサイクリン系は，ブドウ球菌，レンサ球菌，梅毒，リケッチアに感受性があり，また，抗菌作用とともに抗リパーゼ作用をもっているため，膿疱性痤瘡に用いられる。副作用として胃腸・肝障害，歯・骨への沈着，めまいが知られている。またキレート生成で吸収障害を起こすため，アルミゲル，マグネシウム，カルシウム，鉄とは併用禁忌である。

❹ マクロライド系薬物，リンコマイシン系薬物

マクロライド系薬物，リンコマイシン系薬物は，皮膚科領域ではブドウ球菌，溶血性レンサ球菌に耐性株が多く，また梅毒，リケッチアに有効であるが，第二選択薬である。副作用は胃腸・肝・造血器障害，薬疹が知られている。

❺ アミノグリコシド系薬物

アミノグリコシド系は抗結核薬（ストレプトマイシン，カナマイシン）のほか，緑膿菌に有効なもの（ゲンタマイシン，ジベカシン，トブラマイシン，アミカシン），外用薬の主剤とされるもの（フラジオマイシン，ゲンタマイシン）などがある。副作用として第8脳神経障害（聴力・平衡感覚の障害）のほか，外用時の接触皮膚炎（フラジオマイシン）が知られている。

❻ バンコマイシン

バンコマイシンは，MRSA に対して有効である。腸管から吸収されないので，点滴静脈内注射を行う。副作用に腎毒性，聴器毒性がある。

2. 皮膚真菌症の治療法

1 | 抗真菌薬：外用薬

浅在性白癬，皮膚カンジダ症には，ルリコナゾール，テルビナフィン塩酸塩，ケトコナゾール，ネチコナゾール塩酸塩，ラノコナゾール，クロトリマゾールなどが用いられる。リラナフタート，ブテナフィン塩酸塩は浅在性白癬に有効であるが，皮膚カンジダ症には適用がない。口腔内カンジダ症にはアムホテリシンBシロップ含嗽やミコナゾールゲル

経口用の外用を行う。

2 │ 抗真菌薬：全身療法薬

イトラコナゾール，テルビナフィンは経口薬として皮膚糸状菌を含めて幅広いスペクトルを有する。イトラコナゾールは他剤との相互作用がある。

深在性真菌症の治療には，抗真菌注射薬（イトラコナゾール，フルコナゾール，ミカファンギンナトリウムなど）が用いられることもある。

3. ウイルス性皮膚疾患の治療法

本節ではヘルペスウイルス感染症の治療法について述べる。

ヘルペスウイルス感染症に対して，抗ウイルス薬の点滴，内服，外用を行う。

❶アシクロビル

アシクロビルは，点滴静注，内服，外用で使われ，ヘルペス群ウイルス感染細胞内に入ると，ウイルスにより誘導されるチミジンキナーゼによりリン酸化され，活性型アシクロビル三リン酸（ACV-TP）となる。ACV-TPはウイルスDNAポリメラーゼの阻害および基質（dGTP）と競合して，ウイルスDNA合成を阻害する。正常細胞内ではアシクロビルはほとんどリン酸化せず，細胞毒性は低い。

❷バラシクロビル

アシクロビルの前駆薬で，経口投与した場合の吸収率を高めたものである。

❸ファムシクロビル

ペンシクロビルの前駆薬で，経口投与により感染細胞内でウイルスDNA合成を阻害する。

❹ビダラビン

ビダラビンは点滴静注，外用で使用されるアデノシン誘導体で，ウイルスのチミジンキナーゼの関与なしに三リン酸化され，ウイルスDNAポリメラーゼを阻害する。

❺アメナメビル

アメナメビルは内服で使用される抗ウイルス薬で，二本鎖DNAの開裂およびRNAプライマーの合成を抑制することにより，抗ウイルス作用を発揮する。

C そのほかの皮膚疾患の治療法

光線療法，手術療法，レーザー療法など様々な治療法がある。放射線療法も一部の悪性腫瘍に用いられる。

Ⅲ　治療法　　051

1 光線療法

光線療法とは，各種光線の性質を利用した治療法である。

❶PUVA療法

PUVA療法（psoralen＋UVA）は，8−メトキシソラレン（8-MOP）という光感作物質（クロモフォア）を外用または内服後，長波長紫外線（UVA，波長315～400nm）を照射する治療である。

適用疾患には尋常性白斑，乾癬，掌蹠膿疱症，菌状息肉症，悪性リンパ腫，類乾癬，アトピー性皮膚炎，慢性苔癬状粃糠疹がある。

副作用として，急性のものは過剰照射による熱傷様皮膚炎，長期にわたる治療では色素斑，皮膚老化が生じる。皮膚がんの発生については，過去に放射線照射，ヒ素内服など，ほかの発がんを促進するような処置を受けている者では注意を要する。

❷UVB療法

UVB療法は，中波長紫外線（UVB，波長280～315nm）を照射する治療である。適用疾患はPUVA療法で記載した疾患と同じである。

近年，有害な紫外線領域をカットしたナローバンドUVB療法（311±2nm）が，治療法も簡便なため普及している。また，エキシマライト（308±2nm）は小範囲に照射するのに便利である。

❸そのほかの光線療法

赤外線療法は温熱効果を有する。UVA1療法（340～400nm）はアトピー性皮膚炎や強皮症に有効といわれている。

2 手術療法

皮膚腫瘍の治療は，切除，縫縮を基本とする皮膚外科療法を行うが，創閉鎖困難な場合は，植皮術や皮弁術を行う。創閉鎖が困難な場合，皮下にシリコンバッグを入れて皮膚伸展術を行った後で切除，縫縮する方法もある。植皮術には，植皮片を完全に切り離して，移植する遊離植皮術と，皮膚と皮下組織を生体から完全には切り離さず，皮弁自体が血液供給路となっている有茎植皮術の2つがある。また，上皮化*促進のため組織欠損部を創傷被覆材などの代用皮膚で一時的に覆うことがある。

回転する金属刃またはブラシで皮膚表面を削り取るスキンアブレージョン（削皮術）は，表皮母斑，扁平母斑，アミロイド苔癬に対して行われることもある。

3 凍結療法

凍結療法は皮膚を凍結することで，病変部位を壊死させる治療法である。凍結療法には，

＊**上皮化**：組織欠損部が治癒過程で再生された表皮などに覆われていくこと。

液体窒素を含ませた綿棒を病変部に圧抵する綿球法や，液体窒素で冷却した鑷子を用いて病変部をはさむクライオフォーセプス法や，棒の先端に付いた金属を液体窒素で冷却したのち，病変部に圧抵するクライオポール法などがある（液体窒素療法）。ドライアイスが用いられる場合もある。

疣贅や毛細血管拡張性肉芽腫に対して，凍結療法を行う。

4 │ 電気凝固法・電気乾固法

小型の良性皮膚腫瘍や疣贅などを，電気メスで凝固，あるいは乾固（乾燥・破壊）する。電気乾固法では対極板が不要である。

5 │ レーザー療法

レーザー（Light Amplification by Stimulated Emission of Radiation：LASER）療法は色素病変に対する治療，血管病変に対する治療，そのほかの治療に大別される。

❶色素病変に対する治療

老人性色素斑，扁平母斑などの表皮にメラニンが増えている疾患や，太田母斑，異所性蒙古斑などの真皮内にメラニンが増えている疾患に対して，ルビーレーザー，アレキサンドライトレーザー，ネオジウム・ヤグレーザーなどが使用される。

また，効率良く照射する構造のQスイッチ型のレーザーがある。毛に含まれているメラニンをターゲットとした治療としてレーザー脱毛があり，アレキサンドライトレーザーなどが使用される。

❷血管病変に対する治療

単純性血管腫や毛細血管拡張症などに対して，ヘモグロビンをターゲットとしたVbeamレーザーなどの色素レーザー（ダイレーザー）が使用される。

❸そのほかの治療

小型の脂漏性角化症や疣贅などは，炭酸ガスレーザーなどのレーザーメスで焼灼する。皮膚の若返りをねらって，皮膚の表面に多数のごく小さな穴を開けるフラクショナルレーザーが用いられることがある。

また日光角化症，基底細胞がんなどに対しては，アミノレブリン酸などの光感作物質を事前に投与しておき，それが腫瘍病変に取り込まれた時点でエキシマレーザーなどを照射する光線力学療法（photodynamic therapy：PDT）が行われることがある。

6 │ 化学療法

悪性黒色腫，有棘細胞がん，パジェット病，皮膚リンパ腫などの皮膚悪性腫瘍に対しては，抗悪性腫瘍薬による化学療法が行われることがある。

7 | 温熱療法

　カイロ，発熱シートなどを用いて病巣部を 45℃ くらいに加温する治療で，スポロトリコーシスや皮膚悪性腫瘍に対して用いられることがある。

国家試験問題

1 褥瘡の洗浄液で適切なのはどれか。 （101 回 PM25）

1. エタノール
2. 生理食塩液
3. ホルマリン
4. クロルヘキシジン

2 貼布試験（パッチテスト）で誤っているのはどれか。 （予想問題）

1. 即時型アレルギー反応をみる検査である。
2. 被検物質は 1 次刺激反応を避けるため，至適濃度に希釈する。
3. 被検物質を貼布し，48 時間，72 時間，1 週間後にそれぞれ判定を行う。
4. 石けんなど刺激性の強い物質を調べる場合，開放式貼布試験を用いる。

▶答えは巻末

第1編 皮膚疾患とその診療

第 **4** 章

皮膚の疾患と診療

この章では

●主な皮膚疾患について，原因，症状および治療法を理解する。

国家試験出題基準掲載疾患

湿疹 | アトピー性皮膚炎 | 蕁麻疹 | 蜂窩織炎 | 疥癬 | 帯状疱疹

I 炎症性皮膚疾患

A 湿疹・皮膚炎群

湿疹・皮膚炎は表皮を炎症の主座とする疾患の総称であり，組織学的には角化細胞間の浮腫（海綿状態）を特徴とする。

1. 湿疹・皮膚炎総論

Digest

湿疹・皮膚炎

概要	概念	・表皮を炎症の主座とする疾患の総称。
	特徴	・角化細胞間の浮腫。 ・皮膚疾患の約3分の1を占める。
	原因	・様々であって一定しない。
	病態生理	・様々であって一致しない。
症状		・点状状態：点状要素をもつ発疹からなる。 ・多様性：異なる発疹が多様にいりまじる。 ・瘙痒感。
分類（一例）		・接触皮膚炎：いわゆる「かぶれ」。原因物質への接触によって起こる。 ・アトピー性皮膚炎：皮膚のバリア機能異常。好酸球増多症，高IgE血症を伴うことが多い。 ・脂漏性皮膚炎：脂漏部位にみられる皮膚炎。慢性で再発を繰り返す。 ・手湿疹：主に家庭の主婦に多くみられたことから，主婦湿疹ともよばれる。
検査・診断		・ガラス圧法：他疾患との鑑別（湿疹・皮膚炎一般）。 ・皮膚描記法：他疾患との鑑別（アトピー性皮膚炎など）。 ・パッチテスト：原因物質の特定（接触性皮膚炎など）。
主な治療		・局所療法：主に副腎皮質ステロイド外用薬を用いる。 ・原因に応じ抗ヒスタミン薬やそのほか抗アレルギー薬，抗真菌外用薬など。

　湿疹（eczema）および皮膚炎（dermatitis）は皮膚疾患の約3分の1を占める，最も多い疾患であるが，その原因や症状は様々であって一定しない。疾患の型による分類も学者によって様々である。したがって，1つの疾患群として考えたほうが便利だが，共通した性格としては次のようなものがある。

①**点状状態**　丘疹，小水疱，小膿疱などの点状要素をもつ発疹から成り立つこと。
②**多様性**　丘疹，小水疱，小膿疱，痂皮，鱗屑などの時期の異なる発疹が多様にいりまじって存在すること。
③**瘙痒感**　必ずかゆみを伴う。

　このような発疹の性格は極めて流動的であるが，これを模式的に表すと図4-1のような

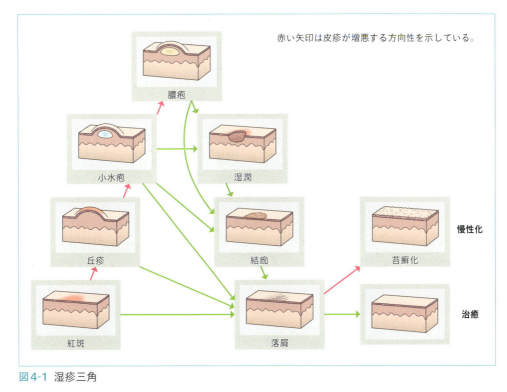

図4-1 湿疹三角

変化を示す。これを**湿疹三角**とよぶ。

　このような性格を備えた疾患を一括して湿疹・皮膚炎群とよぶが，そのなかには接触皮膚炎，アトピー性皮膚炎，脂漏性皮膚炎，手湿疹，貨幣状湿疹，慢性単純性苔癬，うっ滞性皮膚炎，自家感作性皮膚炎，皮脂欠乏性湿疹などの疾患が含まれている。

2. 接触皮膚炎

▶ **概念・原因**　接触皮膚炎（contact dermatitis）とは，いわゆる「かぶれ」で，酸，アルカリ，鉱物油，そのほか工業製品，金属（例：クロム，ニッケル），化粧品，外用薬，植物（例：ウルシ，ギンナン）などに触れることが原因で起こるものである。

▶ **分類**　接触皮膚炎の起こり方には2種類あり，その一つは原因物質に触れた大部分の人に起こり，比較的短時間のうちに強い炎症症状を呈するもので，その物質自体のもつ刺激性に基づく。これを**1次刺激性接触皮膚炎**とよぶ。

　これに対して，その物質によって感作され，アレルギー状態にある人だけに起こる接触皮膚炎がある。これが**アレルギー性接触皮膚炎**で，感作されやすいか否かは個体によって差がある。アレルギー性接触皮膚炎ではⅣ型（遅延型）アレルギー反応が関与している。

　1次刺激性接触皮膚炎を起こすには，原因物質のある程度以上の量と濃度が必要であるが，アレルギー性の場合は比較的微量の接触によっても皮膚炎を生じる特徴がある。

▶ **症状**　原因物質が触れた部分に強い発赤，浮腫，腫脹をもって始まり，激しい瘙痒感と

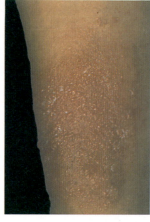

浮腫性紅斑の上に小水疱が多発しており、湿潤傾向が強い。

図4-2 接触皮膚炎

灼熱感を伴う。やがて漿液性丘疹，小水疱，びらんを生じ，湿潤傾向が強い（図4-2）。次いで痂皮，落屑を経て治癒するが，原因物質が除去されない限り症状の軽快はみられない。発疹が原因物質の触れた部位のみに現れ，これを除去すれば軽快すること，また，発赤や浮腫が非常に強いことが特徴である。症状が極めて激しいときや不適当な治療によって悪化したときには，全身に漿液性丘疹や小水疱が広がることがある。これを**自家感作性皮膚炎**とよんでいる。

▶ **検査** 治療にあたっては原因物質の決定と除去が肝要で，そのためにはパッチテストが欠かせない。

▶ **治療** 原因物質が除去されれば，接触皮膚炎は特別な治療をしなくても治るが，局所療法としては副腎皮質ステロイド外用薬が極めて有効である。全身療法としては抗ヒスタミン薬を用いるが，症状の激しいときには短期間，副腎皮質ステロイド薬の内服を行うこともある。

3. アトピー性皮膚炎

Digest

アトピー性皮膚炎		
概要	概念	・増悪・寛解を繰り返す，瘙痒のある湿疹を主病変とする疾患。
	特徴	・患者の多くがアトピー素因をもつ。
	原因	・皮膚のバリア機能の異常，アレルギーを起こしやすい素因。
	病態生理	・皮膚のバリア機能が低下し，刺激に対して容易に炎症を起こす。また特異IgE抗体が高率に証明されることから，各種アレルゲンに反応しやすいと考えられる。
症状		・年代によって異なる。乳児期・思春期以降は湿疹病変が，幼小児期は乾燥性病変も目立ってくる。

検査・診断	・皮膚描記法：擦過箇所が白くなることで判断できる（白色皮膚描記症）。 ・血清総 IgE 値，特異 IgE 抗体価の測定。
主な治療	・局所療法：湿疹に準じる。 ・全身療法：止痒を目的に抗ヒスタミン薬を補助的に用いる。また重症の成人患者には短期的な寛解導入法として免疫抑制剤の内服などを検討する。

▶ **概念・定義**　日本皮膚科学会では，以下のように本症の定義がなされている。また，以下のような診断基準もつくられている。

アトピー性皮膚炎の定義（概念）

　アトピー性皮膚炎は，増悪・寛解を繰り返す，瘙痒のある湿疹を主病変とする疾患であり，患者の多くはアトピー素因をもつ。

　アトピー素因：①家族歴・既往歴（気管支喘息，アレルギー性鼻炎・結膜炎，アトピー性皮膚炎のうちいずれか，あるいは複数の疾患），または② IgE 抗体を産生しやすい素因。

アトピー性皮膚炎の診断基準

1. 瘙痒

2. 特徴的皮疹と分布

　①皮疹は湿疹病変

　・急性病変：紅斑，湿潤性紅斑，丘疹，漿液性丘疹，鱗屑，痂皮

　・慢性病変：浸潤性紅斑・苔癬化病変，痒疹，鱗屑，痂皮

　②分布

　・左右対側性

　好発部位：前額，眼囲，口囲・口唇，耳介周囲，頸部，四肢関節部，体幹

　・参考となる年齢による特徴

　乳児期：頭，顔に始まりしばしば体幹，四肢に下降。

　幼小児期：頸部，四肢関節部の病変。

　思春期・成人期：上半身（顔，頸，胸，背）に皮疹が強い傾向。

3. 慢性・反復性の経過（しばしば新旧の皮疹が混在する）

　：乳児では 2 か月以上，そのほかでは 6 か月以上を慢性とする。

上記 1，2 および 3 の項目を満たすものを，症状の軽重を問わずアトピー性皮膚炎と診断する。そのほかは急性あるいは慢性の湿疹とし，年齢や経過を参考にして診断する。

日本皮膚科学会アトピー性皮膚炎診療ガイドライン作成委員会：アトピー性皮膚炎診療ガイドライン 2016 年版，日本皮膚科学会，2016，p.123，一部改変.
ⓒ 日本皮膚科学会

I　炎症性皮膚疾患

▶ **原因** アトピー性皮膚炎（atopic dermatitis）の本態はバリア機能異常と考えられ，バリア機能に関与するフィラグリンをコードする遺伝子の変異も報告されている。また，アトピー性皮膚炎では病変部のみでなく，正常皮膚においても角質細胞間脂質，特にセラミドの顕著な減少がみられ，皮膚のバリア機能は著しく低下している。そのため種々の外来刺激に容易に反応して湿疹が惹起され，掻破によって瘙痒感と湿疹が難治性になるものと考えられている。本症患者では好酸球増多症，高 IgE 血症を伴うことが多く，ダニや家塵（ハウスダスト），動物などに対する特異 IgE 抗体が高率に証明されることから，バリア機能が障害された皮膚から侵入した外来抗原（アレルゲン）に対するアレルギー反応が活性化されていることも事実である。

▶ **症状** 本症は乳児期の湿疹性病変に始まり，肘膝関節の苔癬化局面を主徴とする乾燥性皮疹が特徴の幼小児期，思春期以降に全身，特に顔面，頸部を中心に難治性湿疹病変の生じる成人期というように，年代により特徴的な臨床症状を呈する。一定の年齢に達すると自然寛解する症例が数多く認められる一方で，幼小児期には無症状で，思春期以後に発症する症例もある。

- **乳児期の症状**：生後間もない時期より，頭部や顔面に紅斑を生じ，薄い痂皮や鱗屑をつける。やがて丘疹，漿液性丘疹が混じるようになり，湿潤し，厚い黄褐色の痂皮が固着する。瘙痒感が強く，患児は絶えず首を動かし，不機嫌になる。このような変化は顔面，頭部に始まり，頸部，体幹，四肢と下行性に拡大することがしばしばある。生後 2～3 か月，特に冬季に好発し，生後 1 年くらいまでに再発を繰り返しながら軽快するが，一部はそのまま幼小児期のアトピー性皮膚炎に移行するものもある。

- **幼小児期の症状**：乳児期の湿疹から引き続き，あるいは一度治癒した後に，3 歳頃からこの型の発疹を呈する。皮膚は全体に乾燥して光沢がなく，頸部，前頸，体幹，四肢屈側や関節窩などに，散在性の紅色丘疹に取り囲まれた苔癬化病巣が多発する（図4-3）。瘙痒感が強く，掻破して湿潤し，痂皮をつけることもある。学童期の終わり頃

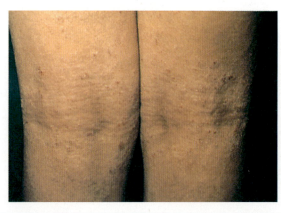

膝の裏側に瘙痒のある紅色丘疹が散在し，苔癬化を伴い，掻破痕も混在する。

図4-3 アトピー性皮膚炎

には治癒するものが多いが，一部はそれ以後も続き，成人型に移行する。

- **思春期，成人期の症状**：幼小児期にみられた苔癬化病巣は掻破することでさらに重度になり，範囲も広がり全身皮膚の肥厚，苔癬化が著明となり，瘙痒感も極めて強い。近年増加する傾向にある成人型アトピー性皮膚炎では，これらの症状に加えて，顔面の紅斑とそれに続く湿潤化病巣，頸部のさざ波様色素沈着，体幹の浮腫性紅斑がみられる。

▶ **検査** 皮膚描記法によって，擦過した部分が白くなる（白色皮膚描記症）。また血清総 IgE 値，特異的 IgE 抗体価を測定する。

▶ **治療** 局所療法は湿疹と同様である。一度軽快しても，極めて再発しやすいので治療は長期にわたる。副腎皮質ステロイド外用薬は漫然と長期にわたって使うのではなく，症状の程度に応じた強さのものを比較的短時間集中的に用いて改善を図り，症状の軽快に応じ弱いものに切り替えるか，外用間隔を空けていく。免疫調整外用薬であるタクロリムス軟膏は顔面や頸部によく使われる。乾燥症状が主体の軽微な皮疹には皮膚保湿薬を用いる。

全身療法としては止痒を目的とし抗アレルギー薬が使用される。必要に応じて精神安定薬や鎮静薬も用いられることがある。副腎皮質ステロイド薬の全身投与はできるだけ行わない。

免疫調整内服薬であるシクロスポリンは，既存の治療で十分な効果が得られない重症の成人アトピー性皮膚炎の短期的な寛解導入療法として使用されることがある。

なお，タクロリムス軟膏とシクロスポリンは，作用機序からカルシニューリン阻害薬に分類される。

4. 脂漏性皮膚炎

▶ **概念・定義** 脂漏性皮膚炎（seborrheic dermatitis）は，脂漏部位*にみられる皮膚炎である。

▶ **原因** 皮脂の分泌亢進によると考えられるが，皮脂中のトリグリセリドがプロピオニバクテリウム・アクネス（*Propionibacterium acnes*）などのリパーゼにより分解されて生じる遊離脂肪酸の刺激や，脂漏部位に常在するマラセチア・フルフル（*Malassezia furfur*）の増殖によって皮膚炎が起こるとも考えられている。

▶ **症状** 成人の前額部，眉間，鼻周囲などの脂漏部位や腋窩，鼠径部などに鱗屑をもつ紅斑が生じるもので，黄色の痂皮をつけることもある。いわゆる「ふけ症」の人に多く，軽い瘙痒感がある。経過は慢性で再発を繰り返す。

▶ **治療** 石けんによる洗顔を行う。副腎皮質ステロイド外用薬は一時的に効果があるが，再発しやすい。抗真菌外用薬（ケトコナゾール）も有効である。

＊ **脂漏部位**：皮脂腺が発達し，皮脂が多く分泌される額，鼻，腋窩などの部位。

Ⅰ 炎症性皮膚疾患　　061

5. 手湿疹

▶ **概念・定義**　手湿疹（hand eczema）は，主として家庭の主婦にみられるため，主婦湿疹ともよばれている。成人のアトピー性皮膚炎の部分症状としても現れる。また角化傾向が強いものを，進行性指掌角皮症とよぶこともある。

▶ **原因**　合成洗剤などによる脱脂，角質の水分保有力の低下などの条件があり，それに種々の機械的刺激や化学的刺激が加わって生じる。

▶ **症状**　手背や指背，爪郭などに発赤と小水疱，漿液性丘疹が集まった病巣が多発するもので，手背全体に広がることもある。瘙痒感が強く，湿潤して痂皮をもつ傾向がある。

▶ **治療**　薬物療法としては，一般の湿疹の治療に準じる。大切なことは，可能な限り木綿の手袋と防水手袋の二重着用をするなど，手に対する一切の刺激をできるだけ避けることであるが，やむを得ない作業の後にはハンドクリームなどを用い，皮膚の保護能力を保持させることが必要である。

6. 貨幣状湿疹

▶ **概念・定義**　貨幣状湿疹（nummular eczema）は500円玉くらいまでの類円形の湿疹局面で，漿液性丘疹が集簇している。

▶ **原因**　原因は不明であるが，皮膚表面の細菌に対するアレルギー反応も想定されている。先行皮疹として高齢者の皮脂欠乏性湿疹，虫刺症，結節性痒疹などがあり，搔破して本症に移行することがある。

▶ **症状**　主として四肢，特に下腿，時には体幹にも生じる。皮疹は貨幣大の円形ないし類円形の小局面で，発赤，浸潤，肥厚を伴い，湿潤傾向が強い。局面上およびその周辺には粟粒大の漿液性丘疹やびらんが集まって，鱗屑や痂皮を付着する。30歳以上，特に高齢者に好発し，冬季に多発し，瘙痒感が強い。経過は慢性で再燃しやすい。本症が悪化して強い炎症を生じたとき，特に不適当な外用療法の刺激で悪化したときに，全身に自家感作性皮膚炎を生じることがある。

▶ **治療**　副腎皮質ステロイド外用薬が用いられる。

7. 慢性単純性苔癬（ヴィダール苔癬）

▶ **概念・定義**　慢性単純性苔癬（lichen simplex chronicus）は，慢性湿疹の一型である。**ヴィダール苔癬**ともよばれる。

▶ **原因**　慢性の弱い刺激に対する搔破の繰り返しが原因と考えられている。

▶ **症状**　本症はまず強い瘙痒感があり，搔破しているうちに肥厚して苔癬化局面を生じる。皮疹は円形あるいは類円形でわずかに赤い程度であり，湿潤することはない（**図4-4**）。瘙痒感は極めて強い。中年の女性に好発し，特に項部や頸部に多いが，他部位に発生することもある。発汗，日光照射によって症状は悪化する。

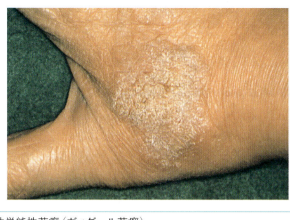

搔破を繰り返すことにより苔癬化局面を生じており、亀裂も混在する。

図4-4 慢性単純性苔癬（ヴィダール苔癬）

▶ **治療** 副腎皮質ステロイド外用薬の塗布，抗アレルギー薬の内服が行われる。

8. うっ滞性皮膚炎

▶ **概念・原因** うっ滞性皮膚炎（stasis dermatitis）は，下肢静脈瘤などによるうっ血，毛細血管内圧の上昇による出血，血流不全による表皮細胞の栄養障害などによる皮膚炎である。

▶ **症状** 下腿の浮腫性紅斑，暗褐色の落屑を伴う湿疹局面，ヘモジデリン沈着による色素沈着などが混在する萎縮性局面がみられる。進行すると難治性の潰瘍（下腿潰瘍）を合併することもある。

▶ **治療** 静脈瘤に対しては弾性包帯，弾性靴下を着用し，下肢の挙上を心がける。高度の静脈瘤は，外科的に引き抜いたり（ストリッピング法），血管内レーザー治療の対象となる。

9. 自家感作性皮膚炎

▶ **概念・原因** 自家感作性皮膚炎（autosensitization dermatitis）は，既存の皮膚病変（原発巣）の悪化によって皮膚の変性たんぱくが生じ，さらに細菌の成分が加わったものが吸収され，感作されて生じるアレルギー反応と考えられている。

▶ **症状** 原発巣が悪化したときに，全身の皮膚に小丘疹，紅斑，小水疱が散在的に多発し，強い瘙痒感を伴うことがある。これを**自家感作性皮膚炎**とよぶ。散布病変にはしばしば**ケブネル現象**＊がみられる。原発巣は接触皮膚炎，貨幣状湿疹，白癬などのことが多く，強い炎症症状を呈している。

▶ **治療** 原発巣に対する適正な処置を行うと同時に，抗アレルギー薬を内服する。副腎皮質ステロイド薬の短期間内服も有効である。

＊**ケブネル現象（Köbner Phenomenon）**：健常皮膚に摩擦，紫外線の照射そのほかの刺激を加えることにより，同一の病変を生じること。自家感作性皮膚炎，乾癬，青年性扁平疣贅などでみられる。

I 炎症性皮膚疾患 063

10. 皮脂欠乏性湿疹

▶ 概念・原因　皮脂欠乏性湿疹（asteatotic eczema）は，皮膚の老化による皮脂欠乏に基づく湿疹である。

▶ 症状　冬季にみられ，高齢者に多い。皮膚は乾燥して落屑を生じ瘙痒感が強く，搔破により湿疹化する。下肢伸側に好発するが，腰部，体幹にもみられる。

▶ 治療　尿素軟膏，ヘパリン類似物質含有軟膏などの皮膚保湿薬を外用する。湿疹化したものには弱い副腎皮質ステロイド外用薬が必要である。室内の加湿を心がけ，石けんで洗い過ぎないように注意する。

Ⓑ 紅皮症

▶ 概念・定義　紅皮症（erythroderma）は，病因的には独立した疾患ではなく，多くの原因あるいは基礎疾患によって起こる皮膚反応である。ほぼ全身の皮膚に紅斑と落屑を認める。

▶ 原因　湿疹への不適切な治療・放置，薬疹や乾癬の増悪など。

▶ 分類　湿疹続発性紅皮症，薬疹による紅皮症，乾癬性紅皮症，腫瘍随伴性紅皮症など。

▶ 症状　ほぼ全身の皮膚に紅斑，潮紅，落屑がみられ，手掌，足底には肥厚，亀裂を認めることが多い。慢性化すると光沢を帯びた褐色の色素沈着がみられる。表在性リンパ節の無痛性の腫大，搔破による2次感染のほか，発熱，脱水，浮腫などがみられることもある。

▶ 治療　抗アレルギー薬の内服，副腎皮質ステロイド薬の内服・外用などが行われる。

1. 湿疹続発性紅皮症

湿疹に対する不適切な治療や民間療法などにより，湿疹が汎発化したり，治療をせずに放置することにより紅皮症化することもある。

2. 薬疹による紅皮症（紅皮症型薬疹）

抗菌薬，降圧薬などによる種々の病型の薬疹から紅皮症に移行する（薬疹については本章 -I-F「薬疹」参照）。

3. 乾癬性紅皮症

乾癬の皮疹が増悪・汎発化して紅皮症状態になったもの。発熱，倦怠感などの全身症状を伴うこともある。

064　第1編／第4章　皮膚の疾患と診療

4. 腫瘍随伴性紅皮症

セザリー症候群や菌状息肉症などの皮膚 T 細胞リンパ腫，成人型 T 細胞白血病などの悪性リンパ腫や白血病に伴う紅皮症としてみられる。

C 蕁麻疹，痒疹，皮膚瘙痒症

1. 蕁麻疹

Digest

蕁麻疹

	概念	• 瘙痒感が強く，皮膚が部分的に腫れ上がる（膨疹）皮膚疾患。
概要	特徴	• 一過性で長続きせず消失する（通常数時間～ 24 時間以内）。
	原因	• 主にヒスタミンを介する反応であるが，誘因は様々である。
	病態生理	• マスト細胞から放出される化学伝達物質によって血管の透過性が高まり，血漿が周囲の組織内に染み出すことで起こる。 • 主に I 型アレルギー反応が関与している。
症状		• 強い瘙痒感：皮膚を掻くうちに膨疹が増えてくる。 • 多様性：発疹の形や大きさ，色調は様々である（多様性）。 • 眼瞼や口唇，外陰部，咽頭粘膜にも発生する。粘膜に発生した場合，嚥下困難や窒息を起こすこともある。
分類（一例）		• 特発性蕁麻疹：特定の原因や誘因がなく膨疹を生じる。 • 刺激誘発型の蕁麻疹：特定の刺激により皮疹を誘発する。 • 血管性浮腫：眼瞼や口唇などに発生する深在性限局性浮腫。 • 蕁麻疹関連疾患：蕁麻疹様血管炎，色素性蕁麻疹など。周期熱も含む。
検査・診断		• 皮膚描記法：紅色皮膚描記症，ダリエー徴候などをみる。 • 必要に応じて皮内反応を実施。
主な治療		• 全身療法：蕁麻疹の治療法の主体。可能な限り原因・誘因を検索する。 • 対症療法：原因不明，原因除去が不可能な場合に抗アレルギー薬を用いる。

▶ **概念・定義**　瘙痒感が強く，皮膚が部分的に腫れ上がり（膨疹），しかも一過性で長続きせず（通常数時間～ 24 時間以内）に消失するものを蕁麻疹（urticaria）という。

▶ **原因・病態**　皮膚のマスト細胞が何らかの刺激により脱顆粒し，皮膚に放出されたヒスタミンなどの化学伝達物質により血管の透過性が高まり，血漿が周囲の組織内に染み出すことによって起こる。主に I 型（即時型）アレルギー反応が関与している。

▶ **分類**　蕁麻疹は大きく，**特発性蕁麻疹，刺激誘発型の蕁麻疹，血管性浮腫**（クインケ浮腫），**蕁麻疹関連疾患**の 4 つに分類される。

- **特発性蕁麻疹**：特定の原因や誘因がなく膨疹を生じるもので，蕁麻疹のなかで最も多い。発症してから 1 か月以内に症状が治まるものを急性蕁麻疹，1 か月以上にわたり膨疹の出現を繰り返すものを慢性蕁麻疹とよぶ。

I　炎症性皮膚疾患　065

- **刺激誘発型の蕁麻疹**：特定の刺激により皮疹が誘発される蕁麻疹。アレルギー性蕁麻疹（食物，薬物など），食物依存性運動誘発性アナフィラキシー（食物摂取後に運動負荷が加わることで生じる），非アレルギー性蕁麻疹（造影剤，サバなど），アスピリン蕁麻疹，物理性蕁麻疹（機械性蕁麻疹，遅発性圧蕁麻疹，寒冷蕁麻疹，日光蕁麻疹，温熱蕁麻疹など），コリン性蕁麻疹（入浴，運動，精神的緊張など発汗を促す刺激によって生じる），接触蕁麻疹が含まれる。
- **血管性浮腫（クインケ浮腫）**：眼瞼，口唇，陰部などに単発または多発する深在性限局性浮腫である。多くの症例では，通常の蕁麻疹に合併してみられる。大きさは様々で，一般に境界は鮮明でなく，瘙痒感もないことが多い。蕁麻疹より持続時間が長く，時に数日間持続することもある。また，まれに補体系の先天異常による遺伝性血管性浮腫（hereditary angioedema：HAE）もある。
- **蕁麻疹関連疾患**：蕁麻疹様血管炎（膨疹が 24 時間以上持続し，消退後に色素沈着を残す），色素性蕁麻疹（色素沈着部を擦過するとその部位に膨疹が生じる：ダリエー徴候），シュニッツラー症候群（慢性蕁麻疹，間欠熱，関節痛，骨痛など），クリオピリン関連周期熱（発熱，倦怠感，関節痛などと蕁麻疹様の皮疹の出現を繰り返す）が含まれる。

▶ **症状**　最初にまず瘙痒感が現れ，そこを掻いているうちに充血し，やがて境界のはっきりした扁平に高まった膨疹が増えてくる。発疹の形や大きさ，色調は様々であり，融合して地図状を呈することもある。眼瞼や口唇，外陰部にできると，び漫性に強く腫脹する。

さらに咽頭粘膜にも発生することがあり，程度が強いと嚥下困難や窒息を起こすこともある。また，激しい瘙痒感のため，患者は不眠，神経質となり，全身的には，発熱，嘔吐，下痢などを伴うこともある。

▶ **検査・診断**　蕁麻疹患者の皮膚を爪やとがったものでこすると，その痕に沿って瘙痒感を伴う膨疹が発生する。これを**皮膚描記症**または**人工蕁麻疹**とよび，診断の助けとなる。また，必要に応じ皮内反応で原因を調べる。

▶ **治療**　治療は全身療法が主体となる。可能な限り原因や誘因の検索を行うべきであり，明らかになればそれらを除去する。原因や誘因が判明しないとき，あるいは判明しても除去が不可能な場合には対症療法を行うが，多くの症例がこれに該当する。

対症療法としては，抗アレルギー薬の内服を行う。副腎皮質ステロイド薬の全身投与は，症状が急激・重篤な場合にやむを得ず用いるにとどめ，漫然と投与を続けることは避けるべきである。

▌ 2. 痒疹

強い瘙痒感を伴い，慢性に経過する丘疹あるいは蕁麻疹様丘疹を，痒疹（prurigo）という。

1 | 急性痒疹

▶ **概念・原因**　急性痒疹（acute prurigo）は，古くから小児ストロフルス（strophulus infantum）とよばれてきた疾患である。発疹のできるきっかけとしては，昆虫類に刺されることによる場合がよく知られている。湿度，温度などの気候的因子も関係する。

▶ **症状**　乳幼児の主として四肢伸側に虫刺され様の小紅斑や丘疹が散在性に多発する。小水疱をつくることも少なくない。瘙痒感が極めて強く，搔破によって2次感染を起こし，膿痂疹を生じることもある。春から夏にかけて多発し，一度発生すると以後毎年繰り返すが，年を追って軽くなり，6〜7歳以後では自然に発生しなくなる。

▶ **治療・予防**　対症的に止痒を主眼とした治療を行う。全身的には抗アレルギー薬の内服を行う。局所療法としては，副腎皮質ステロイド外用薬の塗布を行う。2次感染のある場合は，膿痂疹や癤の治療をまず行う。虫刺されの予防に努める。

2 | 結節性痒疹

▶ **概念・原因**　結節性痒疹（prurigo nodularis）は青年男女の主に四肢の露出部に小豆大から大豆大の半球状に隆起した小結節が多発するものである。発症は昆虫，特にブヨの毒に対して特異的に強い反応を示す体質による。

▶ **症状**　小結節の新しいものは紅色，古くなるにつれて褐色調が強くなり，搔破による血痂がその頂に固着する。古いものは角質増殖を伴う。瘙痒感が非常に強く，搔破すると各結節が蕁麻疹のように赤く盛り上がってくる。多くは夏から秋にかけて種々の昆虫，特にブヨに刺された部位に発生する。搔破や不適切な治療により，貨幣状湿疹や自家感作性皮膚炎を併発することがある。

▶ **治療**　全身療法は蕁麻疹の治療に準じ，抗アレルギー薬で止痒を図る。局所療法としては，結節があまり硬くないうちは副腎皮質ステロイド外用薬の塗布が有効であるが，結節が褐色調を帯び硬くなったり角化を伴ったものには副腎皮質ステロイド薬含有接着テープの貼布を行う。必要に応じて副腎皮質ステロイド薬の局所注射も行う。光線治療も有効である。

3 | そのほかの痒疹

中高年者に好発する多形慢性痒疹，妊娠に伴って生じる妊娠性痒疹などがある。

3. 皮膚瘙痒症

▶ **概念・定義**　発疹などが見られず，瘙痒のみ感じられる疾患。

▶ **分類**　皮膚瘙痒症（pruritus cutaneus）のうち，全身がかゆいものを**汎発性皮膚瘙痒症**，からだの一部のみがかゆいものを**限局性皮膚瘙痒症**とよぶ。後者には**陰部瘙痒症**，**肛門瘙痒症**などが含まれる。汎発性皮膚瘙痒症は高齢者によくみられるが，高齢者に現れた

Ⅰ　炎症性皮膚疾患　067

場合を**老人性皮膚瘙痒症**とよんでいる。

▶ **原因**　汎発性皮膚瘙痒症の原因としては，糖尿病，黄疸，腎炎，尿毒症，甲状腺疾患，悪性腫瘍（特に悪性リンパ腫），更年期障害，高血圧，神経症などのほか，過労などによることもある。老人性皮膚瘙痒症の場合は，加齢による皮膚表面の皮脂欠乏に基づく過乾燥も原因の一つである。乾燥している冬季に出やすい。陰部瘙痒症では，糖尿病，前立腺疾患，帯下，更年期などが原因のこともある。肛門瘙痒症の原因としては，回虫や蟯虫の寄生，痔核，便秘などがあげられている。しかしながら，原因のはっきりしない場合も少なくない。

▶ **症状**　皮膚に瘙痒感だけがあって，何も発疹のないのが特徴である。しかし多くの場合，搔破によって搔破痕や湿疹を生じたり，色素沈着や鱗屑，痂皮を伴っている。瘙痒感は発作性に起こることが多く，自然にも起こるが，温度の変化や機械的刺激などによっても誘発される。

▶ **治療**　基礎疾患がはっきりしていればその治療を行うが，その種類や状態によって完全な除去が困難，あるいは不可能な場合は対症療法を行う。

　　対症療法としては，全身的には抗ヒスタミン薬の内服が行われるが，必要に応じて抗不安薬などの併用も検討する。血液透析患者の皮膚瘙痒症には，オピオイド受容体作動薬のナルフラフィン塩酸塩が有効である。外用療法としては，副腎皮質ステロイド外用薬の塗布を行う。比較的低温の持続浴も効果がみられることがある。老人性皮膚瘙痒症では入浴後に保湿剤の使用を勧める。また皮膚の乾燥を増強するような浴用剤（例：硫黄入りの入浴剤）の使用は控える。

D 紅斑症

いろいろな形，大きさの紅斑を主な症状とする皮膚疾患を一括して紅斑症（erythema）とよぶ。このなかには，強い全身症状を伴うもの，瘙痒感があるもの，疼痛があるものなどいろいろあり，原因も様々である。

1. 多形紅斑

▶ **概念**　多形紅斑（erythema multiforme）または多形滲出性紅斑（erythema exsudativum multiforme）は，思春期から30歳台までの男女，特に女性に春から夏にかけて好発する。1〜2週間で痕を残さずに消失するが，再発を繰り返す傾向がある。

▶ **原因**　細菌アレルギー，虫刺されによるアレルギー，薬物アレルギーなどの皮膚表現の一種として現れることもあり，そのほかに寒冷刺激などによって生じることもあるが，実際には原因不明の症例が大多数を占めている。感染アレルギーでは口蓋扁桃や歯の慢性感染病巣が問題になることがあり，ウイルス感染もまた原因になり得る。特に単純ヘルペスウイルスとの関連が注目されている。

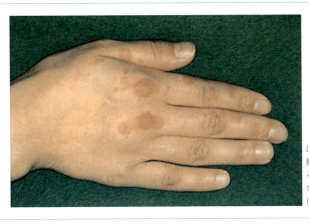

ほぼ円形の浮腫性紅斑が多発している。辺縁部はわずかに盛り上がっている。

図 4-5 多形紅斑

- ▶ **症状** 最初に頭痛,発熱,関節痛などの軽い前駆症状があり,やがて手足の背面,前腕や下腿の伸側,肘,膝などにソラ豆くらいまでの大きさの,ほぼ円形の紅斑が多数発生する(図 4-5)。この紅斑の縁のほうは鮮紅色でわずかに盛り上がって堤防のようになり,中央部は紅色でくぼんでいる(標的状病変)。そこには時に水疱ができることもある。左右対側性に発生し,瘙痒感を伴う。
- ▶ **治療** 感染病巣があれば手術的に除去,あるいは抗菌薬投与を行い,単純ヘルペスと関係がある場合には単純ヘルペスに対して抗ウイルス薬の内服を行う。薬物アレルギーであれば原因薬の除去または回避,原因不明の場合には対症的に,抗アレルギー薬を用いる。重症で全身症状が強く,粘膜も侵されるような場合には,副腎皮質ステロイド薬の全身投与を行う。外用療法は副腎皮質ステロイド外用薬を用いる。

2. 結節性紅斑

- ▶ **概念・原因** 結節性紅斑(erythema nodosum)は思春期以後の女性に多くみられる紅斑症である。各種の細菌アレルギー,たとえば慢性扁桃炎,慢性中耳炎,歯根部の慢性炎症などが原因となることがある。このほか薬物によるアレルギー,中毒などに際してもみられ,はっきりした原因のつかめないことも少なくない。
- ▶ **症状** 軽い発熱や関節痛などの前駆症状があり,主として両側の下肢から足関節部,膝蓋部などに鮮紅色の紅斑が発生する。大きさはエンドウ豆大から鶏卵大くらいまでで,全体にやや隆起し,触れると皮下組織に達する硬結があり,局所熱感,圧痛を伴う(図 4-6)。多くは 2〜3 週間で退色し,硬結も吸収され,潰瘍や瘢痕をつくることはない。
- ▶ **治療** 安静を保ち,下肢を挙上することにより,自然軽快することが多い。病巣感染があれば抗菌薬の投与を行う。炎症症状が強い場合には,非ステロイド性抗炎症薬,ヨウ化カリウム,副腎皮質ステロイド薬などの内服を考慮する。
- ▶ **注意点** 鑑別疾患として,ウェーバー−クリスチャン病があげられる。本疾患は,発熱,

I 炎症性皮膚疾患 069

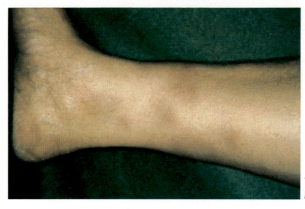

下腿の皮下に硬結を触れ、局所熱感、圧痛を伴う。

図 4-6　結節性紅斑

倦怠感などの全身症状に続いて、有痛性の皮下結節が体幹、四肢に多発する全身性の皮下脂肪織炎である。結節性紅斑の亜型とする説もある。

3. ベーチェット病

▶ **概念・定義**　口腔内アフタ、ぶどう膜炎、外陰部潰瘍、結節性紅斑様皮疹などが出現する全身性の炎症性疾患。多くは 20 歳台に初発し、長年にわたり症状の軽快、悪化を繰り返す。

▶ **原因**　ベーチェット病（Behçet's disease）の原因は、細菌アレルギーによる皮膚粘膜の過敏状態や自己免疫なども考えられてはいるが、現在のところ確定されていない。遺伝的要因として HLA-B51 との強い相関がある。

▶ **症状**　発熱、関節痛、全身倦怠感などの全身症状を伴って、口腔粘膜のアフタ*性潰瘍、皮膚では結節性紅斑様皮疹、血栓性静脈炎、毛包炎、痤瘡様皮疹などが多発し、外陰部には潰瘍をつくる。眼では虹彩炎、ぶどう膜炎、網膜炎、視神経炎などを起こし、視力低下や失明を招くことがある。以上のような症状がたびたび再発することが特徴で、長い経過をとり、心臓や中枢神経が侵されたり、急性腹症や潰瘍性大腸炎を伴うこともある。

　これらの症状のうち、口腔内アフタ、前房蓄膿性ぶどう膜炎、外陰部潰瘍、結節性紅斑様皮疹が主症状であり、この 4 つの症状がそろえば診断は確定する。ただし、これらの症状が必ずしも常にそろって出現するとは限らないので、注意深い経過観察が必要である。

▶ **検査**　本症の患者は皮膚を針で刺すと、その部位に発赤、膿疱、硬結などを生じることが多い。これを**針反応**とよぶ。

＊**アフタ**：口腔、咽頭、喉頭の粘膜に生じる白色ないし灰白色の斑点で、周囲に紅暈を伴う。

▶ **治療**　安静を第一とし，症状に応じて非ステロイド性抗炎症薬，コルヒチン，免疫抑制剤などを用いる。副腎皮質ステロイド薬の全身投与は症状の激しいときにのみ，一時的に投与するにとどめるべきである。患者の症状に従って，眼科，婦人科，内科など他科との連絡を十分にとって治療方針を決める必要がある。局所的には口腔内アフタには頻回のうがい，外陰部潰瘍には抗菌外用薬の塗布，座浴などを行う。

4. スイート病

▶ **概念・原因**　スイート病（Sweet's disease）は，好中球の異常活性化に伴う組織反応と考えられる。骨髄異形成症候群（myelodysplastic syndrome：MDS），白血病などの骨髄増殖性疾患にみられることが多く，G-CSF などの顆粒球増殖因子や IL-8 などの好中球遊走因子などの関与も考えられている。急性熱性好中球性皮膚症ともよばれる。

▶ **症状**　高熱とともに，圧痛のある暗赤色の皮膚面よりやや隆起する指頭大までの浮腫性紅斑が四肢，顔面などに多発する。皮疹は中央がへこんで環状となり，水疱や膿疱がみられることもある。関節痛，筋肉痛，口内炎，虹彩毛様体炎などを伴うことがあり，ベーチェット病に近い疾患と考えられる。

▶ **治療**　副腎皮質ステロイド薬，ヨウ化カリウム，コルヒチンなどが用いられる。

E 血管炎, 末梢循環障害, 紫斑病

1. 血管炎

血管炎は血管壁に多核白血球の浸潤やフィブリノイド変性を起こす疾患で，皮膚小血管性血管炎や IgA 血管炎などが含まれる。

1 皮膚小血管性血管炎

▶ **概念・病態**　真皮の小血管に限局して血管炎が生じたもので，全身の血管炎症状を伴わない。日本では以前，アレルギー性皮膚血管炎とよばれていた（国際的には普及していない）。

▶ **原因**　一般的には薬物や感染症に関連した免疫複合体血管炎と考えられている。

▶ **症状**　主として下腿に紫斑，紅斑，丘疹，水疱，壊死や潰瘍など多彩な皮疹がみられる。

▶ **治療**　安静にし，原因の除去を行う。原因として薬物が疑われる場合は投与の中止，感染アレルギーが疑われる場合は抗菌薬の投与を行う。プロスタグランジンなどの循環改善薬，ジアフェニルスルホン（DDS），免疫抑制剤，副腎皮質ステロイド薬などの全身投与を行うこともある。

2 IgA 血管炎

▶ **概念・原因**　IgA 血管炎（IgA vasculitis）は，小児では上気道感染後に発症することがあ

I　炎症性皮膚疾患　　071

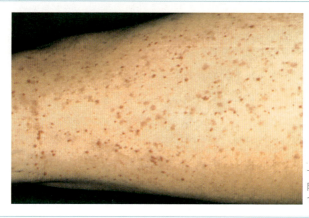

下腿に点状のわずかに隆起する紫斑が多発している。

図4-7 IgA血管炎

るが，成人では原因不明のことが多い。以前は，ヘノッホ-シェーンライン紫斑病やアナフィラクトイド紫斑とよばれていた。

▶ **症状** 頭痛，発熱，倦怠感，関節痛などの前駆症状があり，主に下腿や足背に点状ないし爪甲大の浸潤を触れる（わずかに隆起する）紫斑が多発し（図4-7），時にその上に小水疱や血疱をつくり，中心に壊死を伴うこともある。軽症の場合は発疹のみであるが，やや重くなると関節の腫脹，疼痛，さらに重症型では腹痛，下痢，嘔吐などの腸症状を伴う。腎障害を伴い，血尿，たんぱく尿を呈することも少なくない。慢性に経過することが多く，数か月以上にわたって発作性に再発を繰り返すことがある。予後は多くの場合良好である。

▶ **治療** 安静を第一とし，対症療法としては，非ステロイド性抗炎症薬の内服，そのほかビタミンC，抗プラスミン薬なども用いられる。重症の場合は副腎皮質ステロイド薬の内服も行う。原因となる感染病巣が明らかであればその除去を行う。

2. 末梢循環障害

末梢循環障害には，皮斑（リベド：赤紫色の網状斑），**レイノー現象**＊，閉塞性動脈硬化症，閉塞性血栓性血管炎（バージャー病），下腿潰瘍（本章-Ⅰ-A-8「うっ滞性皮膚炎」参照）などがある。

1 閉塞性動脈硬化症

▶ **概念・原因** 閉塞性動脈硬化症（arteriosclerosis obliterans；ASO）は，動脈壁の粥状硬化により血管の狭窄や閉塞をきたす疾患である。肥満，糖尿病，高血圧，脂質異常症を伴うことが多い。末梢動脈疾患（peripheral arterial disease；PAD）という名称が同義語として用いられる。50歳以上の男性に多く，下肢に好発する。

＊レイノー現象：四肢先端の小動脈が発作的に収縮し，冷感，疼痛を伴い皮膚・粘膜が蒼白になる現象。指趾が蒼白化し，数分後に紫藍色になり，潮紅を経て正常色に戻る。

▶ **症状**　冷感・しびれ感から始まり間欠性跛行，安静時疼痛，潰瘍・壊疽へと症状が進む。

▶ **治療**　軽症では血管拡張薬や抗血小板薬などの投与を行い，重症では血栓除去，血管バイパス術などを行う。

2 │ 閉塞性血栓性血管炎

▶ **概念・原因**　閉塞性血栓性血管炎（thromboangiitis obliterans；TAO，バージャー病）は小動脈の虚血および動静脈の閉塞を生じる疾患で，喫煙との関連性が強い。50歳未満の男性に多い。

▶ **症状**　冷感・蒼白化で始まり，間欠性跛行，潰瘍・壊疽へと症状が進む。遊走性血栓性静脈炎（静脈の走行に一致した有痛性硬結）を生じることもある。

▶ **治療**　禁煙，保温をまず行う。血管拡張薬，抗凝固薬を投与し，外科的治療としては血行再建術を行う。

▎3. 紫斑病（紫斑症）

▶ **概念・定義**　紫斑病（紫斑症）は皮膚に起きる出血によって生じる疾患である。紫斑はガラス圧法で退色しない点で紅斑と区別できる。

▶ **原因・分類**　紫斑病の発病因子としては，血液に変化がある場合（血小板減少性紫斑病，血友病，壊血病，血清タンパク異常症，播種性血管内凝固症候群など）と，血管の支持組織の弱さによる場合（老人性紫斑，慢性色素性紫斑，ステロイド紫斑など）とがある。以下に分類とそれぞれの原因を示す。

- **血小板減少性紫斑病**：血小板の減少により生じる。
- **血友病**：血液凝固因子の第Ⅷ因子，第Ⅸ因子をコードする遺伝子の異常により発症する。
- **壊血病**：ビタミンCの欠乏により生じる。
- **血清タンパク異常症**：クリオグロブリン血症，高ガンマグロブリン血症などが含まれる。
- **播種性血管内凝固症候群**（disseminated intravascular coagulation：DIC）：過剰な血液凝固反応の活性化により，細小血管内で微小塞栓が多発して臓器不全，出血傾向がみられる。
- **老人性紫斑**：加齢により生じる。
- **慢性色素性紫斑**：下肢に好発する原因不明の紫斑で，シャンバーグ病，マヨッキー紫斑，グージュロー－ブルム病などがある。
- **ステロイド紫斑**：ステロイドの長期的な内服や外用により生じる。

▶ **症状**　点状出血から大きな斑状の紫斑まで様々である。

▶ **治療**　それぞれの原因に対する治療を行う。慢性色素性紫斑に対しては，対症的に副腎皮質ステロイド薬の外用やビタミンCの内服などが行われている。

Ⅰ　炎症性皮膚疾患　　073

F 薬疹

- **概念・定義** 体内に摂取された薬剤やその代謝産物によって引き起こされる皮膚・粘膜の発疹を薬疹（drug eruption）とよぶ。
- **原因・分類** 薬疹の型として蕁麻疹型，紫斑型，痤瘡型，紅皮症型，湿疹型，光線過敏症型，水疱型，多形紅斑型，扁平苔癬型，固定薬疹，スティーブンス-ジョンソン症候群，中毒性表皮壊死症，薬剤性過敏症症候群など様々なものがある。原因薬物と発疹の型との間には必ずしも一定の関係はみられない。発症機序としては薬理学的なもの，アレルギー性のものなどがある。一般にすべての薬物は薬疹の原因となるが，特に抗菌薬，鎮痛薬，抗悪性腫瘍薬，抗精神病薬などが薬疹を起こしやすい。
- **症状** 以下のような症状が起こる。
  - **光線過敏症型**：顔面，前腕，上胸部など日光に当たる部位に一致して，境界の鮮明な紅斑，浮腫，丘疹などを生じる。ニューキノロン系の抗菌薬，サイアザイド系降圧利尿薬，ピロキシカム，テガフールなどによることが多い。
  - **多形紅斑型**：薬剤使用の数日から数週間後に，四肢末梢，特に伸側に多形紅斑が多発する。粘膜症状の有無に注意することが大切である。原因薬剤として，ペニシリン，セフェム，テトラサイクリンなどの抗菌薬やカルバマゼピン，アロプリノール，ヒダントインなどがある。
  - **固定薬疹**：皮膚粘膜移行部，手足，四肢関節など決まった部位に，一定の薬物の摂取により境界鮮明な紅斑，水疱，びらんなどがみられ，色素沈着を残して治癒する（図4-8）。アセトアミノフェン，アリルイソプロピルアセチル尿素，メフェナム酸，テトラサイクリンなどによることが多い。
  - **スティーブンス-ジョンソン症候群**：スティーブンス-ジョンソン症候群（Stevens-Johnson syndrome；SJS，粘膜皮膚眼症候群）は，発熱，全身倦怠感，関節痛などとともに皮膚に多形紅斑，口腔や口唇，眼瞼結膜，外陰部などに発赤，水疱，びらんを生じる（水疱，びらんは体表面積の10％未満）。眼症状が強いと失明に至ることもあるので，眼科医との連携が必要である。重症薬疹の一型で，後述する中毒性表皮壊死症に移行

Column 中毒疹

食物や体内で産生された物質が原因となり，あるいは全身感染症に伴って発疹を生じるものを日本では"中毒疹（toxic eruption）"と総称することがあるが，国際的にはほとんど用いられていない。中毒疹のうち，薬剤が原因の場合を薬疹，そのほかが原因である場合を狭義の中毒疹とよぶこともある。

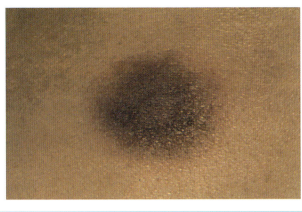

類円形で境界が比較的明瞭な紅褐色斑を認める。治癒するときに色素沈着を残す。

図4-8 固定薬疹

する場合もある。抗菌薬，鎮痛薬，カルバマゼピン，アロプリノール，フェニトインなどが好発薬剤である。

- **中毒性表皮壊死症**：中毒性表皮壊死症（toxic epidermal necrolysis；TEN）は，死の転帰をとることもある，最重症の薬疹である。発熱とともに全身に紅斑や水疱を形成，広範なびらん面を生じ（水疱，びらんが体表面積の10％以上），広範囲熱傷のような臨床像を呈する。スティーブンス-ジョンソン症候群から進展する場合もあり，ニコルスキー現象が陽性となる（第3章-Ⅱ-A-4「ニコルスキー現象」参照）。原因薬剤として，抗菌薬，鎮痛薬，フェノバルビタール，アロプリノール，カルバマゼピンなどが多い。
- **薬剤性過敏症症候群**：薬剤性過敏症症候群（drug-induced hypersensitivity syndrome；DIHS）は，薬剤投与後4週間から5か月ほどして発症する重症薬疹の一つである。白血球増多，好酸球増多，肝機能障害，発熱，リンパ節腫脹，異型リンパ球出現が認められる。ヒトヘルペスウイルス-6（human herpes virus 6；HHV-6）の再活性化が関係していると考えられ，カルバマゼピン，フェニトイン，ジアフェニルスルホン（DDS），アロプリノール，メキシレチン，ラモトリギンなどが原因薬剤として報告されている。DDS症候群（第3章-Ⅲ-A-2-3-❸「ジアフェニルスルホン（DDS）」参照）もその一つと考えられている。

▶ **検査** 薬疹では原因薬剤の確定が重要である。薬剤リンパ球刺激試験，貼布試験，皮内テスト，再投与試験などにより確定する。

▶ **治療** 原因薬剤は確定後直ちに中止し，軽症では副腎皮質ステロイド薬の外用，抗アレルギー薬の内服を行い，重症例では副腎皮質ステロイド薬の大量全身投与を行う。難治性の場合，血漿交換療法や免疫グロブリン大量静注療法などを行うこともある。

G 角化症

角化症（keratosis）は角質肥厚を主体とする疾患で，非遺伝性のものと遺伝性のものとがある。非遺伝性の代表的なものは鶏眼と胼胝であり，遺伝性のものは魚鱗癬（ichthyosis）に代表される。

1. 非遺伝性角化症

1 鶏眼（うおのめ）

鶏眼（clavus）は，下床に骨のある部位に，靴などが当たるような機械的刺激が反復して加わることにより起こる限局性の角質増殖である。足底外縁，第4・5趾間などに好発する。角化部はくさび状に内方に伸び，圧がかかると激痛がある。

治療はサリチル酸（スピール膏TMM）を局所に2〜3日貼布し，角質層を軟化させてから削る。

2 胼胝（たこ）

胼胝（tylosis）は，繰り返し機械的刺激の加わる部位に生じる限局性の角質増殖で，局面状のものをいう。原因を避け，サリチル酸（スピール膏TMM）を貼布後に削って治療する。

2. 遺伝性角化症

1 尋常性魚鱗癬

▶ **概念・原因** 尋常性魚鱗癬（ichthyosis vulgaris）は，常染色体優性の遺伝性疾患で，フィラグリン遺伝子の変異によって発症する。角質の形成不全により皮膚の乾燥や落屑を生じる。生下時には正常で，乳児期から発症し，青年期以後軽快することが多い。季節的には夏季に軽快し，冬季に増悪する。

▶ **症状** 四肢伸側，特に下肢前面，体幹の皮膚は乾燥，粗糙化し，粃糠様，小葉状の落屑

表皮のターンオーバー時間

表皮は一定の割合で分裂し，新しい表皮細胞を生み出している。基底細胞層で分裂した細胞数と各層から剥がれ落ちる細胞数はほぼ等しくなっている。表皮細胞増殖が亢進すると表皮は厚くなり，逆に低下すると薄く平坦化する。表皮角化細胞が基底細胞層で分裂し，上方に移動し，剥がれ落ちるまでの時間をターンオーバー時間という。通常では約45日であるが，尋常性乾癬では5〜6日まで短縮している。

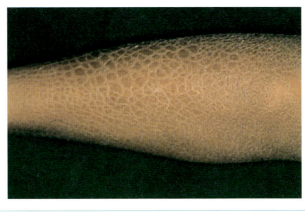

皮膚は乾燥，粗糙化し，小葉状の鱗屑を付着する。

図4-9 尋常性魚鱗癬

をつける（図4-9）。一般に自覚症状はないが，瘙痒感を訴えることもある。
▶ 治療　対症的な外用療法が主体であり，サリチル酸ワセリン，尿素軟膏などを外用する。

2 そのほかの魚鱗癬

❶伴性遺伝性魚鱗癬（X-linked ichthyosis）

男性に発症し，ステロイドスルファターゼ遺伝子の変異により，角質の剝離遅延が生じる。生後まもなく発症し，尋常性魚鱗癬より皮膚症状は高度で，鱗屑も大きく暗褐色である。関節伸側だけでなく屈側にも皮疹を生じる。治療は尋常性魚鱗癬に準じる。

❷表皮融解性魚鱗癬（epidermolytic ichthyosis）

以前は水疱型先天性魚鱗癬様紅皮症（bullous congenital ichthyosiform erythroderma；BCIE）とよばれていたもので，ケラチン遺伝子（K1, K10）の異常によって生じる。乳幼児期には水疱形成を繰り返すが，しだいに角質増殖が顕著となって，全身に灰褐色の鱗屑が付着し暗紅色調の紅皮症を呈する。

❸非水疱型先天性魚鱗癬様紅皮症（nonbullous congenital ichthyosiform erythroderma）

全身のび漫性潮紅に鱗屑を付着する疾患で，眼瞼外反をきたすこともある。多くは原因不明であるが，一部はトランスグルタミナーゼ1遺伝子の異常により生じる。トランスグルタミナーゼ1活性が完全に欠損すると葉状魚鱗癬となり，大きな鱗屑が目立つようになる。

❹魚鱗癬症候群（ichthyosis syndromes）

魚鱗癬に加えて他臓器の先天異常を伴う遺伝性疾患である。ネザートン症候群（曲折線状魚鱗癬，結節性裂毛），シェーグレン－ラルソン症候群（先天性魚鱗癬，痙性四肢麻痺，精神遅滞），ケイアイディー症候群（角膜炎，魚鱗癬，聴覚障害），レフサム症状群（魚鱗癬，網膜色素変性，小脳運動失調，多発性神経炎，難聴）などがある。

3 | 毛孔性苔癬

　上腕伸側を中心に，毛孔に一致した 3mm 大くらいまでの淡紅褐色の角化性丘疹が多発する。常染色体優性遺伝と考えられている。治療ではサリチル酸ワセリンを外用する。

炎症性角化症

1. 乾癬

▶ **概念**　乾癬（psoriasis）は，境界鮮明な紅斑上に，乾燥性の厚い銀白色の鱗屑をつける種々の大きさの局面を形成する。20 歳以降に多く発症し，好発部位は外的刺激の加わりやすい頭部，肘頭，膝蓋，殿部などであり，軽度の瘙痒感を伴うこともある。

▶ **原因・症状**　乾癬の根本的な原因は不明であるが，表皮細胞の角化速度が亢進しており，遺伝的要因（HLA-Cw6, IL12B 遺伝子など）も関与しているものと考えられる。インターロイキン−17（IL-17）を産生する T 細胞（Th17 細胞）が重要な役割を果たしており，ほかに腫瘍壊死因子−α（tumor necrosis factor-α；TNF-α）やインターロイキン−23（IL-23）が病態に深く関与している。本症に特徴的にみられる現象として，無疹部皮膚に機械的刺激を加えると，その部分に乾癬皮疹を生じる**ケブネル現象**と，皮疹を覆う厚い鱗屑を除去したときに点状出血がみられる**アウスピッツ現象**（Auspitz phenomenon）がある。
　経過は，長期にわたり寛解，増悪を繰り返す難治性疾患である。

▶ **分類**　乾癬には，尋常性乾癬（最も多い病型）（図 4-10）のほかに，関節の腫脹，疼痛を伴う関節症性乾癬，膿疱を主体とし，時に発熱，全身倦怠感を伴う膿疱性乾癬，乾癬皮疹が全身に拡大し紅皮症状態になる乾癬性紅皮症などがある。

▶ **治療**　局所療法として副腎皮質ステロイド薬，ビタミン D_3 軟膏（タカルシトール，カルシ

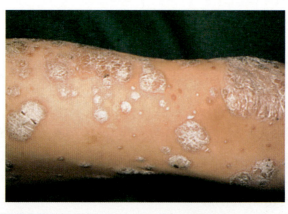

銀白色の厚い鱗屑を付着する角化性紅斑が多発している。

図 4-10　尋常性乾癬

ポトリオール，マキサカルシトール）の外用，光線療法なども行われる。全身療法としてはレチノイド（エトレチナート），シクロスポリン内服などがある。重症・難治性の乾癬には，生物学的製剤（抗TNF-α抗体，抗IL-12/23p40抗体，抗IL-17抗体）による注射の治療も行われる。

2. ジベルばら色粃糠疹

ジベルばら色粃糠疹（pityriasis rosea Gibert）の原因については，ウイルス感染説（ヒトヘルペスウイルス-6，7）などがあるが，詳細は不明である。

初発疹として直径1～3cmの卵円形で辺縁に落屑のある紅斑（ヘラルドパッチ）がみられ，1～2週間後に体幹，四肢に直径2cm以下の鱗屑を伴う楕円形の紅斑が多発する。皮疹は長軸が皮膚の割線方向に一致し，体幹ではクリスマスツリー状の配列をとる。1～2か月で消退し瘙痒感は軽度である。治療では抗アレルギー薬の内服，副腎皮質ステロイド薬の外用を行う。

3. そのほかの炎症性角化症

1　類乾癬

類乾癬（parapsoriasis）とは，乾癬に似た角化性紅斑が多発する疾患の総称であり，局面状類乾癬と苔癬状粃糠疹に大別される。局面状類乾癬はさらに大局面型と小局面型に分類される。大局面型は皮膚悪性リンパ腫である菌状息肉症（本章-IV-B-2-2-❶「菌状息肉症」参照）に移行することがあるので注意が必要である。苔癬状粃糠疹は慢性苔癬状粃糠疹（滴状類乾癬）と急性痘瘡状苔癬状粃糠疹（ムッカ－ハバーマン病）に分類される。

2　扁平苔癬

扁平苔癬（lichen planus）は，四肢・体幹に生じる淡紫紅色の扁平に隆起した局面で，口腔粘膜に生じると白色レース状を呈する。組織所見で表皮基底層の空胞変性と真皮浅層にリンパ球の帯状浸潤を認める。原因は不明だが，薬剤（降圧薬など），C型肝炎などが誘因となる場合がある。

膠原病

1. エリテマトーデス

▶概念・定義　エリテマトーデス（lupus erythematosus；LE）は，診断名（**全身性エリテマトーデス**，systemic LE；SLEなど）として使われる場合と，皮疹名（**円板状エリテマトーデス**，discoid LE；DLEなど）として使われる場合がある。診断名としては，全身臓器を侵すも

のをSLE，皮膚に症状が限局するものをCLE（cutaneous-limited LE），その中間をILE（intermediate LE）とよぶ。皮疹名としては，慢性型（DLEなど），亜急性型（環状紅斑など），急性型（蝶形紅斑など）に分類される。

▶ **原因** エリテマトーデスの原因については，不明な点が多いが，自己免疫疾患＊とする説が有力である。

また，クロルプロマジン，ヒドララジン，プロカインアミドなどの薬剤の服用によりSLE様の症状をきたすことがあり，**薬剤誘発性ループス**とよばれている。

- **全身性エリテマトーデス（SLE）**：若い女性に多くみられ，全身症状を伴う。皮膚症状だけでなく関節，腎臓，心臓などの内臓病変に注意する必要がある。皮疹は両頬，鼻背，耳に対称性にみられる浮腫性の紅斑で始まり，蝶形を呈することが多い（図4-11：蝶形紅斑）。また，指趾の角化性紅斑，四肢の分枝状皮斑，頭部の脱毛などもみられることがある。全身症状としては発熱，頭痛，関節痛，全身倦怠感が強く，レイノー現象，腎障害（ループス腎炎），心障害，中枢神経症状，消化器症状などを伴うこともある。末梢血白血球数の減少，LE現象陽性，抗核抗体陽性，血沈値亢進，血清補体価の低下，尿たんぱく陽性などがみられる。

- **円板状エリテマトーデス（DLE）**：皮疹名であり，CLE患者にみられることが多いが，SLE患者に生じることもある。顔面，特に頬，鼻尖，耳，口唇など日光曝露部にみられる境界鮮明な円板状の紅斑で，中央には角化性の鱗屑が付着し，時間がたつと萎縮性となり，色素脱出，色素沈着がみられる。自覚症状はなく，成人に多い。

▶ **治療** 全身性エリテマトーデスに対しては，重症度に応じて副腎皮質ステロイド薬の全身投与を行う。糖尿病などを合併し，副腎皮質ステロイド薬の投与が困難な場合には免

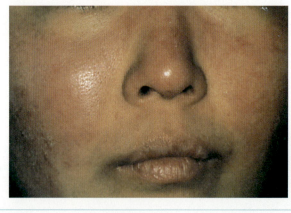

鼻背を中心に両頬部に浮腫性紅斑が広がる。蝶が羽を広げたような形になっている。

図4-11 全身性エリテマトーデス（蝶形紅斑）

＊ **自己免疫疾患**：抗原に対する抗体を生成する機能が異常で，自己の身体組織に対する抗体を産生するか，身体組織の一部が何らかの原因で異物となり，抗原性をもつ場合に，自分自身のからだに対する抗体が産生される。この自己免疫作用によって起こる疾患を自己免疫疾患とよぶ。

疫抑制剤を併用する。予後は腎病変，心病変，中枢神経障害などに左右される。日光照射，過労，妊娠を避ける。

皮膚に症状が限局するもの（CLE）では，日光照射，寒冷曝露などを避け，ヒドロキシクロロキンの内服，副腎皮質ステロイド薬の外用を行う。

2. 強皮症

▶ **概念・原因**　強皮症（scleroderma）の原因については不明であるが，本態は膠原線維の合成促進による硬化である。

▶ **分類・症状**　強皮症は全身の臓器を侵す全身性強皮症（systemic sclerosis：SSc）と皮膚に症状が限局する限局性強皮症（localized scleroderma）に大別される。

- **全身性強皮症**：皮膚硬化が肘から近位に拡大し，内臓病変が急速に進行するび漫皮膚硬化型全身性強皮症（diffuse cutaneous SSc；dcSSc）と，皮膚硬化が肘から末梢に限局し，内臓病変が軽度な限局皮膚硬化型全身性強皮症（limited cutaneous SSc：lcSSc）に分類される。dcSScでは抗トポイソメラーゼⅠ抗体が，lcSScでは抗セントロメア抗体が陽性になりやすい。dcSScは20〜40歳の女性に好発する。レイノー現象で発症することが多く，手指や顔面の皮膚に浮腫性硬化を生じ（**浮腫期**），しだいに仮面様顔貌，肢端硬化を呈し，色素沈着や色素脱出を伴う（**硬化期**）。症状は徐々に進行し，指尖，指背に潰瘍を生じる。口唇，舌の萎縮，口囲の放射状のシワなどもみられる（**萎縮期**）。皮膚のみでなく，肺，腎臓，消化管（特に食道）などの硬化（線維化）をきたす。

- **限局性強皮症**：斑状強皮症（モルフェア：体幹に好発する類円形の硬化局面で，初期にはライラック輪とよばれる紫紅色の紅暈に囲まれる），多発性斑状強皮症（多発性モルフェア），線状強皮症（帯状強皮症：硬化局面が線状または帯状に生じるもので，前頭部にできると剣傷状強皮症とよばれる）などがある。

▶ **治療**　全身性強皮症は経過の長い疾患であることについての理解を促し，安静，保温に留意する。皮膚硬化の早期には副腎皮質ステロイド薬を投与する。レイノー現象や指尖潰瘍には，プロスタグランジンなどの血行改善薬の投与を行う。局所的には入浴，マッ

Column

皮膚筋炎の特異抗体

皮膚筋炎では，抗ARS（抗アミノアシルtRNA合成酵素）抗体，抗Mi-2抗体，抗MDA5（melanoma differentiation antigen 5）抗体，抗TIF1（transcriptional intermediary factor 1）抗体などの特異抗体が，臨床的病型や予後と密接に関連することがわかってきた。抗ARS抗体陽性例では間質性肺炎がほぼ必発である。抗Mi-2抗体陽性例では筋症状が強いが，生命予後は良好である。抗MDA5抗体陽性例では筋症状は呈しないが，急速進行性間質性肺炎を高率に合併する。抗TIF1抗体陽性例では成人において悪性腫瘍の合併が高率にみられる。

Ⅰ　炎症性皮膚疾患

サージそのほかの理学療法を行う。重症例では免疫抑制剤を投与することもある。生命に対する予後は肺，心臓，腎臓などの病変によることが多い。肺高血圧症にはエンドセリン拮抗薬を，急速進行性の腎病変（腎クリーゼ）にはアンジオテンシン変換酵素阻害薬を用いる。

3. 皮膚筋炎

▶ **概念・定義**　皮膚と筋肉が障害される膠原病。

▶ **原因**　皮膚筋炎（dermatomyositis；DM）の原因は不明であるが，自己免疫説，感染アレルギー説などがある。

▶ **症状**　全身倦怠感，頭痛，関節痛，発熱，筋力の低下などで始まることが多い。主病変は皮膚と筋肉にみられるが，皮膚病変のみられないものを**多発性筋炎**という。顔面，四肢，体幹に対称性に浮腫性紅斑を生じ，特に上眼瞼の紫紅色浮腫性腫脹を**ヘリオトロープ疹**という。関節背面には境界鮮明な紫紅色の落屑性病変を認め，指関節背面のものは**ゴットロン徴候**という。筋力が低下すると歩行困難，握力低下，嚥下困難が起こる。光線過敏症，レイノー現象などがみられることもある。内臓悪性腫瘍を合併するものもある。

▶ **治療**　悪性腫瘍の合併があれば，これを治療する。副腎皮質ステロイド薬，免疫抑制剤などの全身投与を行う。悪性腫瘍，間質性肺炎合併例では，予後は悪い。

Ｊ　水疱症・膿疱症

　水疱形成を主体とする疾患のうち，ウイルス性疾患，熱傷などを除いたものが水疱症（bullous dermatosis）である。また，膿疱症（pustulosis）として掌蹠膿疱症を取り上げる。

1. 水疱症

1　天疱瘡

▶ **概念・原因**　天疱瘡（pemphigus）は，表皮細胞を結合するデスモソームの構成たんぱくデスモグレイン1，3に対する自己抗体が原因で起こる自己免疫疾患である。水疱は表皮内に形成される。

▶ **分類・症状**　天疱瘡の病型としては，尋常性天疱瘡，増殖性天疱瘡，落葉状天疱瘡，紅斑性天疱瘡（シネア-アッシャー症候群；Senear-Usher syndrome）などがあるが，尋常性天疱瘡が最も多い。

- **尋常性天疱瘡**：尋常性天疱瘡（pemphigus vulgaris）は，30〜60歳台に多くみられ，前駆症状はなく健常皮膚に大小の水疱を生じる。水疱はすぐに弛緩性となり，破れてびらん面を形成し，治癒後に色素沈着を残すが瘢痕とはならない（図4-12）。口腔粘

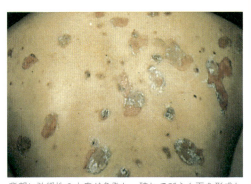
背部に弛緩性の水疱が多発し，破れてびらん面を形成している。

図4-12 尋常性天疱瘡

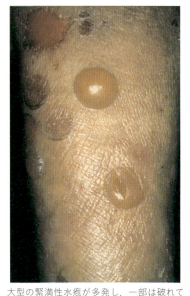
大型の緊満性水疱が多発し，一部は破れてびらんになっている。

図4-13 水疱性類天疱瘡

膜に初発することも多い。瘙痒感は比較的軽度のことが多く，**ニコルスキー現象**は陽性である（第3章-Ⅱ-A-4「ニコルスキー現象」参照）。

- **そのほかの天疱瘡**：瘙痒感が激しく，腋窩，陰股部ではびらん面が増殖隆起して悪臭を放つ**増殖性天疱瘡**，デスモグレイン1に対する自己抗体が原因で，水疱が容易に破れ葉状の落屑をつける**落葉状天疱瘡**，顔面にはエリテマトーデスに似た紅斑が，体幹には小型の水疱，痂皮のみられる**紅斑性天疱瘡**などがある。

▶ 治療　副腎皮質ステロイド薬の大量投与，免疫抑制剤の全身投与が行われる。難治性の場合，血漿交換療法や免疫グロブリン大量静注療法などが併用されることもある。局所には抗菌薬の軟膏，副腎皮質ステロイド外用薬が用いられる。

2　水疱性類天疱瘡

▶ 原因・症状　水疱性類天疱瘡（bullous pemphigoid）は，高年齢層に多くみられ，大型の緊満性水疱が全身に出現する（図4-13）。通常，瘙痒感が強く，粘膜疹はまれである。水疱は表皮下水疱であり，基底膜部にIgG，補体の沈着があり，血清中に抗基底膜抗体（17型コラーゲンに対する自己抗体）を有する自己免疫疾患である。

▶ 治療　治療は天疱瘡に準じるが，テトラサイクリンとニコチン酸アミドの併用療法も有効である。軽症例では副腎皮質ステロイド薬の外用のみでコントロール可能な場合もある。

2. 膿疱症

掌蹠膿疱症

▶ 概念・原因　掌蹠膿疱症（pustulosis palmaris et plantaris）は，病巣感染，特に慢性扁桃炎やう歯，歯肉炎，副鼻腔炎，胆囊炎などを合併することが知られ，これらを治療することにより，治癒，軽快する例もある。

▶ 症状　手掌，足底の鱗屑を伴う限局性紅斑局面と膿疱形成が主症状で，時に瘙痒感がある。乾癬様皮疹や膿疱が膝や下肢，時に被髪部にも生じることがある。爪の変形や爪囲炎を合併することも多い。約 10％の症例で胸・肋・鎖骨関節，仙腸関節などの関節炎を合併する。

▶ 治療　抗菌薬の内服は時に有効である。難治例ではレチノイド（エトレチナート）の内服も行われる。病変局所には副腎皮質ステロイド薬，ビタミン D_3 軟膏の外用，光線療法も行われる。

3. そのほかの水疱症，膿疱症

遺伝性の水疱症として，**先天性表皮水疱症**があり，わずかな外力で水疱，びらんを形成する。単純型，接合部型，栄養障害型に分類される。後天性の水疱症としては，天疱瘡や水疱性類天疱瘡以外に，**デューリング疱疹状皮膚炎**（日本人にはまれ），**線状 IgA 水疱性皮膚症**（表皮基底膜部に IgA が線状に沈着），**後天性表皮水疱症**（7 型コラーゲンに対する自己抗体）などがある。後天性の膿疱症として，妊娠後期に膿疱性乾癬と同様の皮疹を生じる**疱疹状膿痂疹**がある。

II　物理的原因による皮膚疾患

熱傷

▶ 概念・原因　熱傷（burn）とは，高温の液体，気体，あるいは固体などによって起こる

重症熱傷時の補液法（バクスター[Baxter]法）

乳酸加リンゲル液 4mL ×重症面積（％）×体重（kg）を，最初の 8 時間で半分量，次の 16 時間で残り（半分量）を点滴で投与する。

皮膚および粘膜の障害である。

▶ **分類・症状**　温度，作用時間，深達度，範囲，部位，年齢により症状，経過，予後は異なる。熱傷はその深達度，範囲，部位などによって，表4-1のように分類される。重症度を判定するうえでは熱傷面積の算定が最も重要である。体表をいくつかの部位に分けて熱傷面積を計算する方法として，成人では「9の法則」，小児では「5の法則」が用いられ，より詳細な算定にはランド‐ブラウダーの公式が用いられる。小範囲の面積の算定には手掌法（手掌1枚分が1%に相当）が便利である。

● **熱傷指数（BI）と熱傷予後指数（PBI）**：熱傷指数はⅡ度熱傷面積（%）× 0.5 ＋ Ⅲ度熱傷面積（%）で，熱傷予後指数は熱傷指数に年齢を加えたものである。熱傷指数が15～20以上，熱傷予後指数が80以上を重症熱傷として取り扱う。また，熱傷の深達度，範囲，部位に合併症（呼吸障害，骨折，大きな軟部組織損傷）を加味した重症度分類としてアルツの基準がある（表4-1）。

熱傷のショックには受傷1～2時間後に起こる**1次ショック**と，それ以後48時間の間に起こる**2次ショック**があり，2次ショックは高熱，蒼白，四肢冷感，頻脈や徐脈，口渇，血圧低下，乏尿，痙攣，嘔吐などの症状を伴い危険である。また，創面からの感染や，浮腫による気道閉塞，肝臓，腎臓，心臓などの主要臓器の障害により死亡することもある。

▶ **治療**　小範囲の熱傷であっても，感染予防，水分不足に対する監視は必要であり，特に広範囲熱傷では全身状態に注目し，ショックの発生予防に重点を置く。受傷面積の測定のほか血圧や脈拍の変動に注意し，血管の確保を心がける。特に尿量の経時的な観察が必要なため，尿管カテーテルを留置する。1次ショックに対しては鎮痛薬，強心薬，昇

表4-1　熱傷の分類

深達度による分類	
表皮熱傷（Ⅰ度熱傷）	● 紅斑と浮腫をきたし，灼熱感，疼痛が著明である。 ● 1週間以内に治癒し，瘢痕を残さない。
真皮熱傷（Ⅱ度熱傷）	● 真皮浅層熱傷と真皮深層熱傷に分けられる。 ● 真皮浅層熱傷は浮腫，水疱，びらんを呈し，疼痛，灼熱感も著しい。 ● 1～2週間で瘢痕を残さずに治癒するが，色素沈着，色素脱出を残すことがある。 ● 真皮深層熱傷では発赤の一部が蒼白となり，やがて潰瘍を形成し，のちに軽度の瘢痕が残る。治癒までに3～4週間かかる。
皮下熱傷（Ⅲ度熱傷）	● 皮下組織に達するもので，表面は灰白色となり，むしろ乾燥しており，疼痛はない。 ● 壊死組織が脱落した後は難治性潰瘍となり瘢痕を残す。基本的に自然治癒はない。

深達度，範囲，部位による分類　（アルツの基準）	
重症熱傷	● 受傷面積が30%以上の真皮熱傷，10%以上および顔，手足，外陰部の皮下熱傷，さらに呼吸障害，骨折，大きな軟部組織損傷を合併しているもので，入院のうえ専門的治療が必要である。
中等度熱傷	● 受傷面積が15～30%の真皮熱傷，10%以下の顔，手足，外陰部を除く皮下熱傷で入院治療が必要である。
軽症熱傷	● 受傷面積が15%以下の真皮熱傷，2%以下の皮下熱傷で，外来治療を行う。

Ⅱ　物理的原因による皮膚疾患　　085

圧薬，酸素吸入を行う。2次ショックの防止には補液療法を早期に開始する。

局所療法は，鎮痛，感染防止，上皮形成促進，瘢痕による機能障害の防止などを目的とする。受傷直後の処置は冷却と洗浄である。冷却は疼痛を軽減し，熱傷の面積と深達度の拡大を防止する。

表皮熱傷では，紅斑，疼痛が著しければ白色ワセリン，あるいはワセリン基剤の副腎皮質ステロイド外用薬を塗布する。真皮熱傷では，水疱内容を穿刺し抗菌薬の軟膏などを貼布して圧迫包帯する。水疱が汚染，破損している場合には，それを除去し，十分に洗浄して同様の処置を行う。皮下熱傷では，感染の防止と瘢痕形成の防止を目的として，早期の壊死組織除去と植皮を行う。

広範囲の熱傷の場合，少量の皮膚で植皮が可能なメッシュ植皮が行われる。

Ⓑ 凍瘡

▶ **概念・原因**　凍瘡（chilblain）とは，寒冷による皮膚障害で，いわゆる「しもやけ」である。学童期および思春期に末端露出部に好発し，女子に多い。

▶ **症状**　鮮紅色斑ないし紫紅色斑と浮腫が出現，進行すると水疱，びらん，潰瘍となる。瘙痒感を伴い，加温により増強されるのが特徴である。小児では手足が全体に腫れて樽柿のようになるものが多く，成人では多形紅斑のような外観を呈するものが多い。

▶ **予防・治療**　マッサージ，温浴などによって血行を良くし，手袋，靴下などにより保温に努め，湿気を避ける。末梢血管拡張薬の内服，凍瘡軟膏，ビタミンE軟膏の外用を行い，びらん，潰瘍の場合には抗菌薬の外用を行う。

Ⓒ 凍傷

凍傷（frostbite）とは，極度の寒冷にさらされることによって起こる皮膚障害である。紅斑，浮腫，水疱，びらん，潰瘍など多様な症状を呈し，血行の少ない四肢末端，耳介，鼻尖などに多くみられる。

治療は段階的加温，マッサージ，局所外用療法のほか，筋膜，骨まで侵されているものでは外科的処置を要する。

Ⓓ 電撃傷

電撃傷（electric burn）には，産業用の高圧電流の通電による直接損傷と，電気花火による熱傷とがある。また落雷によって起こることもある。電流の流出入部に境界明瞭で深達性の皮膚損傷を生じ，電流の通過部位によっては呼吸停止や心停止をきたすこともある。治療は熱傷に準じて行われる。

E 化学熱傷

化学熱傷（chemical burn）は，強酸性物質，強アルカリ性物質，フッ化水素酸，灯油などの化学物質によって起こる皮膚損傷である。一般に，アルカリによる損傷は酸による損傷よりも深く侵され，治癒に時間がかかるといわれている。

治療では，まず大量の流水で洗浄し，その後は熱傷の治療に準じる。フッ化水素酸による場合は，グルコン酸カルシウムを局所注射する。中和剤の使用はかえって障害を招くことがあり，危険である。

F 光線性皮膚疾患

光線により皮膚に病変を生じるものを光線性皮膚疾患（photodermatosis）という。正常人にも起こる**日光皮膚炎**（日焼け）と，光線に過敏な状態にあるために起こる**光線過敏症**などがある。

1 日光皮膚炎

▶ **概念・原因** いわゆる「**日焼け**」であり，海水浴，スキー，戸外労働などに際してみられる。原因となる作用光線は主に 280〜320nm の中波長紫外線（UVB）である。

▶ **症状** 数時間後に紅斑を生じ，次いで浮腫，水疱となり，灼熱感や疼痛を伴う。数日後に落屑，色素沈着（黒化；suntan）を残して治癒する。症状が重度のときには全身倦怠感，発熱，脱水などをきたすことがある。

▶ **治療** 冷湿布，副腎皮質ステロイド薬の外用を行う。水疱を形成した場合や全身症状のみられる場合には，熱傷に準じた治療を行う。予防にはサンスクリーン（日焼け止め）を塗布する。

2 光線過敏症

▶ **概念・原因** 光線によって発症する皮膚疾患の総称で，外因性（薬剤など）と内因性（遺

Column サンスクリーン（日焼け止め）

サンスクリーンは，パラアミノ安息香酸（PABA）などの紫外線吸収剤や二酸化チタン，タルクなどの紫外線散乱剤で作られており，中波長紫外線（UVB）に対する効果は SPF（sun protection factor）で表される。SPF50 といえば，50分の1の紫外線しか通さないという意味である。長波長紫外線（UVA）に対する効果は PA（protection grade of UVA）で表され，＋，＋＋，＋＋＋，＋＋＋＋に分類される。

伝性疾患など）に大別される。外因性の光線過敏症は，光毒性皮膚炎と光アレルギー性皮膚炎に分類される。また，原因物質が皮膚に付着した後に日光の照射を受けて皮膚炎を生じる場合を光接触皮膚炎，原因薬剤を内服後に日光の照射を受けて皮膚炎を生じる場合を光線過敏型薬疹という。なお，光接触皮膚炎は光毒性接触皮膚炎と光アレルギー性接触皮膚炎に大別され，前者は1次刺激性接触皮膚炎に，後者はアレルギー性接触皮膚炎にそれぞれ対応する（本章-I-A-2「接触皮膚炎」参照）。

- **光毒性皮膚炎**：一定量の物質と日光によりだれにでも生じる光線過敏症で，光毒性反応により生じる。ソラレン，アントラセン，コールタールなどによって日焼け（日光皮膚炎）と同じ現象が促進，増強されるもので，光線照射後，短時間で起こる蕁麻疹，紅斑，灼熱感などの反応と，数日後に起こる日光皮膚炎様変化がある。
- **光アレルギー性皮膚炎**：感作が成立した人にのみ生じる光線過敏症で，光アレルギー性反応により生じる。ある物質が皮膚で光に当たると，化学変化を起こして抗原性のある物質に変わり，これがアレルゲンとして感作することにより生じる。原因物質としてクロルプロマジン，サイアザイド系利尿薬，経口糖尿病薬などがある。

▶ **予防・治療**　光貼布試験（フォトパッチテスト），光内服試験などにより原因物質を同定し，これを除去する。予防には帽子，手袋，サンスクリーンなどにより日光を遮断する。皮膚病変には，副腎皮質ステロイド外用薬を用いる。

Ⓖ 放射線皮膚炎

放射線皮膚炎（radiodermatitis）には，短期間に大量の放射線の曝露を受けたことによる**急性放射線皮膚炎**と，少量の反復照射による**慢性放射線皮膚炎**がある。

急性放射線皮膚炎では，紅斑や浮腫がみられ，大量の被曝では水疱，びらん，壊死，潰瘍を形成する。慢性放射線皮膚炎では，皮膚は萎縮，硬化，乾燥する。さらに角質増殖，色素沈着，色素脱出，毛細血管拡張などがみられ，難治性の潰瘍を形成することもある。なお，放射線被曝による有害反応として，胃炎，食道炎，皮膚のびらんなどの急性障害以外に，甲状腺がんの発症などの遅発性障害にも注意する。

なお慢性放射線皮膚炎では，数十年を経て皮膚がんを発生することがある。硬化や潰瘍がみられる場合には切除して植皮を行う。

Ⓗ 褥瘡

▶ **概念・原因**　褥瘡（decubitus）は，持続的圧迫による皮膚と皮下組織の壊死である。組織の圧迫により虚血状態になり，強い細胞障害を起こす。さらに皮膚の汚染，細菌感染，外傷などは褥瘡の形成を促進し，全身的な栄養低下，貧血，糖尿病などは，その形成を容易にする。

寝たきり高齢者，脳卒中患者，脊髄損傷患者など，自分の意思で体位変換ができない患者に多い。また，失禁や多量の発汗は外力に対する組織の抵抗性を低め，褥瘡の発生頻度を高める。

なお褥瘡の好発部位として，仰臥位では後頭部，肩甲骨部，肘頭部，仙骨部，踵骨部などが，側臥位では肩峰突起部，腸骨部，大転子部，膝関節部，外踝（外果）部などがあげられる。

▶ **症状**　圧迫を受けた部分に紅斑，浮腫，硬結を生じる。水疱形成，壊死を起こして深い潰瘍となる。皮膚の状態でスキンケアが異なるので，ステージ分類は重要である（表4-2）。

▶ **治療**　ステージにより適切な治療を行う必要がある。ステージⅠあるいはⅡ（紅斑や浅い潰瘍）には，熱傷に準じた局所療法を行う。消毒薬の誤った使用，抗菌薬の不適切な使用により悪化することがあるので，これらには注意が必要である。また，血行改善の目的で紅斑面をマッサージしたりすると，かえって炎症を進行させ軟部組織の損傷をきたす。ステージⅢあるいはⅣで壊死物質が硬く付着している場合には，適切な時期に適切なデブリードマン*を行う。潰瘍面を乾燥させ過ぎると創傷治癒を遅らせるので，適当な湿潤状態に保つ。なお褥瘡の洗浄液としては生理食塩水か水道水で十分であり，消毒液は用いない。

▶ **予防**　褥瘡の発生リスクを把握するために，ブレーデンスケールなどの発生予測スケールを利用する。これは知覚の認知，湿潤，活動性，可動性，栄養状態，摩擦とずれの6項目の状況を得点数で表し，6〜23点で評価する方法（点数が低いほど褥瘡発生の危険性が高い）である。危険点以下であれば除圧ケアや減圧ケアを行う。

またエアマットレス，ウォーターマットレスなどの体圧分散寝具を利用する。体動制限のある患者は体位変換を頻繁に行う。乾燥皮膚には皮膚保湿薬を使用する。皮膚を清潔に保つことが必要であるが，清拭時にこすり過ぎないように注意する。マッサージは禁忌である。多量の発汗に対しては通気性防水シーツを使用するとよい。失禁に対しては皮膚保護剤などのスキンケア用品を用いて，排泄物と皮膚の接触を予防できるとよい。

Column

褥瘡経過評価スケール（DESIGN-R®）

褥瘡の重症度と経過の評価として，DESIGN-R® が用いられる。Depth（深さ），Exudate（滲出液），Size（大きさ），Inflammation/Infection（炎症／感染），Granulation tissue（肉芽組織），Necrotic tissue（壊死組織），Pocket（ポケット）の状態をそれぞれ評価して点数化し，重症度を評価する。

---

* **デブリードマン**：メス，はさみ，かみそりなどを用いて，出血の認められる健常組織に達するまで壊死組織を除去すること。

Ⅱ　物理的原因による皮膚疾患　　089

表4-2 褥瘡のNPUAP分類

ステージ分類	症　状
ステージ Ⅰ	傷害が表皮にとどまっている状態。骨突出部にみられる消退しない紅斑（発赤）。
ステージ Ⅱ	傷害が真皮にまで及んでいる状態。真皮までの皮膚欠損（浅い潰瘍）があり，水疱や血疱を形成することもある。
ステージ Ⅲ	傷害が真皮全層を越え，皮下組織に至る全層欠損の状態。壊死組織，ポケット形成，滲出液，感染を伴う可能性がある。
ステージ Ⅳ	傷害が皮下組織を越え，筋層，関節，骨に達する状態。壊死組織，ポケット形成，滲出液，感染を伴う可能性がある。
ステージ不明	傷害の深さの判定が不能の状態。
DTI (deep tissue injury) 疑い	圧力やずれ力によって生じる皮下軟部組織の損傷に起因する，限局性の紫色や栗色の皮膚変色または血疱（深部組織損傷；DTI）。

NPUAP：National Pressure Ulcer Advisory Panel；全米褥瘡諮問委員会

Ⅲ 感染性皮膚疾患

A 細菌感染症

黄色ブドウ球菌，溶血性レンサ球菌などによる化膿性，肉芽腫性炎症である。

1. 伝染性膿痂疹

▶ **概念・定義**　伝染性膿痂疹（impetigo）は，俗に「**とびひ**」とよばれる。夏季に，幼小児に好発する。好発部位は顔面，体幹，四肢である。

▶ **原因・分類**　伝染性膿痂疹には，**水疱性膿痂疹**と**痂皮性膿痂疹**がある。

- 水疱性膿痂疹：高温多湿の季節に乳幼児，小児にみられ，薄い被膜をもつ水疱として始まり，やがて膿疱となり，びらん，痂皮となって治癒する（図4-14）。水疱内容の接触により次々と感染する。黄色ブドウ球菌の感染によることが多い。
- 痂皮性膿痂疹：季節を問わず成人，小児とも罹患し，紅色の小丘疹として発生し，中央が膿疱化して周囲に紅暈を伴う黄褐色の厚い痂皮となる。多くは溶血性レンサ球菌の感染によるが，黄色ブドウ球菌との混合感染によるものもある。予後は良好であるが，再感染を起こすことも少なくない。

▶ **治療**　抗菌薬の全身投与を行う。局所には抗菌薬軟膏の塗布，貼布を行う。皮膚の清潔保持のため入浴は必要であるが，湿潤している間はシャワー浴程度にとどめる。

2. 癤・癰

▶ **概念・原因**　癤（furuncle）は，主として黄色ブドウ球菌が毛孔から侵入し，毛孔一致性

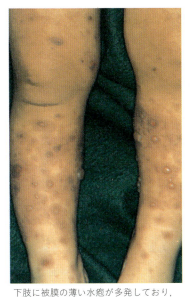
下肢に被膜の薄い水疱が多発しており，一部は膿疱，びらん，痂皮になっている。

図4-14 水疱性膿痂疹

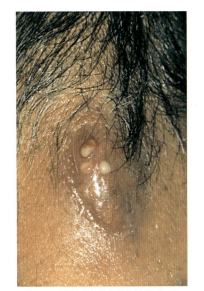
潮紅，局所熱感を伴う紅色結節で，頂上に複数の膿栓を認める。

図4-15 癰

の小丘疹として始まり，炎症の拡大とともに腫脹する。そしてしだいに硬結し，潮紅，圧痛，局所熱感が著明となる。やがて膿栓を形成するが，これが除去されると膿汁排泄が起こり治癒する。癤が長期間にわたって反復して発生するか，同時に多発するものを**癤腫症**（furunculosis）といい，糖尿病，悪性腫瘍，副腎皮質ステロイド薬投与が基礎となっていることが多い。

一方，**癰**（carbuncle）とは癤が集まったもので，数個の近接する毛包に化膿を生じる。全身症状，疼痛が強い（図4-15）。

▶ 治療　抗菌薬の全身投与が必要であり，局所には抗菌薬軟膏の外用，湿布，切開排膿を行う。癤腫症では基礎疾患の精査，加療が必要である。

3. 蜂窩織炎（蜂巣炎）

Digest

蜂窩織炎		
概要	概念	• 真皮深層から皮下脂肪組織に及ぶ急性感染性の炎症。
	原因	• 細菌の感染：黄色ブドウ球菌，溶血性レンサ球菌など。
	病態生理	• 細菌が経皮的に侵入し，真皮深層から皮下脂肪織にかけて感染が急速に拡大する。
症状		• 限局性の浮腫性紅斑として始まり，広範囲に発赤，腫脹をきたす。 • 強い疼痛，局所の熱感，発熱などを伴う。
検査・診断		• 血液検査：末梢血の白血球増多，CRP 陽性。 • 細菌検査：膿瘍を形成する場合は，切開・排膿して，細菌培養を提出する。 • 臨床症状，検査所見より診断する。
主な治療		• 全身療法：抗菌薬の全身投与。

▶ **概念・定義**　真皮深層から皮下脂肪組織に及ぶ急性感染性の炎症。蜂巣炎ともよばれる。

▶ **病態生理**　多くは細菌が経皮的に侵入し，真皮深層から皮下脂肪織レベルで水平に感染が急速に拡大する。

▶ **原因・症状**　蜂窩織炎（cellulitis［蜂巣炎］）は，限局性の浮腫性紅斑として始まり，拡大して広範囲に発赤，腫脹と硬い浸潤をきたす。強い疼痛，局所の熱感，発熱などの全身症状を伴う。

　黄色ブドウ球菌，溶血性レンサ球菌などによる真皮深層から皮下脂肪織に及ぶ広範囲な炎症であるが，病巣部からの原因菌の検出は特に早期には困難なことが多い。治療により浸潤は吸収されて治癒することが多いが，浸潤部が軟化し，膿瘍を形成することもある。

▶ **検査**　血液検査にて末梢血の白血球増多，CRP（C-reactive protein：炎症時に出現する）陽性。膿瘍を形成する場合は，切開・排膿して，細菌培養を提出する。

▶ **治療**　抗菌薬の全身投与を行う。悪化を防ぐために，局所を安静にする。

▶ **感染経路**　多くは経皮的に侵入する。

4. 丹毒

▶ **概念・原因**　丹毒（erysipelas）は，溶血性レンサ球菌の感染によって生じる急性感染症である。

▶ **分類**　湿疹，膿痂疹などに続発するものと，扁桃炎，咽頭炎などに続発する経気道性のものとがある。

▶ **症状**　突然，悪寒戦慄とともに高熱を発し，皮膚に浮腫性の紅斑を生じる。紅斑の境界は比較的明瞭で，局所熱感，擦過痛を訴える。重症では膿疱，壊疽となる。再発を繰り

返す（**習慣性丹毒**）こともあり，腎炎を合併することもある。

▶ 治療　抗菌薬（ペニシリン系）の全身投与が主で，局所に冷湿布を行う。

5. 壊死性筋膜炎

▶ 概念・定義　壊死性筋膜炎（necrotizing fasciitis）は，皮下組織から筋膜にかけての感染症。中高年の下肢，腹部に好発する。

▶ 原因・症状　外傷に引き続き，激痛を伴い限局する発赤・腫脹を生じる。潰瘍，水疱を生じることもあり，皮下組織から筋膜にかけて広い範囲が急速に壊死に陥る。溶血性レンサ球菌や嫌気性菌が原因菌になることが多く，前者は健常人に突然発症し，後者は糖尿病，動脈硬化症などの基礎疾患のある患者に発症しやすい。

▶ 治療　可能な限り早期に病巣部を含めた広範囲なデブリードマンが必要であり，抗菌薬の全身投与を行う。早期に適切な治療をしないと予後不良となる。

6. そのほかの細菌感染症

黄色ブドウ球菌が産生する表皮剝奪毒素(exfoliative toxin)による全身性中毒反応として，水疱や皮膚剝奪のみられる**ブドウ球菌性熱傷様皮膚症候群**（staphylococcal scalded skin syndrome：SSSS），成人男子の下顎部に毛包性膿疱を多発する**尋常性毛瘡**（かみそりかぶれ）などがある。

B 皮膚結核

結核菌が血行性に，あるいは隣接病巣から連続性に皮膚に到達し，また直接外から接種されて，皮膚に病変をきたすものを**皮膚結核**（cutaneous tuberculosis）とよび，そのうち病巣より菌の証明ができるものを**真性皮膚結核**，菌の毒素または菌に対するアレルギー反応の結果生じた病変で，病巣から菌の証明ができないものを**結核疹**という。

1. 尋常性狼瘡

▶ 概念・原因　尋常性狼瘡（lupus vulgaris）は，ヒト型結核菌の感染により起こる真性皮膚結核である。

▶ 症状　顔面，耳などに好発する。黄褐色あるいは紅褐色の丘疹で始まり，次々に増加すると同時に融合して拡大する。丘疹の中心部にはガラス圧法で黄色に見える点状の狼瘡結節を認める。小結節が増加するとともに紅斑も強くなり，数か月で扁平な隆起性の紅斑局面を形成し，一方で瘢痕化する。このようにして潮紅，萎縮，瘢痕などが混在して多彩な病変をつくる。

▶ 治療　イソニアジド，リファンピシン，ピラジナミドの3剤に，エタンブトールまたはストレプトマイシンを加えた4剤併用療法を行う。

Ⅲ　感染性皮膚疾患　093

2. バザン硬結性紅斑

▶ **概念・原因** バザン硬結性紅斑（erythema induratum Bazin）は，結核疹とされているが，非結核性のものもある。

▶ **症状** 両側の下腿伸側に好発する硬結を伴う紅斑で，時に潰瘍化する。硬結の大きさは鶏卵大に達するものもあり，数はまちまちである。女子に多い。ツベルクリン反応は強陽性で，一般に経過は長い。

▶ **治療** 尋常性狼瘡に準じた治療が行われる。非結核性の場合には，副腎皮質ステロイド薬の投与が行われることもある。

3. そのほかの皮膚結核

真性皮膚結核としては皮膚腺病，皮膚疣状結核などが，結核疹としては丘疹壊疽性結核疹，腺病性苔癬などがある。

C ハンセン病

▶ **概念・原因** ハンセン病（Hansen's disease）は，主に皮膚と末梢神経で病変が生じる抗酸菌感染症である。感染はらい菌（Mycobacterium leprae）による。ただしらい菌の感染力は極めて弱く，ほとんどの人に病原性をもたない。らい菌を多く含む鼻汁などの飛沫感染により乳幼児期に罹患することが多く，潜伏期間は1〜40年と推定されている。現在の日本のハンセン病新規患者数は年間10人以下で，在日外国人の患者が散見される。

▶ **症状** 皮膚スメア検査*で，らい菌がいない少菌型（paucibacillary：PB）と，らい菌がいる多菌型（multibacillary：MB）とに分類される。PBの皮疹は左右非対称性で，指頭大から手掌大と比較的大型であり，辺縁がわずかに隆起した境界明瞭な環状の紅斑であることが多く，数は少ない。皮疹部に知覚障害，発汗障害，脱毛，色素脱出などを認め，皮疹部に一致した末梢神経の肥厚は著明で，運動麻痺が起こることもある。MBの皮疹は多彩で，左右対称性の紅斑，多発する褐色から淡紅色の丘疹，結節，板状の硬結などがみられる。神経の肥厚は認められるが，神経障害は徐々に現れる。

▶ **治療** 早期に治療を行えば後遺症を残さず治癒する。WHOが推奨する多剤併用療法を行う。MBではリファンピシン（RFP），クロファジミン（CLF），ジアフェニルスルホン（DDS）を2年間，PBではRFP，DDSを6か月内服する。

＊ **皮膚スメア検査**：皮疹部からメスで組織液を採取，スライドガラスに擦りつけ，抗酸菌染色し，顕微鏡で観察する。

D 皮膚真菌症

皮膚に病変を生じる真菌には，白癬菌，マラセチア，カンジダ，スポロトリックス，黒色真菌，クリプトコッカスなど種々のものがある。これらの真菌によって生じる皮膚病変には，表皮，毛髪，爪のみが侵される浅在性真菌症と，深部に侵入して肉芽腫や膿瘍をつくる深在性真菌症とがある。浅在性真菌症に属するものには，白癬（皮膚糸状菌症），癜風，カンジダ症などがあり，深在性真菌症に属するものには，スポロトリコーシス，クロモミコーシス，クリプトコッカス症などがある。よくみられるのは浅在性真菌症である。

1. 浅在性真菌症

1 白癬（皮膚糸状菌症）

❶ 頭部白癬

小児に好発し，ネコなどペットからの感染が多い。俗にしらくもとよばれる。後述のケルスス禿瘡と区別して頭部浅在性白癬とよぶこともあり，有毛頭部に境界鮮明な，種々の大きさの円形病巣が生じる。この病巣は鱗屑をつけて白色に見えると同時に，毛髪も折れやすく抜けやすいために，脱毛局面をつくっている。発赤，湿潤せず，瘙痒感もほとんどない。治療では抗真菌薬の外用・内服を行い，頭部の清潔保持に心がける。

❷ 体部白癬

遠心性拡大傾向をもつ輪状・環状の発疹で，その辺縁部は紅色の小丘疹，漿液性丘疹が連なって鱗屑を伴っている。中心部は治癒して軽い鱗屑をつける程度であるが，時に再発のため二重三重の輪をつくることもある。瘙痒感は極めて強く，体幹，顔面そのほか全身のどこにでも生じ得る。比較的治りやすい病型で，抗真菌薬の外用で2〜3週間で治癒する。

❸ 股部白癬

俗にいう，いんきんたむし。主として青年期男子（時に女子）の陰股部，殿部およびその周辺に生じる。境界鮮明な斑状局面で，その辺縁は堤防状に隆起し，丘疹，漿液性丘疹，鱗屑などが並んでいる。中心部は苔癬化し，色素沈着，鱗屑を伴う。ただし，扁平に隆起した辺縁は完全な環状を呈さず，とぎれとぎれになっているのが特徴である（図4-16）。瘙痒感は極めて強く，また発汗によって増強する。治療は抗真菌薬の外用を行う。

❹ 足白癬

▶ **分類・症状**　いわゆるみずむしで，発疹の型によって次の3型に分類される。

- **小水疱型**：趾腹，趾の側面，足底，足縁などに粟粒大の小水疱，時に膿疱が集まって生じる。足背に波及することもある。発赤，びらん，湿潤傾向，鱗屑を伴うことも少なくない。

Ⅲ 感染性皮膚疾患　095

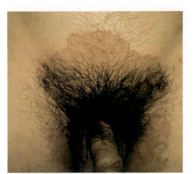

図4-16 股部白癬

陰股部に境界明瞭な褐色局面があり，辺縁は堤防状に隆起し鱗屑を付着する。

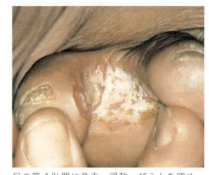

図4-17 趾間型足白癬

足の第4趾間に発赤，浸軟，びらんを認め，一部に鱗屑を付着する。

- **趾間型**：趾間が侵され，発赤，浸軟，びらん，亀裂などを生じる型で，特に第4趾間に好発する（図4-17）。
- **角質増殖型**：足底や踵部が角質増殖のために肥厚し硬くなる病型で，乾燥性落屑を伴う。

以上の3型は，おのおの単独で生じることもあるが，2型以上が混在する場合も少なくない。足白癬は成人に，特に足が蒸れるような状態の場合に好発し，高温多湿の環境で悪化し，冬季には軽快するが，再発再燃を起こしやすい。

▶ 治療　抗真菌薬の外用を主とするが，角化型では抗真菌薬の内服を必要とすることも多い。

❺ 手白癬

足白癬に比べれば頻度は低い。多くは左右どちらか一方の手が侵され，発疹の型としては小水疱型あるいは角質増殖型であり，特に後者が多い。手背では体部白癬の型をとる。治療には抗真菌薬の外用を行う。

❻ 爪白癬

爪甲に混濁，変形，肥厚，凹凸不整などの変化が生じ，もろくなり，爪端は破壊されるが，爪根部は健常であることも少なくない（図4-18）。手足とも罹患し得る。手足の白癬のみならず，他部位の白癬にも合併する。治療は抗真菌薬（イトラコナゾール，テルビナフィン）の内服を主とする。

❼ ケルスス禿瘡

ケルスス（Celsus）禿瘡は，炎症性白癬*に属する。学童期に多いが成人も罹患する。頭部白癬に続発することが多い。頭部に紅色，有痛性のブヨブヨした痂皮のついた扁平な膿

＊**炎症性白癬**：炎症は真皮に及ぶが，白癬菌は真皮内で増殖していない。深在性白癬とよぶこともあり，毛髪に生じるケルスス禿瘡と髭に生じる白癬菌性毛瘡が含まれる。

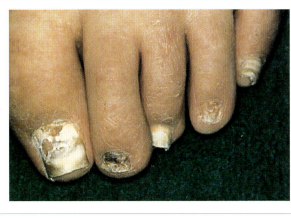

足の爪が白濁，肥厚して，もろくなっており，凹凸不整もみられる。

図4-18 爪白癬

瘍をつくり，押すと毛孔から膿汁を排出する。この部分の毛は脱落しているか，あっても容易に抜去できる。数週間で瘢痕治癒するが，永久脱毛を残す。副腎皮質ステロイド外用薬の誤用のため起こることもある。抗真菌薬の内服で治療する。

2 癜風

- ▶ **概念・原因** 癜風は癜風菌の感染により，主として成人，特に多汗の人の上半身，時に小児の顔面に生じる。
- ▶ **症状** 上胸，上背，頸部，腋窩などに米粒大から爪甲大までの境界鮮明な斑が多発する。この斑はわずかに鱗屑をもち，淡褐色を呈するが，時に白色に見えることがある。自覚症状はほとんどない。斑をメスでこすると細かい鱗屑が得られ，苛性カリ標本で癜風菌を認める。
- ▶ **治療** 抗真菌薬の外用・内服を行う。病巣が広範囲な場合や再発を繰り返す場合には，イトラコナゾールの内服を行う。

3 皮膚カンジダ症

- ▶ **概念・原因** カンジダの感染症である（大部分は *Candida albicans*）。

  本来カンジダは健常人の皮膚や粘膜に常在するものであり，個体の全身的あるいは局所的抵抗力が減弱したときに病原性を発揮し，症状を呈する。いわゆる日和見感染*の一種であることから，皮膚カンジダ症では常にその背景にある諸条件に注目する必要がある。種々の免疫不全状態，消耗性疾患，糖尿病，免疫抑制剤投与などがその全身的要因となり，局所的には発汗，水による浸軟，副腎皮質ステロイド外用薬などがその要因となる。

＊**日和見感染**：疾病やその治療により，免疫力が低下した際に，元来は非病原性である微生物によって引き起こされる感染をいう。

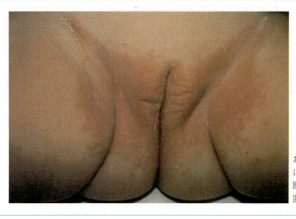

おむつの当たる部位に一致して，境界明瞭な紅斑を認め，周囲に鱗屑を付着する。

図4-19 乳児寄生菌性紅斑

▶ **分類・症状**

- **カンジダ性指趾間びらん症**：水仕事に従事する中年の，特に女性に多い。第3指間に好発する。境界鮮明な紅色のびらんで，辺縁は白く浸軟する。乾けば周囲に鱗屑をつける発赤となる。趾間に生じることもある。
- **カンジダ性爪囲・爪炎**：指の爪甲が発赤し腫脹する。接触痛，圧痛があり，強く圧迫すると爪甲から少量の膿を排出する。爪も侵され，横の波状凹凸をつくり，時に白濁する（爪カンジダ症）。水を多用する人に多い。
- **カンジダ性間擦疹**：成人の陰股部，腋窩，女子の乳房下などに境界鮮明な周囲に鱗屑をつける紅斑を生じる。周辺に小型の同様な紅斑が散布していることが多く，一見汗疹様に見える。夏季，肥満体の人に好発する。乳児にみられるものは**乳児寄生菌性紅斑**とよばれ（図4-19），おむつの当たる部位にほぼ一致して，境界鮮明な光沢のある紅斑を生じる。周辺にも小型の紅斑，膿疱が多発し，いずれも周囲に鱗屑をつける。皮疹は腹部，大腿にも拡大することが多い。おむつ皮膚炎*との鑑別が重要である。
- **そのほかの皮膚カンジダ症**：カンジダ性口角びらん症，口腔カンジダ症（鵞口瘡），性器カンジダ症，慢性皮膚粘膜カンジダ症（免疫不全や内分泌異常を背景に生じる）などがある。

▶ **治療** カンジダ症発症の誘因の検索を行うとともに，抗真菌薬の外用を行う。清潔保持も不可欠である。爪カンジダ症や慢性皮膚粘膜カンジダ症では抗真菌薬の内服を行う。

E 動物寄生性皮膚疾患

代表的な疾患として疥癬があげられる。

---

* **おむつ皮膚炎**：乳児のおむつ装着部位に一致して生じる接触皮膚炎。

1. 疥癬

概要	概念	・疥癬虫（ヒトヒゼンダニ）の角層内への寄生によって生じる皮膚疾患。
	特徴	・皮膚の軟らかい部分や間擦部位に好発する。
	原因	・疥癬虫への接触：ヒトからヒトへ直接感染するほか，衣類・寝具を介しても感染する。
	病態生理	・疥癬虫の雌は，角層にトンネル（疥癬トンネル）をつくりながら卵を産む。卵は3〜5日でふ化し，皮膚の溝に棲み成虫となる。
症状		・強い瘙痒感：特に夜間，就寝時に増強する。 ・指の股，腕関節の屈側，外陰部などに粟粒ほどの紅色丘疹が発生し，その中心に小水疱や小膿疱をつくる。
検査・診断		・疥癬トンネルから苛性カリ標本を作り，鏡検によって虫体・虫卵を証明する。 ・ダーモスコピー：直接虫体を同定できる場合がある。
主な治療		・イベルメクチンの内服：内服1週間後に再検査し，虫体が認められれば再投与する。 ・外用療法：クロタミトン軟膏やフェノトリンローションを用いる。

▶ **概念・定義** 疥癬虫（ヒトヒゼンダニ）による皮膚感染症（scabies）。

▶ **原因** 疥癬虫が皮膚の角層内に寄生することによって生じる。

▶ **病態生理** 交尾した疥癬虫の雌は，角層にトンネル（疥癬トンネル）をつくりながら卵を産む。卵は3〜5日でふ化し，皮膚の溝に棲みながら成虫となる。

▶ **分類** 通常の疥癬に比べて，感染した虫体が極めて多く，過角化など激しい症状をきたす場合を**ノルウェー疥癬**とよんで区別する。

▶ **症状** 瘙痒感が強く，特に夜間，就寝時に増強する。好発部位は皮膚の軟らかい部分や間擦部位で，指の股，腕関節の屈側，肘窩，腋窩の前後，大腿内側，鼠径部，外陰部，乳房の下などである。このような場所に粟粒ほどの紅色丘疹が点々と発生し，その中心に小水疱または小膿疱をつくっている。

▶ **検査** 部位によっては，長さ2〜3mmの細かい疥癬トンネルができており，その一端を先のとがったはさみで切除して苛性カリ標本を作り，鏡検すれば虫体や虫卵を証明す

疥癬の流行

高齢者病棟，高齢者介護施設，児童養護施設などで，看護師，介護者，入院患者などに100人を超える疥癬の集団発症がみられることがあり，問題となっている。特に高度栄養障害者，免疫不全者，高齢者などにみられるノルウェー疥癬（角化型疥癬，痂皮型疥癬）が感染源である場合には，無数の虫体から感染するので大流行する。入院，入所するときには，疥癬に罹っていないか注意する必要がある。

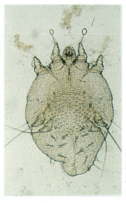

疥癬虫の成虫は，雌で約 400 × 325 μm，雄で約 240 × 195 μm の大きさとなる。

図4-20 疥癬虫

ることができる（図4-20）。ダーモスコピーで直接虫体を同定できることもある。
- **治療** イベルメクチン（ストロメクトール®）の内服を行う。1週間後に再検査して虫体が認められれば再投与する。外用療法としては，クロタミトン（オイラックス®）軟膏やフェノトリン（スミスリン®）ローションを用いる。
- **感染経路** 疥癬は感染しやすく，ヒトからヒトへ直接に感染するほか，衣類や寝具を介しても感染する。したがって，一家全員がこれに罹ることや，寝具を共用する施設で大流行をみることがある。
- **予防** 入浴をよく行い，衣類の洗濯，寝具の日光消毒などをこまめに行って，衛生的な環境をつくることで予防する。
- **合併症** 搔破により出血，湿疹，膿痂疹などを合併することがある。

2. クリーピング病

　クリーピング病（creeping disease）は，川魚，カエル，爬虫類の生食により，これらを中間宿主として寄生する顎口虫の第3期幼虫を摂取して感染する。またスッポン，ホタルイカなどに寄生する旋尾線虫の幼虫によることもある。虫の皮内移動に一致して皮膚に進行性の蛇行性線状の浮腫性紅斑がみられる。
　治療では手術により虫体の摘出を行う。アルベンダゾール（エスカゾール®）やイベルメクチン（ストロメクトール®）の内服を併用することもある。

3. シラミ症

　シラミ症（pediculosis）のうち，ケジラミ症は性感染症で，体長 1 〜 2mm のケジラミが陰毛に寄生して吸血し，かゆみを生じる。毛幹に産みつけられた虫卵や陰毛の根元にしがみついている虫体は，容易に発見される。またアタマジラミ症は，体長 2 〜 3mm のアタマジラミが頭髪に寄生して吸血する感染症である。毛に付着している虫卵はふけと間違わ

れやすい。学童に集団発生がみられる。

治療ではフェノトリン（スミスリン®）粉末を散布し，1時間後に洗い流す。ただし卵には無効であるため，ふ化するまでの1週間繰り返す必要がある。

4. そのほかの動物寄生性疾患

イエダニ，ナンキンムシなどによる皮膚病変，アオバアリガタハネカクシの体液に接触して生じる線状皮膚炎，マダニ刺咬症などがある。

5. ダニが媒介する皮膚疾患

1 ツツガムシ病

ツツガムシ病は，ツツガムシリケッチアを保有しているツツガムシ（野ネズミなどに寄生しているダニ）によって媒介され，虫刺後2～5日に発赤を伴う硬結を生じ，その後に高熱，全身のリンパ節腫脹，全身倦怠感，筋肉痛，ばら疹などがみられる。他のリケッチア性疾患である日本紅斑熱との鑑別が必要だが，日本紅斑熱ではリンパ腫脹は目立たない。テトラサイクリン系抗菌薬が有効である。

2 ライム病

ライム病は，スピロヘータの一種であるボレリアを保有するマダニによって媒介される感染症である。刺咬後30日以内に慢性遊走性紅斑が生じ，その後多彩な関節・神経・循環器症状などがみられる。寒冷地に多い。テトラサイクリン系やペニシリン系抗菌薬が有効である。

F ウイルス性皮膚疾患

1. 帯状疱疹

帯状疱疹

概要	概念	・乳幼児期などに罹患した水痘が再発したもの。
	特徴	・高齢者や免疫力の低下した人に好発する。
	原因	・乳幼児期などの水痘感染（水痘・帯状疱疹ウイルス）。
	病態生理	・乳幼児期などに水痘に罹患し，その際に神経節に潜伏感染したウイルスが再活性化，神経を伝わり皮膚に到達して発症する。

症状	・一定の知覚神経の支配領域に沿って，発疹が帯状に発生する。 ・発疹：発赤の強い小水疱が主で，痂皮あるいは小潰瘍をつくり，2〜3週間で治癒する。 ・高齢者では後遺症として帯状疱疹後神経痛が残りやすく，特に三叉神経領域では症状が激しい。
検査・診断	・細胞診（Tzanck試験）：感染した表皮細胞を観察するため。 ・抗原キット（デルマクイック®）：水疱内溶液中のウイルス抗体を検出する。
主な治療	・薬の内服：発症早期には抗ウイルス薬のほか，急性疼痛が起きた場合アセトアミノフェンを内服する。 ・重症例では抗ウイルス薬の点滴を行う。

▶ **概念・定義**　乳幼児期などに罹患した水痘が再発したものを帯状疱疹（herpes zoster）とよぶ。

▶ **原因**　水痘・帯状疱疹ウイルス（varicella-zoster virus；VZV）による。

▶ **病態生理**　乳幼児期などに水痘に罹患し，その際に神経節に潜伏感染したウイルスが再活性化し，神経を伝わって皮膚に到達して発症する。

▶ **分類**　高齢者や悪性腫瘍，HIV感染症／エイズなど重篤な基礎疾患がある場合には，ウイルス血症を起こして汎発性帯状疱疹となることがあり，通常の帯状疱疹と区別する。

▶ **症状**　一定の知覚神経の支配領域に沿って，発疹が帯状に発生する。発疹は発赤の強い小水疱が主で，この小水疱はやがて痂皮あるいは小潰瘍をつくり，2〜3週間で治癒する（図4-21）。皮疹は片側性で，高齢者や免疫力の低下した人に好発する。

　皮膚の知覚過敏や神経痛を伴い，高齢者では後遺症としての帯状疱疹後神経痛（postherpetic neuralgia；PHN）が残りやすい。特に三叉神経の領域では症状が激しく，眼，口腔粘膜なども侵されることがある。一般にリンパ節腫脹を伴い圧痛がある。

▶ **検査**　Tzanck試験で感染表皮細胞を観察する。水疱内容液中のウイルス抗原を検出する検査として，デルマクイック®がある。

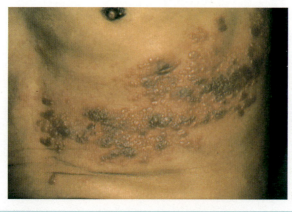

左胸部の神経支配領域に沿って，発赤の強い小水疱が帯状に集簇している。

図4-21　帯状疱疹

▶ 治療　発症早期にファムシクロビル，バラシクロビル，アメナメビルなどの抗ウイルス薬の内服を行う。重症例ではアシクロビルやビダラビンなどの抗ウイルス薬の点滴を行う。発症早期の急性疼痛にはアセトアミノフェンを内服する。帯状疱疹後神経痛にはプレガバリン（リリカ®）を内服する。

▶ 感染経路　神経節に潜伏感染したウイルスが再活性化し，神経を伝わって皮膚に到達する。

▶ 予防　50歳以上の成人については水痘ワクチンを接種することで，帯状疱疹を予防することができる。

2. 水痘

▶ 概念・定義　水痘（varicella）はいわゆるみずぼうそうで，主として小児，時に成人が罹患する。成人では重篤な症状を呈し，肺炎などを合併することもある。

▶ 原因　水痘・帯状疱疹ウイルスによる感染症である。水痘はこのウイルスの初感染病変，帯状疱疹はその再発型である。流行することも多い。

▶ 症状　約2週間の潜伏期間ののち，軽い発熱，全身倦怠感，食欲不振などの全身症状を伴って発症する。皮疹は小指頭大までの浮腫性紅斑として生じ，1～2日でその上に半米粒大から小豆大までの小水疱ないし水疱をつくり，軽い瘙痒感を伴う。発疹は数日で痂皮となり，乾燥して通常瘢痕を残さずに治癒する。皮疹は主として体幹に発生するが，四肢，顔面，頭部にも生じる。

▶ 予防・治療　予防には水痘生ワクチンが用いられる。治療ではバラシクロビルなどの抗ウイルス薬を内服する。局所にはフェノール・亜鉛華リニメントなどを塗布する。重症例ではアシクロビルなどの抗ウイルス薬の点滴を行う。

3. 単純ヘルペス

▶ 概念・原因　単純ヘルペス（herpes simplex）は単純ヘルペスウイルス（herpes simplex virus：HSV）による感染症である。ウイルスには1型と2型があり，口唇部に生じる口唇ヘルペスは1型，外陰部に生じる性器ヘルペスは2型によることが多い。単純疱疹ともよばれる。

　また口唇ヘルペスは，発熱，日光照射，過労，寒冷などによって誘発されることが多く，性器ヘルペスは性行為によって感染することが多い。

▶ 経過　最初の感染は乳幼児期に起こることが多く，その大部分は症状を現さない不顕性感染で，一部が初感染の激しい症状を呈する。初感染病変のうち最も多いのが歯肉口内炎で，発熱，脱水症状などを伴い，口腔粘膜に小水疱やびらんが多発する。

　また，アトピー性皮膚炎などのある患者の皮膚病変部にウイルスが感染して拡大するカポジ水痘様発疹症は，初感染のことが多いが再発することもあり，幼児では時に皮膚，粘膜のみでなく全身感染を起こすこともある（図4-22）。

Ⅲ　感染性皮膚疾患　　103

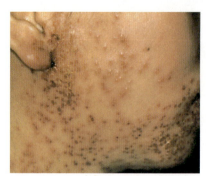
周囲に紅暈を伴う小水疱が顔面に多発し，一部で結痂している。

図4-22 カポジ水痘様発疹症

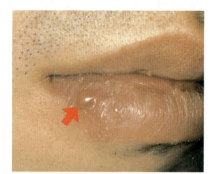
下口唇の辺縁に，疼痛を伴う小水疱ないし水疱が集簇している。

図4-23 単純ヘルペス

　このような顕性あるいは不顕性の初感染を経過したのち，ウイルスが知覚神経節内に潜伏感染の状態となり，これが何らかの理由で活性化されると，再発性の単純ヘルペスを生じる。

　単純ヘルペスウイルスはこれらの症状のほかに，眼では角膜炎を，中枢神経では髄膜脳炎を起こすことがある。

▶ **症状**　主に口の周囲や外陰部などに紅暈を伴った小水疱が，数個ないし10個程度集まって発生する（図4-23）。そのまま乾燥，結痂し，あるいはびらんを経て約2週間で治癒するが，再発傾向が強い。自覚的には多少ピリピリする程度であり，リンパ節腫脹を伴う。

▶ **治療**　抗ウイルス薬のファムシクロビルやバラシクロビルを内服する。局所療法としては，抗ウイルス外用薬が用いられる。再発傾向の強い性器ヘルペスには，バラシクロビルの継続投与を行うこともある。

4. 疣贅

▶ **概念・原因**　疣贅（wart，verruca）はいわゆる**いぼ**のことで，**ヒト乳頭腫ウイルス**（human papilloma virus；HPV［ヒトパピローマウイルス］）による感染症である。患者の年齢，罹患部位の差などによって種々の型のウイルスが感染し，それぞれ異なった病像を呈する。同一の患者に，2種以上の疣贅が合併していることもある。

▶ **分類**　尋常性疣贅，青年性扁平疣贅，足底疣贅，尖圭コンジローマなど。

▶ **症状**　以下の症状があげられる。

- **尋常性疣贅**：手背，足背，指趾，そのほか四肢末梢部，特に関節伸側などに好発する。小児にその傾向が強く，正常色点状丘疹として始まり，徐々に増大してエンドウ豆大にも達する。古くなると結節状に隆起して表面は乳頭状に増殖し，角質増生のために乾いた灰白色を呈する（図4-24）。

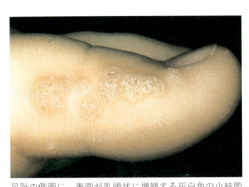

足趾の側面に，表面が乳頭状に増殖する灰白色の小結節が多発している。

図4-24 尋常性疣贅

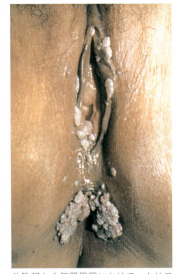

外陰部から肛門周囲にかけて，カリフラワー様に増殖する灰紅色の結節が多発している。

図4-25 尖圭コンジローマ

- **青年性扁平疣贅**：青年期の男女に好発する。顔面，時に四肢末梢部などに半米粒大の扁平な丘疹が多発する。色は正常ないし淡褐色で，やや光沢を有し，時にわずかな発赤を伴う。搔破痕に一致して線状に丘疹の新生をみることがあり，これを**ケブネル現象**とよぶ。発赤，瘙痒感などの炎症反応を伴っていっせいに治癒することがある。
- **足底疣贅**：足底に生じた疣贅で，体重による圧迫のために隆起することなく，むしろ厚い角質の中に埋もれて生じる。厚い角質輪に取り囲まれ，中心部は陥没して鶏眼との鑑別を要することが多い。角質を削ると乳頭状増殖が現れるが，これは微細な暗紅色点の集まりとして認められる。圧痛を伴うことが多い。
- **尖圭コンジローマ**：肛門およびその周囲，外陰部など，湿潤しやすい皮膚粘膜移行部に生じる。有茎性または広基性で乳頭状あるいはカリフラワー様増殖を示す。淡紅色ないし灰紅色を呈し，湿潤，浸軟し，2次感染に伴って悪臭を放つことがある（図4-25）。
- **そのほかの疣贅**：男性の下顎部に好発する指状疣贅，顔面・頸部に好発する糸状疣贅などがある。

▶ 治療　すべての疣贅に特効的な治療法はなく，その形状，部位，数などに応じて具体的な方法を考えて治療を行う。局所療法としては液体窒素による凍結療法，電気焼灼法，炭酸ガスレーザー療法が一般的である。時にはブレオマイシンの局所注射が行われることもある。尖圭コンジローマには，イミキモドの外用が行われる。

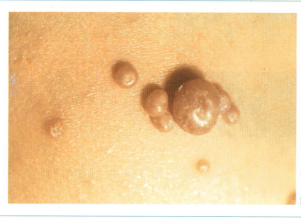

中心に臍窩を伴いドーム状に隆起する丘疹ないし小結節を散在性に認める。

図4-26 伝染性軟属腫

5. 伝染性軟属腫

▶ **概念・原因**　伝染性軟属腫（molluscum contagiosum）は，伝染性軟属腫ウイルス（*Molluscum contagiosum virus*；MCV）の感染によって起こる。幼児，小児，特にアトピー性皮膚炎患児の体幹に好発する。俗に**みずいぼ**とよばれる。

▶ **症状**　皮疹は粟粒大の半球状ないしドーム状に隆起した丘疹，あるいは小結節で，散在性に，時に群がり集まるように発生する。四肢では関節屈側に生じることが多い。発疹は正常色ないし淡紅色で，光沢を有し，中心に臍窩を有する（図4-26）。この中心臍窩より白色，塊状の軟属腫小体を圧出できる。一般に自覚症状はない。

▶ **治療**　先がスプーン状になった特殊な鑷子で，1個ずつ軟属腫小体を圧出除去する。

6. 麻疹

麻疹（measles）は俗に**はしか**とよばれ，麻疹ウイルスの感染で起こる。感染力は強く，空気感染によって主に幼児に流行するが，最近では予防接種を行っていない成人間での流行もみられる。数日の発熱に続き，嗄声，咳，頰粘膜の周囲に発赤を伴う小白斑（コプリック斑）が生じる。4～5日後に再び発熱し，全身に紅斑がみられ，5日ほどで消退する。

7. 風疹

風疹（rubella）は**三日はしか**ともよばれ，風疹ウイルスによる感染症である。妊娠3か月までの妊婦が罹患すると，生まれる児に障害をきたすことがある（先天性風疹症候群）。症状は顔面から始まり，体幹，四肢へと拡大する粟粒大の丘疹で，融合せず，3～5日で消退する。眼球結膜の充血，後頭部，耳後部のリンパ節腫脹が特徴である。

8. 伝染性紅斑

伝染性紅斑（erythema infectiosum）は，ヒトパルボウイルス B19 による感染症である。小児に多いが成人が罹患することもある。両頬部のび漫性紅斑，四肢伸側のレース状紅斑が特徴で，**りんご病**ともよばれる。

9. 手足口病

手足口病（hand-foot-mouth disease）は，コクサッキー A16，エンテロウイルス 71 などによる感染症である。1 ～ 5 歳頃に多いが，まれに成人も罹患する。手掌，足底に半米粒大の周囲に赤みのある楕円形の水疱が，口腔粘膜には小水疱，アフタ様のびらんがみられる。

10. 伝染性単核球症

伝染性単核球症（infectious mononucleosis）は，Epstein-Barr ウイルス（EB ウイルス）による感染症で，リンパ節腫脹，肝・脾腫が特徴である。学童～成人に好発し，発疹が 10 ～ 20％に生じる。検査では単核球と異型リンパ球の増加がみられ，異型リンパ球が 5％を超えるときには本症を疑う。また，高率にペニシリン系抗菌薬による薬疹が出現するので，抗菌薬の投与には注意を要する。

G 性感染症

主に性行為によって感染する疾患で，性器を侵し，あるいは最初の症状が性器に現れるものを**性感染症**（sexually transmitted infection：STI）という。かつては，梅毒，淋疾，軟性下疳，鼠径リンパ肉芽腫の 4 疾患を性病とよんでいたが，軟性下疳と鼠径リンパ肉芽腫は極めてまれとなり，代わって性器ヘルペス，尖圭コンジローマ，ケジラミ症，後天性免疫不全症候群などの性感染症が重要となってきた。

1. 梅毒

▶ 概念・原因　梅毒（syphilis）は，**梅毒トレポネーマ**の感染によって起こる。感染は大部分が性行為によるが，まれに母親の胎盤から胎児に感染（先天梅毒）することもある。

▶ 経過・症状　感染後は長い経過をとり，第 1 期から第 4 期へと進行していく（図 4-27）。この間，第 1 期の初めを除いてほとんど常に梅毒血清反応（serological test for syphilis：STS）が陽性であり，診断の重大な手がかりとなる。

- **第 1 期**：感染してからだいたい 3 か月の間である。感染機会があってから約 3 週間の間は，梅毒トレポネーマが侵入していても何の病変も起こらない。これを**第 1 潜伏期**とよぶ。この期間が過ぎると侵入部に初期硬結が生じ，次いで付近のリンパ節が無

Ⅲ　感染性皮膚疾患　107

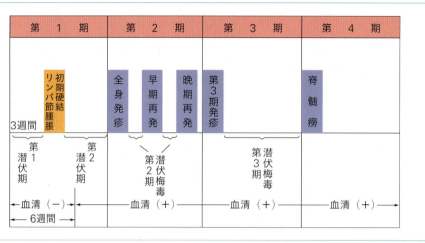

図4-27 梅毒の経過

痛性に硬く腫れてくる。初期硬結は小さな硬い丘疹または扁平な隆起であるが、やがて表面がびらんし、潰瘍となったものを**硬性下疳**とよぶ。これらの病変は3～4週間で自然に軽快し第2潜伏期に入る。**第2潜伏期**は初期硬結ができてから約9週間までの間で、それ以後は次の梅毒第2期に移行する。初期硬結と硬性下疳からは梅毒トレポネーマが直接証明でき、これが感染源となりやすい。梅毒血清反応は感染してから約6週間は陰性であり、初期硬結が軽快する頃から陽性となる。ただし最近では検査法（STS）の鋭敏度が高くなってきているので、4週間から陽性に出ることも多い。

- **第2期**：感染後3か月たって、第2潜伏期が終わる頃になると軽い発熱、頭痛、倦怠感、関節痛などを前駆症状として、全身の皮膚や粘膜に多数の発疹が発生し、同時に全身のリンパ節が腫れてくる。これを**梅毒疹**とよび、その後平均して約3年にわたって出没を繰り返す。発疹は小型のものが多数汎発し、色は銅紅色で自覚症状は少なく、手掌、足底などの特に刺激を受けやすい部位に好発する傾向がある（図4-28）。

  第2期梅毒疹としては梅毒性ばら疹（図4-29），丘疹，扁平コンジローマ（図4-30），膿疱，白斑，色素斑，脱毛，梅毒性粘膜疹などがある。扁平コンジローマ，梅毒性粘膜疹からは梅毒トレポネーマを多数検出できるため感染源となる。

- **第3期**：感染から2～10年，平均して約3年たってこの時期に入る。第3期の発疹は大型で少数の深く硬い潰瘍であり，自覚症状は少ない。ゴム腫とよばれるが，最近では第3期以降の症例をみることはほとんどない。

- **第4期**：第3期に引き続いて第4期に入る。この時期には中枢神経が侵されるため，麻痺性認知症，脊髄癆などとして症状が現れる。

▶ **治療（駆梅療法）**　現在の駆梅療法は抗菌薬が中心であり，一般に内服療法を行うことが多い。抗菌薬のなかではペニシリンが第一選択であり，やむを得ない場合にのみ，ほかのマクロライド系やテトラサイクリン系の薬剤を使用する。抗菌薬は，第1期梅毒では

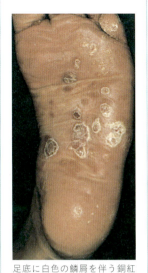
足底に白色の鱗屑を伴う銅紅色の角化性丘疹ないし紅斑が多発している。
図4-28 第2期梅毒疹

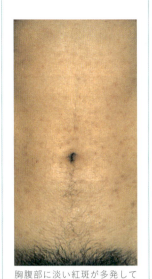
胸腹部に淡い紅斑が多発している。自覚症状はない。
図4-29 梅毒性ばら疹

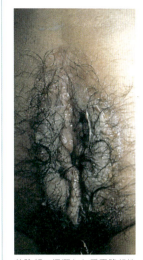
外陰部に湿潤した扁平隆起性の丘疹が集簇している。
図4-30 扁平コンジローマ

2～4週間，第2期梅毒では4～8週間，第3期以降の梅毒では8～12週間投与する。STSが8倍以下に低下した場合を治癒とする。

2. 後天性免疫不全症候群

- ▶ 概念・定義　後天性免疫不全症候群（acquired immunodeficiency syndrome：AIDS）は，HIV（ヒト免疫不全ウイルス：human immunodeficiency virus）の感染によりCD4陽性Tリンパ球が減少し，細胞性免疫不全状態となって，日和見感染や悪性腫瘍を合併する疾患である。

- ▶ 原因・感染経路　日本では性的接触が主要な感染経路である。ウイルスは精液，膣分泌液などで感染するほか，患者の血液によっても感染する。

- ▶ 症状　感染直後は無症状に経過するが，感染後5～7年頃からリンパ節腫脹，発熱，下痢，体重減少などがみられるようになり，ニューモシスチス肺炎，カポジ肉腫，悪性リンパ腫などを合併する。免疫不全による種々の皮膚感染症のほかに，脂漏性皮膚炎や好酸球性膿疱性毛包炎などがみられる。

- ▶ 治療　HIV感染症の治療法は近年めざましく進歩し，抗HIV薬の多剤併用療法（highly-active antiretroviral therapy：HAART）により，多くの症例で血漿中HIV RNA量が検出限界以下まで下げられるようになった。これによりCD4陽性Tリンパ球が増え，日和見感染の合併が減り，死亡率も低下してきている。

Ⅳ そのほかの皮膚疾患

A 母斑および母斑症

　遺伝あるいは胎生的要因により，皮膚の形や色調の変化をきたす限局性の奇形を**母斑**（nevus）とよぶ。扁平母斑，色素性母斑，青色母斑，蒙古斑，太田母斑（眼上顎青褐色母斑）などがある。また，この母斑には，生下時すでに存在するものと，一定年齢に達してから生じるものとがある。

　一方，母斑性病変が2種類以上皮膚に生じたり，皮膚以外の臓器や器官にも複合して生じた場合は**母斑症**（phacomatosis）とよび，神経線維腫症，結節性硬化症などがある。

　扁平母斑，太田母斑などにはQスイッチルビーレーザー，血管腫にはVビームレーザーを使用し，治療する。

1. 母斑

1 扁平母斑

　皮膚の表面から隆起せず，淡褐色から濃褐色まで種々の色調を示す境界明瞭な色素斑である。生下時より存在するが，思春期前後に発生することも少なくない。ベッカー母斑（遅発性扁平母斑）は思春期前後に発生する大きな褐色斑で，硬毛の発生を伴うことが多い（図4-31）。

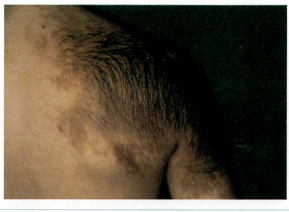

肩から上腕にかけて境界明瞭な褐色斑を認め，硬毛の発生を伴っている。

図4-31　ベッカー母斑

2 | 色素性母斑（母斑細胞母斑）

いわゆる**黒あざ**で，**母斑細胞母斑**ともいう。組織学的にメラノサイト由来の母斑細胞の増生がみられる。生下時すでに存在する比較的大型の先天性色素性母斑と，生後発生してくる小型色素性母斑とに分けられる。先天性色素性母斑のなかには，大型で，体表の大部分を覆い，硬毛の密生するもの（先天性巨大型色素性母斑）もある。小型色素性母斑はいわゆる黒子（ほくろ）とよばれるものであり，ほとんどすべての人にみられる。

3 | 青色母斑

青色ないし褐青色のエンドウ豆大までの小結節または斑で，真皮メラノサイトの増生をみる。悪性黒色腫との鑑別を要することもある。

4 | 蒙古斑

仙骨部，殿部，時に背部に発生する青灰色，境界不鮮明な色素斑で皮膚面から隆起しない。大腿や上腕部にも発生することがある。大きさや色調は様々である。生下時すでに存在し，大部分は7〜8歳までに消失する。

5 | 太田母斑（眼上顎青褐色母斑）

女子に多く，思春期以後に発生することが多い。眼を中心にして眼瞼，頰骨部，こめかみ，前額部などに全体として淡青色斑があり，その斑の上に褐色〜青褐色小点が多発する（図4-32）。全体に扁平で隆起することはない。時に眼球強膜，虹彩，鼻翼，耳介，口蓋にも生じることがある。多くは片側性で，まれに両側性に生じる。同様の淡青色斑が肩峰三角筋部に生じたものを伊藤母斑という。

2. 母斑症

1 | 神経線維腫症Ⅰ型

レックリングハウゼン病ともよばれ，小児には**カフェオレ斑**とよばれる褐色の色素斑のみがみられるが，思春期頃から全身に神経線維腫が多発する（図4-33）。側彎などの骨病変，眼病変などを合併することもある。常染色体優性の遺伝性疾患である。

2 | 結節性硬化症

プリングル病ともよばれ，幼児では痙攣発作，白斑がみられ，5歳を過ぎると顔面に血管線維腫が発症する（図4-34）。

Ⅳ　そのほかの皮膚疾患

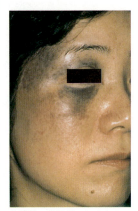

右眼瞼，頬骨部，こめかみに青褐色の斑ないし小点の多発を認める。

図4-32 太田母斑

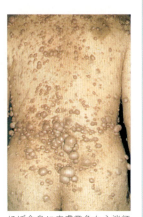

ほぼ全身に皮膚常色から淡紅褐色の軟らかい結節や腫瘤が多発している。

図4-33 神経線維腫

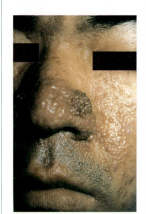

鼻翼部を中心に鼻唇溝，頬部などに皮膚常色から紅褐色の硬い丘疹が多発している。

図4-34 結節性硬化症

B 皮膚の悪性腫瘍

　皮膚の悪性腫瘍のうち，**上皮系がん**としては，基底細胞がん，有棘細胞がん，パジェット病が代表的なものであり，**非上皮系がん**としては，悪性黒色腫，皮膚の悪性リンパ腫（皮膚リンパ腫），血管肉腫，線維肉腫などがある。そのほか上皮系がんでは，表皮内がんであるボーエン病，日光角化症が重要疾患としてあげられる。

1. 上皮系がん

1 基底細胞がん

▶ 概念・症状　基底細胞がん（basal cell carcinoma）は，皮膚科領域で最も遭遇する機会の多い悪性腫瘍である。40歳以上の中高年者にみられ，顔面に好発する。種々の臨床型があるが，硬い黒褐色光沢のある結節としてみられるものが多く，しばしば中央部に浅い潰瘍形成がある（図4-35）。発育は緩徐であるが，局所破壊性が強い。リンパ節転移や遠隔転移をきたすことは，極めてまれである。

▶ 治療　外科的切除を行う。十分な外科的治療が施行されれば予後は良好である。

2 有棘細胞がん（扁平上皮がん）

▶ 症状　有棘細胞がん（squamous cell carcinoma［扁平上皮がん］）は，正常色，あるいはわ

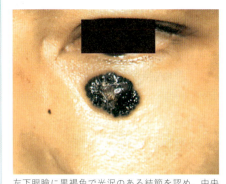

左下眼瞼に黒褐色で光沢のある結節を認め，中央部に浅い潰瘍を形成している。

図4-35 基底細胞がん

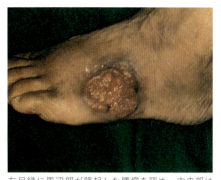

左足縁に周辺部が隆起した腫瘤を認め，中央部は潰瘍を形成し噴火口状を呈している。

図4-36 有棘細胞がん

ずかに赤い結節として始まり，急速に増大して中心部に潰瘍をつくり，周辺部が隆起し噴火口状を呈する（図4-36）。全体としては，凹凸不平で硬く，潰瘍面は分泌物や壊死組織に覆われて悪臭がある。また，噴火口状に陥没せず，全体として異常に隆起し，花野菜状を呈することもある。有棘細胞がんは潰瘍や熱傷瘢痕，慢性放射線皮膚炎などから発症することもある。

▶ **治療** 早期に診断をつけ，手術（外科的切除）を行う。リンパ節転移がある場合はリンパ節郭清も行う。進行例には，手術，放射線療法，抗悪性腫瘍薬を適宜併用する。

3 パジェット病

▶ **概念・定義** パジェット病（Paget's disease）は，乳頭，乳暈に生じる**乳房パジェット病**と，外陰部，肛囲，腋窩などに生じる**乳房外パジェット病**とに分けられる。乳房パジェット病はほとんどが女子に発生するが，乳房外パジェット病は男女共に発生する。

▶ **症状** 両者とも臨床像はほぼ同様であり，境界鮮明な発赤，びらん，鱗屑，痂皮，脱色素斑よりなる局面を呈し，湿疹様病変を呈する。浸潤，色素沈着，色素脱失，瘙痒感などを伴うこともある（図4-37）。進展すれば，潰瘍化し，また腫瘤をつくることもあり，リンパ節転移あるいは，さらに遠隔転移をきたすこともある。

▶ **治療** 基本的には有棘細胞がんの治療に準じる。乳房パジェット病では乳がんの治療に準じる。

4 ボーエン病

ボーエン病（Bowen's disease）は，悪性の腫瘍性変化が表皮内にとどまっている**表皮内がん**（carcinoma in situ）である。壮年期以後，主として体幹に好発する類円形，環状などの局面で，大きさは種々である。局面の境界は鮮明で丸みを帯びたものが多い。皮疹は黒褐色のやや硬い痂皮に覆われているが，これを剝がすと紅色のびらん面を呈する（図

Ⅳ　そのほかの皮膚疾患　113

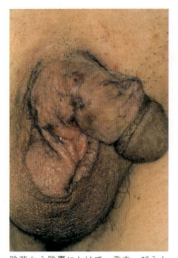

図4-37 パジェット病
陰茎から陰囊にかけて，発赤，びらんを伴う紅斑局面を認め，湿疹様病変を呈している。

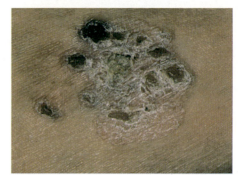

図4-38 ボーエン病
黒褐色のやや硬い痂皮に覆われた，境界が比較的明瞭な紅褐色局面を認める。

4-38)。慢性に経過し，時に有棘細胞がんに移行することもある（ボーエンがん）。多発性のボーエン病ではヒ素摂取と関連する場合がある。

治療には早期に切除することが最も良い。

5 日光角化症

日光角化症（solar keratosis）は，高齢者の顔面，手背などの日光露出部に生じる。疣状丘疹あるいは角化性紅斑性局面としてみられる。角質増生が著明でツノ状に突出し，皮角の像を呈することもある。有棘細胞がんに移行することもある。光線角化症ともよばれる。

治療は早期に切除するのが最も良く，炭酸ガスレーザー療法，液体窒素による凍結療法，イミキモドの外用なども行われる。

2. 非上皮系がん

1 悪性黒色腫（メラノーマ）

▶ 概念・原因　悪性黒色腫（malignant melanoma）は，メラノサイトの悪性増殖によるもので，皮膚以外では眼球ぶどう膜や脳軟膜からも生じる。予後は極めて不良である。

▶ 症状　極めて悪性の腫瘍で，速やかにリンパ節転移や血行性に全身転移を生じる。顔面と下肢，特に足底や趾に好発する黒色の腫瘤で，表面が破潰して潰瘍をつくることもある。

▶ 分類　臨床所見と病理所見から，結節型，表在拡大型，末端黒子型，悪性黒子型の4型

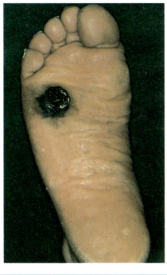

右足底に軽度隆起する黒褐色局面を認め,周囲に色素の染み出しがみられる。

図4-39 悪性黒色腫

に分類される。悪性黒子型黒色腫に先行する濃淡差の目立つ黒褐色斑を悪性黒子とよぶ。腫瘤をつくる前には扁平な黒褐色局面,または小結節として始まり,周囲に色素の染み出しのあることが少なくない(図4-39)。

▶ **検査** ダーモスコピーでは,不整で不ぞろいな網目状の色素沈着,辺縁では偽足状に周囲に突出する色素沈着がみられる。足底,手掌の悪性黒色腫では,皮丘部に一致し,平行に走る帯状色素沈着がみられる(図3-4参照)。外傷などの刺激は転移を誘発するため,原則的には直接腫瘍にメスを入れる生検はしない。

▶ **治療** 病期に応じて,早期に適切な範囲の腫瘍切除術を行い,必要に応じて,リンパ節郭清や抗悪性腫瘍薬による化学療法,免疫療法などを行う。

2 皮膚の悪性リンパ腫

皮膚の悪性リンパ腫(cutaneous malignant lymphoma)は,皮膚病変を初発症状あるいは主病変とする悪性リンパ腫である。多くはT細胞由来であり,**皮膚T細胞リンパ腫**(cutaneous T-cell lymphoma;CTCL)とよばれる。代表的なものが**菌状息肉症**と**セザリー症候群**である。治療法には副腎皮質ステロイド外用薬,紫外線の照射,放射線療法,抗悪性腫瘍薬による多剤併用化学療法などがある。

❶ 菌状息肉症

菌状息肉症(mycosis fungoides;MF)は,数年から数十年に及ぶ紅斑期,扁平浸潤期を経て,腫瘍期に進展し,末期になるとリンパ節や内臓への浸潤もみられる。

❷ セザリー症候群

セザリー症候群(Sézary syndrome)では,紅皮症,表在リンパ節腫大がみられ,末梢血

Ⅳ そのほかの皮膚疾患

中に異型リンパ球（セザリー細胞）が出現する。全身性にび漫性の紅斑，落屑，色素沈着などがみられ，進行すると腫瘍，潰瘍もみられる。

❸成人T細胞白血病／リンパ腫

　成人T細胞白血病／リンパ腫（adult T-cell leukemia/lymphoma）は，HTLV-1（human T-cell leukemia virus type1）の感染によるT細胞リンパ腫で，くすぶり型，慢性型，リンパ腫型と急性型に分類される。皮疹は多彩であるが，紅斑，び漫性紅色丘疹，浸潤性局面，腫瘤などである。くすぶり型は慢性の経過をとるが，急性型の予後は極めて悪い。わが国の抗HTLV-1抗体陽性者は100万人以上いるが，発症するのは年間500〜600人程度である。

C 皮膚の良性腫瘍

　皮膚の良性腫瘍はその種類が極めて多く，皮膚科学的に重要であり，かつ症例数も多い。表皮囊腫，汗管腫，稗粒腫，石灰化上皮腫，脂漏性角化症などが**上皮性腫瘍**の主なものであり，ケロイド，皮膚平滑筋腫，リンパ管腫，血管腫，脂肪腫，皮膚線維腫などが**非上皮性腫瘍**の代表的なものである。

1. 上皮性腫瘍

1 ｜ 表皮囊腫

　表皮囊腫（epidermal cyst）は，**粉瘤**ともよばれる。直径2〜3cm程度の表面が皮膚色から淡青色の，皮内に触知する境界明瞭な結節である。中央部に開大した小孔がみられることもある。一般に無痛性であるが，2次感染を起こすと発赤，圧痛を生じる。治療では囊腫壁を含めて摘出する。

2 ｜ 脂漏性角化症

　脂漏性角化症（seborrheic keratosis）は，中年期以後の顔面，頭部に好発するが，体幹などにもみられる。直径1〜2cm程度の境界の極めて明瞭な，灰褐色から黒褐色の隆起性結節ないしは局面としてみられる。表面は角化性で乳頭状，顆粒状を呈することが多く，表面には**面皰**（comedo）がみられることも多い。また，老人性色素斑（中年以降の男女に生じる褐色斑）から生じることも多い。治療には液体窒素による凍結療法，炭酸ガスレーザー療法を行う。場合によっては外科的に切除する。

116　　第1編／第4章　皮膚の疾患と診療

2. 非上皮性腫瘍

1 肥厚性瘢痕，ケロイド

- ▶ **概念・症状** 肥厚性瘢痕（hypertrophic scar）は熱傷，手術創などの皮膚欠損部に一致して隆起し，通常は1～数年以内に萎縮性瘢痕となる。ケロイド（keloid）または真性ケロイドは，元の創部の範囲を超えて増大し腫瘤状を呈するもので，消退傾向を示さず瘙痒感や圧痛を伴うことがある。肥厚性瘢痕のなかで，難治性で萎縮性瘢痕とならないものを瘢痕ケロイドとよぶこともある。
- ▶ **治療** 初期にはスポンジなどによる圧迫固定，副腎皮質ステロイド薬の局所注射，ステロイド含有テープ薬の貼布を行う。高度の場合や機能障害を伴うものでは，切除してZ形成術，植皮術を行うこともある。

2 単純性血管腫（毛細血管奇形）

- ▶ **概念・症状** 単純性血管腫（hemangioma simplex［毛細血管奇形］）は，皮膚面より隆起しない境界鮮明な紅色斑である。色調，形，大きさは様々であるが，小児期には鮮紅色でも年齢が進むにつれて紫紅色からやがてブドウ酒色を呈するようになり，その色味からポートワイン母斑（portwine stain）ともよばれる。また，紅斑局面上に大小の腫瘤が生じることがある（図4-40）。新生児の眼瞼，前額に生じた紅色の極めて薄いものは自然に治癒することもあるが，ほかのものは自然治癒を期待しにくい。生下時より存在する。

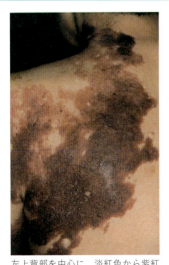

左上背部を中心に，淡紅色から紫紅色調の境界が比較的明瞭な紅斑局面を認める。

図4-40 単純性血管腫（毛細血管奇形）

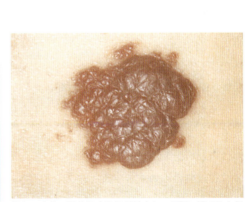

軟らかく赤い顆粒状小結節が融合し，扁平に隆起した紅色結節を認める。

図4-41 イチゴ状血管腫（乳児血管腫）

▶ **分類**　顔面の単純性血管腫，眼病変（緑内障），脳神経症状（てんかんなど）を生じるものをスタージ−ウェーバー症候群（Sturge-Weber syndrome）とよぶ。四肢の単純性血管腫と患肢の肥大延長をきたすものをクリッペル−トレノーニイ−ウェーバー症候群（Klippel-Trenaunay-Weber syndrome）といい，心不全を合併することがある。

▶ **治療**　色素レーザー治療が行われるが，カバーファンデーションで被覆するのもよい。

3 ｜ イチゴ状血管腫（乳児血管腫）

▶ **概念・症状**　イチゴ状血管腫（strawberry mark［乳児血管腫］）は，初めは紅色の点状丘疹の密集した，軟らかい，やや隆起した紅斑として発生するが，比較的急速に増大し，軟らかい，顆粒状小結節の密集，融合した扁平隆起性結節，あるいは半球状隆起を示す腫瘤となる（図4-41）。生後1か月以内に気づかれるものが多い。一定期間増大した後，学童期までにほとんどのものが自然に治癒する。

▶ **治療**　イチゴ状血管腫では原則として自然消退を待つが，早期に色素レーザーで治療することもある。口唇，鼻，眼瞼などに生じて後遺症を残す可能性がある場合は，副腎皮質ステロイド薬やプロプラノロールの内服を考慮する。

▶ **注意点**　カサバッハ−メリット症候群でみられる皮膚血管腫はイチゴ状血管腫に似ることがあるが，本症候群は分化度が低いため，うっ血や血小板減少，播種性血管内凝固症候群をきたす。

D 毛髪, 毛包脂腺系, 汗腺の疾患

1. 円形脱毛症

▶ **概念・原因**　円形脱毛症（alopecia areata）は，後天性脱毛症の一種である。原因には，遺伝，ストレス，自己免疫など種々の説があるが，明らかでない。後天性脱毛症には，ほかに男性型脱毛症（いわゆる若はげ），外傷性脱毛症などがある。

▶ **症状**　主に頭髪部位に生じるが，時には眉，髭，そのほか毳毛部にも発生する。大きさは指頭大から手掌大，あるいはそれ以上になることもある。形はほぼ円形だが，拡大するにつれて数個融合して不規則な形をとる。健康部との境ははっきりしており，急性期には周囲の毛髪は引っ張ればすぐ抜けて，その毛根は細く萎縮している。

　普通は脱毛部の数も少なく，ある程度拡大すると2か月くらいの間に毛髪が再生し，自然治癒することが多い。時には脱毛斑が多発し，その拡大速度も速く，数週間のうちに頭髪の大部分，あるいは全部が脱落してしまう（全頭脱毛症）。時には頭髪以外の硬毛や毳毛まで脱落する（汎発性脱毛症）。このような場合は治療に抵抗することが多い。

▶ **治療**　局所療法としては，副腎皮質ステロイド薬の外用あるいは脱毛部皮膚に局所注射する。カルプロニウム塩化物（フロジン®）液の塗布，紫外線療法，液体窒素療法なども

行われる。

全身的にはグリチルリチン，セファランチンなどの内服を行う。重症の場合には副腎皮質ステロイド薬の内服を行うこともある。

2. 尋常性痤瘡

▶ **概念・原因**　尋常性痤瘡（acne vulgaris）は，思春期から 25 歳頃までの男女の顔，胸，背にできるもので，俗に「にきび」といわれている。多くの因子が関係し，患者によって一定ではない。これらの因子としては，①内分泌機能障害，特に性腺機能障害，また，月経前増悪，あるいは副腎皮質ステロイド薬投与後など，②細菌感染，③食事との関係，④胃腸障害，便秘，⑤肝障害，特にビタミン代謝障害，⑥遺伝などが考えられる。

▶ **症状**　患者の顔は皮脂の分泌が高まっているため，いわゆる油性で光沢があり，毛孔がはっきりと見え，やや開いているものが多い。一部の毛包では角質やごみが毛孔をふさぐため，分泌された皮脂がたまり丘疹をつくる。これを面皰とよぶ。面皰は毛孔に一致する丘疹で，その頂点は黒く見える。この丘疹はやがて高まって赤みを帯びるが，膿疱となり自潰して小瘢痕を残して治癒する。面皰から丘疹，膿疱への悪化は細菌，特に*Propionibacterium acnes* への感染による。細菌由来の酵素であるリパーゼの作用で，皮脂が分解されて生じた遊離脂肪酸が毛包壁を刺激して炎症を起こすためである。

新生を繰り返し，全体としての経過は長い。

▶ **予防・治療**　規則正しい生活を守り，バランスの良い食事を心がけ，過労を防ぐことが必要である。便通を整えることも大切である。洗顔をきちんと行い，油脂性の化粧品は避ける。

治療はレチノイド外用薬（アダパレン）が第一選択である。最初は刺激感があるが多くは一過性であり，様子をみながら継続使用するとよい。化膿していない面皰は圧出する。膿疱には抗菌薬の外用や内服を併用する。ケミカルピーリング*が有効なこともある。2015（平成 27）年に過酸化ベンゾイル（ベピオ®）ゲルが日本でも痤瘡に保険適用され，第一選択薬として使われつつある。

3. 酒皶

▶ **概念・原因**　酒皶（rosacea）は便秘，肝機能障害，飲酒，香辛料多用などが誘因となるが，自律神経異常，更年期などが関係しているといわれる。第 2 度酒皶では細菌感染，毛包虫寄生が悪化因子となる。

▶ **症状**　主に鼻尖，頬，前額，オトガイ部などに境界不鮮明な潮紅が生じ，毛細血管拡張を伴う。皮脂分泌が高まっているため，皮膚面は油性で光沢をもっている。潮紅は気温の変動，精神的動揺，飲酒などによって増強する。この際ほてりを感じる患者が多い。

＊ **ケミカルピーリング**：サリチル酸などの化学薬品を病変部に塗布することで，皮膚の表面を剝離する治療。

Ⅳ　そのほかの皮膚疾患　119

この程度のものを**第1度酒皶**（紅斑毛細血管拡張型）とよぶ。さらに痤瘡様の毛孔性丘疹，膿疱が加わったものを**第2度酒皶**（丘疹膿疱型）とよび，さらに進んで鼻部の皮膚が肥厚，腫大して不整形の腫瘤をつくるものを**第3度酒皶**（瘤腫型）とよぶ。青年期以後，特に壮年期に好発し，経過は慢性，進行性である。

▶ 治療 難治のことが多い。基礎疾患があればこれに対する治療を行う。毛細血管拡張に対しては色素レーザーで治療する。痤瘡様の皮疹には尋常性痤瘡に準じた治療を行う。瘤腫型には形成手術を行うこともある。

　一般的注意としては過度な飲酒や，熱い食物，香辛料などを避けることが必要であり，規則正しい生活を守り，精神の平静を保つよう，細かい生活指導を行う。

▌4. 汗疹（汗貯留症候群）

　汗疹（miliaria［汗貯留症候群］）とは，いわゆるあせもで，エクリン汗管の閉塞によって生じる。

　汗管の閉塞する部位によって，水晶様汗疹（角層内の閉塞で小水疱を形成），紅色汗疹（表皮内の閉塞で紅色小丘疹を形成），深在性汗疹（真皮上層の閉塞で扁平な丘疹が多発）に分類される。いずれも貯留した汗が汗管周囲に漏れ出て皮疹を生じる。

　治療では高温の環境を避ける。湿疹が続発している場合は，その治療を行う。

▌5. 多汗症

　多汗症（hyperhidrosis）は，高温環境や動作により皮膚温が上昇したときに，生理的範囲を超えて多量の発汗を生じる。全身性多汗症では，多汗をきたす中枢神経系疾患，甲状腺機能亢進症，糖尿病などの基礎疾患によることが多い。また局所多汗症は，手掌，足底，顔面など限局性にみられる多汗で，情緒性発汗が主だが，安静時でも多汗の場合があり，生活の質が低下する。

▌6. 臭汗症

　臭汗症（osmidrosis）とは汗が皮表細菌に分解されて臭気を伴うもので，エクリン臭汗症（足臭汗症など）とアポクリン臭汗症（腋臭症など）に大別される。アポクリン腺分泌物は無臭であるが，分泌後に皮膚表面の細菌の作用により低級脂肪酸が遊離され，臭気を生じる。それが腋窩に生じたものが腋臭症（osmidrosis axillae）である。腋臭症はいわゆる**わきが**であり，思春期頃から，多くは多汗に伴って腋窩に特有なにおいが出現し，精神的興奮や運動後などに強くなる。

　対処法として臭汗症では局所の清浄化を図るとともに制汗剤を使用する。腋臭症などアポクリン臭汗症の根治的治療はアポクリン腺切除術である。

E 色素異常症

1. 尋常性白斑

- **概念・原因** 尋常性白斑(vitiligo vulgaris)の直接的原因は色素細胞がメラニン色素をつくらなくなることによるが、その背景には、自律神経障害と、メラノサイトあるいはメラニンに対する自己免疫疾患があると考えられている。

- **症状** 性別、年齢を問わず、全身どこにでも発生する。大部分が慢性に経過し治りにくい。大小種々の境界鮮明な脱色素斑が発生し、ゆっくり拡大すると同時に数も増加し、互いに融合して不規則な形をした広範囲にわたる白斑となる(図4-42)。白斑の部分では毛髪が白毛になっていることがあるが、それ以外の性質は健康部と変わらない。自覚症状も全身症状もない。白斑が一定の神経支配領域に一致して生じる場合と、部位を限定せずにどこにでも生じる場合とがある。

- **治療** PUVAやナローバンドUVBなどの紫外線療法が行われる。この際、健常部は被覆することが望ましい。副腎皮質ステロイド薬やタクロリムス軟膏、ビタミンD_3の外用を行うこともある。難治例には表皮移植(吸引水疱蓋法)を行う。医療用化粧品のカバーマーク®による被覆も有用な方法である。

2. 肝斑

肝斑(melasma)は主として女性の顔面に生じる色素斑で、俗にいう**しみ**である。原因は不明なことが多いが、妊娠、経口避妊薬内服などに伴って生じることもある。日光照射は本症を悪化させる。

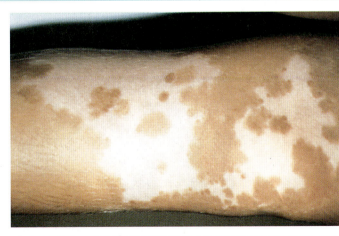

境界明瞭な脱色素斑が多発、融合して、不規則地図状の広範な白斑を形成している。

図4-42 尋常性白斑

前額，頬骨部，眼囲，口囲などに多く，境界鮮明な不規則な淡褐色ないし褐色の色素斑であり，発赤や瘙痒感などの炎症症状がないのが特徴である。

妊娠性肝斑は自然に治癒するが，ほかは難治性で，ビタミンCやトラネキサム酸の内服，ヒドロキノン外用などが行われる。遮光目的で日焼け止めを外用する。

3. 雀卵斑

雀卵斑（ephelides）はいわゆるそばかすのことで，家族内発症が多く，一部はメラノコルチン1遺伝子多型が関与している。3歳頃より発症し，顔面などに直径3mmくらいの類円形の小褐色斑が多発する。夏に日光照射により色が濃くなり，冬に薄くなる。治療では遮光目的で日焼け止めを外用する。

4. そのほかの色素異常症

- **サットン白斑**　サットン母斑ともよぶ。色素性母斑の周囲に楕円形の白斑を生じたもの。
- **まだら症**　限局性白皮症ともよぶ。前額部の白斑や前頭部の白毛が特徴的で，四肢や体幹では限局性に白斑を生じる。常染色体優性遺伝である。
- **眼皮膚白皮症**　生下時より皮膚，毛髪，眼のメラニン色素生成能が減少ないし消失する。常染色体劣性遺伝である。原因遺伝子によりⅠ～Ⅳ型に大別される。

F 代謝異常症

1. アミロイドーシス

▶ **概念・原因**　アミロイドーシス（amyloidosis）は，アミロイドが組織に沈着して発症する。全身に沈着する全身性アミロイドーシス（多発性骨髄腫や透析に伴うものなど）と皮膚のみに沈着する皮膚アミロイドーシスに分類される。皮膚アミロイドーシスは，原発性皮膚アミロイドーシス（アミロイド苔癬や斑状アミロイドーシスなど）と続発性皮膚アミロイドーシス（色素性母斑，慢性単純性苔癬などの既存の皮膚疾患にアミロイドが2次的に沈着するもの）に分けられる。

▶ **症状**　全身性アミロイドーシスでは巨大舌，紫斑，丘疹などを認める。アミロイド苔癬では瘙痒を伴う淡褐色調の丘疹が多発，集簇する。

▶ **治療**　全身性アミロイドーシスでは基礎疾患に対する治療を行う。アミロイド苔癬では副腎皮質ステロイド薬の外用を行う。

2. 黄色腫

黄色腫（xanthoma）は，脂質を貪食した組織球（泡沫細胞）が皮膚に集簇して発症する。脂質代謝異常症を伴う場合と伴わない場合がある。黄色調の斑または結節を生じ，眼瞼に

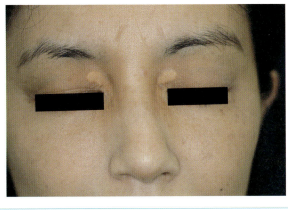
両側の内眼瞼に，扁平隆起性の淡黄白色斑を認める。

図4-43 眼瞼黄色腫

扁平隆起性の黄色斑が生じた場合を眼瞼黄色腫とよぶ（図4-43）。

脂質代謝異常症を伴う場合はその治療を行う。眼瞼黄色腫に対しては，炭酸ガスレーザーで治療することもある。

3. ポルフィリン症

ポルフィリン症（porphyria）は，ポルフィリン代謝経路の酵素活性が低下することにより，ポルフィリンが肝臓や皮膚などに蓄積して発症する。骨髄性と肝性に分類される。前者の代表が骨髄性プロトポルフィリン症，後者の代表が晩発性皮膚ポルフィリン症である。

骨髄性プロトポルフィリン症では，幼児期より日光照射後数分で熱感，疼痛，潮紅，浮腫，蕁麻疹，小水疱などを生じ，後で瘢痕化する。晩発性皮膚ポルフィリン症は飲酒歴の長い中年以降の男性に多く，顔面，手背などの日光裸露部に水疱やびらんを生じ，瘢痕治癒することを繰り返す。ともに光線過敏症を呈する。

骨髄性プロトポルフィリン症は10歳前後に寛解する。晩発性皮膚ポルフィリン症ではアルコール長期摂取が誘因となるので，禁酒と遮光を行う。

4. ムチン沈着症

▶ **概念・原因**　ムチン沈着症（mucinosis）は，ムチンが皮膚に沈着することによって発症する。甲状腺機能異常症，糖尿病，感染症などに伴って生じる場合もある。

▶ **症状**　ムチンが真皮に大量に沈着した結果，膠原線維が断裂・離開し，皮膚は浮腫状となる。以下，代表的な症状を示す。

- **汎発性粘液水腫**：甲状腺機能低下症によって生じる。全身の皮膚に浮腫状変化が目立ち，皮膚は冷たく乾燥する（粘液水腫；成人型甲状腺機能低下症）。
- **糖尿病性浮腫性硬化症，成年性浮腫性硬化症**：糖尿病や感染症などに伴って生じる浮腫性硬化症では，項部から上背部の皮膚に浮腫性硬化を認める。糖尿病性浮腫性硬化症

Ⅳ　そのほかの皮膚疾患

は難治であるが，感染症などを契機に発症する成年性浮腫性硬化症は数年で自然治癒する。

- **脛骨前粘液水腫**：甲状腺機能亢進症に伴ってみられる。脛骨前面に淡紅褐色の局面，結節を呈する。
- **粘液水腫性苔癬（丘疹性ムチン沈着症）**：四肢伸側，顔面，頸部などに，直径 3mm くらいまでのやや黄色調の丘疹が多発，集簇して局面を形成する。
- **硬化性粘液水腫**：粘液水腫性苔癬の亜型で，広い範囲に強皮症様の皮膚肥厚をきたす。
- **毛包性ムチン沈着症**：顔面，頭部に淡紅色の丘疹が多発，集簇して軽度隆起した局面を呈する。頭部では脱毛を伴うことが多い（ムチン沈着性脱毛症）。慢性に経過するもののなかに，悪性リンパ腫を合併するものがある。

▶ **治療**　基礎疾患に対する治療を行う。副腎皮質ステロイド薬の外用や局所注射を行うこともある。

Ｇ 遺伝性結合組織疾患

1. エーラス−ダンロス症候群

エーラス−ダンロス症候群（Ehlers-Danlos syndrome）は，コラーゲン遺伝子などの変異により発症する先天性の結合組織疾患である。関節の過可動，皮膚の過伸展と脆弱性，易出血性を 3 主徴とする。皮膚はわずかな外力で裂けやすく，萎縮性瘢痕を生じる。血管が脆弱なため，動脈瘤もできやすい。

根治療法はなく，外傷を避けるなどの対症療法となる。

2. マルファン症候群

マルファン症候群（Marfan syndrome）は，フィブリリン 1 遺伝子などの変異により発症する先天性の結合組織疾患である。骨格異常（長身，クモ状指など），眼症状（近視，水晶体偏位など），心血管系異常（解離性大動脈瘤，大動脈弁輪拡張症など）を 3 主徴とする。皮膚では皮膚線条や蛇行性穿孔性弾力線維症がみられる。

基本的には対症療法であるが，解離性大動脈瘤に対しては降圧薬が用いられる。

3. 弾性線維性仮性黄色腫

弾性線維性仮性黄色腫（pseudoxanthoma elasticum）は，ATP 結合カセットの一種である *ABCC6* 遺伝子の変異により発症する先天性の結合組織疾患である。

頸部や腋窩などに黄白色の軟らかい丘疹が多発，集簇して，敷石状の局面を形成する（図4-44）。皮膚はたるみ，加齢とともにシワが著明になる。網膜血管線条などの眼病変や，高血圧，動脈硬化などの心血管系病変を合併しやすい。眼症状と皮膚症状を伴うものをグ

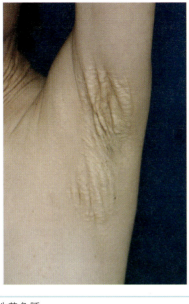

腋窩に軟らかい黄白色の丘疹が多発，集簇して，敷石状の局面を形成している。

図4-44 弾性線維性仮性黄色腫

レンブラッド－ストランドベルグ症候群とよぶ。根治療法はなく，眼病変，心血管系病変に対する対症療法が主となる。弛緩皮膚を整容的に手術することもある。

H 肉芽腫性疾患

1. サルコイドーシス

　サルコイドーシス（sarcoidosis）は原因不明の全身性肉芽腫性疾患であり，組織所見で非乾酪性の類上皮細胞肉芽腫を認める。

　全身症状としては，両側肺門リンパ節腫脹などの肺病変，ぶどう膜炎などの眼病変，房室ブロックなどの心病変がみられる。皮膚症状は約4分の1の症例で認められる。組織所見で類上皮細胞肉芽腫が確認される特異疹には，結節型，局面型（図4-45），び漫浸潤型，皮下型，瘢痕浸潤型，結節性紅斑様皮疹などがある。

　自然軽快する症例も多いが，心病変，進行性肺病変などには副腎皮質ステロイド薬の内服を行う。皮膚病変には副腎皮質ステロイド薬の外用を行う。

2. 環状肉芽腫

　環状肉芽腫（granuloma annulare）の原因ははっきりしないが，糖尿病，末梢血行障害，虫刺症，紫外線などが誘因となる。手背や足背などに小丘疹として生じ，遠心性に拡大して辺縁は環状堤防状に隆起する。組織所見で膠原線維の変性と，それを類上皮細胞などが

Ⅳ　そのほかの皮膚疾患　125

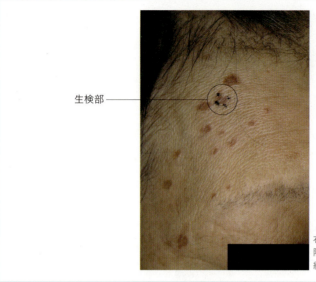

右額部を中心に，辺縁がやや隆起し，中央が軽度萎縮した紅褐色斑が多発している。

図4-45 サルコイドーシス（局面型）

取り囲む柵状肉芽腫を認める。
　皮膚生検後に自然消退することもある。副腎皮質ステロイド薬の外用や紫外線療法などを行う。

爪の疾患

1. 陥入爪

　陥入爪（ingrown nail）は，爪の辺縁が側爪郭に食い込むことにより生じる。きつい靴による圧迫や深爪が誘因となる。
　爪が食い込んだ側爪郭が発赤腫脹し肉芽形成をきたす（図4-46）。疼痛，圧痛を伴うため，治療では圧迫を避け，爪が食い込まないようテーピング指導を行う。難治性の場合，ワイヤーによる爪矯正や，フェノール法による手術などを行う。

2. 厚硬爪甲

　厚硬爪甲（pachyonychia）は，先天性の場合はケラチン6，16，17遺伝子の変異によって生じる。後天性の場合は，きつい靴による圧迫や外傷が誘因となる。
　症状は，爪甲が厚く硬くなる。分厚くなって彎曲した状態を爪甲鉤彎症とよぶ。対症的に厚く硬くなった爪を切除して治療する。

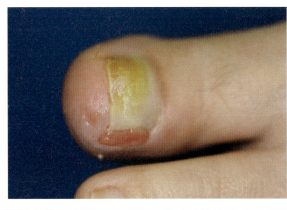

第1趾の爪が食い込んだ側爪郭が，発赤腫脹し，肉芽を形成している。

図4-46 陥入爪

国家試験問題

1 Behçet〈ベーチェット〉病に特徴的なのはどれか。 (101回AM55)
Behçet's disease

1. 真珠腫
   cholesteatoma
2. 粘液水腫
   myxedema
3. 紫紅色紅斑
4. 外陰部潰瘍
   vulva ulcer

2 ブレーデンスケールで評価するのはどれか。 (97回AM68)

1. 褥瘡の深さ
2. 褥瘡の広がり
3. 褥瘡の好発部位
4. 褥瘡発生の危険性

3 アトピー性皮膚炎で正しいのはどれか。 (95回AM94)

1. IgE抗体が関与する。
2. 抗核抗体が陽性になる。
3. 四肢の伸側に好発する。
4. 患部の発汗が増加する。

▶答えは巻末

第**2**編 皮膚疾患患者の看護

第**1**章

看護の基本

この章では

- 身体的問題や心理・社会的問題に対する看護の役割を理解する。
- 療養生活を支えるための患者・家族指導の重要性を理解する。
- 皮膚疾患をもつ人の情報収集とアセスメントの視点について理解する。
- 急性期，慢性期，回復期，終末期の患者の看護と，家族への援助を理解する。
- 患者の療養生活を見すえた退院調整・退院支援の重要性を理解する。

I 患者の特徴と看護の役割

皮膚はからだの外表面を覆い，内部環境と外部環境の境界として存在する。その皮膚は，外界の様々な刺激からからだを守る保護機能だけでなく，体温調節，分泌，排泄，知覚，吸収機能など，体内の恒常性を維持する重要な役割を担っている。また，病変が体表部にあることによる表情（その人らしさ）の形成も特徴である。これらの働きに影響を及ぼす因子として，加齢や成長発達過程，内部・外部環境，生活習慣などがある。

皮膚疾患では，全身状態に大きな異常をもたらすものは少ないが，症状による苦痛・不快感や，慢性的な経過をたどり，生活行動が制限されることによるストレス，外観の変化などによる心理的な悩みなどが重なり，深刻な状況を引き起こす場合が多い。

看護のポイントは，①原因因子の回避のための活動，②苦痛となる症状の緩和，③皮膚の保清・処置，④日常生活の援助・指導，⑤治療効果の観察などである。

A 生じやすい身体的問題

皮膚疾患には，皮膚に原発する疾患と，全身性あるいは内臓疾患の一病変として皮膚症状を示すものがある。いずれであっても，皮膚の病変に伴う症状として発疹，瘙痒感，疼痛，落屑，分泌物による悪臭などを引き起こすことが多い。特に瘙痒感は代表的な症状である。執拗な瘙痒感は不眠，不安，ストレスを引き起こし，心理面にも大きな影響を及ぼす。

また，皮膚病変により皮膚の機能である体内の生理的恒常性維持や，保護・調節機能の障害などを起こす。重度の熱傷，あるいは皮膚の悪性腫瘍，そして各種疾患の急性期を除いては，皮膚疾患患者の場合には，疾患によって日常生活の自立自体が阻害されるケースは少ない。しかし，身体的な苦痛が続くと慢性的な消耗をきたす。

B 生じやすい心理・社会的問題

発疹や落屑，滲出液のもたらす悪臭などは，患者のボディイメージの変容に対する劣等感を生みやすくする。また，病変が他人の目に触れやすいことから，周囲の人々も感染の不安や嫌悪感を表出しがちになり，患者は情緒的苦痛を伴うことが多い。

皮膚疾患は慢性の経過をたどることが多く，長期にわたる治療の継続や生活改善が必要になり，継続的な回復意欲をもち続けることに精神的苦痛を伴う。

また，皮膚疾患の特徴である慢性の経過をたどるケースが多いことや，病変が自分はもちろん周囲の人の目に触れやすいといったことから，心理的葛藤を生みやすく，社会的疎外感を生じやすい。そのため，より良い治療環境を整えるために学校，職場などの変更を

余儀なくされる場合もある。

C 看護の目的と役割

1. 身体的問題に対する看護の目的と役割

1 症状・苦痛の緩和

❶ 皮膚の保清

皮膚疾患特有の瘙痒感，落屑，浸潤などに対し，可能な限り，原因や誘発因子の除去を行う必要がある。そのため皮膚の保清は大変重要である。皮膚の保清は異物の除去とともに皮膚の新陳代謝を促進し，2次感染を予防し爽快感をもたらす。

保清時はなるべく皮膚に強い刺激を与えないようにする。また，分泌物や落屑，膿などで浸潤している皮膚は，病変部が不潔になりやすく2次感染を起こしやすい。疾患によっては院内感染源になり得るので，その取り扱いには注意を要する。

❷ かゆみへの対応

執拗なかゆみは，掻くことによりさらに瘙痒感を増強させるという悪循環を招く。かゆみに対しては，外用薬や内服薬の適切な処置を行い，その効果が最大限に得られるようにする。特に軟膏塗布は皮膚疾患の中心的治療法である。その前後の皮膚の保清は治療効果を促進するだけではなく，2次感染予防にも重要である。

❸ 自己管理に向けた指導

外用薬を塗布したり包帯を交換するときは，患者と医療者が皮膚病変を見ながら話し合える良い機会である。慢性的経過をたどることが多いので，自己管理に向けた具体的な指導をすることが必要である。

2 生活調整

生活調整とは，患者の生活全体を把握し，より良い治療環境となるよう調整することである。皮膚疾患は，その多くが慢性の経過をたどることや，根本原因が生活環境のなかにあることが多いことなどから，生活調整は重要な意味をもつ。

生活調整は，具体的には，外部環境の調整，内部環境の調整，日常生活環境と管理能力の 3 つに分けられる。

❶ 外部環境の調整

外部環境としては，日光，温度，湿度，大気汚染などがあるが，患者に最適な生活環境を整えることは，疾患の悪化を防ぐ意味でも重要である。たとえば直射日光は皮膚には過剰な刺激になることが多い。また，季節によっても皮膚の状況は変化するので，状況に応じて最適な環境に調整する。

I 患者の特徴と看護の役割 131

❷内部環境の調整

内部環境には，自律神経，ホルモン，栄養などがある。内部環境の調整として，睡眠や休息を十分に取り，ストレスをため込まずリラックスした環境をつくることは，自律神経やホルモンバランスを整えるために重要である。さらにバランスのとれた食事を規則正しく摂取することは，皮膚の健康を維持・増進するためには非常に重要である。一方，刺激物の摂取は皮膚疾患の悪化をもたらすので注意が必要である。また，アレルギー疾患などでは，アレルゲンとなっている食事がある場合，根本原因の除去を徹底する必要がある。

❸日常生活環境と管理能力

日常生活環境と管理能力では，患者の年齢や性格，職業と職場環境，家庭の生活状況，キーパーソンはだれかなどについての情報の把握を行う。

また，日常生活管理が無理なく継続できる方法を，患者との話し合いのなかで見つけ出すことが重要である。家族など周囲の者は，過保護の状況をつくり出す傾向がある。一時的な感情に基づいたこれらの対応が，患者の社会への参加や自立への意欲を奪い，結果として患者の人生を狭くしてしまう。周囲の者は，自立を側面から支えるといった態度で患者に接することが必要であり，それを理解してもらうことが看護師の役割でもある。

糖尿病性足潰瘍（かいよう）がある場合には，潰瘍部にかかる荷重を減らし血流を維持することが必要である。その場合には，職場の協力を得て立ち仕事から座り仕事に変更するなどの工夫が必要である。また，乾癬（かんせん）は慢性に経過することが多く，瘙痒感や関節炎などの身体的症状や皮膚の変化にストレスを感じ，精神的苦痛を抱くケースも少なくない。

患者に対しては，病変による皮膚の変化に対する受容を働きかけるとともに，継続的な治療の効果について根気強く説明し，希望をもち続けられるように働きかけることが重要である。

2. 心理・社会的問題に対する看護の目的と役割

1 │ 患者との人間関係の確立

❶ボディイメージの変容への対応

皮膚は分泌（ぶんぴつ），体温調整，知覚などの重要な機能を担っているほかに，健康状態や心理状態，あるいはボディイメージを反映する器官でもある。そのため病変が顔面や頭部など露出部にある患者は，容貌（ようぼう）を損なうようなボディイメージの変容により，このうえない不幸と感じることが多い。その結果，家に閉じこもったり，他者との人間関係づくりに消極的になり，良好な人間関係をつくることができないといった問題も生じがちである。また，悪臭や落屑（らくせつ）は，周囲の人々に不潔な印象や不快感を与え，人間関係に問題を生むこともある。このように皮膚は，外観的に人間の尊厳を維持するうえで大切なものである。よってボディイメージの変容に対する細やかな対応が求められる。

❷ 患者個々の価値観を踏まえた対応

一方，美に対する観念は個々に異なるため，疾患が患者に与える影響は様々である。たとえ他者から見ると「小さな母斑」「小さな傷」であり気になるものではないとしても，患者にとってはその病変によって人間性までも否定されているのではないかという不安を抱く場合がある。

また，他者が感じない程度のにおいでも，患者には強い悪臭と感じられ気に病んでいる場合がある。そのような心理状態に陥りやすいことに理解を示すことは，患者との関係性を築くうえで重要である。

看護師は，患者個々の価値観を知り，批判したり否定したりすることなく，ありのままにその人を受け止め，患者と本音で話し合える信頼関係を築くように努める。そして表面的な言葉に左右されるのではなく，態度や表情，行動をとおしてその人を理解していく姿勢が重要である。

❸ 終末期患者への対応

皮膚の悪性腫瘍ではからだのいたるところに腫瘍ができ，外観が変化していくために，患者はがんであると認めざるを得ない状況になる。患者は死に対する漠然とした不安，家族や友人との別離の悲しみ，痛みのもたらす恐怖などと葛藤しながら終末期を迎えるケースが多い。患者の生命が続く限り，心身の安楽が得られるように援助する。

また，家族も別離の悲しみに直面していることを理解し，家族一人ひとりが考えや感情を表出できるように援助する。患者の疾病によって，経済的にも社会的にも精神的にも大きな変化に遭遇している家族を支えることも看護の重要な働きである。

2 | 療養生活を支えるための患者・家族指導

❶ 生活指導

入院当初より，患者の生活背景に関する情報をもとに実行可能な指導計画を立てる。患者が無理なく家庭や職場に復帰できるように，清潔，栄養，食事などの日常生活上の知識や，治療を継続するうえで必要な事柄を指導する。また，皮膚疾患の原因や誘因が家庭や職場にある場合は，家族や職場の関係者に働きかけ，その調整を行う。

❷ 治療に関連する指導

慢性疾患や再発の可能性のある疾患を抱える患者の場合，退院後も在宅で医師の指示に基づいた服薬や外用療法を続ける必要があるとともに，継続して受診する必要がある。特に慢性疾患の場合は，皮疹や全身状態によって外用療法や内服薬が変更されるため定期的な受診は欠かせない。しかし，患者のなかには，急性期の症状が治まると自己管理が甘くなり急性増悪を招く人も少なくない。

一見症状が治まっているようにみえても，再発の危険性があることを患者に十分伝え，誤った自己判断で服薬を中断したりすることのないよう指導する。また，皮疹や病状の悪化時には，自己判断で市販薬を使用しないよう注意する。

Ⅰ　患者の特徴と看護の役割　　133

他者への感染の可能性がある場合には，感染予防の方法について具体的に説明する。ただし，家族や周囲の人々への感染の危険性について過大に考え過ぎて患者が孤立したり，誤った知識から自ら行動範囲を狭めてしまうことのないように配慮する。

❸ 家族の理解と協力

皮膚疾患患者の場合，病変が周囲の人の目に触れやすい部位に現れることから，患者はどうしてもほかの人との接触や社会的活動への参加に消極的になりがちである。そのような患者にとっては，疾患を受け止めた家族の温かい励ましがあって初めて，長期間に及ぶ治療や不自由な生活にも耐えられるのである。その意味では，入院中から患者およびその家族との接点を十分にもっておくとともに，患者と家族の関係性，そして患者にとってのキーパーソンはだれかなどについて，的確な情報を得ておく必要がある。

一方，悪性黒色腫など予後が不良な患者の退院に際しては，患者や家族がどのような時間を過ごしたいと願っているのかを知り，その意思に沿って援助する。指趾や四肢の切断，周辺リンパ節の郭清によって日常生活動作に支障が生じた場合には，患者に残された機能を生かして充実した時間を過ごせるよう，家族と十分に検討する。最後まで希望をもって患者と向き合う医療者の誠意ある態度が，患者や家族の慰めとなる場合もある。

II 必要な情報とアセスメントの視点

個々の人間は，取り巻く環境，成長過程，生活様式，欲求，思考過程，病態のどれを比較しても同一であることはない。そのため，一人の人間を把握し理解するには，非常に多くの情報が必要となる。また，患者と同様，看護を展開する看護師もまた個別性をもった存在であることから，その看護師のもつ価値観が看護に反映することになる。それだけに，情報の収集にあたっては，より客観的な基準，枠組みに基づいて行うことが大切である。

A 患者の一般的背景

皮膚に病変が現れた状態とひと口にいっても，その病変が皮膚に限定されたものであるのか，肝疾患や腎疾患，糖尿病，全身性エリテマトーデス，後天性免疫不全症候群（AIDS）などの全身疾患の影響であるのかによって，その後の治療・看護内容は大きく異なることになる。したがって，皮膚病変のみに目を奪われるのではなく，仮に軽度に見える皮膚の病変であっても，常に全身疾患との関連を念頭に置いて対処する。

皮膚疾患の場合，患者がその疾患およびそれによる病変をどのように受け止めているかが，適切な自己管理や闘病意欲に大きく影響する。看護師としては，今後どのように患者を支えるかの手がかりを得るためにも，患者の思いを把握することは重要である。病変に対して強いこだわりをもっている患者であっても，その思いのままを伝えるとは限らない。

1回の面接で情報収集をすませようとするのではなく，時と場所を変えながら何度か面接の機会をもち，患者の本音に近づけるようにする。

B 主訴と現病歴

1. 主訴

　皮膚疾患患者の主訴は，瘙痒感や疼痛といった自覚的苦痛だけでなく，皮膚・粘膜の色，発疹の性質，発疹の分布状況，分泌物や悪臭など，皮膚病変に関するものが多い。重度の熱傷や悪性腫瘍以外の多くの皮膚疾患のケースでは，生命に直接影響の及ぶことは少ないが，そのために不眠や集中力の低下に陥ったり，病変がもたらす外見の変化が，人間関係の維持に様々な問題をもたらすことがある。

　看護師としては，主訴である瘙痒感や分泌物，悪臭，疼痛の有無や程度，外見の変化と患者の受け止め方を知る必要がある。

　瘙痒感は皮膚の乾燥，環境，衣類や寝具の種類，食品，ストレスなどによっても増強するため，瘙痒感の増強に影響する要因や，皮膚疾患以外の要因についても検討してみるべきである。

　一方，疼痛の受け止め方は，過去の疼痛の体験や生活背景などから影響を受け，疼痛閾値や疼痛の表現，対処行動にも個人差があるため，ありのままの訴えや状態を把握する。

　また，外見の変化に関連する患者の訴えは単に病変の程度を知るための情報というだけではなく，患者の心理・社会的ニーズの不足と関連する問題を含んでいるため，病変の程度ばかりでなく，患者の受け止め方という視点からの情報収集が必要となる。

2. 現病歴

　外見上の変化や瘙痒感がいつ頃から始まり，どのような経過をたどって現在に至ったか，外部環境や内部環境によって悪化や軽快を繰り返しているか，また，薬物療法や光線療法，手術療法，理学療法などをどのようにとらえ，実施してきたのかを知る。

　からだの最外層の皮膚は感染を受けやすく，感染を伴った皮膚疾患は難治であるため，皮膚病変が感染を伴っていないかを観察する。感染性皮膚疾患では，感染源や感染経路，感染した時期を知る。一般に皮膚の病変は，その外観が与える印象から，感染するのではないかと過度に恐れられがちである。情報を収集するときは，患者や家族の知識の程度を知る良い機会であることを踏まえ有効に生かす必要がある。

　AIDS では，皮膚病変（カポジ肉腫）に関する情報のほかに，感染を受けた時期，発症までの経過とその間の生活状態，初発症状とその経過も知る。

　熱傷や天疱瘡など生命の危険がある疾患や，全身性エリテマトーデス，強皮症のように全身疾患として考えなければならないものは，X 線検査，血液検査，細菌検査の結果から，

Ⅱ　必要な情報とアセスメントの視点　　135

患者のからだに起きている変化を知る。

C 健康歴

1. 既往歴

皮膚に病変が現れるもののなかには，皮膚疾患，あるいは皮膚に対する機械的・物理的・化学的刺激によるもの以外に，全身性の疾患の影響によるものも多い。したがって，皮膚疾患患者の場合，過去に罹患した疾病や外傷，現在の健康状態に関する情報は，現在顕在化している問題に対する影響因子，治療による副作用の可能性を探るために不可欠なものである。

また，皮膚疾患のなかには慢性の経過をたどるものが多く，一度は治まっていた症状が何らかの刺激によって再燃する場合もある。過去に罹患した疾患の再発であれば，何が契機となったかを知ることで，その後の自己管理指導の方向を考える材料にすることができる。

2. 家族背景

母斑症や乾癬，尋常性魚鱗癬，遺伝性角化症などの遺伝性皮膚疾患，あるいはアトピー性皮膚炎のように，遺伝的素因に環境因子が作用して生じる疾患の場合には当然であるが，皮膚疾患のなかには，家族が過去に罹患した疾患や外傷，そして家族の現在の健康状態が直接的・間接的に患者の病変に影響を及ぼしていることが多い。そのために，家族の健康の確認は重要である。

3. アレルギー体質の有無と反応

皮膚疾患の場合，アトピー性皮膚炎に代表されるようにアレルギー体質に起因して病変が顕在化するケースも多い。それだけに患者がアレルギー体質か否か，アレルゲンは何か，どのような反応が現れるかについて具体的に情報収集する必要がある。

特にアレルゲンについては，その後の日常生活管理の指導においても，最重要の情報といえる。

4. 生活習慣

適切な食事や睡眠など，健康のための習慣の破綻が様々な健康障害を招くことはよく知られているが，病変が皮膚に現れる疾患のなかにはこの種のものが多い。したがって，健康の維持・増進のために患者がどのような生活習慣をもっているか，病変の現れた時期にその習慣に変化を加えたかなどについて情報収集するとともに，患者本人の健康に対する意識のあり方についても確認する必要がある。

皮膚疾患においては，急性期の対応も重要だが，再発あるいは増悪を防ぐための日常的な取り組みは，それと同等，あるいはそれ以上に大事である。健康管理に関する情報の把握は，病変の背景にある生活習慣上の問題を知るためにも，退院後の日常生活管理の指導方針を考えるためにも欠かせないことである。

D 現在の情報

1. 身体的側面

❶ 呼吸, 循環, 体温

感染性の皮膚疾患，あるいは熱傷患者の創感染などのケースでは，体温の異常，呼吸促迫，頻脈といった症状が現れる。これらの症状がみられるときには，感染の危険性を視野に入れて対処する必要がある。検査の結果，感染性の皮膚疾患であることが判明した場合には，感染源，感染経路，感染の時期についての情報を把握するとともに，家族やほかの患者，医療関係者に感染の危険が及ばないような処置を講じることが不可欠である。

❷ 栄養, 代謝

皮膚の病変が問題になるケースというのは，必要な栄養素が摂取できないことに起因した皮膚疾患というよりも，たとえばアレルギー疾患，あるいは糖尿病というように内部環境に問題のある場合が多い。したがって，食事の摂取状態（食事量，質，種類）に加え，病変と食事内容の関係，体重の変化や皮下脂肪の状態，皮膚・粘膜の状態，消化器症状など様々な角度からの情報収集を行う必要がある。特にこの領域は，日常生活指導の柱ともいえる食生活に大きく関与することから，退院後の生活をも考慮した情報収集が大切である。

❸ 排泄

排尿や排便の異常が，皮膚疾患そのものと直接的に結びつくことは少ないが，これらに関する情報は，全身性の疾患において問題の所在を示す貴重なものである。そのため排尿や排便の回数・量・性状については正確に把握しておく必要がある。なお排便については，腹痛や悪心・嘔吐などの消化器症状の有無との関連も含めて情報を得ておくべきである。

❹ 運動, 日常生活動作

皮膚疾患患者では，疼痛，瘙痒感が主訴の代表といえる。これらの症状を抱えた患者の場合，活動・集中力の低下，そして日常生活を他者に依存する傾向が現れるのが一般的である。この場合，運動，日常生活動作という側面から情報を把握するよりは，患者の訴えから疼痛や瘙痒感の程度を把握するというのがより現実的である。看護師としては，運動，日常生活動作と主訴とを関連づけて把握しておくことが，その後の指導の展開に有効である。

❺ 睡眠, 休息

疼痛，瘙痒感，薬の副作用が睡眠や休息を妨げるケース，あるいは体表に現れた種々の

II 必要な情報とアセスメントの視点　　137

病変に起因するストレスが作用して、睡眠状態に問題を抱えている皮膚疾患患者は多い。そこで睡眠時間、就眠状況、睡眠中断の有無、睡眠の性質について把握するとともに、何が原因で睡眠障害が起きているか、それはいつからか、などについて情報を得る。

また、良い睡眠を得るには、環境のもつ意味も大きい。そのため退院後の生活をも考え、家庭における睡眠環境を把握することも大切である。

❻清潔

皮膚疾患の場合であっても、全身性の疾患が皮膚の病変を招いている場合であっても、患者の皮膚は傷つきやすい状態にあり、感染の危険性の高い状態にある。そこで皮膚の清潔、保護ができているかどうかを把握するとともに、感染の徴候の有無につき各種検査結果も併せて情報収集する。

▌2. 心理・社会的側面

1 │ 闘病意欲の有無

患者の性格や知的能力、固有の対処行動、表現方法などを理解し、病状のとらえ方や病気を抱えながら日々生活し生きていくための具体的な方法、人生設計を知る。

病気と向き合う姿勢は患者によって様々であるが、皮膚疾患には慢性の経過をとるものが多く、病変も目に見えるものが多いため、疎外感や劣等感をもちながら生活する者が多い。また、情緒的に不安定になりやすい傾向や生活範囲を自ら狭める傾向をもつ者もいる。周囲の人の誤った理解や偏見のために忌まわしい病気と疑われ、環境に適応できず人間関係を築くことに困難を感じている者もいる。患者を取り巻く人間関係を観察し、患者がどのような思いを抱いているかを知る必要がある。発症によって、あるいは手術後に自分のボディイメージが急激に、しかも大きく変化するため、患者の精神的な動揺は大きい。患者の不安感や絶望感、無力感などは、食欲の減退、不眠、自分や周囲への無関心として現れることが多い。患者が過去においてどのような状況を困難としてとらえ、どのような行動をとる傾向にあったのかを把握する。

今後予測される危機的状況に陥ったとき、患者にとってのキーパーソンがだれであり、その人は支援可能な状態にあるのかを知る。患者に援助を求められ、期待に応じようとしても、期待の程度や個人的な事情によって対応できない場合もあるため、その人の反応も観察する。

2 │ 役割の変化

皮膚疾患によって家族関係や家庭生活、職業や職場での役割にどのような影響が現れているのかを知る。慢性の経過をたどり、軽快、増悪を繰り返すことの多い難治性皮膚疾患は、長期間の治療を要し、入退院を繰り返すことが多い。そのため、経済的不安定が生じたり、収入が断たれる場合もある。また、病因となる化学物質を扱う職業や、日光、寒冷

が悪化につながる職業に携わる場合は，職場を変更する必要が生じる。

そのため職場や学校，家庭など患者の属している集団が患者の病状をどのようにとらえ，患者にどのような役割を期待しているかを知り，少しでも患者が充実した生活が送れるような方法について，関係者間で話し合う機会をもつことが必要となる。

一人暮らしや高齢の患者が外用療法を継続する場合は，その人の力とともに援助者の有無を知る。独力では無理であったり，援助者が不在の場合は，社会資源の活用や無理のない治療方法を検討する必要もある。

III 疾患の経過と看護

A 急性期の患者の看護

1. 全身状態の管理

一般的に皮膚疾患の急性期には，心身の安静を図り，症状の緩和，病変部の保清と2次感染の予防が重要になる。

皮膚の病変が広範囲にわたる患者の場合，生命の危機状態に陥ることがある。熱傷では，皮膚および軟部組織の損傷の範囲と深さによってショックに陥る危険性があり，全身管理が必要になる。各種の検査データやバイタルサインからショック症状の早期発見に努めるとともに救命処置を迅速にし，体液の補整を確実に行う。また，感染が起こると敗血症を併発しやすいため，皮膚病変の感染や全身的な感染を予防する。

2. 苦痛の緩和

身体的苦痛には，広範囲の皮膚損傷による疼痛がある。疼痛は，安静時はもちろん包帯交換時に増強することがある。そのほか，術後の創の安静のための体位保持など身体の拘束感による苦痛や，多量の滲出液による苦痛がある。そのため，ベッド上での食事や排泄など日常生活行動の制限を余儀なくされる。生活リズムも影響されやすく，睡眠障害も起こりやすくなる。これらの多くの苦痛と病状を総合的にとらえ，患者のニーズに応じて安楽で消耗を最小限にした問題解決を図る。また，強い瘙痒感や疼痛に対しては，保清や止痒薬，鎮痛薬を用いて緩和を図るが，同時に心身の安静と刺激要因の除去に努める。

3. 不安の軽減

全身に現れた発疹などの病変を目にした患者にとって，それらの症状がどのくらいの期間で改善するか，また，治癒した後の外観に変化はないかといった問題は，疼痛や瘙痒感

といった身体的苦痛と同様，患者に大きな不安をもたらすことになる。

　一方，熱傷や外傷など受傷直後の患者は，苦痛とともに突然の状況変化に対する恐怖や不安を感じている。そして，現状がはっきりしてくると，突然の事故に対して「どうして自分が」とか「もっと慎重に行動していたら」などと，受傷時の様々な状況によって，怒りや罪悪感，後悔などの感情が現れる。激しい疼痛に恐怖を感じる患者もいる。次々に行われる処置に不安を感じたり，経済的な負担を心配したり，治癒後の容姿の変化やそれに伴う社会復帰への不安をもつ患者もいる。

　このように様々な不安を抱えている急性期の患者に対しては，安全に保護し，現実に直面できない時期には見守る態度で患者を支える。現実に直面することが可能になったら，患者が新しい状況に適応できるように，活用できる社会資源を紹介するなど積極的に対応する。

4. 日常生活への援助

1 　安静の必要性の理解

　全身症状を伴う皮膚疾患の急性期には，不必要なエネルギーの消耗を防ぐために安静が必要である。手術後の局所の安静は，静脈還流を促し創の再生を促進すると同時に，創のずれやねじれの予防につながる。

　皮膚疾患患者は病変が皮膚に限られることが多く，機能障害や疼痛など全身に及ぶ苦痛が比較的少ないため，患者は安静の必要性を理解しにくい状況にある。個々の患者に応じた安静の必要性を十分に説明する必要がある。しかし，安静の必要性をなかなか理解できない患者や，理解していてもつい動いてしまう患者もいる。安静を守ることで患者が受けるストレスと，安静を守らないことによる病状の悪化について患者とともに考え，安静が保てるよう患者と一緒に生活調整をする。

2 　環境の整備

　外用薬のなかにはにおいの強いものがあり，患者自身が不快であるばかりでなく，同室者とのトラブルを生む可能性もある。換気に注意し，においを吸着する活性炭やにおいを分解する化学製剤など，種々の脱臭剤を活用する。落屑もにおいと同様に不快感が強い。ベッド上や周囲を携帯用小型掃除機（ハンドクリーナー），粘着テープを用いて落屑の舞い上がりを予防しながらきれいにする。空調の流れを考慮し，ベッドの位置を風下に変えることもある。

　全身に発疹があり，ガーゼや包帯で覆われている姿は他者の目には異様に映る。同室者や面会者から，どうしてあのようになったのか，怖い，感染はしないのか，気持ち悪いから部屋を替えてほしいなどの質問や申し入れを受ける場合がある。患者が周囲の人々から孤立しないように，家族や同室者，面会者に対してもさりげなく正しい疾患の知識を説明

140　　第2編／第1章　看護の基本

し，理解を求める。

　皮膚病変が全身に及ぶ患者は，体温調整機能に障害が生じ，わずかな温度の変化にも急激な体温変化を示す。室温を一定に調整し，患者の寝衣や寝具を工夫して温度刺激から保護する。

3 ｜ 清潔

❶ 清潔の目的

　皮膚疾患患者の清潔は，①分泌物や外用薬などが発する悪臭の除去および2次感染を予防する，②外用薬の吸収を高める，③瘙痒感を軽減する，④気分を爽快にする，という目的で行われる。

❷ 入浴・シャワー浴，洗髪時の注意

　入浴は体温より少し高めの37〜40℃の湯で短時間行う。高温の湯や長時間の入浴は，毛細血管を拡張させ瘙痒感を増強させる。シャワー浴は皮膚への刺激を少なくするために湯圧を低めにする。湯圧が高いと痛みを感じる場合もある。

　石けんは香料の少ない，家庭で使用している普通の石けんで問題はない。しかし，市販されている薬用石けんのなかには，洗浄力の強いものや消毒薬を混入したものがあり，これらは皮脂膜を取り過ぎたり，発疹を刺激することがある。石けんはタオルや柔らかいスポンジにつけてよく泡立て，発疹部をこすらないように軽くピタピタと叩くようにする。その後に石けん成分が残らないように十分に洗い流す。

　外用薬を使用している場合は，オリーブ油をつけたガーゼで拭き取った後に，入浴やシャワー浴を行う。入浴後，外用薬を使用する場合は，発汗が治まり，皮膚温が平常に戻ってから使用する。入浴後長時間放置すると皮膚が乾燥して，瘙痒感や疼痛が増強することがある。

　頭部は皮脂の分泌が多く汚れやすいため，計画的に洗髪を行う。普通のシャンプーを用いて爪を立てないようにし，すすぎは十分に行う。病変部の髪が分泌物や痂皮などで固まっている場合には，オリーブ油をよく含ませてから洗髪する。

❸ 衣類の洗濯

　肌着は皮膚と直接接触するため，通気性，吸湿性に優れているガーゼ製品や薄手の木綿製品を選ぶ。ナイロン製品は通気性が，絹やウールは吸湿性が弱く，汗の蒸発や吸収を妨げるため避ける。衣類の縫い目やシーツのしわ，布地の耳，ゴムによる締めつけなどは皮膚に摩擦や圧迫を加え，皮膚病変に悪影響を及ぼすことがある。

　衣類についている糊や生地の製造過程で使用されるホルマリンは，発汗によって衣類から染み出るため，一度洗濯してから着用することを勧める。染料，漂白剤，防水剤，縮み防止剤や，衣服に吸収された汗の中の塩分が刺激になることもある。また，汚れは吸湿性を奪い，肌触りを悪くするため，肌着は毎日交換する。

Ⅲ　疾患の経過と看護　141

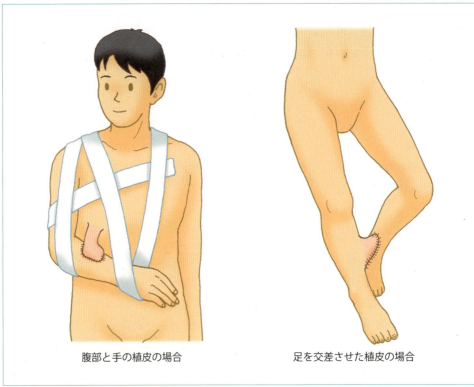

腹部と手の植皮の場合　　　　足を交差させた植皮の場合

図1-1　有茎植皮術後の不自然な体位

4 休息

　精神的ストレスは休息を妨げるばかりでなく，皮膚病変を悪化させる誘因となるため，要因となる問題を早期に解決する。入院期間が長期に及ぶ場合には，期待するほど病状の改善がみられないとか，経済的負担が増えるなどの精神的苦痛が生じやすい。長期入院では家族から孤立しがちになるため，患者や家族と早期より信頼関係を築き，相談相手になる。

　有茎植皮術の後は，創が落ち着くまで不自然な体位（図1-1）で過ごさなくてはならず，患者の休息は妨げられる。同一体位による苦痛を緩和したり，気分転換のための工夫を図る必要がある。

5 栄養

❶皮膚にとっての栄養の意味

　皮膚は様々な生理機能をもっている。なかでも，外界からの刺激に対してからだを保護する重要な働きがある。外界からの多くの刺激に抵抗できる健康な皮膚機能を維持するためには，必要な栄養をバランスよく規則正しく摂取する必要がある。

❷ 皮膚に必要な栄養素

皮膚に必要な栄養素であるたんぱく質を多く含む食品，あるいはカルシウム，カリウム，マグネシウムを多く含む食品（牛乳製品，しらす干し，海藻など）や，ビタミンを多く含む野菜や果物を摂取することは，皮膚の機能を維持するうえで重要である。

❸ 皮膚疾患の原因食品

食事性蕁麻疹，食事性中毒疹など，摂取した食品によって起こる皮膚疾患もある。これらの場合は，原因となる食品を調べ，その食品は避けるよう指導する。アルコール飲料，香辛料（わさび，こしょう，カレー粉など），嗜好品（チョコレート，コーヒーなど）などの刺激の強い食品によって皮膚症状が悪化することもある。

❹ 食事摂取の工夫

口腔粘膜の病変は，食物の温度や硬さ，味つけによって刺激を受ける。痛みなどによる食欲や食事摂取量の減少を予防するために，材料や調理法を工夫する。

顔面や上肢に包帯をしている患者や，安静を強いられている患者は，包帯を汚染するのではないかという不安や動きづらさから，簡単に食べられるような限られた食品のみを摂取することがある。そのような場合は，発疹によって失われるたんぱく質や水分，創の癒合に必要な栄養について説明し，患者が食べやすいように姿勢を整えたり，無理なく手にできるように器の形や大きさ，置く位置などを工夫して摂取を促す。また，必要に応じて食べやすい大きさに刻んだり，スプーンやフォーク，ストローを使用する，あるいは食事の介助が必要な場合もある。食事によって汚染した包帯はすぐに交換することで，清潔を保つとともに，「汚してしまう」という患者の不安や罪悪感などを軽減することができる。

6 │ 排泄

❶ 便秘時の援助

便秘は皮膚症状悪化の原因となるため，必要に応じて援助する。殿部，上肢，手指の包帯は排泄行動に支障をきたすため，股関節や肩・上肢の関節，手指の関節の動きが制限されないように，伸縮包帯やガーゼをバイアスに用いる。

また，排泄時に包帯を汚染してしまうのではないかという不安から，患者が食事量を控えたり，便意を我慢し便秘になる場合がある。汚染しないように包帯方法を工夫するとともに，汚染してもすぐに交換することを説明することで，患者は安心し，便意を我慢することもなくなる。

肛門や陰部に病変があり汚染を免れない場合は，便秘が全身や皮膚に与える影響について説明すると同時に，排泄時には創やガーゼの汚染は避けられないが，排泄後は創を清潔にすることによって悪影響がないことを説明する。患者が遠慮しないように，病室の環境を整えると同時に，看護師自身の対応や雰囲気にも注意する。

❷ 便通の調整

便秘がちな患者には起床時に冷水や牛乳を飲んだり，繊維質の食品や水分を多く摂取す

るよう勧める。自然な排便が困難な場合には，緩下剤の内服や浣腸，坐薬を用いてコントロールすることもある。

5. 家族への支援

　急な受傷であったり，重篤な状況にある患者の家族は，緊張や不安，怒り，心身の疲労が高まっている。自分たちの生活を維持しながら患者の支援者になれるように家族一人ひとりを支える。多くの処置が行われたり，患者と直接に会話ができない場合は，患者の代弁者となって状況を丁寧に説明する。家族がそばにいることや，話しかけることが患者にとって意味のあることを伝え，患者と共に闘うという意識と，家族のきずなを強めるように働きかける。

B 回復期の患者の看護（リハビリテーション）

1. 機能的リハビリテーションの支援

1 患者の心情に沿った看護

　病状が急性期を脱したり，創の状態が落ち着いたことが確認できれば，少しずつ行動範囲を広げ，退院後の生活に近づけていく。安静から運動への切り替えがスムーズに行われるように，患者の興味や必要としている動作を考え，個々に合った計画を立て，動作の拡大を図る。患者とともに計画を考えることは，患者が病状をどのようにとらえているのかを知る機会となる。

　人目に触れたくないという患者の気持ちや創に対する不安のために，安静から運動へという切り替えが円滑に進まない場合がある。患者を励ますと同時に，退院後の生活に関する話題を意識的に多くすることで，患者の気持ちを家庭や社会に向けていく。

2 訓練に伴う援助

　皮膚疾患患者のリハビリテーションは，熱傷の後遺症，術後の拘縮や強直，安静による筋力低下，皮膚筋炎患者が主な対象となり，筋力低下や関節の拘縮を予防することから始まる。全身の安静を必要とする時期においても，手術後においても，運動が可能な部位や範囲で，自動的にあるいは他動的に訓練を行う。

　悪性腫瘍の場合は，広範な皮膚の切除や四肢の切断，所属リンパ節の郭清，植皮によって欠損した皮膚などのために可動域制限や機能の欠損が起こる。非固定部位や患部以外の訓練を早期から開始する。

　患部の安静が解除された後には，残された機能の程度を把握し，代償する機能を獲得するための訓練を行う。ADLの訓練に関しては，衣服の着脱や食事，整容，入浴，排泄な

どの様々な動作を，日常生活のなかで意図的に行う。

2. 精神的リハビリテーションの支援

1 ボディイメージの変化への対応

　皮膚疾患は患者の容姿を左右するため，ボディイメージの変化に伴う援助が必要になる。悪性腫瘍では周囲の組織まで広範囲に切除することが多く，患者は生命と引き換えに変化した容姿を受け入れざるを得なくなる。外観の変化によってボディイメージの変容を迫られ，今までの自分がなくなったと感じたり，周囲の人々に受け入れてもらえるだろうかと心配する患者もいる。

　ボディイメージの形成は幼児期から始まっているため，生育歴や今までのセルフイメージ，価値観，変化をどのようにとらえているのかを知り，自己受容に向けて援助する。

　外観の変化によるショックや悲しみに陥っている患者であっても，その多くは，時間とともに過去のボディイメージと決別し，受容へ向かう。医療者や家族は患者にとって最も身近にいる他者であり，変化後の自分が周囲にどのようにとらえられるかを考えるときの指標になる。患者との信頼関係を形成し，患者の不安や悲しみを理解して支援する。

2 患者の葛藤への配慮

　母斑や瘢痕のある患者は，外来を訪れる前に様々な場面に遭遇し，葛藤し，自ら手術を選択して病院を訪れる場合が多い。看護師には，患者がそれまで病変をどのようにとらえ，どのように対処してきたかを察し，配慮ある対応が求められる。

3. 社会的リハビリテーションの支援

　皮膚疾患には完全に治癒しないものや，軽快・悪化の繰り返しというように慢性の経過をとるもの，手術によってからだが変化するものがある。長期間の入院や療養，繰り返す入退院によって，職場や学校への社会参加のしかたが変化したり，経済的問題が生じやすい。

　患者の社会的な役割や経済面への影響を知り，患者が望む社会参加の方法を周囲の人々と共に考え解決していく。利用可能なサービスや公的資源は，医療ソーシャルワーカー（MSW）をとおして活用する。

4. 家族への支援

　退院後も軟膏の外用療法の継続を必要とする患者や，全身状態が悪化している患者，高齢の患者の場合，日常生活における家族の協力が欠かせない。家族が患者の疾患や治療法を正しく理解し，日常生活のなかで無理なく協力できるように処置の方法を工夫する。

　患者に外観の変化の受容が求められるように，家族には，外観が変化した患者を以前と

Ⅲ　疾患の経過と看護　　145

同様に変わらない家族の一員として受け入れることが求められる。患者と同様に精神的に不安定になる家族もいるため，その思いを十分に聞き，支える。

C 慢性期の患者の看護

1. 悪化予防のための指導

慢性に経過する皮膚疾患は，患者自身が内部環境や外部環境を整えることによって，症状の発現や悪化を抑えることができる。患者が病状を理解し，セルフコントロールできるように援助する。悪化の徴候が現れたら，自らの生活を見直し，その誘因となるものを見つけ出し，修正できるように指導する。

光線皮膚症など日光に影響を受ける患者は，日光に直接当たらないよう指導する。外出時は日差しの強い時間帯を避け，長袖，長ズボン，帽子，日傘，サングラスを利用して直射日光を避ける。

2. 療養生活を継続するための支援

外用療法や服薬という治療を継続し生活を整えていても，病状の改善がみられないと，ルーズになったり中断する患者もいる。青年期の患者は外観を気にして孤独・抑うつ的になりやすく，老年期では清潔などにおいてルーズになりやすく，病状が悪化したり，社会から孤立しやすい。日頃の患者の言動から精神状態を知り，闘病意欲を失わないように援助する。

3. 家族への支援

患者の療養生活に家族関係が与える影響は大きい。そして，患者と家族の関係に影響を及ぼす因子は複雑である。配偶者の死亡，子どもの出産や独立，家計の維持態勢の変化などによって，家族の協力態勢は変化する。

家族は患者を精神的に支えたり，具体的に支援するというプラスに働く場合と，過度に擁護して依存性を高めるなどマイナスに働く場合があるため，家族関係を知り，家族一人ひとりが成長できるようにかかわる。皮膚疾患患者は，社会的に疎外感をもちやすいため，家族の支援は重要である。

D 終末期の患者の看護

1. 苦痛の緩和

皮膚疾患患者の終末期（ターミナル期）の苦痛としては，悪性腫瘍の転移による疼痛や，

衰弱による ADL 低下から様々なことを他者に委ねなければならない苦痛などがある。また，病変部の悪臭や滲出液による不快感も強い。進行が緩慢なために苦痛と闘う期間も長く，からだを蝕んでいく腫瘍，衰弱するからだを目にしながら生きていくことになる。

可能な限り健康時に近づけた生活を工夫し，残された時間を苦痛や不快感が少なく有効に活用できるように援助する。疼痛コントロールにおいては，患者の精神活動に影響を及ぼさないように患者と話し合いながら鎮痛薬を使用する。

2. 精神面への配慮

腫瘍がからだを侵していく状態を目にすることによって，患者は死を予期し始める。そして，これまでに体験したことのない生命の危機を感じる。これから訪れるであろう苦痛への不安，どのような状態で死を迎えるのかと恐怖に襲われ，やり切れない心の不安定さのなかで喪失感と孤独感を強めていく患者も多い。残された時間を意味あるものとするために，患者の思いを知り，看護の技術を駆使していく。

3. 家族への支援

悪性疾患と診断されたときから，家族には喪失に伴う悲嘆が始まっている。家族は悪性疾患という事実の重さから，患者に対してどのような態度で接し，どのような言葉をかければよいのかとまどう。まして苦痛と闘う患者の前では，腫れ物に触るようにオロオロしてしまう家族も多い。

患者の身体的状況や理解し得る限りの心の変化を家族に伝え，援助の方法を指導して，家族が良き支援者となり得るように支える。経過が緩慢なため家族の疲労も強くなる。経済的問題が生じたり，家族内の役割交代が起こることもある。患者の支援者であり続けられるように，家族の支援態勢や健康にも配慮する。

Ⅳ　皮膚疾患患者の療養生活を見すえた退院支援と多職種連携

皮膚疾患では，慢性的な経過をたどるケースが多く，小児のアトピー性皮膚炎から高齢者の褥瘡など，幅広い年代に発症する特徴がある。また，乾癬や糖尿病性足潰瘍など，ライフスタイルが病気の原因や症状の悪化要因となる場合が多い。よって，入院という療養生活で疾患の改善があっても，退院後の生活の調整ができなかった場合は悪化や再燃をする可能性がある。そして，皮膚疾患だけではなく，抗がん薬の副作用による皮膚炎など，他疾患やその治療が原因で発症している患者も少なくない。つまり，皮膚疾患患者の看護は，一般的な疾患の基礎知識をもちながら，退院後の療養生活を見すえ，患者やその家族がセルフケアの具体的行動を獲得し生活の再構築が行えるように，病院や地域における

様々な職種と連携した支援が重要になる。

退院支援・退院調整における看護師の役割

1. 退院支援・退院調整看護師とは

2014（平成26）年度の診療報酬改定において，団塊の世代が75歳以上となる2025（平成37）年に向けて「在宅医療の充実」が重点課題の一つとされた。超少子高齢社会の医療ニーズに合わせた医療提供体制が再構築され，疾患を抱える患者であっても，そのほとんどの時間は地域で過ごし，本当に具合が悪くなったときだけ入院する時代がやってきている。

退院支援・退院調整の目的は「早期退院」と「ケアの質保証」を目的とし，入院中の患者とその家族を対象に，退院後の療養生活の問題の解決を目指してケアプランを立案，実施，評価するケア過程である。**退院支援看護師**と**退院調整看護師**の役割の違いは明らかにされてはいない。整理をするならば，退院支援看護師は，入院・通院中の患者に必要な介入を考え，患者を連携部門へ橋渡しする看護師であり，退院調整看護師は病棟（外来）から橋渡しされた患者を，地域の医療者（医療機関）へ橋渡しする看護師といえるだろう。近年では，1人の患者を外来受診の段階から，入院，そして退院後まで一貫して支援するマネジメント方法である「PFM（patient flow management）」を導入する医療施設も増加している。入院決定時に外来から，疾患を抱えながら住み慣れた地域のなかでの生活に早期に戻ることを支援するシステムであり，そのしくみのキーパーソンである退院支援看護師，退院調整看護師は重要な存在である。

2. 退院支援・退院調整看護師の看護と多職種連携

1 退院支援が必要な患者のスクリーニング

入院時早期に，あるいは入院が決定した外来時から退院支援は開始される。数多くの入院患者から効率よく，早期に退院支援が必要な患者を把握するために，全患者に「スクリーニング票」を活用する（表1-1）。スクリーニングはおおむね入院から3日以内に行うことが望ましい。遅くなることで，退院支援の開始が遅れ在院日数延長，または，必要な退院後の支援導入も遅れる可能性がある。

2 療養環境の把握と課題のアセスメント

次に，患者・家族の退院後の療養生活に対する希望と生活状況の把握，退院後の医療上および生活・介護上の課題のアセスメントを行う。

患者や家族からこれまでの暮らしの情報を聞き，患者の病状とそれが患者と家族の生活

表1-1 退院調整スクリーニング票（例）

　下記の条件に一つでも該当する場合は，退院調整対象者として自動的にスクリーニングされるため，退院調整者に連絡してください。

①社会的条件	● 75歳以上の高齢者 ● 独居または高齢世帯 ● 住宅に困窮している ● 虐待（介護放棄含む）のおそれがある
②障害条件	● 身体障害者手帳を所有している ● ADLに介助を要する ● IADLに介助を要する ● 嚥下障害や摂食障害がある ● 認知障害がある（長谷川式簡易知能評価スケール：20点以下） ● 精神障害がある
③疾病・医療行為条件	● 特定疾患の対象である ● 継続的な医療行為を要する ● 終末期である ● 継続した服薬指導が必要である ● 継続した食事療法が必要である ● 継続したリハビリテーションが必要である ● 低栄養状態のため栄養サポートが必要である
④療養条件	● 入退院を頻回に繰り返している（1年間に3回以上） ● 前回退院から1か月以内の再入院である ● 緊急入院である
⑤経済的問題	● 生活保護受給者である ● 無年金者など生計中心者がいない ● 高額医療費助成制度の対象者である ● 医療費を滞納している
⑥家族・介護問題	● 介護者が高齢，病弱，知識不足，情緒不安定である ● 介護者が介護をする意思がない ● 介護者が疲労している ● 家族の中に障害者，病人，乳幼児がいる
⑦社会資源利用の有無	● 介護保険制度の利用者（要介護度：　　　　） ● 介護保険制度の利用が必要な状態であるが未申請 ● 介護保険施設の利用を希望している ● 障害者自立支援法の利用者 ● その他，何らかの社会資源を利用している

出典／全国訪問看護事業協会監，篠田道子編：ナースのための退院調整，院内チームと地域連携のシステムづくり，第2版，日本看護協会出版会，2012，p.35.

に与える影響をアセスメントする。

　退院支援とは，患者が自分の病気や障害を理解し，退院後も継続が必要な医療や看護を受けながら，どこで療養するのか，どのような生活を送るのか自己決定をするための支援でもある。つまり退院支援看護師は，患者が「どう生きたいか」の思いに寄り添うかかわりが重要である。また患者を支える家族に対しても「介護をしたいと思っているか」などのサポート力や，金銭面，住居面など多方面からのアプローチによるアセスメントも必要であろう（図1-2）。

Ⅳ　皮膚疾患患者の療養生活を見すえた 退院支援と多職種連携　　149

ステップ1

情報の集約	日付	サイン	方向性の決定と退院支援計画立案	日付	サイン
□治療方針の確認 [　　　　　　　　] □本人・家族の思い，希望 　□本人 [　　　　　　　　] 　□家族 [　　　　　　　　] □退院支援アセスメントシート記載 □必要な支援 　□療養先の検討が必要 　□介護保険制度の利用準備 　□申請（　　　/　　　） 　□経済問題への援助 □下記該当時はセンター依頼を検討する 　□がん末期，難病等，病状の変化が予測される 　□退院後も医療処置が必要 　□ADL・IADLが低下するおそれがある 　□独居，または家族がいても介護力が十分でない 　□介護保険等，通常の制度利用が困難 　□医療費，療養の費用などの経済問題			□方向性の決定 　□在宅　→　在宅調整フローへ 　□転院　→　転院調整フローへ 　　□療養型病院 　　□リハビリ病院 　　□介護施設 　　□その他 □退院支援計画の立案 　□退院支援計画書作成 　　＊退院支援運用手順参照 　□本人，家族に説明し同意を得る		

図1-2 退院支援アセスメントシート（ステップ1）

3 退院支援・退院調整計画の立案と患者・家族への指導

アセスメントにより把握された患者・家族のニーズや目標を達成するために，院内専門職であるMSWや退院調整看護師，認定・専門看護師，栄養士，薬剤師，理学療法士などの力を集結させ計画を立案してカンファレンスを行い，患者・家族と共有する（図1-2）。

皮膚疾患患者で在宅に多い医療処置は，皮膚損傷部位のケアであろう。ケア方法は患者・家族に退院前から練習を計画的に行っていく必要がある。また，病院では1日2回の洗浄とガーゼ交換が可能であっても，在宅では人的・物的・金銭的にも困難なケースがある。使用する衛生材料（ガーゼ・創傷被覆材）が退院後に患者自身で購入が困難な材料であっては，継続してケアができない。在宅に移行するときに重要なことは，置かれた環境のなかでできるケアを，各専門家とともに提案していくことである。

4 在宅療養支援態勢の構築

患者・家族と病院内外の多職種が一堂に集まり，退院支援・退院調整計画の妥当性や，目標やサービス内容を共有することを目的に**退院時カンファレンス**を実施する。また，場合によっては**退院前自宅訪問**を行い，住宅改修やベッド配置の検討など，より具体的な支援の調整をする。褥瘡を有している患者が在宅医療に移行する場合は，自宅のベッドや座位時のクッションは体圧分散ができるものなのか査定することは重要である。エアマットを導入する予定であったが，実際に自宅を訪問するとエアマットが使えないサイズのベッドで，ベッドのレンタルが必要であったことがわかり再調整したケースもある。こうした事態を避けるために，事前にチェックシート（図1-3）を用いたアセスメントを行う。

5 退院支援・退院調整の評価

支援や調整が適切であったか否かを振り返ることは，退院支援・退院調整の質の向上に役立つ。在宅医療を支える訪問看護師やケアマネジャーと定期的に情報交換をすることで患者・家族の情報は得られる。その情報から，行われた退院支援・退院調整が患者・家族の「どう生きたいか」という思いに応えるものであったか，チームで振り返り，共有することが必要である。

B 退院に向けた地域連携／福祉などの専門職・専門機関の役割

1. 退院に向けた福祉などの専門職の役割

❶ 社会福祉士

社会福祉士及び介護福祉士法によって創設された，ソーシャルワーク専門職の国家資格。

ステップⅡ　在宅調整フロー

	在宅サポート準備	日付	サイン	各指導，手続き	日付	サイン
	□介護保険制度を利用する 　□ケアマネジャー選定★ 　　□打診（　　／　　） 　【　　　　　　　　　】 　　TEL 　□必要なサービス 　　□訪問介護 　　□デイサービス 　　□配食サービス 　　□福祉用具 　　□ベッド　□Pトイレ 　　□車椅子 　　□リハビリ（通所・訪問） □往診医導入★ 　□診療情報提供書 　□打診（　　／　　） 　【　　　　　　　　　】 　　　TEL □訪問看護導入★ 　□訪問看護指示書 　□看護サマリー（ADL票） 　□打診（　　／　　） 　【　　　　　　　　　】 　　　TEL ★印の項目は，センター依頼を検討 □センター依頼（　　／　　） 　□依頼票 □センター面談（　／　：　） 　［担当者　　　　　　　　］			□医療管理指導の計画・実施 　□項目　〔　　　　　　　〕 　□指導パンフレットおよびチェッ 　　クシートを活用し指導を行う 　□医療機器準備★ 　　□吸引器 　　□ネブライザー 　　□在宅用ポンプ 　　□Satモニター 　　□在宅用人工呼吸器類 　　□酸素機器 　　□その他 □介護指導の計画・実施 　□オムツ交換 　□体位変換 　□保清 　□食事の援助（□食介・□形態） 　□服薬管理 　□その他〔　　　　　　　〕 □制度手続き 　□身体障害 　□難病 　□その他		
記録						

図1-3　退院支援アセスメントシート（ステップⅡ）

退院前カンファレンス	日付	サイン	退院準備	日付	サイン
□退院前カンファレンス開催 （　／　　　：　　　） □カンファレンス運営担当 　□病棟 　□センター □参加者の選択 　□本人　　　　□御家族 　□主治医　　　□病棟 Ns 　□ MSW　　　□センター Ns 　□往診医　　　□訪問 NS 　□ケアマネ　　□生活保護担当者 　　　　　　　　＊受給者 □カンファレンス内容 □退院時共同指導チャート作成 □退院時共同指導料連絡票提出			□退院予定日（　　／　　　） □出発時刻（　　／　　　） □関係者への退院日時の連絡 □移動手段 　□介護タクシー 　□タクシー 　□自家用車 　□その他（　　　　　　　　） □各書類準備 　□診療情報提供書（紹介状） 　□看護サマリー（ADL 票） 　□訪問看護指示書（訪問看護利用時） 　□その他 □退院処方 14 日分 □その他薬剤準備（　　日分） □医療材料の用意（1 か月分） 　□医療材料支給用紙 □会計 　□指導管理料会計入力 　□医療材料支給用紙 　　□コピーを会計へ 　　□原本はスキャナー登録 □訪問診療初回訪問日 　□退院日当日 　□退院日以降（　　／　　　）		

IV　皮膚疾患患者の療養生活を見すえた 退院支援と多職種連携

社会福祉士の資格をもった者をソーシャルワーカーとよぶ。患者と家族のニーズに応じた医療保健福祉サービスのアドバイスや活用，地域関係機関との連携などを行う。

❷医療ソーシャルワーカー

医療ソーシャルワーカー（Medical Social Worker：MSW）は，医療機関の地域連携室（医療機関により名称は異なる）に従事するソーシャルワーカーを指す。

❸介護支援専門員（ケアマネジャー）

介護認定を受け，介護保険サービスを利用する方などからの相談に応じ，利用者の希望や心身の状態を考慮して，在宅や施設での適切なサービスが受けられるように，介護ケアプランを立て，関係機関との連絡調整を行う。

2. 地域専門機関の役割

❶地域包括支援センター

地域における介護相談の最初の窓口であり，市町村が設置主体である。人口2万〜3万人ごとに1か所設置されている。高齢者が住み慣れた自宅や地域で生活できるように，社会福祉士，保健師，ケアマネジャーが，必要な介護サービスや保健福祉サービス，そのほか日常生活支援などの相談に応じる場所である。

❷訪問看護ステーション

自宅で療養する人に対して訪問看護を行う目的で運営される事業所である。看護師，保健師，助産師，理学療法士などが所属している。医師や関係機関と連携して在宅ケアを行う。

❸介護老人福祉施設（特別養護老人ホーム）

常時介護が必要で居宅での生活が困難な入居者に，日常生活上の支援や介護を行う。常時勤務する医師の指定はないが，看護師3名以上を配置する規定がある。

❹介護老人保健施設（老人保健施設）

状態が安定している人が在宅復帰できるように施設に入所してリハビリテーションと日常生活上の介護を行う。入居者100人に対して医師1名以上，看護師10名以上を配置する規定がある。

❺介護療養型医療施設（療養病床など）

急性期の治療を終え，長期の療養を必要とする人に，医学的管理のもと，療養上の管理や介護などを行う。

C 褥瘡を発症した患者に対する退院支援・退院調整の実際

患者：B さん，80 歳，女性

病名：誤嚥性肺炎・胃腸炎

既往歴：脳梗塞（右片麻痺，嚥下障害），認知症

現病歴の経過：3 年前に脳梗塞を発症後に車椅子生活となり，60 歳の娘が在宅でケアをしていた。1 か月前から咳が出て，2 週間前から下痢が止まらず，受診し誤嚥性肺炎と胃腸炎のため入院となった。入院時には 5cm × 6cm の黒色壊死組織に覆われた褥瘡が発生していた。

1 スクリーニング

病棟の看護師はスクリーニングを行い，退院調整が必要な患者が入院したことを退院調整部門に連絡した。

2 アセスメント

病棟看護師は，肺炎，胃腸炎の治療と褥瘡対策チームへ依頼し褥瘡のケアを開始し，並行して退院調整看護師とともに在宅での生活状況や介護者である娘の思いなどの情報収集とアセスメントを開始した。

肺炎は，抗菌薬の投与により改善傾向となった。下痢は，栄養サポートチーム（NST）にコンサルテーションを行い，整腸剤の使用と経管栄養は半固形化栄養剤に変更し改善した。だが，褥瘡は壊死組織の除去が必要な状況であったため至急実施した結果，皮下組織に及ぶ深い褥瘡であった。今後，定期的な除圧や感染予防，創処置などのケアが必要であり，治癒には長期間必要であることが予測できた。また，全身の予備力は低下しており，今後も肺炎を繰り返し人生の最期が近づいていることが予想された。

患者は，3 年前に脳梗塞を発症後，車椅子の生活となり，嚥下障害により胃瘻からの経管栄養が導入された。介護保険を申請して要介護 4 の申請を受けた。娘は仕事で週 5 日 12 〜 16 時が不在となるため，週 5 日の通所介護（デイサービス）と週 1 回の訪問看護を利用していた。娘は「母は家が好きな人。今までも家で看てきた。これからも家で看ていきたい」と涙ぐみながら話した。だが，経済的な理由から，娘はこれまでと同様に週 5 日の仕事に出る必要があった。患者はコミュニケーションがとれず話せないものの，快・不快には反応する状況であった。

意思を表明できない患者の思いを最も理解している他者は，長年共に生活をしてきた娘である。その娘の思いを叶えることは患者の思いを叶えることにつながる。娘の「母は家

が好きな人。母を家で看ていきたい」という思いを叶えるためには，娘が働きに出ている時間帯に，今までの訪問看護の支援だけではなく，褥瘡ケアが継続できる在宅支援を強化するとともに，介護が長期化することによって娘が負うことになる心身の負担を軽減する支援が必要である。

3 | 退院支援・退院調整計画の立案と患者・家族への指導

退院調整看護師はアセスメント結果をもとに，入院前から担当していた訪問看護ステーションと連絡を取り合い，具体的なケア計画を立案した。

- 娘が働きに出ている時間帯に訪問看護を2回導入し，体位変換や清拭，おむつ交換，褥瘡処置を実施
- 唾液を誤嚥し痰が増加することが予測できるため，吸引器を準備
- エアマットは自動体位変換エアマットに変更
- 褥瘡の深達度が深いため，評価のために週1回往診医の診察
- 娘の仕事が休みのときには，娘が褥瘡ケアを行う
- 褥瘡が治癒するまでは通所介護（デイケア）は中止

以上のケア計画を娘に伝えるにあたり，現状と今後予測できることについては医師から，支援・調整計画については退院支援看護師と退院調整看護師から説明し，認識の一致を図った。また，皮膚・排泄ケア認定看護師と協働し，娘にケア方法の指導と物品購入方法の説明を実施した。

4 | 在宅療養支援態勢の構築

娘，主治医，退院支援看護師，退院調整看護師，皮膚・排泄ケア認定看護師，訪問看護師が参加する退院前カンファレンスを実施し，目標の共有化と役割分担の確認を行った。訪問看護師から「いつでも不安なときは連絡をしてください。一人で抱え込まないようにすることがお母さんのためでもあるのですよ」と声をかけられ，涙ぐみながら「残された母との時間がどれくらいかはわかりませんが，母と家で過ごせて幸せです」との言葉が聞かれた。

5 | 退院支援・退院調整の評価

退院1か月後に，訪問看護師より「褥瘡は縮小し，肺炎も起こさず経過。娘さんは今までどおり仕事ができている」と経過を知らせる内容の報告があった。

6 | 退院支援・退院調整を成功させるポイント

在宅医療に移行して，「こんなはずじゃなかった」「病院に見放された」という不安な思いをするケースが残念ながら発生することがある。そのようなことが起こらないようにするためには，患者の病状など，今後予測できる身体状況の変化のアセスメントを，地域の

専門職を含め一致させることはもちろんであるが，その時々で患者・家族とも一致させることが重要である。また，退院前に病院スタッフと地域のスタッフと患者・家族が一堂に会して情報を共有する場は，連携を実感する場ともなるので患者・家族にとって安心材料となる。

演習課題

1 皮膚疾患をもつ患者の看護のポイントをあげてみよう。

2 皮膚疾患患者に生じやすい身体的問題について述べられるようにしよう。さらにその先に派生する問題を考えてみよう。

3 皮膚疾患患者の身体的問題と看護の役割を復習しよう。

4 皮膚疾患患者の心理・社会的問題に関する家族への指導について話し合ってみよう。

5 皮膚疾患患者のアセスメントを行ううえで必要な情報をまとめてみよう。

6 急性期の患者の日常生活援助におけるポイントを説明できるようにしよう。

7 回復期の患者のリハビリテーションの援助のポイントをあげてみよう。

8 終末期の患者の精神面の援助のポイントをあげてみよう。

9 退院支援・退院調整が必要な患者の特徴をあげてみよう。

参考文献

・全国訪問看護事業協会監，篠田道子編：ナースのための退院調整，院内チームと地域連携のシステムづくり，日本看護協会出版会，2007.
・五味美春，板垣伸子：東京慈恵会医科大学葛飾医療センターにおける PFM の取り組み，看護展望，39（11）：30-37, 2014.

Ⅳ　皮膚疾患患者の療養生活を見すえた 退院支援と多職種連携　　157

第**2**編 皮膚疾患患者の看護

第 **2** 章

主な症状に対する看護

この章では

- 瘙痒感の原因と症状緩和のための看護を理解する。
- 発疹の原因と看護，予防について学習する。
- 疼痛の種類と対処法を理解し，疼痛を軽減させる方法を理解する。
- 分泌物，落屑の観察ポイントと対処法を理解する。
- 精神症状の観察のポイントと看護を理解する。
- 体温調節異常の症状緩和のための看護を理解する。

I 瘙痒感

瘙痒感（かゆみ）は，皮膚疾患における代表的な症状の一つである。抗原が体内に入ると，からだの中の抗体が出動して吸い寄せられるように肥満細胞が結合する。その肥満細胞からヒスタミンなどの化学物質が放出され，脊髄の細いC線維を通って中枢に伝えられ，「瘙痒感」として認識される。C線維の1/3はかゆみを，2/3は痛みを伝達する。

表皮と真皮浅層を除去すると瘙痒感は消失し，表皮の再生とともに再び生じる。真皮以下に達する潰瘍ではかゆみは起こらないが，表皮が欠損したびらんではかゆみを感じる。

必要な情報とアセスメントの視点

かゆみの原因は皮膚疾患によるものだけではなく，食物，薬剤や種々の基礎疾患に伴って生じることが少なくない（表2-1）。そこで，患者の訴えを聞きながら詳細な問診と尿，便，血液生化学，内分泌検査などのスクリーニングから患者の状態を把握して，原因に応じた対処を行うことが重要である。

かゆみは一人ひとり自覚する程度が異なり，皮膚病変の程度とも一致しない。かゆみに対する搔破（搔きむしること）は反射的な行動であり，搔破によって一時的に欲求を満たすことができるが，搔き続けることで皮膚表面が傷つき，刺激から身を守るためのバリアが

表2-1 瘙痒感の原因

食物	ヒスタミン・コリンを多く含む食物	魚介類	サバ・マグロ・サケ・タラ・イカ・タコ・エビ・アサリ
		肉類	ブタ・サラミ
		穀類	ソバ
		野菜類	タケノコ・マツタケ・イモ・ホウレンソウ・ナス・トマト
		酒類	ワイン・ビール
	ヒスタミン遊離物質を多く含む食物	魚介類の大半・卵白・トマト・イチゴ・チョコレート
薬剤	コカイン・モルヒネ・ピリン・インスリン・抗生物質・サルファ剤・アルコール・精神安定剤（ジアゼパム）・バルビタール系・経口避妊薬・降圧利尿薬（クロロサイアザイド）・抗結核薬（リファンピシン）・クロロキン
内分泌／代謝疾患	糖尿病・黄疸・肝炎・肝硬変・胆嚢炎・胆道閉塞性疾患・慢性腎炎（特に透析患者）・尿毒症・痛風・甲状腺機能亢進症（特にバセドウ病）・粘液水腫・尿崩症・妊娠・妊娠高血圧症候群・更年期障害
悪性腫瘍	悪性リンパ腫（特にホジキン病・菌状息肉症）・慢性白血病・成人T細胞白血病リンパ腫・がん
血液疾患	多血症・鉄欠乏性貧血
寄生虫症	回虫・十二指腸虫・鉤虫・住血吸虫・フィラリア・オンコセルカ
心因性	精神的不安・ヒステリー・精神衰弱・ストレス
皮膚	老人性乾皮症・乾燥状態
その他	胃腸障害・過労・病巣感染

出典／上野賢一，大塚藤男：皮膚科学，改訂第8版，金芳堂，2006，p.150．一部改変．

壊れ，掻き壊された皮膚は，衣服の刺激や体温の上昇などわずかな刺激に過敏となりかゆみを増強しやすく，発疹の拡大や苔癬化，皮膚の損傷，2次感染を引き起こす可能性が強い。また，夜間は不眠を招きやすい。

1. 症状観察のポイント

❶かゆみの部位・程度・性質・時期・持続時間の観察

無意識に掻破している場合があるため，掻破痕の有無や掻破痕に伴う感染徴候の有無を観察する。さらに点状の出血斑がないか，衣類や爪に血液が付着していないかを観察する。時に部分的な脱毛もみられる。

❷精神的要因

かゆみは，患者のストレス，精神的要因でも増強されるため，表情や態度，行動，環境の変化などから，心の様子も観察する。

❸全身疾患との関連

全身の皮膚のどこかがかゆいとか，かゆみが移動する場合は，全身疾患と関係することが多い。

2. 検査データの理解

かゆみに関連した検査データに大きな変化のみられることは少ないが，IgE の抗体価は，アレルギー反応の程度を示すことを理解しておく必要がある。

3. 日常生活への影響

かゆみは不快な症状であり，しかも疾患が治癒しない限り持続するという特徴があることから，患者は長期間にわたって悩むことになる。日常生活においては，不眠，集中力の低下，脱力感，精神状態の不安定さをきたすこともある。

Ⓑ 看護の方法と根拠

1. 症状の軽減

かゆみは環境因子により誘発され，悪化することがあるため，生活のしかたを患者に具体的に説明したり，患者の訴えを傾聴して対応し，症状の軽減に努める必要がある。

❶衣類の選択

からだを締めつける衣類，チクチクする毛製品は，身に着けない。また，下着や寝衣は木綿のものを使用し，ゴムやベルトが病変部を締めつけないようにひもやサスペンダーに換えるよう勧めたり，下着の縫いしろが皮膚を刺激しないよう，裏返しに着用するよう勧める場合もある。

Ⅰ 掻痒感　161

❷ 皮膚のケア

入浴は皮膚を清潔に保つうえで必要であるが，熱い湯（42℃以上）やナイロンタオルでゴシゴシこすることは，かゆみや皮疹を誘発・増悪させるので避ける。ぬるめの湯に入り，石けんを用いて素手または柔らかな綿タオルで洗う。

石けんやシャンプーが残らないように，よく洗い流す。

ドライスキンや皮脂欠乏性湿疹では，入浴後に保湿外用薬を塗布する。皮膚の乾燥によるかゆみには，ヘパリン類似物質，尿素軟膏やワセリンが効果的である。

老人性瘙痒症のように乾皮症に由来する場合は石けん使用を制限する。

油脂性軟膏など除去されにくい場合は，無理に擦らずオリーブ油を使用する。

❸ 湿度の調整

室内の湿度が下がると，皮膚が乾燥してかゆみが起こりやすくなるため，閉め切った部屋の暖房には注意し，加湿器などを利用して湿度調整を行う。湿度は 40％を切ると乾燥傾向になる。

❹ 冷罨法

血流の減少によるかゆみの軽減を期待して，氷枕や氷嚢を利用して冷罨法を行う。しかし，冷やしすぎると血流障害や低体温による悪寒が生じ，血流改善時に局所の灼熱感からかゆみを誘発することもある。

❺ 精神面へのケア

掻きたいのを我慢しているとイライラが増すため，散歩，テレビ，ラジオ，手芸，将棋などで気分転換が図れるようにきっかけをつくり，ほかに夢中になれるものを探す。夢中になることによって，一時的にかゆみを忘れることができる。

患者の表情や態度，声の調子，皮膚の状態に注意しながら訴えをよく聞き，患者の訴えるかゆみの原因が，ストレスや精神状態の不安定から生じているものか否かを判断する。患者と向き合いじっくり話をすることで，悩みや葛藤を引き出して対応することができる。また，患者は看護師が自分を理解してくれたと感じることでかゆみが軽減する場合もある。

2. 症状の悪化防止

かゆみの原因に適した治療，環境調整，精神的援助などにより症状の軽減が図られるが，かゆみで問題となるのは，かゆいから掻きむしる→皮膚のバリア機能の低下→皮膚の炎症の悪化→ますますかゆくなる→さらに掻きむしる→さらに皮膚炎が悪化……というような悪循環「イッチ（かゆい）・スクラッチ（ひっかく）サイクル」（図 2-1）を繰り返し拡大していくこと，さらに感染への危険性も考えられる。そこで，①爪を短く切る，②木綿の手袋をはめる，③病変部をガーゼや包帯で保護するなど，掻破しないような工夫が必要である。また，酒，コーヒー，香辛料は，毛細血管を拡張させ温熱時と同様に瘙痒感を増すので避けるべきである。

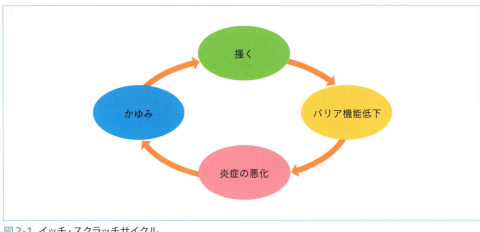

図2-1 イッチ・スクラッチサイクル

II 発疹

　皮膚の病変を発疹と総称する。発疹は，血管の拡張や充血，皮下出血，色素の沈着や脱失，局所性貧血，炎症性細胞浸潤，腫瘍性細胞の浸潤，表皮の肥厚などが生じている状態である。発疹には1次性に発する原発疹（斑，丘疹，結節，水疱，膿疱，嚢腫，蕁麻疹）と，原発疹またはほかの続発疹に引き続いて生じる続発疹（表皮剝離，びらん，潰瘍，膿瘍，亀裂，鱗屑，痂皮，胼胝，瘢痕，萎縮）がある。

A 必要な情報とアセスメントの視点

　発疹は自然界の刺激（虫刺され，植物との摩擦，太陽光線，寒冷など），食物，薬物，細菌やウイルス感染，ストレスなど様々な刺激によって現れ，熱感や腫脹，瘙痒感を伴う場合と伴わない場合がある。原則として皮膚全体を観察し，爪，毛，皮膚粘膜移行部，表在性リンパ節の状態にも注意する。

1. 症状観察のポイント

　症状観察のポイントを表2-2に示す。

2. 検査データの理解

　発疹のみられる患者にとっては，前記の症状観察のポイントで述べた形状，大きさ，隆起，色調，自覚症状などが貴重なデータとなる。しかし，増悪因子や全身状態，ほかの疾患との関連を把握するために，血液検査（血清たんぱく：γ-グロブリン，免疫グロブリン，脂質，電解質，酵素，血球，血色素，出血凝固系，CRP，ASLO，梅毒反応，自己抗体など），アレルギー，

II 発疹　163

表2-2 症状観察のポイント

発疹の成り立ち	単調か，多様か
数	単発，多発
形	円形，楕円形，多角形，不正形，地図状，線状，環状，星状，帯状，蛇行状，花環状
大きさ	原則として数値（例：直径○cm，○cm×○cmなど）で表現する 隆起しているものは縦×横×高さを記載する
隆起の状態（図2-2）	扁平隆起性，尖圭状，有茎性，広基性，堤防状，半球状，ドーム状，臍窩状
表面の状態	平滑，粗糙（ざらざら），疣状（いぼ），乳頭状，凹凸（でこぼこ），顆粒状，苔癬化，臍窩の有無，乾性，湿性，滲出性，易出血性，落屑性，結痂（かさぶた），びらん性，潰瘍化，亀裂性，萎縮性，光沢性，壊死性
色調	紅色，褐色，灰色，鮮紅色，暗紫色，桃色，色素脱失性，色素沈着性，蒼白，貧血性，充血性，紫藍色うっ血性
硬度	軟らかい，硬い，もろい，緊張性，弾性，波動性，可動性
配列	限局性，播種状，局面形成性，び漫性，遠心性，線状，帯状，連珠状，連圏状，蛇行状，クモ状，汎発性
発疹の自覚症状	瘙痒感，疼痛，しびれ感，知覚異常（過敏，鈍麻，直接触っても紙の上から触っているようだとか，自分のからだの一部ではないような感覚など），灼熱感，冷感
発疹の経過	誘因（季節，温度，日光，日時，月経，妊娠，分娩，精神的ストレス，食事，薬剤，機械的刺激，化学的刺激，他疾患の存在など），過去の発疹の有無，治療効果など
患者の行動変化	発疹によってボディイメージが変化したことを気にして，患者が抑うつ状態に陥っていないか，人間関係に影響はないか，社会生活への影響などを知る

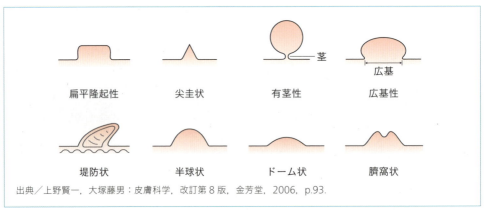

図2-2 皮疹の隆起の状態

臓器機能検査，腫瘍マーカー，尿，遺伝子などの検査が行われるので，検査データの理解に努める。

3. 日常生活への影響

患者は発疹の部位や数・程度によって，肉体的・精神的影響を受ける場合が多い。最も大きな影響は，ボディイメージの変化による患者の精神的ショックである。その結果として，他者との接触を避けたり，社会的活動への参加に消極的になったり，ケースによっては劣等感が長く残ることもある。

B 看護の方法と根拠

1. 症状の軽減

❶衣類の選択

　毛，化学繊維は物理的刺激となりうるため肌着は綿が好ましい。保温の温熱刺激でかゆみが増すこともあるので厚着に注意する。

❷皮膚のケア

　清潔に注意し，適切な方法で入浴もしくは清拭を行う。爪は短く整えかゆいときは掻かずに叩く。特定の機械的刺激に対してかゆみが生じている場合はそれらを除去する（ペット，金属など）。クリーム，軟膏などの外用薬を使用している患者には，その落とし方や湯の温度などを具体的に説明する（第Ⅰ章Ⅲ「疾患の経過と看護」参照）。

❸精神面へのケア

　発疹によるボディイメージの変化から患者はショックを受け，元に戻るだろうかと不安を感じている。看護師は家族などの協力を得ながら，患者が今の状態を受け入れられるよう根気よくかかわる必要がある。発疹が強く，自分のそれまでのボディイメージとまったく違ってしまい，人と会いたくないと感じたり面会を断る患者や，投げやりな気持ちから身の回りに無関心になる患者もいる。治療に長時間を必要とするもの，瘢痕を残すものなど様々であるが，患者の状態に合わせて患者の訴えを傾聴し，患者の思いを察して対応し，趣味に取り組むなど気分転換，リラックスの方法などを患者とともに考え，病変が現れていない健全な部分を整えながら支援していく。

2. 症状の悪化防止

　アルコール飲料や刺激物の摂取は血管を拡張させ，ストレス，過労，不眠は体力を消耗させる。これらは発疹を悪化させたり，2次感染を引き起こすことにつながるため避けるように指導する。

Ⅲ 疼痛

　皮膚疾患領域の疼痛は，次の5種類に大別される。

❶皮膚腫瘍の疼痛

　自発痛，圧痛などの自覚症状は多くはなく，硬い球状の皮下結節，温度変化や外力による疼痛で気づく。また，悪性腫瘍では，皮膚の腫瘍が転移した部位（骨転移など）から起こる痛みが多い。

❷感染症による疼痛

代表的なものは，ウイルス感染により末梢神経の走行に沿って通常片側性に神経痛が出現する帯状疱疹で，急性期には激痛があり，消失するまでには時間がかかる。細菌感染としては，癤，癰，蜂巣炎（蜂窩織炎），陥入爪などがある。

❸血管・血行と関係した疼痛

皮下に索状硬結を認める血栓性静脈炎，側頭部の索状硬結と拍動性の痛みがある側頭動脈炎，バージャー病などの痛みは，急性に発症して痛みが強い。

❹自発痛，圧痛

自発痛，圧痛を伴いやすい炎症性疾患は，薬疹，結節性紅斑，壊疽性膿皮症などで，尿酸沈着による炎症反応である痛風や炎症性・感染性疾患と間違えられることがあるので注意する。

❺手術後の疼痛

日ごとに軽快する痛み。

Ⓐ 必要な情報とアセスメントの視点

痛みは大きなストレスであり，病気や予後に対する不安，生活や社会的存在への不安へと膨らみ，その人らしさが維持できなくなったり，自暴自棄に陥ったりする場合がある。また，強い痛みはショック状態を招くこともある。

1. 症状観察のポイント

痛みの部位や程度，持続時間や周期などを観察する。脈拍数や呼吸数の増加，血圧の上昇，発汗，顔面蒼白，悪心，苦痛様顔貌などは，痛みを客観的にとらえるための指標となる。痛みは個々の患者によって感じ方や訴え方が異なるため，心理・精神的傾向と併せて観察・判断する。睡眠状態の程度も把握する必要がある。

2. 検査データの理解

脈拍数や呼吸数の増加，血圧の上昇といった情報は，痛みをとらえるための一つの指標にはなるが，それらによって患者の痛みを客観的にとらえられるとは言いがたい。痛みの表現は，あくまでも患者の主観的なものだからである。しかし，患者が直面している痛みは紛れもない事実であるため，看護師は経験的判断で患者の訴えを批判的にとらえるのではなく，ありのままの訴えを受け止めることが重要である。

3. 日常生活への影響

痛みはその部位や程度にもよるが，患者にとっては不安やストレスの大きな因子であり，日常生活の自立を阻害するとともに，精神の不安定状態を招くことにつながる。

B 看護の方法と根拠

1. 症状の軽減

痛みの訴えは個々の患者によって異なり，炎症部位も局所的なものから全人的な痛みまで，多種多様である。その痛みがなぜ起きるのかを理解して適切に対処し，患者の疼痛・不安の軽減に努めることが必要である。また，現在起こっている痛みや今後起こるであろう痛みについて，患者の状態に合わせて説明することによって患者の精神状態が安定し，看護師に対する信頼も生まれてくる。

❶冷罨法

炎症の急性期には冷罨法を行い，患部を挙上する。うっ血の場合も患部を挙上し，安静とする。皮膚病変の治癒に伴って痛みは軽減するが，びらんや潰瘍のある皮膚は乾燥やガーゼのひきつれなどでも痛みが生じる。乾燥予防のために十分な油性軟膏で皮膚の損傷面を覆い，ガーゼのひきつれに対しては固定法を工夫する。

❷マッサージ

痛みの部位にマッサージや温熱刺激，寒冷刺激など，異なる刺激を加えると，痛みが軽減することもある。

❸鎮痛薬

手術後の痛みに対しては，十分な鎮痛薬が使用されることを事前に説明し，患者の不安を軽減する。広範囲な採皮術・剝離術や痛覚の敏感な手指の手術後は，激痛が予測されるため，ガーゼ交換処置時の苦痛や行動制限がされないよう考慮し，患者が痛みを訴える前に鎮痛薬を使用する。

❹ペインコントロール

悪性腫瘍や帯状疱疹による痛みでは，あらかじめ検討された鎮痛方法から，患者が自分に適した方法を選択することによって，痛みのコントロールが可能になる場合もある。ペインコントロールフェイススケールを用いて痛みの程度を客観的に把握し，患者に合ったペインコントロールを行い，生活行動，QOL（生活の質）を拡大していけるよう支援していくことが重要である。

❺生活リズム

痛みは，不快な感覚である。24時間痛みが持続する場合，夜間は睡眠薬や鎮痛薬を使用して生活のリズムを整え，疲労を少なくする。音楽やテレビ，ゲーム，リズム呼吸や運動，会話など痛み以外のものに意識を集中し，気分転換を図ることを勧める。

❻日常生活への援助

痛みの程度が強い場合には，食事，排泄，清潔，衣服の着脱など，日常生活行動のすべてが自力ではできなくなり，看護師の介入を必要とする。患者は，他者に生活のすべてを

Ⅲ　疼痛　　167

依存しなければならないことにより，羞恥心や焦り，喪失感を感じ，精神的自律も失いがちである。

看護師は患者の心理・精神状態を理解し，プライバシー保持や自尊心を傷つけないよう配慮した援助を行い，心の自律を喪失しないようにかかわることが必要である。

▎2. 症状の悪化防止

基本的には病変が治癒するに従って，疼痛は緩和する。したがって，適切な治療と看護が提供され，患者もまた医療者の指導を守っていれば問題はない。しかし，前述したように痛みの訴えには心理・精神的側面が関与する場合が多いため，看護師は患者の精神的支援者となれるような関係をつくっておくことが大切である。

IV 分泌物

皮膚疾患において観察が必要となる分泌物は，血液，膿汁，漿液である。分泌物のある状態の皮膚は脆弱で感染を受けやすい。また，熱傷の場合は，皮膚，粘膜，血管内皮細胞が傷害され，炎症反応により血管の透過性が亢進し，広範囲の熱傷では血漿成分の血管外漏出を起こし，循環血液量の減少を招くことがある。

A 必要な情報とアセスメントの視点

アセスメントに際しては，分泌物の性状や量に関してだけでなく，分泌物による寝衣の汚染や臭気の及ぼす影響などについても情報収集する。また，患部のみではなく，全身状態と関連づけた観察が重要である。

▎1. 症状観察のポイント

分泌物の色調や性状・量，臭気を皮膚の状態と併せて観察する。また，出血状態や感染の徴候，バイタルサイン（血圧，呼吸，脈拍，尿量など）の観察も行う。

▎2. 検査データの理解

分泌物のアセスメントでは，上記した項目につき詳細に観察することが第一義的に求められるが，局所の炎症状態や分泌物の性状，体温上昇などから感染が疑われる場合には，細菌検査が実施される。広範囲の熱傷の場合は，血液検査（血球，たんぱく量，電解質，ガス分析など），胸部X線撮影，心電図などの検査を行い，異常の早期発見と適切な治療が行われる。

168　第2編／第2章　主な症状に対する看護

3. 日常生活への影響

　創および被覆材料によって日常生活に多少の制限を受ける場合もあるが，問題はその分泌物が悪臭を放つような場合である。看護師は消臭の工夫を行い，病室内・病棟内の環境調整を行う。しかし，臭いを完全に消し去ることは難しい。そのため，同室者とその患者との人間関係に溝が生じ，それがストレスとなって患者が治療に専念できないような心理状態に追い込まれることもある。2人床以上の病室の場合，患者個々の状態・反応を適切にアセスメントし，調和できるよう支援していく必要がある。

B 看護の方法と根拠

1. 症状の軽減

　分泌される血液・膿汁・漿液の量を減らしたり，性状の異常状態を改善するには，それらの原因に応じた治療を行うのが大前提である。そして分泌物のある部位の清潔を保つために，以下のようなケアを行う。

❶被覆材料の活用

　分泌物による寝衣の汚染を防止するために，ガーゼや創傷被覆剤など適切な被覆材料を用いて保護する。分泌物は上から下へと流れるため，汚染されやすい部分を予測して保護する。分泌物が多いときには，患部の消毒・処置は1日1回とし，刺激を最小にするよう上層のガーゼのみを交換する。感染が強い場合は同様ではない。また，衣服などへの汚染を防ぐためにビニールや油紙で覆う。

❷被覆材料交換時の注意事項

　被覆材料を交換する際にガーゼの除去や消毒などの操作によって痛みを伴う場合は，事前に鎮痛薬を使用することもある。消毒液の温度や消毒操作で加える圧の加減，体毛の流れに逆らわない絆創膏の貼り方と剝がし方などを工夫し，痛みや苦痛を誘発しないように注意する。

2. 症状の悪化防止

　皮膚疾患患者の分泌物の量や性状が現在以上に悪い状態にならないようにするには，感染を防ぐこと以外にはない。そのため，患部の清潔に努めることはもちろんであるが，全身状態の観察や清潔ケアをきめ細かく行う必要がある。

Ⅳ　分泌物　・　169

V 落屑

　皮膚病変に付着している痂皮や鱗屑が脱落して落屑となる。放射性皮膚障害もその一つである。この反応は，上皮の基底細胞の分裂能と汗腺や皮脂腺の能力が減少して起こる。多量の落屑はベッドの周囲や室内の環境を汚染し，同室者にも不快感を与えることがある。

A 必要な情報とアセスメントの視点

　落屑の多い患者の皮膚は，軽い掻破や衣類の締めつけなど物理的刺激でも容易に損傷を受け，2次感染を起こしやすい。また，全身に鱗屑を認める患者は低たんぱく血症となり，浮腫が生じやすい。

1. 症状観察のポイント

　落屑の程度，膿疱の有無，皮膚の損傷や浮腫の有無について観察するとともに，患者の疲労感，食事の摂取状態と水分のバランス，体重の推移なども把握する。また，落屑があることで患者は環境を汚染しているという意識を強くもったり，周囲の人々の視線から羞恥心や劣等感を抱いたり，自分自身を汚いと感じて露出している部位の痂皮や鱗屑を無理に剥がそうとすることがあるため，患者が落屑についてどのように受け止めているか情報収集する必要がある。

2. 検査データの理解

　落屑の多い患者は，感染の危険性の高い状態にある。したがって，感染の徴候がみられないか体温の変動に注意し，必要に応じて血液検査，細菌検査などを実施する。

3. 日常生活への影響

　落屑自体が日常生活に影響を及ぼすというより，包帯で保護されているために，その部位によって活動が制限されるという問題がある。また，落屑によりベッド周囲や室内が汚れることが原因で，患者と同室者の人間関係に溝が生じるといったことが起こりうる。

B 看護の方法と根拠

1. 症状の軽減

落屑の経過についての指導

　病状の改善に伴い，落屑も軽減することを患者に伝え，落屑はガーゼ交換時や入浴時に

自然に脱落するのを待つよう指導する。

❷落屑への受け止め方の把握

患者が現状をどのようにとらえているのか，家族や同室者は患者の状況をどのように感じているのかを把握し，必要時には家族や同室者に説明して理解を求めたり，患者の病室環境を変化させる。

❸落屑の処理

衣類，シーツ，包帯やベッド周囲についた落屑は静かに寄せ集めてハンドクリーナーや粘着テープなどで速やかに処理する。

❹社会復帰への支援

包帯などで保護されている病変の部位や程度によって，日常生活行動が制限を受ける範囲は異なるが，いずれにしても病状の改善に伴って制限の範囲は縮小する。看護師は病状そのものの経過を踏まえ，社会復帰に向けた心身の支援を行っていく。

2. 症状の悪化防止

摩擦・ずれ・圧を回避するためきつい衣類の着用を避けるとともに，着脱で摩擦がかかるような衣類の着用も避ける。痂皮を無理に剝がしたり，接触や摩擦によって生じる損傷を防止するため，外用薬を塗布した後にガーゼや衣類で保護する。症状悪化の最大の原因は，患部の感染である。患部に触れないように注意し，気分転換や感染防止の方法を十分に指導する。

VI 精神症状

皮膚病変によるボディイメージの変化に伴い身体的にも精神的にも苦痛を感じながら，周囲の人々に自分が不快感を与えているのではないかと気遣うことが多い。さらに，皮膚の病変をもつ自分は完全でないと考え，劣等感から意欲が低下したり，周囲の人々に疎外されると感じて自ら活動範囲を狭めている場合が多い。

Ⓐ 必要な情報とアセスメントの視点

外観に対する価値観は人により様々であり，わずかの病変ですら気にかけ，他者との接触を断つ人もいる。それは皮膚という臓器がからだの表面に位置しており，人の目に触れやすいという特殊性に起因している。

VI　精神症状　171

1. 症状観察のポイント

患者が自分の疾患や病変，ボディイメージの変化をどのようにとらえているのか，家族はどのように受け止めているのかを把握する。その場合，言葉を介した情報収集だけでなく，表情・態度・行動の観察が重要である。両親との関係や家庭の雰囲気などは，患者が悩みを抱えていた場合に表出できる場であるか否かを知るための貴重な情報である。患者の発達段階や性格，対人関係の傾向を，患者や家族に直接聞いたり，友人との会話から把握する。また，過去に困難な問題に遭遇したとき，どのように乗り越えたかについても把握し，患者その人を理解して対応する必要がある。

2. 検査データの理解

精神症状の一つである不安が強度の場合には，呼吸数や脈拍数・血圧の変化などに現れることもあるが，この場合はむしろ，皮膚を掻破する，面会人を避ける，落ち着かない，不眠といった態度や行動面の情報こそ大切なデータといえる。

3. 日常生活への影響

皮膚疾患の場合，重度熱傷や悪性腫瘍のように生命の危機状態に置かれている患者は，もちろんそのことに関連した不安や恐怖が最大の精神面の課題である。しかし，多くの皮膚疾患患者にとっては，疾病がもたらす容姿や形態上の変化をどうすれば受け入れられるかが最大の課題である。多くの場合，患者は急激な外観の変化を受け入れられず，他者との接触を避けるようになったり，闘病や社会復帰への意欲がみられなくなったりする。

Ⓑ 看護の方法と根拠

1. 症状の軽減

患者は他者に話すことによって自分の感情を整理することができ，自分自身や病気について考えるきっかけを得ることもある。少人数でも緊張なく話し合え，わかり合えたという体験が患者に勇気を与えることもあるため，患者が感じていることを表現できるような機会や雰囲気をつくる。

外用薬を塗布するときは1対1の関係となり，患者の気持ちを引き出すよい機会である。また，同室者との話し合いにも参加できるように働きかける。家族とも話し合う機会を多くもち，それぞれの思いを十分に聞き，患者を支えていくために互いがよい協力者となれるよう支援する。

2. 症状の悪化防止

　患者の年齢が低い場合，患者の気持ちを気遣うあまり，他者との接触の機会を遠ざけ，過保護状態に患者を置いてしまう家族がいる。その結果，家族のなかだけが患者の生きる空間になってしまい，社会復帰後も他者との関係がつくれないといった問題に発展することがある。症状軽減の援助と重なるが，入院の初期から患者がつらい胸のうちを表出できる場をつくるように努めるとともに，家族の理解を促すかかわりを行う。

　この症状は，自分の現状が受け止められないために生じたものであり，日常生活の自立ということからいえば，意欲の低下・欠如の問題である。その意味では多少時間を要するが，患者本人が外観の変化を受け入れるとともに，そのことにとらわれずに自分のなかに新しい価値観を育てられるように支えていく。同じ疾患をもちながらも，元気に社会復帰している人と触れ合える機会をつくるなどもその一つの方法である。

Ⅶ　体温調節異常

　体温調節は体温調節中枢により行われるが，皮膚疾患患者の場合は発汗・血流障害により体温調節異常をきたすことが多い。また，環境温度の変化も受けやすく，寒冷時は立毛筋が収縮し毛孔からの熱放出を防ぎ，血管は収縮して皮膚温を下げ熱放出を抑制する。環境温度が上昇すると，エクリン汗腺から汗を分泌し熱を放散して体温上昇を防ぐ。

Ⓐ 必要な情報とアセスメントの視点

　体温調節中枢が障害されたり，感染症や外気温などから影響を受けて体温は変動するため，体温変動の原因が何かアセスメントすることが重要である。

1. 症状観察のポイント

　体温と体熱感の有無，発汗の程度，皮膚症状の有無・程度について観察するとともに，環境要因（外気温・室内の温度・換気や空調，衣類や寝具）についても把握する。

2. 検査データの理解

　甲状腺機能亢進症，紅皮症，感染症などを考慮して血液検査を行う。

3. 日常生活への影響

　体温調節異常により，身体的にも精神的にも苦痛が生じてくる。特に環境要因に左右されることが多いため，大部屋での温度調節や換気などに配慮が必要となる。

Ⅶ　体温調節異常　173

B 看護の方法と根拠

1. 症状の軽減

❶環境の調整

　外気温の影響を受けやすいので，室温を調整し，衣類や寝具でも体温を調整することが重要である。

　発汗が多く認められるときは，吸水性のよい木綿でできた衣類を選ぶとよい。濡れたままの衣類はかえって体温を下げ悪寒を招くことがあるので，速やかに着替えをするとよい。

2. 症状の悪化防止

　皮膚のバリア機能を高めるために正しいスキンケア方法を指導し，外的要因の影響を最小にする。

演習課題

1 瘙痒感の軽減のための援助を説明できるようにしよう。
2 発疹の観察ポイントについてまとめてみよう。
3 発疹によるボディイメージの変化のある患者へのケアについて話し合ってみよう。
4 疼痛の軽減のための援助について説明できるようにしよう。
5 分泌物の観察における要点をまとめてみよう。
6 落屑の注意点を説明できるようにしよう。
7 精神症状の観察ポイントについて述べられるようにしよう。
8 体温調節異常の原因と看護のポイントを説明できるようにしよう。

参考文献

・大塚藤男編著，上野賢一原著：皮膚科学，改訂第9版，金芳堂，2011, p.102-104.
・日本看護協会認定看護師制度委員会創傷ケア基準検討会：スキンケアガイダンス〈創傷ケア基準シリーズ〉，日本看護協会出版会，2002, p.116.

第2編 皮膚疾患患者の看護

第 **3** 章

主な検査と治療に伴う看護

この章では

● 皮膚生検時およびアレルギー性皮膚反応試験時の看護を理解する。
● 薬物療法を受ける患者の看護について理解する。
● 外用療法の処置における留意事項や精神面での看護のポイントについて理解する。
● 光線療法を受ける患者の看護のポイントについて理解する。
● 密封療法，重層法の特徴と看護のポイントについて理解する。
● 凍結療法，レーザー療法を受ける患者の看護について理解する。
● 皮膚の手術を受ける患者の看護のポイントについて理解する。

I 診察時の看護

皮膚疾患では，一般的に全身状態に大きな影響を及ぼすことは少ないが，病変部が体表部であるため，疾患の種類あるいは病変を生じている部分によっては生活活動に影響を与えることや，自己のボディイメージの変化など精神的に深刻な問題を生起することがある。看護師はこれら皮膚および皮膚疾患の特徴を十分に認識し，皮膚の状況がよく観察できるような準備を行うとともに，プライバシーの保護に努める。

1 皮膚の清潔

すでに外用薬を使用している場合には，病変部を観察しやすい状態にするため薬剤を除去することを説明する。また，皮膚の病変を心配して患者が入浴やシャワー浴を行っていない場合には，診察前に部分清拭などを行うとともに，皮膚の清潔保持について，目的と必要性を指導する。

2 環境の整備

診察はカーテンやブラインドを上げて自然の採光下で行うことが望ましく，照明もなるべく自然光に近いものを使用する。また，病変部のみならず全身の皮膚やリンパ節の観察が必要な場合は，全裸に近い状態になることもあるため，室温の調節とプライバシーの保護に努める。

皮膚の熱感が強い患者や発熱している患者は，若干低めの温度が心地よく感じられることから，患者個々の状態に合わせて温度を調節する。乾燥は瘙痒感を増強させ発疹を悪化させるため，湿度も調整する。外用薬の種類によっては強い臭気があり不快感を与えるため，換気に配慮し脱臭剤などの使用も考慮する。

3 感染予防

麻疹や水痘などの感染性疾患患者または疑いのある患者の場合は，専用の診察室へ誘導し，ほかの患者への感染を予防する。そのためには患者が訪れたら早期に，受診の動機や病状について情報を得て対応する。

4 プライバシーの保護

疾患は患者にとって秘密にしたいことであり，家族や患者同士であっても医療者に対しても，必要以上に自分の状態を知られたくないと考えていることが多い。患者は，化粧や衣類で覆い隠すことで精神の安定を保っている部分を，診察のため，やむをえず他者の目にさらすという犠牲を払っている。衣類やバスタオルなどで工夫し，不必要な露出を避けるよう配慮する。診察時は個室やカーテンなどを利用し，医療者の出入りも最小にする。

不必要，不用意な会話も慎む。

5 患者への指導内容と方法

　診察時や外用薬を塗布するとき，包帯を交換するときは，直接病変部を見ながら，患者と医師や看護師が話し合う良い機会である。治療経過を理解し，不安な事柄を話し合うことによって，患者は治療を継続する必要を再確認できる。また，診察の経過や症状をわかりやすく伝えることは，患者の安心感につながる。外用薬の塗布方法や日常生活上の注意事項についても，患者がどのように感じ実施しているのかを知り，必要時は再度指導する。

II　検査時の看護

　皮膚疾患患者に行われる特徴的な検査としては，皮膚の状態を知るための検査（ガラス圧法，皮膚描記法，知覚検査など），アレルゲンを知るための検査（貼付試験，搔破試験，皮内試験など），病理組織検査，細菌やウイルスの検査，光線過敏試験などがある。また，臨床工学検査（ダーモスコピー，図3-1），超音波検査法がある。

　ここでは，患者に与える苦痛の大きさと看護の必要性から，皮膚生検とアレルギー性試験を取り上げる。そのほかの検査については第1編第3章「皮膚疾患にかかわる診察・検査・治療」参照。

1. 皮膚生検（皮膚組織片採取）

1 目的

　皮膚生検は，診断の確定や病変の広がり・推移を確認するために行われる。

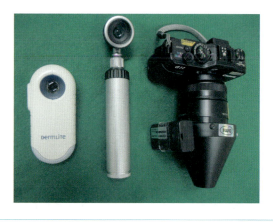

図3-1　ダーモスコピーで用いる機器

2 │ 方法

皮膚生検の方法とは，病変部組織の一部を採取して病理学的に調べる検査のことである。

3 │ 患者への説明

患者は，病状や検査方法，検査後の容貌に対する不安を感じていることが予測され，ま
た，苦痛を伴う検査であるため，施行前に必要性や方法，検査後に予想される事柄につい
て十分に説明する。

4 │ 注意事項

検査後まれに出血や疼痛が生じる場合がある。出血した場合には，圧迫止血を行う。疼
痛が続く場合は治療する必要があるため，看護師に伝えるよう患者に説明する。

2. アレルギー性皮膚反応試験

1 │ 目的

アレルギー性皮膚反応試験とは，アレルギー反応を起こしやすい薬剤を知るため，ある
いはアレルギー反応によると考えられる症状をみて，そのアレルゲンを検索するために行
う。

2 │ 方法

反応試験の方法には，貼布〔付〕試験，皮内テスト，掻皮試験の3つがある。

❶接触アレルゲン検出法

▶ **貼布試験（パッチテスト）** アレルゲンと推定される物質を皮膚に48時間貼布し，皮膚の
発赤状態で判定する。

❷即時型アレルゲン検出法

▶ **皮内テスト（スキンテスト）** アレルゲン液や被検薬剤希釈液を皮内注射し，15〜20分後
に皮膚の発赤状態で判定する。ツベルクリン反応や遅延型アレルギー反応の場合などは，
48時間後に判定する。

▶ **掻皮試験（スクラッチテスト）** アレルゲンと推定される物質を皮膚に1滴滴下し，掻皮用
針で皮内に刺し，15分後に発赤状態で判定する。

3 │ 患者への説明

患者に対しては，検査の必要性と検査方法を説明する。人為的にアレルギー反応を起こ
させる検査であるため，アレルギー症状が出現する可能性があることを説明する。アレル
ギー反応が強く出現した場合の対処方法を併せて指導する。

4 注意事項

瘙痒感や疼痛など，アレルギー反応が強く出現する場合がある。その場合は，48時間以内でも中止することがある。

III 治療・処置時の看護

A 薬物療法を受ける患者の看護

全身性炎症性疾患や局所的でも症状が重度の場合，経口または注射で薬物の全身投与が行われる。現れている症状や疾患の種類によって，炎症，瘙痒感といった症状の軽減および感染や腫瘍の治療を目的にして薬物療法は行われる。皮膚疾患患者に用いられる主な薬物には，副腎皮質ステロイド薬，抗アレルギー薬，抗菌薬，抗腫瘍薬，抗真菌薬，抗ウイルス薬などがある。

薬物療法中の皮膚病変の変化や副作用の観察は，治療方針の決定や変更に影響を与え患者の将来にも大きくかかわる。

1. 必要な情報とアセスメントの視点

使用される薬剤の性質とその副作用を理解し，患者の症状の変化，副作用の評価を行うことが大切である。

副腎皮質ステロイド薬は，急性期には多量に，慢性化した場合には少量を長期にわたって使用することが多く，副作用が生じやすい。副作用としては，皮膚の萎縮，毛細血管拡張，創傷治癒遅延，感染症の誘発，多毛，消化器症状がある。

抗アレルギー薬には眠気が，抗菌薬には薬疹をはじめ消化器症状や循環器症状および神経症状といった副作用が出現しやすい。また，強力な角化抑制作用をもつレチノイドでは口唇炎や落屑が，悪性腫瘍の治療に用いられる抗がん薬であるDTIC（ダカルバジン）では，骨髄機能抑制，肝臓や腎臓の機能障害，悪心・嘔吐，食欲低下，下痢，血管痛，倦怠感などの副作用が現れる。副作用の初期症状の一つとして，「何となく合わないようだ」と患者が訴える場合もある。

2. 看護の方法と根拠

薬物療法は，初期は大量に，症状軽減とともに漸減する。しかし，皮膚疾患は目に見えるために，表面的な改善をみると患者は治癒したと考えて薬物療法を中断することがある。そのため継続していくことの必要性を指導する。

また，患者によっては，副作用に関する誤った知識からある種の薬剤を拒否したり，自分の判断で民間療法を選択することもある。したがって，副作用についてはその可能性と症状を患者に説明し，異常が現れたらすぐ知らせるよう協力を求める。その際，患者の表情やしぐさに気を配り，受け止め方を把握して，患者が不安や恐怖感を抱かないように注意する。

一方，抗アレルギー薬を服用中の患者には，服用に伴って眠気が生じるため，仕事や学習に影響を及ぼすことや車の運転時への注意を促す。

薬物療法によって実際に現れた効果とさらに継続する必要性を患者に伝えるとともに，患者の考えや感じていることを把握し，疑問や不安を解消する。

Ｂ 外用療法を受ける患者の看護

瘙痒感の強い患者や発疹のある患者には，皮膚病変部に直接，適した外用薬を塗布する。病変が全身に及ぶこともある。

外用療法には**単純塗布法**（1 種類の外用薬を使用する）と**重複塗布法**（2 種類以上の外用薬を使用する）がある。

外用薬を実際に塗布する看護師の技術や，患者への指導方法が回復過程に大きな影響を及ぼす。

1. 必要な情報とアセスメントの視点

1 外用療法に伴う問題

毎日定期的に行う外用薬の塗布は，患者に拘束感を与える。また，肌を露出させることは本来避けたいことであり，病変の部位によっては患者は強い羞恥心をもつ。さらに，外用薬は種類によって強い臭気があり，患者自身が不快であるばかりでなく，周囲の人々にも影響を与えるといった問題も生じる。患者の日常生活のなかで，何が妨げとなるか，どのような工夫が可能かなど，一緒にイメージしながら情報を得る必要がある。

2 外来診療時の対応

一方，外来診療では，患者が高齢で手が思うように動かない，テープが見えづらいなど，塗布する，ガーゼを固定するといった行為が困難な場合もある。患者が外用薬を使用する環境，ADL，連日の通院が可能か，などの情報も，個別性を踏まえたケアを選択するうえで必要となる。

2. 看護の方法と根拠

1 　処置室の環境整備

　処置室の室温は，患者が裸でも寒さを感じないように 25℃前後に保つ。紅皮症患者や有熱者は，体温調節機能の低下があるため 1 〜 2℃高めにする。また，分泌物の臭いで患者が羞恥心を抱いたり，外用薬の臭いが患者に不快感を与えないように換気にも注意する。多くの患者が使用する処置室は，落屑や分泌物，外用薬による周囲の汚染を防ぐために，常に工夫し，清潔なイメージを保つ。

2 　安全・安楽な体位

　高齢者や全身状態の悪化している患者に外用薬を塗布する場合は，椅子や足台などからだを支えるものを準備し，疲労を少なく安全に実施できるように工夫する。場合によっては病室やベッド上で行うこともある。

3 　皮膚の清潔と症状に合った方法

　外用薬を塗布する前に，皮膚の清潔と外用薬の吸収促進のために，次の点に留意する。①古い外用薬や悪臭を除去する，②鱗屑や痂皮，分泌物を除去し，2 次感染を予防する，③新陳代謝を促進し，外用薬の吸収を促進させ，かつ精神的な慰安を図るために入浴あるいはシャワー浴を行う。

　ケブネル現象（健康な皮膚に刺激を加えると，その部分に同一の病変が現れる。尋常性乾癬など）や**ニコルスキー現象**（健康そうにみえる皮膚に摩擦を加えると，表皮剥離または水疱が生じる。天疱瘡など）が起こる疾患では，石けんを柔らかいタオルまたはスポンジに泡立てて軽く叩くようにする。

　浴室内の温度は高めに保ち，湯の温度は 37 〜 40℃で調節する。

　病変部にびらんがある患者は，痛みが増強しない程度の十分な水圧でシャワー浴を行い，分泌物を洗い流す。湯の温度は 37℃程度が好ましい。

4 　外用療法の実際

　外用療法にあたっては，感染管理の視点から，医療者は必ず手袋を使用し，スタンダードプリコーションで処置を施行する。軟膏は病変部を刺激しないように薄く延ばす。急性症状の強い場合は，こすらずに塗る。外用薬が硬い場合には，よくこねて軟らかくしてから塗布する。湿潤しやすく分泌物の鱗屑の多い頭部などは，毛髪を短く切りそろえたほうが効果的である。塗布後は外用薬を安定させ，不快感を軽減させる。

5 終了後の被覆

❶被覆の目的

外用薬を塗布後は，①外用薬を病変部に浸透させる，②湿潤面からの分泌物を吸収させる，③搔破を予防する，④外用薬による衣類の汚染を防ぐ，⑤外部からの刺激を防ぎ病変部を保護するためにガーゼなどで被覆する。

❷被覆方法

ガーゼやリント布を使用して被覆する。顔面や体幹，関節部などは機能性を維持でき，

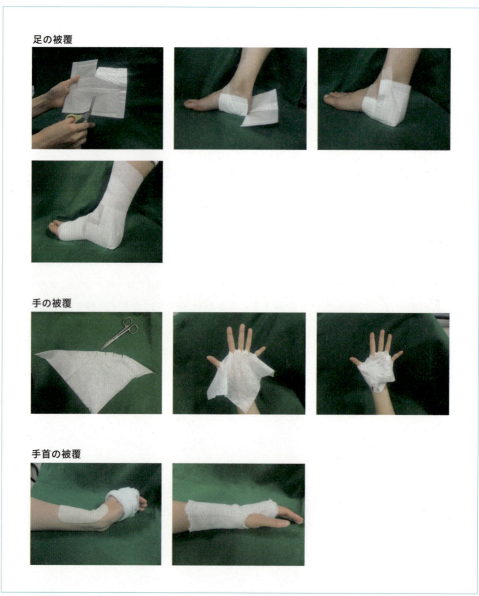

図3-2 被覆の方法

患者の活動性を低下させないような工夫と，動作によって乱れない工夫が必要となる（図3-2）。

❸滲出液の多い創の処置

滲出液が多い創は，過剰な滲出液を吸収して適度な湿潤環境に整える必要がある。ガーゼやパッドを使用することもあるが，滲出液の量に見合った被覆方法を選択し，創周囲の健常な皮膚の浸軟を避けることが重要である（図3-3）。近年では2次ドレッシング材に滲出液を移動（トランスファー）させ，上層のガーゼのみ交換する方法などもとられている。

❹経済面への配慮

在宅でのケアでは，コストパフォーマンスと簡便さから，清潔度と吸収力，表面の防水コーティングを兼ね備えた平おむつ，尿取りパッド，生理用ナプキンなどがその代用とし

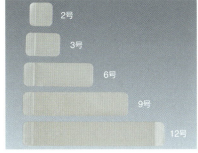

写真提供／アルケア株式会社
クリアヘッシブ®

クリアヘッシブは，密着性・吸水性に優れたハイドロコロイド（滲出液を吸収しゲル化）を用いた縫合創用ドレッシング材で，術後の縫合創に使用する。0.35mmと薄く，透明なことから創部の観察に適している。

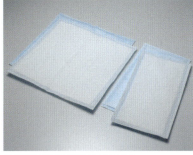

写真提供／株式会社ホギメディカル
キャッチパット®

ガーゼサイズから腹壁をほぼカバーできるサイズまである。皮膚と接する面は粗いメッシュとなっており，滲出液を吸収したパッドが皮膚と接しにくい構造となっている。

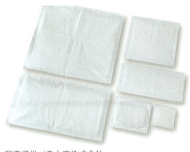

写真提供／白十字株式会社
モイスキンパッド®

サイズも豊富であり，吸収面に極微細な穴が開いたフィルムが付いており，滲出液を穴から吸収し，フィルムが創に固着しない構造となっている。

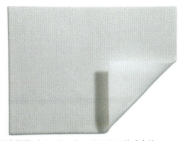

写真提供／メンリッケヘルスケア株式会社
メピレックス® トランスファー

2次ドレッシング材に滲出液を移動（トランスファー）させ管理する方法で，皮膚に固着せず脆弱な皮膚や創部を刺激することなく滲出液の管理ができる。痛みの軽減にも有効である。

図3-3 創傷保護用ドレッシング材

て利用されることもある。

6 精神面への配慮と指導

患者が,毎日の外用薬の塗布を強いられている,あるいは苦痛ととらえるのでなく,習慣として受け止められるように援助する。

外用薬を塗布する際に,発疹の軽快や悪化を患者が自らの目で見ることができるため,その反応を観察し,患者が疾病をどのようにとらえているのかを把握する。また,塗布にはかなりの時間を要するため,その時間を利用して患者のもつ問題を把握し,生活や外用療法技術について指導する。

C 光線療法を受ける患者の看護

光線療法にはPUVA療法とナローバンドUVB療法があり,尋常性白斑,尋常性乾癬,膿疱性乾癬,掌蹠膿疱症,菌状息肉症,アトピー性皮膚炎,円形脱毛症などの治療として用いられる(図3-4)。

PUVA療法は,光感作物質ソラレン(psoralen)を外用や内服し,一定時間後にUVAを照射する方法である。光源としてはブラックライトを用いる。

ナローバンドUVB療法は,中波長紫外線(UVB)のなかの非常に狭い波長の紫外線で,海外では乾癬やアトピー性皮膚炎などの治療に一般的に使われている。乾癬に対する効果は,従来のPUVA療法とほぼ同等とされ,簡便で短時間でできる治療法である。

1. 必要な情報とアセスメントの視点

PUVA療法では,UVA線量やソラレン量によって紅斑や浮腫,水疱などが生じる。ソ

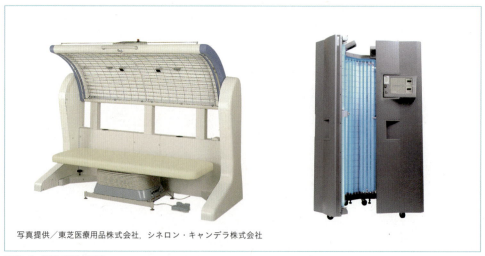

写真提供/東芝医療用品株式会社,シネロン・キャンデラ株式会社

図3-4 紫外線治療器

ラレンの内服によって，悪心・嘔吐，肝障害が生じることもある。長期間にわたる治療後に老人性色素斑様の小色素斑や白内障が現れたり，内服 PUVA の後にボーエン病，基底細胞上皮腫，有棘細胞がんなどの発症の報告もある。皮膚および全身症状の観察が必要である。

また，妊娠，無水晶体症，肝機能障害や光線過敏症のある場合は禁忌である。

2. 看護の方法と根拠

PUVA 療法においては，ソラレンの使用後照射までの時間，光源と皮膚の距離，照射時間など一定の条件で紫外線を照射する。ソラレンを全身に塗布する場合と病変部のみに塗布する場合がある。乾癬のような慢性疾患では当初，週 3 回照射し，以後は維持療法として 3 ～ 4 週に 1 回，照射を繰り返す。

副作用を避けるために，照射部位以外には照射布をかけて保護する。目には必ずサングラスをかける。光線皮膚炎の有無や程度を観察する。ソラレンの内服では約 8 時間で血液中から消失するが，外用では比較的高濃度で長時間（24 ～ 48 時間）皮膚に残存するため，紫外線を避けるような衣類の工夫やサングラスの使用を勧める。

ナローバンド UVB 療法も，照射中の副作用の予防策は同様であるが，ソラレンを使わないため，治療後にサングラスや衣服で遮光する必要はない。

D 密封療法, 重層法を受ける患者の看護

密封療法（occulusive dressing technique；ODT）は主として，角化浸潤の強い病変部がみられる乾癬や掌蹠膿疱症，ビダール苔癬，アトピー性皮膚炎などの治療に用いられる。

外用薬を塗布しプラスチックフィルムなどで密封する方法であり，塗擦法よりも外用薬（副腎皮質ステロイド含有の外用薬）の吸収がよい。

重層法は湿潤面の乾燥化や角層の軟化を促すために行われ，主として病変部に副腎皮質ステロイド含有の外用薬と油脂性外用薬（イクタモール亜鉛華軟膏など）を重ねて使用する。

1. 必要な情報とアセスメントの視点

この軟膏療法では，患部にガーゼが厚く固定されたり，軟膏や滲出液により衣類の汚染が生じるため，あらかじめ患者の衣服や仕事，活動量などを確認し，それらに支障がないような工夫が必要である。

2. 看護の方法と根拠

密封療法では，汗や分泌物が貯留し悪臭を放ったり，毛囊炎，汗腺炎，癤などの細菌感染や皮膚の萎縮を起こしやすい。

重層法は，被覆が不十分な場合に寝衣やリネンを汚染することがある。

Ⅲ　治療・処置時の看護　　185

密封療法の病変部が広範囲の場合は，プラスチックフィルムまたはビニールを環状に巻き重ね，絆創膏で固定する。絆創膏によるかぶれなどの2次的障害を予防するためには，プレスネットなどの伸縮性のある衛生材料で固定する。

分泌物の多い病変部では，滲出液で寝衣を汚染しないように，ガーゼや当て綿を用いて保護する。

E 凍結療法を受ける患者の看護

凍結療法は病変部に低温を作用させ，組織の変性や破壊を生じさせる治療法である。太田母斑などの色素異常に対して行われる雪状炭酸（ドライアイス）法と，腫瘍やウイルス性疣贅や母斑に対して行われる液体窒素法がある。

1. 必要な情報とアセスメントの視点

凍結療法は，子どもにも適用できる安全な方法であるが，1回の治療で完治させることは難しく，何回か繰り返して行うため，焦らないよう患者と症状の変化についてコミュニケーションをとり，支える必要がある。

2. 看護の方法と根拠

凍結療法では人工的に凍傷を起こすために，施行後は疼痛があり，皮膚は発赤や水疱を形成する。1週間から10日で黒色に変化し，2週間で痂皮となり，脱落する。

治療を行う前に，施行後の疼痛や変化について十分に説明し，不安を軽減する。水疱は感染予防のために，破らないように注意を促し，ガーゼなどで保護する。数回繰り返した後に効果が現れることが多いため，中断しないよう患者を支える。

F レーザー療法を受ける患者の看護

あざ，しみなどの色素性病変部に対し，レーザー光を照射し，標的組織のみを選択的に破壊する治療法であり，正常組織にはほとんど傷害を及ぼさない。

治療に用いるレーザーの種類と対象疾患は，以下のとおりである。
・パルス色素レーザー：単純血管腫（赤あざ），イチゴ状血管腫，毛細血管拡張症など。
・Qスイッチ・ルビーレーザー：太田母斑，雀卵斑（そばかす），老人性色素症（しみ）など。
・炭酸ガスレーザー：汗管腫，眼瞼黄色腫，毛細血管拡張性肉腫など。

1. 必要な情報とアセスメントの視点

レーザー治療は外科的療法とは違い，メスを入れず病変組織を壊し，傷跡がほとんど残

らず，苦痛も少ないため治療に対する患者の期待度は高い。しかし，照射の終了と同時に治るわけではなく，病気によっては治療効果が明らかになるまでに数か月を要するものや，一定の間隔をあけて何回か照射するために長期化するものもある。また，なかには後遺症として，色素が照射前よりも濃くなる場合や，逆に白く抜ける場合もある。

患者がどこまで治療に期待を抱いているか，具体的に表現してもらい，医師と共有できるようかかわることが必要である。さらに，看護師には，医師の説明が正確に患者に理解されているかを確認したうえで，必要に応じて補足することが求められる。

▌ 2. 看護の方法と根拠

患者の期待する効果と結果の差に，落胆したり不満を生じさせないよう，照射前に治療内容を十分説明するとともに，治療経過に沿って生じる不安や疑問に対しては，そのつど話し合い，安心して治療が継続できるようかかわる必要がある。

先天性疾患である単純性血管腫や，生後まもなくから盛り上がるイチゴ状血管腫，扁平母斑などは早めの治療開始が効果的であり，乳幼児が対象になることが多い。特に注意することとして，照射中暴れたり号泣したりすることで抑制が必要な場合は，両親に抑制の必要性を説明し同意を得てから行う。抑制中は，呼吸抑制に注意し，口唇，顔色の観察を頻回に行う。

眼周囲に病変が存在する場合は，眼球をレーザー光線から保護するために，レーザー用アイプロテクターを装着する。また，女性の場合は口紅，ファンデーションなどの化粧を落としておく。

レーザー照射時，一瞬輪ゴムでパチンと弾いたような痛みを伴うことを説明しておく。通常は我慢できる痛みであるが，必要に応じて表面麻酔，局部麻酔が行われる。

照射後は，組織が上皮化するまでリンデロン-VG®を塗布するが，この期間は特に紫外線，化粧品，摩擦などによる刺激を避け，皮膚を保護するよう日常生活の指導をする。

G 手術を受ける患者の看護

皮膚科の手術の対象は，①皮膚の良性・悪性腫瘍，②母斑，母斑症，血管腫，③熱傷や放射線潰瘍などの物理的・化学的障害，④保存的治療に抵抗性をもつ皮膚疾患（色素異常や角化異常の一部），慢性膿皮症，難治性潰瘍などであり，これらの病変は全身のあらゆる部位に生じる。

皮膚科の手術の種類には，以下のものがある。

▶ **切除・縫合術**　皮膚生検や小腫瘍，小母斑に対して行われる。

▶ **植皮術**　広範囲の皮膚欠損や縫合によって変形や機能障害を起こす可能性がある場合，自然治癒には長時間を要し，治癒後に瘢痕や機能障害が予測される場合に行われる。重症熱傷時は全身状態の改善や救命のために行われる。植皮には遊離植皮と有茎植皮があ

Ⅲ　治療・処置時の看護　　187

る。

▶ 植毛術　熱傷や外傷，手術による瘢痕性の禿髪，毛根の破壊される疾病や陰部無毛症などに対して行う。遊離植毛と有茎植毛がある。

▶ 皮膚剝離術　皮膚の表面の凹凸を削って平坦化させる場合，表皮や真皮上層の病巣を削り取る場合に行われる。

1. 必要な情報とアセスメントの視点

1 皮膚科における手術の目的

　皮膚科の手術は，①腫瘍を除去する，②外観を改善する，③創面を迅速に被覆する，④治療時間を短縮する，⑤救命する（特に広範囲熱傷），⑥運動機能を改善・回復する，などの目的で行われる。生命を救うために行う手術から，患者が個人としての尊厳を獲得するために行う手術までと幅広く，患者の思いは様々である。患者個々の手術に対するとらえ方を把握したうえでかかわる。

2 注意すべき情報

　皮膚の手術に特徴的な問題としては，創の安静が最優先されるために生じる苦痛が第一にあげられる。医師と情報を共有し，術前から苦痛を最小限にするための ADL の工夫を考慮する。そのほかには外観に影響することから，術後の容姿に対する不安がある。

　また，一般的な手術に必要な既往症，採血データなどから，抗凝固薬の内服の有無とその中止時期，出血，創感染といった術後合併症の可能性をアセスメントする。

2. 看護の方法と根拠

1 術前検査の確認

　手術当日までに血液型や一般血液検査，心電図，X線写真，肝炎・梅毒をはじめとする感染症の有無など，必要なデータがそろっていることを確認する。場合によって，抗菌薬の皮内反応も確認しておく。

2 不安の軽減

　手術前から手術後に行われる処置やケアの流れ，手術後の疼痛や安静の程度や方法を説明し，不安の軽減を図る。すべてをきちんと知り対処したいと考える患者や，知ることで逆に不安が増すので任せたいと考える患者がいるため，患者個々に合わせて説明する。家族への説明も十分に行い，手術や手術後の状態に不安を抱かずに手術に臨むことができるようにする。

　手術の前夜，不安や緊張のためにスムーズに入眠できない場合は，睡眠薬や鎮静薬を使

用することもある。

3 | 術後の体位と生活動作の練習

植皮術では局所の安静が必要となるため，手術後の体位を保持する練習を行う。さらに日常生活に支障が生じる場合は，必要に応じて食事や排泄の練習を行う。

4 | 清潔

入浴可能な患者は前日に入浴する。入浴が不可能な患者は全身清拭を行う。口腔や口の周囲に創ができる場合には，手術前に歯みがきやうがいを十分に行う。

5 | 排泄

手術部位が肛門や会陰部の場合は，通常の排便の体位がとれないことや排便によって創の汚染が予測される。このような場合に，薬剤を用いて排便を停止させたり便の量を抑えるために低残渣食とする場合がある。手術部位や麻酔の種類によっては下剤が指示される。

6 | 術前ベッドの準備

広範囲に採皮創がある場合は，多量の滲出液によって創や寝衣，寝具を汚染する可能性があるため，汚染が予測される部位にラバーシーツを敷き，その上を吸湿性の良い布で覆う。離被架は寝具による創の圧迫や，滲出液による周囲の汚染を防止するために用いる。

上肢や下肢の創で安静が必要な場合は，シーネを準備する。枕は患部の挙上や，体位の保持に利用する。排尿により安静が妨げられたり，創の汚染が予想される場合は，膀胱内に留置カテーテルを挿入するため必要物品を準備しておく。手術直後は悪寒を伴うため，電気毛布などを利用し保温に留意する。

7 | 術後の創の安静と感染予防

植皮術の場合，寝具や衣類，チューブ類によって植皮部が圧迫されないように，固定方法を工夫したり，離被架などを利用する。口周囲の植皮創は，食物や唾液などで汚染されやすいため，食事内容やストロー，吸い呑みを利用するなどの工夫をする。

会陰部や肛門周囲の植皮創は，排泄物を避けるために，排便をコントロールしたり，膀胱内留置カテーテルを挿入する場合が多い。止痢薬によって排便を停止させる場合には，食欲とイレウスに注意する。

8 | 異常の早期発見

包帯を交換するときには，滲出液の性状や量，臭気，創周囲の発赤や腫脹，熱感，硬結，波動の有無，創の癒合状態を観察する。タイオーバー（tie-over）法（図3-5）などで圧迫固定時は周囲の発赤や腫脹，圧痛，出血や皮下出血の有無を観察する。第2病日以降の植皮

Ⅲ　治療・処置時の看護　　189

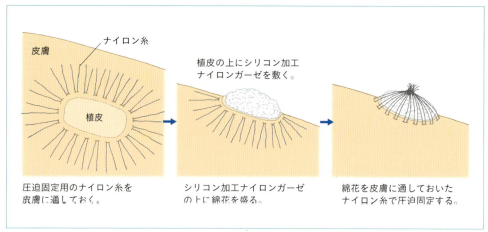

図3-5 タイオーバー（tie-over）法

部の異常な疼痛は，植皮片と移植床間のずれ，皮弁のねじれ，圧迫による植皮部の壊死や末梢の血流障害が考えられる。

滲出液や出血の貯留を予防する目的で，各種チューブが挿入されている場合は，排液の量や性状を観察するとともに，チューブが詰まっていないかについても注意する。

多量の滲出液により汚染がみられた場合には，植皮部の安静が保てる範囲で包帯を交換する。発汗や蒸れは2次感染の可能性があるため，ビニールや油紙の使用は避ける。

顔面や手，頭部など，常に露出している部分への包帯は確実な固定とともに，外見上の美しさも必要である。弾性包帯は安定性のために多く用いられるが，時間がたつにつれて患部を締めつけるという特徴があるため注意する。絆創膏はパッチテストを行っても，使用部位や時間，固定方法によって異なる反応を起こすため，包帯交換ごとに部位を変えたほうがよい。

9 心身の安楽

局所の安静を強いられることや同一体位による苦痛に対しては，枕やタオルなどを使用して部分的に体圧のかかる部位を変えたり，マッサージなどを行い，うっ血を改善させる。行動が制限されるためのストレスに対しては，読書やテレビ，ラジオなどの趣味を生かしたり，車椅子やストレッチャーを利用しての散歩などを行い精神的慰安に努める。部位によっては車椅子やストレッチャーへの移動も制限されるため，ベッド上でできる気分転換の方法を工夫する。

10 疼痛の緩和

疼痛については，まず痛みの原因を知る。創痛以外にシーネ固定による部分圧迫や包帯による締めつけ，手術中の同一体位による筋肉痛などがある。痛みの原因に応じた対処を行う。

11 創部のケア

手術後の創に対して以下の事柄を指導する。
①瘢痕は柔らかいタオルやスポンジで叩くように洗い，清潔に保つ。
②衣類は皮膚を刺激しないような素材を選ぶ。
③植皮した皮膚や採皮部は，紫外線により色素沈着を起こしやすいため，局所のピンク色がとれるまでは保護する。包帯やガーゼ，カバーファンデーションや日焼け止めクリームで保護したり，日差しの強い日の外出はなるべく避ける。外出の際は長袖や長ズボンを着用し，サングラスや日傘を利用して，日差しを避ける工夫が必要である。
④採皮部ではケロイドの発生を予防するためスポンジやサポーター，弾性包帯などで約3か月間圧迫する。

H 救急時の看護（熱傷患者の看護）

皮膚疾患のなかで救急時の看護を必要とするケースとしては，熱傷があげられる。熱傷は高温の気体や液体，固体に触れて生じる皮膚および粘膜の障害である。広範囲の熱傷や重度の熱傷は，体液の喪失やアンバランス，感染，ショックなどを引き起こし，生命の危険を招くことがある。日常多く遭遇する傷害であるが，救急処置が必要になる場合もある。

熱傷の原因は本人や周囲の者の注意不足によるものや，労働環境によるものなど様々であり，時には労働災害として取り扱われることもある。

治療としては，全身的には栄養剤や電解質，たんぱく製剤の補給と抗菌薬の与薬が行われ，局所的には，抗菌薬や消炎薬の外用療法が主として行われる。回復後には瘢痕や拘縮を残し，さらに植皮術などの治療やリハビリテーションが必要となることも多い。

1. 必要な情報とアセスメントの視点

熱傷により皮膚を失うことによって，体液の漏出が起こる。体内では脱水から循環血液量が不足し腎不全を招きやすく，電解質もアンバランスとなる。また，外気と直接接触するために感染を受けやすい。

1 皮膚の状態

❶部位

上半身の熱傷は致死率が高く，頭部や口腔，気道内の受傷は髄膜炎や肺合併症を起こしやすい。眼の受傷では失明する可能性があり，耳では中耳や内耳に感染を起こして聴力を失う可能性がある。陰部は尿や便によって汚染されやすいため，感染を受けやすい。

❷深さ

Ⅰ度熱傷では表皮が損傷を受け，水疱が生じる。Ⅱ度熱傷は真皮浅層から深層の損傷で

Ⅲ　治療・処置時の看護　　191

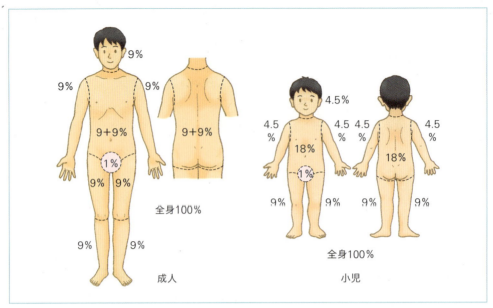

図3-6 9の法則（成人および小児）

あり，水疱やびらん，潰瘍を生じる。Ⅲ度熱傷は皮下組織に達し，壊死が起こる（第1編表4-1参照）。

❸ **範囲**

広範囲に及ぶほど重症であり，ショック，腎不全，呼吸不全，敗血症などを起こしやすい。範囲を把握するための方法として，多くは「9の法則」を用いる（図3-6）。

❹ **疼痛の有無**

皮膚の神経終末が刺激されるために灼熱感や疼痛が強い。第3度熱傷では知覚神経が侵されるために疼痛を感じない。

❺ **原因と作用時間**

熱傷の原因と作用した温度，作用時間を本人や現場に居合わせた人から聴取する。電撃熱傷の場合は，外から観察できる損傷は小さいが，電流はからだの電気抵抗の小さい部分を通り，出口で爆発するようになるため，神経，筋肉，血管，骨などに損傷が起こりうる。これらは時間が経過した後に症状が現れてくる。

湯たんぽやカイロなどの低温による熱傷では，難治性潰瘍となりやすい。温度が高くなくても皮膚が熱にさらされた時間が長いほど，組織の損傷は深くなる。

2 ショック徴候

体液の喪失や電解質のアンバランス，血管壁の透過性の亢進が起こり，循環血液量の減少から，ショック状態に陥りやすい。血圧・脈拍・呼吸の異常，尿量の変化，チアノーゼ・口渇・不穏・せん妄・昏睡・痙攣の有無を観察する。

3 | そのほかの必要な情報

❶年齢

同じような熱傷でも6歳以下と60歳以上では，合併症を起こしやすい。幼児や高齢者の皮膚は薄く，熱傷の深さを知ることが難しく，実際より浅くとらえられることが多い。

❷既往歴

心臓や肺，腎臓，脳神経系に異常のある患者では，熱傷のストレスがこれらを悪化させやすい。慢性疾患や消耗性疾患の患者では，軽度の熱傷でも生命が危険になる場合があり，多量の飲酒習慣をもつ者や薬物中毒患者は死亡率が高い。

■ 2. 看護の方法と根拠

1 | 受傷直後のケア

熱傷の進行を抑えるために，まず冷やす。冷罨法は冷水や氷，冷タオル，アイスノン®など身近にあるものを利用する。冷罨法のしすぎによって局所の循環不良による神経性の疼痛が現れた場合にはいったん除去し，温覚や熱傷による疼痛感が戻ってきたら再開する。受傷の連絡を受けたときに，来院するまで冷罨法を継続するよう具体的に指導する。

化学薬品による熱傷では，損傷部位を清潔な冷水に10～15分浸す。指輪などの金属製品は浮腫が現れてくると除去できなくなるため，すぐ取り除く。表皮が剝離しないためにも衣類は無理に除かないほうがよいが，化学物質で汚染された衣類は，すぐに取り除く。

2 | ショック時の看護

気道を確保し，必要時は酸素吸入や人工呼吸器を装着する。輸液路を確保し，循環を維持し，昇圧薬や強心薬，副腎皮質ステロイド薬などが使用される。

緊急時には，一つひとつの事柄を確実に素早く行う必要がある。バイタルサインを測定する者，薬品を準備する者などと分担を決め，一人ひとりが効率よく対処する。救急処置を迅速に行うためには，普段から救急薬品や人工呼吸器，心電図モニター類を点検，整備しておくと同時に，これらの操作に熟練しておく必要がある。

3 | 感染の予防と清潔

熱傷患者の場合，皮膚の防御機能が失われ，感染を受けやすい状態にある。感染の原因となる菌は，黄色ブドウ球菌や溶血性レンサ球菌，大腸菌のほかに，抗菌薬による日和見感染や菌交代現象として緑膿菌やカンジダであることが多い。

空調や室内の清掃にも注意し，包帯を交換するときは無菌操作を厳重に守り，滲出液が多いときは滅菌ガーゼで十分に覆う。輸液路や膀胱内留置カテーテルなどをとおして感染を受けることがあるため，清潔に操作する。

Ⅲ　治療・処置時の看護　　193

4 栄養補給と脱水の予防

皮膚という保護層が失われるために，体液が環流することなく体外に漏出する。その結果，体内では脱水とたんぱくの喪失が起こる。

食事は患者の嗜好を取り入れながら，栄養価の高いものを摂取できるよう工夫する。口腔や食道が損傷を受けている場合や重症熱傷では，経静脈的に補給する。

5 苦痛の緩和

痛覚は皮膚に広く分布しているが，熱傷では神経終末が露出し損傷を受けるため疼痛が強いので，鎮痛薬や鎮静薬を効果的に使用する。初期に行う冷罨法は鎮痛効果もある。圧迫による苦痛を防ぎ皮膚の血流を促進させるために，エアベッドやウオーターベッドなどを使用することがある（リネン類は滅菌して使用する，図3-7）。

6 不安の軽減

患者や家族は不注意を後悔したり，死や将来の容貌の変化についての不安を感じている。できるだけ早期に，患者や家族に病状や瘢痕が残るか否かなどについて説明し，回復への意欲を高めるようにする。

7 治癒過程の促進

保存的治療には，外用療法や生物学的材料（豚皮や牛のコラーゲン膜，フィブリン膜，羊膜など）

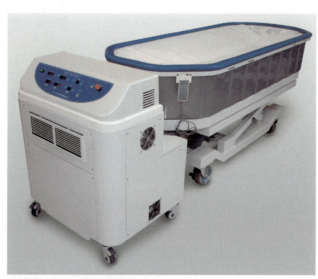

写真提供／ケイセイ医科工業株式会社

図3-7 エア・フローティング・ベッド

を創傷面に貼布して上皮化を待つ方法，そのまま露出させておく方法，清潔な衛生材料で覆っておく方法，湿布療法などがある。手術治療には植皮術や壊死組織の除去（デブリードマン）がある。

8 | リハビリテーション

熱傷後は皮膚に瘢痕を残したり，拘縮のために機能障害を残すことがある。瘢痕を除去するための手術やカバーファンデーションについての説明は患者に希望を与える。機能障害は作業療法や理学療法によって，その回復を図る。機能を回復させるために，時には手術適応となることもある。労働災害など熱傷の原因が職場の環境や管理にある場合には，改善を提案することもある。

演習課題

1 皮膚疾患をもつ患者に行われる検査をあげてみよう。
2 診察時のプライバシー保護のために行うべきことをまとめてみよう。
3 アレルギー性皮膚反応試験が行われる患者への説明事項をまとめてみよう。
4 薬物療法（内服）を受けている患者への指導内容をまとめてみよう。
5 外用療法に伴う問題と看護のポイントについて話し合ってみよう。
6 光線療法，レーザー療法における副作用の予防策についてまとめてみよう。
7 皮膚の手術を受ける患者の術前・術後の看護のポイントについてまとめてみよう。
8 熱傷患者の受傷直後およびショック時の看護のポイントをあげてみよう。

Ⅲ　治療・処置時の看護　　195

第2編 皮膚疾患患者の看護

第 **4** 章

皮膚疾患をもつ
患者の看護

この章では

● 代表的な皮膚疾患をもつ患者の看護に必要な情報とアセスメント
　の視点を理解する。
● 代表的な皮膚疾患をもつ患者の看護の方法を，根拠とともに学習
　する。
● 皮膚の清潔および保湿の大切さを理解し，実施方法を学習する。
● 褥瘡の悪化防止の方法と治癒を促す看護を学習する。

I アトピー性皮膚炎患者の看護

A 必要な情報とアセスメントの視点

アトピー性皮膚炎に対するとらえ方は最近大きく変わり，ダニやカビなどの「アレルゲン」に主な原因を求めるのではなく，「皮膚のバリア機能」や「ストレス」も関与し皮膚の状態を悪化させている病気ととらえ，その要因を総合的に見極める必要性が強調されるようになった。多くはアトピー性素因をもつ家系に発症するが，体質や環境要因が強く関与するので，家族歴，生活環境，食生活の状況などは詳しく聴取する。

症状の増悪や軽減がどのようなことをきっかけに起こるのか，生活の状況や生活環境と症状の関係を注意深く観察し，生活調整の情報とする。また，皮膚症状は顔や首，四肢など人の目に触れやすい部位に現れることが多く，患者の精神的負担も大きいため，皮膚の状態だけでなく精神状態も把握する。

B 生じやすい看護上の問題

①炎症による瘙痒感とそれによる睡眠の妨げ
②搔破することによるバリア機能の破壊
③ボディイメージの変化
④上記3つが複合することによる社会生活への支障

C 看護の目標と実践

1. 看護目標

①疾患と治療に対し正しく理解ができる
②自分の生活を振り返り，悪化要因と原因を認識できる
③適切な治療と生活調整により，皮膚のバリア機能が回復する
④瘙痒感が軽減され，休息が図れる
⑤ボディイメージの変化を受け入れ，社会生活を営むことができる

2. 看護の実践

1 | 皮膚のバリア機能修復への援助

アトピー性皮膚炎を起こしている皮膚では, 炎症とバリア機能の低下という「異常事態」が進行している。皮膚のバリア機能が壊れると, 炎症が起こりやすくなる。炎症が起こるとかゆみが生じ, それを掻くことで皮膚が傷ついてしまい, さらにバリア機能を破壊する。こうなるとますます炎症が広がり, 瘙痒感も増す。この悪循環を断つには, 炎症を抑えることと, 皮膚のバリア機能を修復することが必要である。

2 | 効果的な薬の使い方についての指導

炎症を抑えるためには, 薬の力が必要である。炎症を鎮める薬として効果のある外用薬があるので, 十分な量を必要な期間, きちんと使うことが重要である。少しでも症状が改善すると自己判断で中断してしまうことがあるが, 必ず医師の指示を受けながら薬を使うことを指導する。

また, 一方で, インターネットなどの情報に惑わされ, 薬の副作用に対し誤った認識をもつことで使用を中断してしまうこともある。正しい理解と生活のなかで継続できる方法を一緒に考えていく必要がある。

3 | 毎日のスキンケア

皮膚のバリア機能を回復するためには, 毎日のスキンケアで皮膚に潤いを与えることが重要である。皮膚の表面の汚れをそのままにしてスキンケアをしても意味がない。1日の終わりには, 洗顔や入浴で皮膚をきれいにし, 汗がひいたらすぐに保湿剤を使ってスキンケアする。石けんは普通の石けんでよいが, 強くこすらないようにし, 石けんが皮膚に残らないようにすすぎは十分に行う。特に夏季は汗をかくためスキンケアの回数を多くする。洗顔や入浴の直後は皮膚が潤って角質層が軟らかくなっているので, この状態のときに保湿剤をつけることで成分が浸透し効果が高まる。

4 | 瘙痒感への対応, ボディイメージの変化への援助

アトピー性皮膚炎患者が訴える最大の苦痛は瘙痒感である。そしてアトピー性皮膚炎の症状を悪化させる大きな要因が掻くことである。また, 単にかゆいから掻くというだけでなく, 「イライラすると掻いてしまう」「なんとなく掻いている」など, 掻くことでストレスを発散させているケースも増加している。症状を悪化させないために, まずは患者自身が無意識のうちに掻いているということに気づかせることが大切である。

また, 精神的には, 自分の容貌がどのように変化していくのか, 以前の姿に戻れるのか, 何がいけなかったのかなど, 患者は不安や自責の念を抱いている。青年期の患者において

I アトピー性皮膚炎患者の看護　199

は，遺伝するか否かについても心配している場合がある。患者の不安や悩みを早期に察知し，思いを表出しやすいような関係を築くことが必要である。

　また，全身に現れた病変に対して，外用薬を塗布したうえでガーゼなどで被覆するために，他者には異様に映ることから，同室者との人間関係が悪化することもある。被覆の工夫とともに，患者を支え，同室者に理解を求めるよう働きかける。

5 ｜ 増悪因子の調整

　増悪因子として食事，疲労，ストレス，季節による気温・湿度の変化などがある。生活の見直しや改善に向けた具体的調整方法については，患者だけではできないこともあるので，家族や学校・職場の人たちに正しい情報を提供し，協力が得られるよう働きかけることも必要である。

Ⅱ 蕁麻疹患者の看護

A 必要な情報とアセスメントの視点

　蕁麻疹は，瘙痒感を伴って突然，限局的に現れる発赤した膨疹である。原因となる物質は食物，薬剤，感染，虫刺され，物理的刺激，心因性のもの，あるいはほかの疾患と関連するものなどがある。日常多く接する疾患であるが，患者は突然の異常の発現に戸惑い，不安を感じていることが多い。原因を明確にすることが必要である。

　皮膚の血管拡張および血管透過性の亢進によって，血管内から血漿成分が漏出し，限局性浮腫つまり膨疹が現れる。膨疹の出現している部位や程度の推移，瘙痒感の程度を観察する。膨疹の多くは数時間後に消失する。粘膜，特に咽頭粘膜に現れた膨疹のため呼吸苦や嚥下困難を訴える場合もある。

B 生じやすい看護上の問題

①瘙痒感による苦痛
②治療薬の副作用（眠気）

C 看護の目標と実践

1. 看護目標

①瘙痒感が軽減される
②原因となる物質と誘引となる事柄が理解できる

2. 看護の実践

　患者とともに原因を探り，現在起こっていることと今後の見通しについて説明し患者の理解を得る。原因物質がはっきりしている場合にはそれを避ける。誘因となる飲酒やアスピリン，温熱にも注意するよう説明する。精神的ストレスでも蕁麻疹が起こったり悪化するため，ストレスの発散を促す。

　蕁麻疹では最も強い苦痛として瘙痒感があげられる場合が多い。そのため，局所の冷罨法を行うと同時に，搔破しないために，ほかのものに熱中したり気分転換を図るなどの工夫をするよう指導する。急性期には入浴やシャワー浴は避けたほうが望ましい。慢性蕁麻疹では清潔の保持のために入浴やシャワー浴を行うが，瘙痒感の増強を予防するため低めの温度の湯で行う。衣類は清潔でからだを緊縛しないようなものを着用する。

　抗アレルギー薬の内服が行われるため，確実に服用することと副作用について説明し，注意を促す。

Ⅲ 薬疹のある患者の看護

A 必要な情報とアセスメントの視点

　薬疹は体内に入った薬剤が原因となり発疹が生じたものである。発疹，瘙痒感，灼熱感，発熱，関節痛，倦怠感，呼吸困難，悪心・嘔吐，腹痛，意識障害の有無を観察する。患者のなにげない言葉が早期発見につながる場合がある。

B 生じやすい看護上の問題

①症状による苦痛
②原因となった薬剤で治療していた疾患の治療の遅延

C 看護の目標と実践

1. 看護目標

①症状が緩和がされる
②医療施設間や医師間での情報共有により，治療方針が統一される

2. 看護の実践

　原因となる薬剤の使用を中止することにより，多くの薬疹は消失する。発疹や瘙痒感など皮膚症状の強い場合には副腎皮質ステロイド薬を使用するため，確実な使用と副作用の徴候を観察する。原因となる薬剤の排泄を促すために輸液の投与を行う場合には，肝血流量を増大させるために安静を促す。ショック状態の場合には，気道を確保し呼吸の管理，循環動態の管理，代謝の維持など，救急処置を速やかに確実に行う。

　病状が落ち着いたら患者に起こったことと薬品名を伝え，今後，同じ薬品を用いないように，またアレルギーや既往歴を問われたときに答えられるように指導する。医療者間ではカルテやカーデックスに明記して予防する。原因薬剤で行っていた疾患の治療に関し，治療方針を一致させる。

IV 尋常性乾癬患者の看護

A 必要な情報とアセスメントの視点

　正常な表皮細胞は約28日間で交代しているが，尋常性乾癬では4日間で交代するといわれている。尋常性乾癬は増悪・寛解を繰り返し，生涯続く例が多い。原因は遺伝的素因に感染やストレス，気候などが誘因となって発症すると考えられている。紅斑の上に乾燥性の銀白色の鱗屑が生じ，ケブネル現象やアウスピッツ現象が現れる。

　好発部位は，機械的刺激を受けやすい肘頭，膝蓋，仙骨尾骨部，被髪頭部であるが全身に現れることもある。発疹を生じている部位や程度とともに，疼痛や熱感，瘙痒感，感染の徴候を観察する。爪には爪甲の点状陥没や黄白色混濁，爪下角化，爪甲剥離などの変化が現れる。発疹による患者の生活行動上の障害と精神的影響も観察する。

B 生じやすい看護上の問題

①炎症による瘙痒感とそれによる睡眠の妨げ

②掻破することによるバリア機能の破壊

③ボディイメージの変化

④上記3つが複合することによる社会生活への支障

C 看護の目標と実践

1. 看護目標

①疾患と治療に対し正しく理解できる

②自分の生活を振り返り，悪化要因と原因を認識できる

③適切な治療と生活調整により，皮膚のバリア機能が回復する

④瘙痒感が軽減され，休息が図れる

⑤ボディイメージの変化を受け入れ，社会生活を営むことができる

2. 看護の実践

　疾患について正確に理解し，長期間にわたって生活の管理ができる意志をもち，生活の調整をしていけるようにするとともに，外観の変化を受け止め，周囲との関係が保持できるようにしていく必要がある。落屑が多いため，外用薬を使用する前にシャワーを使ってからだの清潔を保持するとともに，ベッド周囲などの環境も清潔に保つ。

　同室者や家族，友人に病状を説明して，感染などの不安を取り除き，患者を支え励ますよう協力を依頼する。瘙痒感が強いときには，薬物療法や冷罨法を行うと同時に室温など環境を調整する。

　発疹が悪化して腫脹や疼痛，熱感などの苦痛を伴う場合には，必要な援助を行う。また，誘因となる悪化因子を避け，生活を整える必要がある。患者の生活や性格，考え方を踏まえた適切な指導を行い，患者を支える。

　治療として外用療法，PUVA療法などが行われる。

Ⅳ　尋常性乾癬患者の看護　　203

Ⅴ 天疱瘡患者の看護

A 必要な情報とアセスメントの視点

　天疱瘡は自己免疫疾患の一つであり，全身に大型の水疱が多発する。尋常性天疱瘡では口腔，外陰，咽頭，結膜などの粘膜にも病変が現れる。そのほかの天疱瘡では腋窩や顔，頭，胸，背にも生じる。疼痛や悪臭を伴うものもある。水疱やびらんが広範囲になると発熱や衰弱，体重減少，2次感染を引き起こし重篤な状態となる。

　水疱やびらんの程度，出血や疼痛，痂皮，悪臭の有無などとともに，発熱や衰弱，体重減少，2次感染の徴候の有無を観察する。

B 生じやすい看護上の問題

①水疱やびらんの苦痛と処置による苦痛
②水疱からの滲出液増加による低たんぱく血症
③皮膚のバリア機能破壊による2次感染

C 看護の目標と実践

▌1. 看護目標

①痛みが軽減され，ストレスや不眠が起こらない
②2次感染を予防できる
③全身管理ができ，低栄養を予防できる

▌2. 看護の実践

　皮膚への刺激がどのような悪影響をもたらすかを把握し，皮膚の保護と清潔保持に努めることが重要である。

　水疱やびらんを保護するための包帯は緩めに巻き，絆創膏は直接皮膚にとめない。軟膏は直接皮膚に塗布せずにガーゼに延ばしてから皮膚に貼用する。皮膚に刺激を与えないよう衣類は柔らかいものを選び，シーツなどもしわをつくらないようにする。感染予防のためにうがいや清潔は重要である。入浴やシャワー浴時には，温度や水圧が刺激となるため注意する。

　水疱から体内のたんぱくが失われ，栄養状態が悪化する。口腔のびらんにより食欲が低

下したり摂取も困難になるため，食事は味や温度，硬さなどを工夫する。たんぱくのみならず体液も失われるため，水分も十分補う。

VI 帯状疱疹患者の看護

必要な情報とアセスメントの視点

　帯状疱疹は水痘罹患後，神経節に潜伏したウイルスが再活性化したもので，知覚神経に沿って水疱が現れる。そのため患者は強い疼痛を訴え，後遺症として神経痛が残ることもある。

　水疱の発生部位と程度，疼痛・知覚過敏・領域リンパ節の腫脹の程度を観察する。顔面の三叉神経領域に発症した場合には，結膜炎を伴った角膜樹枝状潰瘍を生じたり，耳道内に水疱を形成し顔面神経麻痺を生じることもある。ヘルペス脳炎を引き起こす可能性があるため，頭痛・悪心の有無も観察する。

B 生じやすい看護上の問題

①発熱や倦怠感，疼痛などの身体的苦痛
②水疱の潰瘍化による2次感染
③ボディイメージの変化

看護の目標と実践

1. 看護目標

①疼痛が軽減される
②皮膚のバリア機能の破壊による2次感染の予防ができる
③ボディイメージの変化を受け入れられる
④安静を守り，症状の悪化とヘルペス脳炎の予防ができる

2. 看護の実践

　再発の危険因子を理解し，日常生活の管理を継続して行っていくことの必要性を指導することが必要である。急性期は症状の程度により消炎鎮痛薬やビタミン製剤の内服，消炎鎮痛薬や抗菌薬軟膏の外用，抗ウイルス薬や免疫グロブリンの静脈内点滴注射が行われる。

症状が重篤の場合は治癒後に著明な瘢痕を残す場合があり，患者によっては瘢痕を除去するための手術を希望することもある。

疼痛に対しては鎮痛薬の内服や神経ブロックを行う。また知覚過敏から，風に当たるといった弱い刺激であっても疼痛と感じる場合があるため，刺激を避ける工夫が必要になる。過労は症状発現の誘因となるため，日常生活上の基本的な事柄について指導する。

また，免疫力の低下している人や水痘に罹患したことのない人は感染のおそれがあるため，医療者が院内感染の媒介とならないよう感染対策を確実に行い，家族への指導も行う。

Ⅶ 母斑をもつ患者の看護

A 必要な情報とアセスメントの視点

母斑は遺伝や先天性素因に基づく皮膚の限局性の奇形であり，皮膚の色調や形の異常がみられる。2種類以上の母斑性病変や皮膚以外にも現れるものを**母斑症**という。黒子のように小さいものから，広範囲に及ぶものまで様々である。放置してもよい場合がほとんどであるが，時に悪性黒色腫が生じることもある。母斑のある子どもをもつ家族は，遺伝や先天性の素因のために，家族関係にゆがみが生じる場合がある。また，美容上の理由から，患者が悩み，性格や行動に変化をきたすこともある。

母斑の出現した時期，大きさ，範囲，色調，形などの観察とともに，知能障害や眼症状，ほかの奇形の有無や家族歴を知る。さらに母斑が患者にどのような影響を及ぼしているのか，家族はどのようにとらえているのかについても知る。

B 生じやすい看護上の問題

①ボディイメージの変化
②治療に伴う疼痛

C 看護の目標と実践

1. 看護目標

①母斑があることでの不安，苦痛を表現できる
②治療に伴う苦痛が緩和される
③精神的に安定する

2. 看護の実践

　患者が母斑によって精神的・社会的に不利益を被っていたり，家族が不利益を予測して医療機関を訪れることが多い。患者や家族は過ごしてきた時間や体験を振り返り，他者に語ることによって，自己を客観視することができる。カバーファンデーションなどで色素斑を被覆したり，レーザー治療や母斑の切除，形成手術や雪状炭酸圧抵法，皮膚削剝術が行われる。治療中の患者は期待や不安などで精神状態が不安定になることが多いため，接する機会を多くもち患者を支える。

　レーザー治療の直後は，Ⅰ度の熱傷となるため，副腎皮質ステロイド外用薬を塗布し冷罨法する必要がある。照射部位は痂皮を形成することが多く，自然に剝がれるまで無理に剝がさないよう指導が必要である。

Ⅷ　悪性黒色腫患者の看護

A　必要な情報とアセスメントの視点

　悪性黒色腫は，皮膚のメラノサイトや母斑細胞の悪性増殖によって起こり，予後はきわめて不良である。初期には"ほくろ"や"あざ"として軽くとらえられ，発見が遅れる場合が多い。早期に広範切除，リンパ節郭清を行うが，リンパ節転移や血行性の全身転移のために死に至るケースが多い。腫瘍や手術後の創に対する患者の受け止め方，手術創の状態を把握する。

B　生じやすい看護上の問題

①ボディイメージの変化
②手術による合併症
③化学療法による副作用の苦痛と易感染状態
④疾患と予後に対する不安

C　看護の目標と実践

　下肢や顔面に発生することが多いため，手術により容姿が大きく変化する場合が多い。患者が手術の必要性と術後の容姿の変化を受け入れるためには，十分な説明が行われる必要がある。納得して手術を受けた場合でも術後の自分を認め，将来の生活を考えるように

なるまでの精神的苦痛は大きい。病気の性質を十分理解し，患者が落ち着いた気持ちで治療の必要性を受容して手術に臨むことができるよう支援する。また，術後は外観の変化を受け止めて，従来の生活に戻っていくことができるように家族とともに支援していく。

肺や脳に転移した場合は新たな苦痛が加わる。これらの苦痛を緩和するために可能な限りの方法を実施し，患者がその人らしく過ごすことができるように，家族や友人と協力する。また，家族にとっても突然に訪れた患者の病気であるため，家族の思いや考えを十分に聞き，家族をも支える必要がある。近い将来に訪れるであろう「死」についても患者および家族のその時々の心理状態をとらえ，意図的な介入を行っていく必要がある。

IX 褥瘡をもつ患者の看護

必要な情報とアセスメントの視点

褥瘡は皮膚が長期にわたって圧迫を受け，毛細血管の血行障害から，組織の圧迫壊死が起こった状態である。体位により，圧迫が加わる部位と荷重量は変化する。毛細血管の内圧は30mmHg前後であり，それ以上の圧が加わると循環障害が起こる。足底などを除く皮膚では100mmHg/cm^{2}の圧が加わると不快感から疼痛を感じ，通常は無意識に体位変換を行っている。

体位変換が困難な患者の場合は，同じ部位に2時間以上の圧迫が持続的に加わると，循環障害が発生し壊死につながる。表皮が剝離した褥瘡は感染を受けやすく，感染を受けた褥瘡は難治であるばかりでなく，体液の喪失を招いたり敗血症を併発することもあり，患者の生命にも影響を及ぼす。

1 全身の皮膚

好発部位の皮膚に変化がないか，体位変換や寝衣を交換するときなどに観察する。特に高齢者の皮膚は皮脂が減少しておりドライスキンの状態で，表皮や真皮が萎縮し薄くなるため，観察を密に行う。

2 範囲と程度

解剖学的部位分類，大きさ（長さ，幅，深さ），内腔の広がり，疼痛の有無，壊死組織・肉芽組織の有無，滲出液の色・量・臭気，創周囲の状況，感染の徴候を観察する。

3 基礎疾患との関係

患者の皮膚のみでなく，健康状態や障害の程度を把握する。意識障害がある患者や運動

機能が障害されている患者，知覚障害のある患者，全身衰弱や栄養状態の不良な患者は褥瘡発生の危険性が高い。糖尿病患者や長期に副腎皮質ステロイド薬を服用している患者は感染しやすい状態であり，褥瘡治癒が遅延するため褥瘡ができると悪化しやすい。

B 生じやすい看護上の問題

①効果的な体位変換が施行できない全身状態（呼吸苦や疼痛，治療上の安静）

②低栄養状態

③深い潰瘍からの2次感染

④創の疼痛と処置に伴う苦痛

⑤排泄物からの皮膚浸軟と創汚染

C 看護の目標と実践

1. 看護目標

①患者に合った褥瘡の治癒目標を患者と一致することができる（治癒か，現状維持か，感染予防か）

②効果的な除圧用具の選択と体位変換ができる

③全身状態と低栄養の改善ができる

④失禁のコントロールと，予防的スキンケアができる

2. 看護の実践

1 体位変換

自力で体位変換ができない場合は，最低2時間ごとに体位変換を行う。体位変換によってからだを動かすことで，全身の血液循環も活発になる。看護師が体位変換を行う場合はできるだけ2人で行い，側臥位では体重を骨突起部のない殿筋で支えるように30°側臥位とする（図4-1）。確実に体位変換するために，ベッドサイドに体位変換スケジュール表などを掲示するとよい。最新のエアマットでは，自動体位変換機能を有したものもあり，在宅患者や終末期の患者に使用されるようになってきた（図4-2）。

また，食事，経管栄養などでギャッチアップが必要な場合は，上半身の挙上角度を30°以下にするか，それ以上にする場合は短時間とする。その際，摩擦とずれを予防するため，背抜きを行い，枕などを使用する。

絶対安静の場合でも，除圧用のマットレスを使用し，小枕やタオル，クッションを利用して体圧のかかる部位をずらす。体幹部の下の小シーツやタオルはしわとなり，圧迫の原

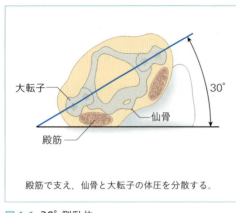
殿筋で支え，仙骨と大転子の体圧を分散する。
図4-1 30°側臥位

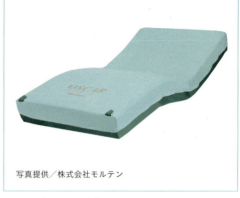
写真提供／株式会社モルテン
図4-2 自動体位変換機能付きエアマット

因や皮膚温を上げて発汗を増加させるためなるべく使用しないことが望ましいが，からだを移動させる目的などでシーツやタオルを体幹部の下に敷く場合は，発汗があったら速やかに交換し，しわをつくらないように注意する。

　また，体位変換に吸水性・熱放散性のある体位変換用マットを使用するのもよい。体位を変えた際には圧迫されていた部分の観察を行う。座位時には，股関節・膝関節・足関節を90°にした体位で座ることで，仙骨部・尾骨の圧力の分散にもなり，ずれを起こさない。

2　環境整備

　衣類や寝具はしわをつくらないようによく伸ばし，患者の周辺から皮膚を傷つけるような物を取り除く。また，ビニールシーツやゴムシーツは吸湿性や通気性に乏しく，湿潤を招きやすいため避けたほうがよい。食物片や皮膚の落屑は感染源となるため取り除く。

3　清潔の保持

　2次感染の予防と血液循環を良くするために創周囲の皮膚は健常な皮膚と同様に清拭や洗浄を行う。全身状態が落ち着いていれば入浴やシャワー浴を勧める。浴槽につかる場合は防水のドレッシング材で保護し，最後にドレッシング材をはずしシャワーをかけるとよい。感染創の場合は医師に相談する。

4　安楽，休息

　良肢位を保持し，関節が触れ合う部位に小枕を当て，直接触れないようにする。車椅子で過ごすときや，理学療法士（physical therapist；PT），作業療法士（occupational therapist；OT）などの訓練を受けるときも座布団を敷いて褥瘡予防をする。

　自動体位変換機能があるエアマットでは，患者は2時間ごとに起こされることなく過ごすことができるため，認知症や緩和ケアが最優先される段階の患者には適している。また，介護の省力化にもつながる。

5 栄養の補給

るいそうや浮腫があると褥瘡は生じやすくなる。栄養バランスのよい十分な量の食事を摂取できるように工夫する。食欲や咀嚼力が低下している患者には、軟らかいものや食べやすい大きさにしたものを少量ずつ回数を多くして与える。盛りつけの工夫や少し濃い味つけ、嗜好品などは患者の食欲を増す。食事で栄養のバランスが悪いときには、栄養補助食品の活用も考える。経口的に必要量を摂取することが不可能な場合には、経管栄養や経静脈栄養が行われる。

6 汚染の防止

便や尿による汚染や湿潤は褥瘡を発生させたり悪化させる最大の原因である。排泄後は、弱酸性の洗浄剤で微温湯を使用し皮膚を強く摩擦しないように洗浄し、湿気を残さない。失禁状態の患者では、食物や水分の摂取状況から排泄時間を予測し、排泄を誘導したり、高吸水性ポリマー入りの紙おむつを選択し頻回におむつを交換する。体動が少ない場合は、おむつの代わりに集尿器や肛門部への粘着装具などを使用する。また、撥水効果のある製品を使用し汚染から守る方法もある（図4-3）。

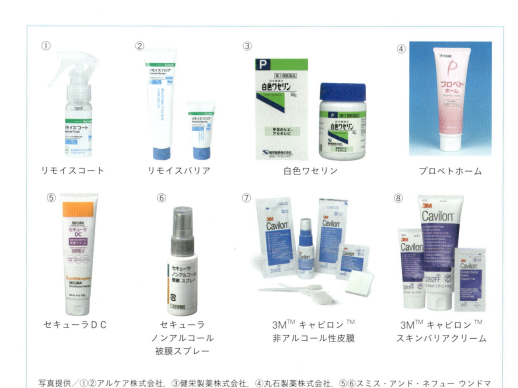

写真提供／①②アルケア株式会社，③健栄製薬株式会社，④丸石製薬株式会社，⑤⑥スミス・アンド・ネフュー ウンドマネジメント株式会社，⑦⑧3M

図4-3 撥水効果のある製品の一部

7 | 治癒を促す援助

　壊死組織や不良肉芽などを取り除き，創の清浄化を図るため外科的なデブリードマン，薬剤や治療材料を用いてのデブリードマン，創の洗浄を行う。壊死組織除去後は，肉芽組織を増殖させ，同時に創周囲からの上皮化を促すため，また，外力からの保護，湿潤環境の保持も兼ねて，その時期に合った外用薬，ドレッシング材を使用する。

8 | 継続看護の必要性と家族指導

　褥瘡は基礎疾患との関係から再発の可能性が高く，また，褥瘡をもったまま退院するケースも増えてきている。面会時などを利用して，患者本人と家族に，褥瘡の原因や予防策としての栄養，清潔，排泄，体位変換の方法，褥瘡の処置方法などを具体的に説明する。

　また，介護保険など活用できる社会資源の情報を提供し，患者の自立度に合った除圧マットを一緒に選択する必要がある。最近では，最新型のエアマットが安価でレンタルできるため，自宅で療養するよりもむしろ入院したときのほうが，エアマットの不足で褥瘡を悪化させることがある。

　自宅で実施可能な方法を家族と共に考え，入院中に習得できるように計画を立てる。退院後は患者に適切なケアが行われているか，家族の負担が増大していないかなど情報を得て，必要時は地域の保健師や訪問看護師に援助を依頼する。

演習課題

1 アトピー性皮膚炎患者の看護のポイントをまとめてみよう。
2 蕁麻疹をもつ患者の看護に必要な情報について述べられるようにしよう。
3 帯状疱疹患者の急性期の看護について説明できるようにしよう。
4 悪性黒色腫の特徴と看護のポイントについて説明できるようにしよう。
5 褥瘡をもつ患者の体位変換のポイントについて述べられるようにしよう。

第**2**編 皮膚疾患患者の看護

第 **5** 章

事例による
看護過程の展開

この章では

● 事例をもとに皮膚疾患患者の看護を学ぶ。

I 褥瘡患者の看護——褥瘡対策チーム介入症例（多職種協働専門チーム）

A 事例の概要

1. 患者プロフィール

患者：Aさん，60歳代，女性
今までの生活：一人暮らしでずっと仕事をしていた。休日は友人と出かけたり買い物をしたりして生活し，おしゃれをすることが好きな方。友人が多く入院中も多数面会がある。入院中の身の回りの世話は妹が行っている。
既往歴：特になし。

2. 入院までの経過

腎細胞がんで左腎臓摘出術を施行。その1年後に右股関節転移に対し放射線治療を施行し，さらに腸骨転移に対しても放射線治療を施行した。右股関節や下肢の疼痛によりベッドで過ご

す時間が長くなる。
CT結果：両側肺野に多発性転移，全身多発性骨転移，骨破壊あり。

病状はAさんにすべて告知されている。積極的治療は行うことができず，疼痛コントロール不良とそれに伴う生活困難により入院となる。

3. 入院後の経過

疼痛の増強が続き全身状態も悪かったため，3日間ほとんど動けない状況であった。その後，側臥位になることができ，背部全体を観察した結果，仙骨部に黒色壊死を伴う褥瘡が発生していた。そのため病棟から相談があり，褥瘡対策チーム介入となる。

B アセスメントと看護のポイント

1. 褥瘡のリスクアセスメント

入院患者は全員褥瘡のリスクアセスメントを行い，必要に応じて褥瘡予防対策を行う（表5-1）。

2. 創部と全身のアセスメント

褥瘡発生の概念図（図5-1）の項目に沿って実施すると患者の状態を総合的に評価しやすい。褥瘡発生の概念図に沿ったAさんのアセスメントを表5-2に示す。

3. 褥瘡ケア介入目標

発生した褥瘡は，基本的には治癒が目標である。しかし，褥瘡は全身の因子が複雑に関与するため，患者の身体的状況をアセスメントし，総合的に判断して目標を決め，介入することが重要である。

Aさんは終末期にあり，悪液質により全身状態が良くなかった。そのため，以下の3点

表 5-1 主な褥瘡のリスクアセスメントスケール

リスクアセスメントスケール	特徴
褥瘡危険因子評価表	日本人高齢者の褥瘡発生リスクの特徴である「病的骨突出」が項目にある。 入院患者全員に実施することが義務づけられているため，全国の病院で広く使用されている。
ブレーデンスケール	褥瘡発生要因より構成されている。 看護の視点でリスクを評価し，予防対策として看護介入が行いやすい。
ブレーデン Q スケール	小児用
OH スケール	日本人高齢者用 ほかのツールと比べて項目が少なく使用しやすい。
在宅版褥瘡発生リスクアセスメントスケール	在宅に特化した要因もアセスメントするスケールで，在宅療養する患者や，在宅療養を目標に調整している場合に使用する。

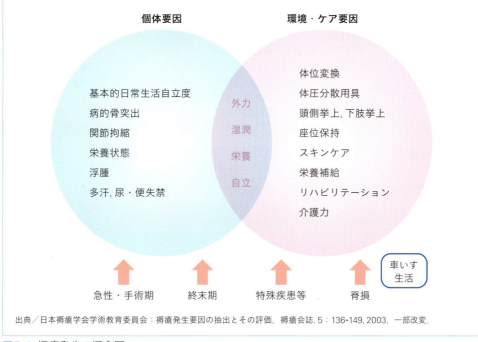

図 5-1 褥瘡発生の概念図

を目標に介入を開始した。

- 仙骨部以外に褥瘡を発生させない
- 褥瘡やその処置による苦痛症状を緩和する
- 褥瘡からの創感染による全身状態の悪化を起こさない

表5-2 褥瘡発生の概念図に沿ったＡさんのアセスメント

個体要因	
基本的日常生活自立度	● 褥瘡は自立した活動性と可動性が障害され，自分の力で動けない状態で発生する。 ● Ａさんは全身の多発性骨転移と疼痛によりベッド上で自分の力で動くことができない。
病的骨突出	● 生理的骨突出部周辺の筋肉や脂肪組織などの軟部組織が廃用性筋萎縮や低栄養，やせによって減少し，骨突出が著明になった状態をいう。 ● Ａさんは仙骨部の骨突出があり，さらに体重減少により背骨も突出している。
関節拘縮	● 関節拘縮が高度の場合，伸展されている側の皮膚，軟部組織が極度に引き伸ばされた状態が続く。また内部からの圧迫も強くなるため血流障害が起きやすく褥瘡になる。また拘縮により良肢位の保持，ポジショニングケアが難しくなるため褥瘡が発生しやすくなる。 ● Ａさんは廃用性拘縮はないが，股関節転移，腸骨転移と大腿部の骨破壊により骨盤から大腿部の骨変形があるため，良肢位の保持が難しい。
栄養状態	● 褥瘡発生を予防するために必要な栄養が適切に供給されていない状態を指す。 ● 血清アルブミン値を指標にすることが多いが，Ａさんは TP5.3g/dL，Alb2.1g/dL であり低栄養である。
浮腫	● 細胞外液量，特に間質液量が増加した状態をいう。
多汗，尿・便失禁	● 皮膚湿潤により皮膚のバリア機能が低下する。また外力に対する摩擦係数が高くなるため皮膚損傷を起こしやすく，褥瘡発生につながる。また尿や便が付着することによる化学的刺激は皮膚障害を惹起する。 ● Ａさんは，排尿は膀胱留置カテーテルで管理。便は失禁することが多く，おむつで管理。たまに便意を感じるが骨盤の痛みにより便器の使用は難しい状況。

環境・ケア要因	
褥瘡発生には個体それぞれの身体的要因だけでなく，生活環境やその人を取り巻く介護・ケア環境も大きく関係するため，多角的にアセスメントする必要がある。	
体位変換	● 自分で体位変換ができない場合，定期的な体位変換，ポジショニングケアにより効果的な除圧をする必要がある。 ● Ａさんは上肢の力で上半身を動かすことはできたが，体幹から下肢はすべて看護師の介入が必要。
体圧分散用具	● 褥瘡発生リスクが高い場合，体圧分散寝具を使用することが推奨されている。 ● 入院時から圧切替型エアマットレスを使用。
頭側挙上	● 30 度以上の頭側挙上は仙骨部に上半身の体重が加わり，褥瘡が発生しやすい。 ● 食事のときのみ 30 度以上の頭側挙上になるが，30 分以内で戻る。
座位保持	● 疼痛により難しい。
スキンケア	● 基本的スキンケアである清潔の保持，皮膚の保湿は，皮膚本来のバリア機能を高め，ターンオーバーを正常にするため褥瘡予防につながる。 ● Ａさんはベッド上での清拭，保湿ケアを行っていた。もともとおしゃれで身なりを気にする人であり，Ａさんが好む香りの保湿クリームを使用。寝衣もいつもきれいにしていた。
栄養補給	● 必要な栄養の供給は褥瘡予防，治療に欠かせない。 ● 疼痛により食事をする体位確保が難しく，短時間で終わらせていた。寝ながら間食をする姿も見られた。
リハビリテーション	● 廃用性萎縮の予防，全身の循環維持のため，身体的リハビリテーションが大切とされる。 ● Ａさんはベッド上でリハビリテーションを行うため理学療法士が介入。
介護力	● 入院中

表5-2（つづき）

終末期
疼痛や様々な苦痛症状から効果的な体位変換が難しく外力を除去できないことや，今までの治療や悪液質や低栄養により組織耐久性が著しく低下しているため褥瘡発生の危険性が高い。Aさんもがん細胞が全身で増殖している状態であり，骨転移により体位が限られている。

4. 褥瘡の評価とケア介入経過

褥瘡は，褥瘡状態評価スケール「DESIGN-R®」（図5-2）を使用し評価する。

● DESIGN-R® によるAさんの褥瘡の評価と介入経過

ケア開始時
- 仙骨部を中心にDUe3S15i1G6N6＝31の褥瘡あり。
- 壊死組織の除去を最優先とし，壊死組織の自己融解を促進する目的で外用薬はスルファジアジン銀を使用。創傷用非固着性吸収パッドを用いて創傷を保護した。壊死組織の自己融解が進み滲出液が増えることが予測されたため，2回/日の処置とし，創周囲皮膚は弱酸性石けんと湯を使用し洗浄した。

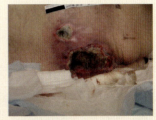
ケア開始時

ケア開始21日目：DUE6S15i0G6N3＝30
- 毎日の創洗浄，外用薬使用により壊死組織の自己融解が進む。局所の炎症症状はなくなり，創周囲皮膚も良い状態に維持。

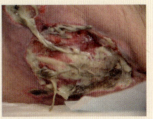
ケア開始21日目

ケア開始60日目：D4e3S15i0G4N3＝25
- 壊死組織の除去が進み滲出液の量も減少。創面に良性肉芽形成も増えたため外用薬を変更。壊死組織が残る部位にはスルファジアジン銀の使用を継続するが，肉芽形成部には肉芽の形成を促進するトラフェルミンに変更して処置を継続した。

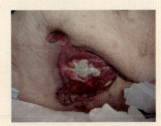
ケア開始60日目

ケア開始120日目：D3c3s9i0g3n0＝15
- 創は浅くなりサイズは縮小し，創面はすべて肉芽組織で覆われた。

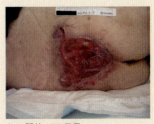
ケア開始120日目

| | | カルテ番号（　　　　） | 患者氏名（　　　　　　　　　　） | | 月　　　日 |

Depth 深さ　創内の一番深い部分で評価し，改善に伴い創底が浅くなった場合，これと相応の深さとして評価する

d	0	皮膚損傷・発赤なし	D	3	皮下組織までの損傷
	1	持続する発赤		4	皮下組織を越える損傷
	2	真皮までの損傷		5	関節腔，体腔に至る損傷
				U	深さ判定が不能の場合

Exudate 滲出液

e	0	なし	E	6	多量：1日2回以上のドレッシング交換を要する
	1	少量：毎日のドレッシング交換を要しない			
	3	中等量：1日1回のドレッシング交換を要する			

Size 大きさ　皮膚損傷範囲を測定：［長径(cm)×長径と直交する最大径(cm)］[*3]

s	0	皮膚損傷なし	S	15	100以上
	3	4 未満			
	6	4 以上　16未満			
	8	16以上　36未満			
	9	36以上　64未満			
	12	64以上　100未満			

Inflammation/Infection 炎症／感染

i	0	局所の炎症徴候なし	I	3	局所の明らかな感染徴候あり（炎症徴候，膿，悪臭など）
	1	局所の炎症徴候あり（創周囲の発赤，腫脹，熱感，疼痛）		9	全身的影響あり（発熱など）

Granulation 肉芽組織

g	0	治癒あるいは創が浅いため肉芽形成の評価ができない	G	4	良性肉芽が，創面の10%以上50%未満を占める
	1	良性肉芽が創面の90%以上を占める		5	良性肉芽が，創面の10%未満を占める
	3	良性肉芽が創面の50%以上90%未満を占める		6	良性肉芽が全く形成されていない

Necrotic tissue 壊死組織　混在している場合は全体的に多い病態をもって評価する

n	0	壊死組織なし	N	3	柔らかい壊死組織あり
				6	硬く厚い密着した壊死組織あり

Pocket ポケット　毎回同じ体位で，ポケット全周（潰瘍面も含め）［長径(cm)×短径[*1](cm)］から潰瘍の大きさを差し引いたもの

p	0	ポケットなし	P	6	4 未満
				9	4 以上　16未満
				12	16以上　36未満
				24	36以上

部位［仙骨部，坐骨部，大転子部，踵骨部，その他（　　　　　　　　　　　）］　　　　合計[*2]

＊1　"短径"とは"長径と直交する最大径"である。
＊2　深さ（Depth：d, D）の得点は合計点には加えない。
＊3　持続する発赤の場合も皮膚損傷に準じて評価する。

出典／日本褥瘡学会

図5-2 褥瘡状態評価スケールDESIGN-R®（褥瘡経過評価用）

5. 仙骨部の褥瘡局所以外の全身的介入

1 多発性骨転移による疼痛

　疼痛コントロール不良で体位変換が行えない。また仙骨部にある褥瘡を適切に観察し，処置を継続することが困難であったため，緩和ケアチームに疼痛コントロールについて相談した。医療用麻薬のベース量の評価とともに，褥瘡ケア前のレスキュードーズの使用によりケアを継続することができるようになった。

2 体位変換とポジショニングケア

　股関節転移，腸骨転移と大腿部の骨破壊により骨盤から大腿部の骨変形があり，標準的なケア介入が難しかったため，理学療法士の介入を依頼。理学療法士は患者に合わせた体位の保持や，体位変換の際に支持する部位やポイントを具体的に計画立案してくれる。そのため患者にも負担なく効果的なポジショニング，除圧ケアを継続することができる。

　圧切替型エアマットレスを使用中であり，ふだんは圧が安定するように設定していた。しかし，褥瘡処置時はからだの下に看護師の手を入れて姿勢を保持したり，おむつを入れたりしやすいよう，軟らかめに設定を変更して行った。患者に合わせたエアマットレスの選択や，使用方法の工夫も重要である。

創傷管理の原則

創傷の湿潤環境保持（moist wound healing）
　創傷治癒には湿潤環境の維持が重要であり，どの段階においてもこの原則を守って創傷管理を行う。創を乾燥させることは創傷治癒過程を阻害する。そのため創が乾燥する危険があるガーゼによる創の保護はほとんど行われない。

創面環境調整（wound bed preparation）
　創傷治癒過程が適切に進むよう，創を適切な状態に整えることが重要である。具体的には壊死組織の除去，創感染の制御，滲出液のコントロールなどが含まれる。

創周囲皮膚の洗浄

　皮下組織に至る創傷は創内の肉芽組織の充塡，創周囲皮膚からの上皮化により治癒に至る。そのため創周囲皮膚の状況を整えることは重要であり，スキンケアを行う。また創からの滲出液や外用薬，テープによる粘着剤などが付着する刺激が多い部位でもあり，創周囲皮膚の観察を継続する。

3 栄養管理

必要な栄養の供給は褥瘡予防，治療に欠かせない。エネルギー必要量やたんぱく質量，ビタミン量などを管理栄養士がアセスメントし，食事内容を調整。また，食事摂取の体位を保持することが難しかったため，食事はスプーンなどで口に運びやすい形態に変更し，高カロリーを摂取することができるプリンを間食で出すなどの工夫をした。

介入時はTP5.3g/dL，Alb2.1g/dLであったが，約1か月でTP5.8g/dL，Alb2.5g/dL，3か月後にはTP6.4g/dL，Alb2.6g/dLとなった。介入後も低栄養状態に変わりはないが，終末期の段階で仙骨部に褥瘡がありながら栄養状態が改善したことは，専門的介入の成果と考える。

6. まとめ

Aさんは褥瘡対策チームが褥瘡ケアを開始後，123日目に死亡された。新たにほかの部位に褥瘡が発生することはなかったが，仙骨部の褥瘡はあるまま死を迎えた。しかし，最期まで褥瘡は創傷治癒へ向けた経過をたどり，私たちに組織修復する力をみせてくれた。褥瘡は，どのような身体状態であっても，専門的アセスメントを行い，褥瘡の局所ケア，全身的介入を継続することが重要である。

II 不慮の事故により熱傷を負った高齢者の看護

事例の概要

1. 患者プロフィール

患者：Bさん，76歳，男性
身長・体重：身長165cm，体重56kg
病名：顔面・胸部・腹部・両腕の熱傷
既往歴：60歳～　高血圧（T病院内科にかかりつけ）
家族構成：一人暮らし。70歳のときに妻を亡くしており，以後近所に住む娘が時々様子を見に来てくれる。

2. 入院までの経過

Bさんは買い物から帰宅後，石油ストーブのスイッチを入れた。夕食の鍋物の支度を済ませて，テーブルの上にカセットコンロを設置しスイッチを入れたが，なかなか着火しなかったためカセットボンベを新しいものに取り換えた。夕食を済ませたBさんは，ストーブの前でうたた寝をしてしまい，1時間30分後，ストーブの前に転がっていたカセットボンベが爆発した。爆発音に気がついた隣人がBさんの自宅を見たところ，火災が発生しておりすぐに通報。消防車が到着し約5分後にBさんは救出された。

救出時のBさんは顔面煤だらけで，上半身の衣類はほとんど燃えており，創面が露出していた。意識はあり「何が起こったのかわからない。体中が痛い」という訴えがあった。

- 顔面は赤く，両腕，胸部，腹部にかけてびらんと水疱が多発しており，痛みを伴っている
- 意識は鮮明であり，会話可能

B 受傷直後から48時間以内の看護のポイント

1. アセスメント

　意識は鮮明であるが，顔面の熱傷は気道熱傷を起こしている可能性があるため，バイタルサインに注意し，気道確保を優先する必要がある。

　「9の法則」（図3-6 参照）より，熱傷範囲はⅠ度熱傷9％，Ⅱ度熱傷36％と考えられる（表5-3）。広範囲に皮膚を失ったBさんは，体液を喪失することで脱水，ショックなどを引き起こしやすい状態で，生命の危機的状況に陥りやすい。

　BさんはⅡ度熱傷の範囲が多く，真皮層が露出した皮膚は神経末端が刺激されることで激しい痛みを伴うため，疼痛緩和に努める必要がある。また，皮膚のバリア機能を失った創面は容易に感染を起こすため，創部の清潔を保ち，適度な湿潤環境を保つことで創傷治癒を促す必要がある。療養環境も感染原因を取り除くなどの配慮が必要であり，標準予防策（スタンダードプリコーション）*の徹底，個室管理を検討する必要がある。

　このような突然の出来事では一般に自責の念を抱いたり，今後の治療や容貌の変化についての不安を感じる可能性があるため，表情や言動に注意しながら，必要な情報を提供していくことで闘病意欲を高めていくことが必要である。

2. 看護上の問題

①顔面熱傷による呼吸困難，ショックなどを起こすリスクが高い
②広範囲のⅡ度熱傷であり激しい痛みを生じている
③皮膚のバリア機能を失ったことによる感染のリスクが高い

表5-3 皮膚の解剖と熱傷深達度

深度	傷害組織	皮膚外観	症状	治癒過程
Ⅰ度熱傷 （epidermal burn）	表皮角質層	発赤・紅斑	疼痛 （短時間）	瘢痕形成はなく一過性の色素沈着を認めることがあるが，数日で治癒
浅達性Ⅱ度熱傷 （SDB：superficial dermal burn）	真皮浅層	発赤・水疱	強い疼痛	軽度瘢痕形成を認め1〜2週間で治癒
深達性Ⅱ度熱傷 （DDB：deep dermal burn）	真皮中層〜深層	白色・びらん	疼痛	瘢痕形成を認め2〜4週間で治癒，植皮を要することもある
Ⅲ度熱傷 （deep burn）	真皮全層〜皮下組織	黒色・褐色または白色	無痛	上皮形成を認めないので自然治癒は不可能，植皮を要する

出典／小栗顕二編：クリティカルケア実践ハンドブック，金芳堂，2003，p.353．一部改変．

*標準予防策（スタンダードプリコーション）：感染症の有無にかかわらず，すべての患者の湿性生体物質（血液・体液・排泄物など），粘膜および傷のある皮膚は感染性があるものとして取り扱うこと。具体策は流水による石けん手洗い，アルコール性手指消毒薬の使用，手袋，ガウン，マスク，ゴーグルの使用など。

Ⅱ　不慮の事故により熱傷を負った高齢者の看護

3. 看護目標

①バイタルサインの変化に早く気づき，重症化する前に適切な処置が受けられる
②痛みなどの苦痛症状を緩和できる
③感染症の予防と感染徴候の早期発見

4. 看護の実際

1 | 重症化を警戒し，早期対応をする

　入院後，Bさんにはすぐに大量の輸液投与が開始された。看護師はバイタルサインの変動に注意しながら処置の介助にあたった。処置中もBさんの意識は鮮明であり，気管支鏡により気道熱傷がないことも確認されたため，気管挿管せずに経過をみることになった。

2 | 苦痛緩和と感染予防

　激しい痛みに対して鎮痛薬（フェンタニル）の静脈内投与が行われた。熱傷部位は医師により速やかに汚染部位の洗浄が行われ，軟膏（Ⅱ度熱傷部位にアズノール®）とガーゼによる処置が施された。途中で「痛みは大丈夫。寒い，寒い」と訴えたため，処置の妨げにならない範囲に掛け物をかけて保温に努めた。

3 | 家族への対応

　救急車に同乗していた娘は，泣きながら看護師に「父は大丈夫なのでしょうか？」と訴えたため，泣きやむまでそばに付き添い，治療が落ち着いたところでBさんの状態の説明をすることを約束した。

C 生命の危機的状況を脱してからの看護のポイント

●Bさんの状態

　初期治療を終えて，BさんはICUの個室に入院した。

　入院後3日が経過した頃，Bさんにつじつまの合わない言動がみられるようになった。特に夜間は，大声で家族の名前を呼んだり，ベッドから急に起き上がろうとした。体動が激しいため創部のガーゼがずれてしまい，創面が露出してしまうこともあった。創傷処置の際は「痛い！　みんなでこんなにひどいことをして!!　警察を呼べ」などと大声で叫んだ。日中は創傷処置の時間以外，ほとんど眠っていた。

　現在，鎮痛目的で麻薬（フェンタニル）の静脈内持続投与を行っており，処置の30分前にはNSAIDs（ロピオン®）の静脈注射を併用している。3日後に植皮手術を控え

ているが，Bさんは「なんで手術をしなければならないんだ！」と怒っている。

1. アセスメント

　Bさんは突然の環境の変化と激しい痛みにストレスを感じ，せん妄となっており，夜間の休息を取ることができていない。夜間はしっかり休むことができるよう，睡眠薬や鎮痛薬の投与を検討する必要がある。また，日中は家族の援助を求めるなど精神的サポートが必要である。

　今後も手術を繰り返し，安静にしなければならない時間が長いことが予測されるため，精神科などの介入も検討したほうがよい。

　体動によりガーゼがずれることで露出した創面の真皮層は湿潤環境が保たれず，乾燥による刺激で疼痛を助長し，創傷治癒は妨げられてしまう。また，創面が汚染され感染するリスクも高まるため，速やかにガーゼの交換などを行うことが必要である。

　広範囲にわたり熱傷を負ったBさんは，今後，創傷治癒が進むにつれて創部の瘢痕による関節可動域の制限などが起こってくる可能性があるため，早期からのリハビリテーション介入が必要である。また，高齢であるため廃用症候群の予防に努め早期社会復帰を目指していく。

2. 看護上の問題

①せん妄を生じており，休息をとることができない
②創部の湿潤環境が保てず，疼痛や感染のリスクが高い

3. 看護目標

①せん妄の原因となる痛みや環境の変化によるストレスを軽減し，休息をとることができる

熱傷の局所ケアについて

　入院を要さないような比較的小範囲の熱傷は，流水で痛みが軽くなるまで十分に冷やし熱傷の進行を抑えることが重要である。その後，来院するまでの間も冷罨法が継続して行えるよう具体的に指導する（氷水，アイスノン®，冷却シートなどの利用）。冷罨法のしすぎによる神経性の疼痛が現れた場合には，いったん除去し，熱傷による疼痛感が戻ったら再開する。

　また，熱傷は家庭内で受傷するケースが多いため，アロエなどの民間療法を行った後に受診する患者もみられる。しかし，感染を助長する場合も多いため，自己判断での民間療法は行わないよう指導する[1]。

②創部の乾燥，感染を予防し早期に社会復帰できる

4. 看護の実際

1 ストレスを軽減し，休息をとることができる

　医師と看護師によるカンファレンスが行われた結果，Bさんは精神科を受診することになった。精神科の医師より，寝る前に抗精神病薬（リスパダール®）が処方されてからBさんはぐっすり眠れるようになった。

　また，日中はできるだけ娘がそばに付き添いBさんと会話することで，日中に寝ている時間が少なくなり，徐々につじつまの合わない言動は減少した。

　創傷処置の際は，Bさんに声をかけ，痛みの有無を確認しながら処置を進め，早めに麻薬（ケタラール®）のボーラス投与を行うことで痛みの訴えはほとんどなくなった。

2 創傷治療を促進する

　Bさんは夜間眠ることができるようになり，激しい体動でガーゼがずれるということはなくなった。

　手術前日には主治医より本人，娘へ再度植皮手術に関する説明があり，「いやだけど，元気になるにはやるしかないな」という本人の思いが聞かれた。

　翌日，植皮手術は予定どおり行われた。

文献

1) 内藤亜由美，安部正敏編：病態・処置別スキントラブルケアガイド〈Nursing Mook 46〉，学習研究社，2008，p.135.

参考文献

・真田弘美，他：褥瘡発生要因の抽出とその評価，褥瘡会誌，5（1-2）：136-149，2003.
・日本褥瘡学会編：褥瘡ガイドブック，照林社，2012.
・市岡滋，須釜淳子編：治りにくい創傷の治療とケア，照林社，2011.
・溝上祐子：創傷ケアの基礎知識と実践；褥瘡・手術部位感染・糖尿病性足潰瘍，メディカ出版，2011.
・宮地良樹，溝上祐子編著：褥瘡治療・ケアトータルガイド〈エキスパートナース・ガイド〉，照林社，2009.
・道又元裕編：ICUケアメソッド；クリティカルケア領域の治療と看護，学研メディカル秀潤社，2014.
・日本皮膚科学会創傷熱傷ガイドライン策定委員会編：創傷・熱傷ガイドライン，金原出版，2012.
・日本看護協会認定看護師制度委員会創傷ケア基準検討会：スキンケアガイダンス〈創傷ケア基準シリーズ3〉，日本看護協会出版会，2002.
・内藤亜由美，安部正敏編：病態・処置別スキントラブルケアガイド〈Nursing Mook 46〉，学習研究社，2008，p.135.

眼

序章

眼疾患をもつ成人を
理解するために

私たちが，日々の生活において目から得ている情報の量は膨大であり，それらの情報は安全・安楽な生活に寄与しているだけでなく，社会生活そのものを支えているといっても過言ではない。それだけに疾患や障害により目が見えにくいまたは目が見えない事態が生じた場合には，私たちの生活をその根底から揺るがすほどに大きな影響をもたらす。したがって，視機能に障害を抱えた人の支援においては，単に疾患や障害に目を向けるのではなく，生活にどのような障害が及んでいるのかを理解し，かかわっていくことが重要である。

　眼疾患は，新生児から高齢者まで幅広い年齢層に関係する疾患である。看護者としては，眼疾患に関する病態生理学はもちろんのこと，患者・家族の看護についても幅広い視野・知識をもつこと，また，眼に限定される問題ではなくほかの疾患から引き起こされる疾患もあるため，関連する疾患の知識も必要となる。

　本書では，このような疾患をもつ成人患者の看護について，学習していく。

Ⓐ 眼疾患の近年の傾向

　2016（平成28）年に厚生労働省が実施した生活のしづらさなどに関する調査（全国在宅障害児・者等実態調査）＊によれば，わが国の身体障害者手帳所持者数は428万7000人，そのうち視覚障害による所持者は31万2000人である。

　近年の日本における視覚障害の原因疾患は，第1位緑内障（20.7％），第2位糖尿病網膜症（19.0％），第3位網膜色素変性症（13.7％），第4位加齢黄斑変性症（9.1％），第5位高度近視（7.8％）となっている[1]。

　そのため，緑内障をはじめとする網脈絡膜・視神経疾患は，視覚障害となる大きな原因となる疾患である。また，生活習慣病である糖尿病は，死亡原因の12位であり[2]死因の上位とはなっていないが，糖尿病に関連した合併症が重大な問題となっており，2014（平成26）年の患者調査の概況（厚生労働省）によると，わが国における糖尿病患者数は約317万人と報告されている。2008（平成20）年には糖尿病を主原因として約2200人が視覚障害と新規に認定されている。一方，糖尿病が強く疑われている人のうち，現在治療を受けている人は55.7％，治療経験がほとんどない人は39.2％となっており，合併症予防の観点からも重要である治療の継続が，十分とはいえない状況がある。しかも，これらは視覚障害と認定された人の数であり，何かしら日常生活に不便を感じて生活している人の数は計り知れない。

　2009（平成21）年にはレーシック後の集団角膜感染が起きた。レーシックのメリットは裸眼視力の向上であり，QOL向上のために裸眼視力で生活を希望する人にとっては，大

＊ **生活のしづらさなどに関する調査（全国在宅障害児・者等実態調査）**：5年ごとに実施していた「身体障害児・者等実態調査」「知的障害児（者）基礎調査」を統合・拡大し，2011（平成23）年から実施されている。

きなメリットとなる治療法である。レーシックは屈折矯正手術の主流となって 20 年ほどがたち，日本でも年間 40 万件の手術が行われるようになってきている。

B 眼疾患をもつ患者の特徴

1. 眼疾患の特徴

　眼疾患は，瞼から始まり角膜，水晶体，硝子体，網膜や視神経に及ぶ。以下，身近な疾患の特徴について簡単に触れる。

1 瞼や睫の疾患

　加齢に伴う眼瞼下垂症は，瞼が下がって視界に影響を及ぼすため，瞼を挙上させる手術が行われる。眼球の疾患だけでなく瞼の疾患も見え方に影響を与える。

2 角膜の疾患

　何らかの原因で角膜上皮に傷がつき，病原性をもった微生物が繁殖した状態を角膜感染という。前述したレーシックやコンタクトレンズの誤った手技，使用による角膜感染などがあるが，点眼薬による回復が見込まれないときは，点滴治療も行われる。角膜感染症の重症例は失明する場合もあり，また治癒しても角膜が白濁する場合があるため，角膜移植が行われることもある。

3 水晶体の疾患

　原因の多くは加齢によるものであり老人性白内障といわれる。早い人では 40 歳代からみられ，80 歳代では多くの人に白内障が認められる。最近では医療の進歩により日帰り手術も行われるようになり，患者の心身の負担も軽減されてきている。

4 網膜・硝子体の疾患

　網膜の疾患には，糖尿病網膜症や網膜剝離などがある。
　糖尿病網膜症は糖尿病腎症・神経症とともに糖尿病の 3 大合併症の一つである。高血糖状態が続くと網膜の血管に異常をきたし，ものが見えにくくなる。糖尿病になって以降，数年から 10 年以上経過して発症するといわれているが，かなり進行するまで自覚症状がない場合があるため，受診時には失明を免れないケースもある。また，網膜剝離は何らかの原因で網膜が眼球壁から剝がれてしまう疾患のため，視野欠損や視力低下を自覚する。どちらの疾患も手術治療が行われる場合は，手術後に数日間のうつぶせの体位となることもあるため，視力回復の不安だけでなく，強いられる体位の苦痛の軽減に努めなければならない。

2. 必要な看護

眼で「見る」ことは，情報を得る手段として人間の生活の質（QOL）に大きくかかわっており，見えにくくなる，または見えなくなることにより，QOLも大きく変化することを念頭に置いて支援する必要がある。眼疾患のなかには，治療により治癒する白内障などの疾患もある一方，進行を遅らせる目的で治療がなされる緑内障のような疾患もある。特に後者のように，長年にわたり治療を続けていかなければならない疾患の場合や，失明の不安をもちながら生活していかなければならない場合には，患者がどのように自分の疾患と向き合っているのかを理解する必要がある。

また，視力の低下により日常生活が送りにくくなった場合には，ロービジョン外来の受診を勧め，補助具を利用して残存機能を最大限に生かし，少しでもQOLの向上を目指す支援を行うとともに，社会資源の情報を提供し，保健・医療・福祉職と連携して支援していくことが必要となる。

C 眼疾患をもつ成人と医療のかかわり

先にも述べたが，眼疾患は手術などを行って治癒する疾患と進行を遅らせるための治療を行う疾患がある。患者が治療法について理解し自己決定でき，疾患をもちながらできる限りその人らしい生活が送れるように支援することが必要である。ここでは，特徴的な眼疾患をもつ患者の事例から支援の概略を述べる。

1. 視野狭窄が進行したAさんの支援

1 Aさんの経過

60歳，女性。1人暮らし。20年前から緑内障治療のため外来受診しており，点眼薬を使用し眼圧のコントロールを行っていた。過去に高眼圧のため，左右それぞれ2回ずつの手術経験がある。徐々に視野狭窄が進行し，視力低下がみられるようになった。今回も眼圧のコントロール不良による右眼の手術のため入院となった。

2 治療およびケア

①入院翌日に手術施行。
②感染予防に関する指導を行った。
③視野狭窄，視力低下が進行しているため，日常生活動作（ADL）の注意点を説明した。
④食事のしやすさを考慮し，栄養管理部に連絡してカラー食器を使用した。
⑤日常生活で困っている内容を聞き，拡大鏡や音声で時刻を教えてくれる時計などの情報提供を行った。

3 ケアの視点

術後管理の一つに感染管理があるが，眼科の場合は感染によって失明に至る場合もあるので十分注意したい。点眼薬を使用する際には必ず手洗いを行うこと，術後数日〜数週間の洗髪は，眼に汚水が入らないように上向きで行い，下向きでは洗わないなどの指導が必要である。また，視野狭窄や視力低下をきたしている患者には，ADL向上のために利用

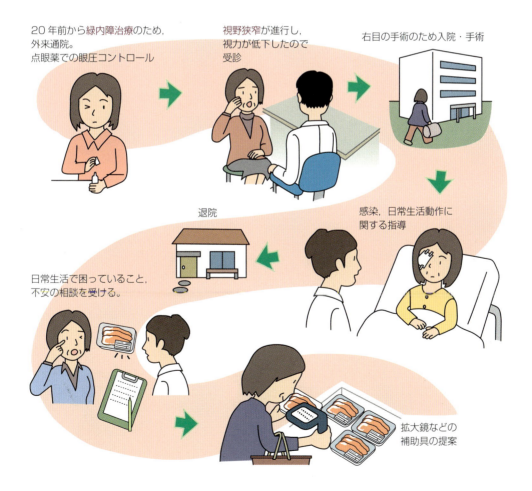

できるサービスや物品の情報提供を行うことや，カラー食器の使用を勧めるなどのかかわりも大切になってくる。患者の社会的背景を知り，家庭や社会での生活に不便を感じていないかを十分に把握し，必要な情報の提供をしていくことが重要である。また，眼が見えなくなっていくことの不安や恐怖について，患者自身が自分の疾患とどのように向き合っているか時間をかけてかかわっていくことも大切である。

2. 糖尿病網膜症と診断されたBさんの支援

1 Bさんの経過

75歳，男性。1人暮らし。20年前に糖尿病と診断されたが，糖尿病治療薬を飲んだり飲まなかったりしていた。家で物にぶつかったり転んだりすることが多くなり，視力低下を主訴に近くに住む息子と共に受診し，糖尿病網膜症と診断され入院となった。

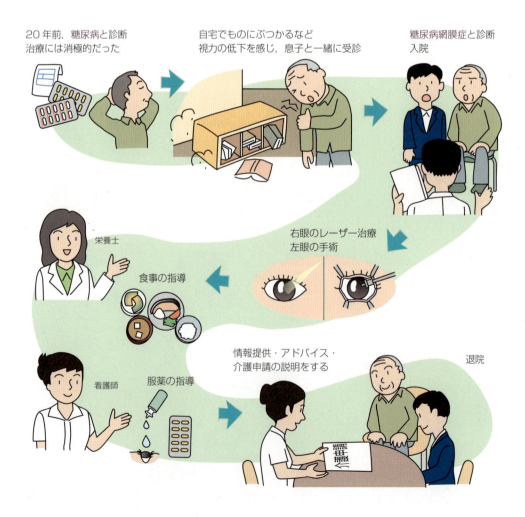

2 | 治療およびケア

①右眼のレーザー治療および左眼の手術施行。

②糖尿病治療のための血糖降下薬と，点眼薬の確実な投与について説明・指導した。

③食事に関して，エネルギー制限が必要なため，栄養士に食事指導を依頼した。

④近所に住む息子は仕事で家をあけることが多く，なかなかＢさんの家に行くことができないことから，介護保険申請の説明を行った。

3 | ケアの視点

　術後の管理や日々の生活の注意点は，前述したＡさんの場合と同じである。糖尿病網膜症の患者は，眼の治療だけではなく糖尿病の治療が必要であり，腎機能低下を起こしている場合には，術後の抗菌薬投与にも注意が必要である。医師任せの管理にするのではなく，看護師も血液データなどにも注意を払う必要がある。また，薬の確実な投与が大切であるため，自己点眼薬の見守りや内服薬の服用状況の確認が必要である。今日，入院期間の短縮により，自己管理の指導にかけられる時間も短縮している。自己管理が可能かどうかの判断を早めに行い，必要時には，本人や家族と相談して介護保険の申請を行うなどの支援を行うことが，自宅におけるより良い療養環境の整備につながる。

文献

1) 厚生労働科学研究費科学研究費補助金　難治性疾患克服研究事業網脈絡膜・視神経萎縮症に関する研究　平成17年度総括・分担研究報告書，2006，p.263-267.
2) 厚生労働省：平成28年人口動態統計.

第1編 眼疾患とその診療

第 1 章

眼の構造と機能

この章では

● 眼球の構造を理解する。
● 眼球付属器の構造を理解する。
● 眼の担う機能について理解する。

I 眼の構造

　眼は眼球とそれに続く視神経からなり，これに眼球付属器（眼瞼，結膜，涙器，外眼筋，眉毛，眼窩）が加わって視覚器を構成している（図 1-1）。
　外からの光は眼球の前眼部（角膜，水晶体）で屈折，網膜の視細胞で吸収される。そこで光刺激は化学反応により電気刺激となって視神経を経て頭蓋内に入り，下垂体の上で交叉（半交叉）する。そして，外側膝状体で神経を変えて視放線から後頭葉にある視中枢に伝わることによって，私たちは物の形や色を認識することができる。この経路のどこかで障害が生じると，眼の役割として最も大切な視機能に影響を及ぼす。

A 眼球

　眼球（eyeball）は直径約 24mm，重量約 7～8g の小さな球形の臓器であり，角膜の部分が前方にわずかに突出している。眼球壁は 3 層の膜（網膜，脈絡膜，強膜）からなり，眼球内容は房水（aqueous humor），水晶体，硝子体で形成されている（図 1-1）。

1. 眼球外膜

　眼球の外壁は角膜と強膜という 2 つの膜で形成される。角膜と強膜を合わせて眼球外膜という。

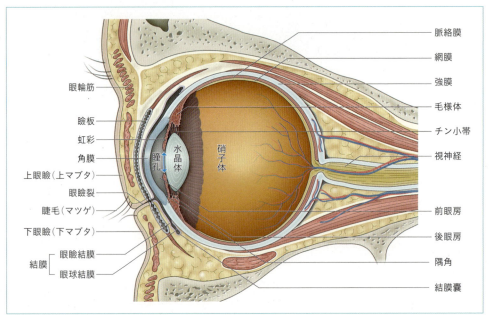

図 1-1　視覚器縦断面模式図

角膜（cornea）は眼球外壁の前方の透明な膜で，一般に黒眼とよばれている。膠原線維が規則正しく並ぶ，直径約12mm，中心部の厚さ約0.5mmの無血管組織である。光を屈折させレンズとして働く。屈折の2/3はここで行われる。エキシマレーザーによる屈折矯正手術や，角膜移植の行われる部位である。

強膜（sclera）は角膜に続く後方の白色不透明で丈夫な膜で，一般的に白眼とよばれる。膠原線維が不規則に並び，眼球の形を保っている。

輪部（limbus）は角膜と強膜の境界部分を指す。

2. 眼球中膜（ぶどう膜）

眼球中膜（ぶどう膜）とは眼球を構成する3つの膜の中膜を指し，前のほうから虹彩，毛様体，脈絡膜の総称である。また血管に富んでいるため，全身の疾患の影響を受けて炎症（ぶどう膜炎）を起こしやすい。

❶虹彩

虹彩（iris）は中膜の前部にあり，血管，神経が通い，メラニン色素を多く含む。メラニン色素の量には人種差があり，白色人種の虹彩は色素が少ないため青色などが多くみられ，黄色人種では色素が多いため茶褐色となる。

虹彩の中央には外部からの光を通す**瞳孔**（pupil）という孔が開いている。また虹彩には**瞳孔括約筋**（pupillary sphincter muscle）と**瞳孔散大筋**（pupillary dilator muscle）とがあり，眼に入る光の量により瞳孔の大きさを調節する役割，つまりカメラの絞りのような働きをしている。

❷毛様体

毛様体（ciliary body）は，ぶどう膜（uvea）の前部の虹彩と後部の**脈絡膜**（choroid）との間にあり，血管，神経およびメラニン色素に富んで，環状をなしている。断面で見ると底辺が角膜（前方）に向いた三角形をしており，強膜側には**毛様体筋**が存在している。また，チン（Zinn）小帯（毛様体小帯）により水晶体を瞳孔の中央に吊り下げている。

毛様体の主な働きは，毛様体筋の収縮・弛緩により水晶体の厚みを変えて遠近に焦点を合わせる**調節**と，**房水の産生**である。房水は無血管組織である水晶体，角膜の栄養の補給とそこからの老廃物の排出を行っている。房水の流れがどこかで停滞すると房水は眼内にたまり，眼内の圧力（眼圧）が高まり，緑内障の原因となる。

❸脈絡膜

脈絡膜は，毛様体の後部にあり，血管とメラニン色素に富んだ組織である。厚さは0.3～0.5mmであり，網膜に近いほうから，ブルッフ（Bruch）膜，血管層，上脈絡膜に分けられる。豊富な血管による網膜外層の栄養・酸素の補給および老廃物の運び出しと，豊富なメラニン色素が暗幕の役割を果たす。

3. 瞳孔

瞳孔は眼に当たる光の量が強ければ小さく（縮瞳），弱ければ大きく（散瞳），その大きさを変える。これを**対光反射**（light reflex）という。対光反射では，片側の眼のみに光を当てた場合，光が直接入った側の縮瞳（直接反射）とともに，光を当てていない側の眼も縮瞳（間接反射）がみられる。また，近い所を見るときにも調節や輻湊とともに，瞳孔が小さくなる**近見反射**（near reflex）がある。

4. 眼球内膜

眼球内膜は網膜で構成される。**網膜**（retina）は，厚さ約0.2〜0.4mmの膜で，10層の組織からなる。角膜，瞳孔を通って入った光は，硝子体を通過して視細胞にある色素に吸収され，そこで光は化学刺激に変わり，さらに電気刺激（神経情報）に変化する。

❶視細胞

網膜の外層にある視細胞には，**錐体細胞***（錐体視細胞，cone）と**杆体細胞***（杆体視細胞，rod）がある。

錐体細胞は，明所で色，物の形を感じる働き（明所視）をする最も大切な細胞である。眼底の中心部（**黄斑部**，macula）に最も多く，周辺部に行くに従って急激に少なくなる。杆体細胞は暗所で光を感じる働き（暗所視）をする細胞であり，中心部には少なくて周辺部に多い。

❷黄斑部の構造

網膜後極には，「❶視細胞」で述べた黄斑部といわれる部位がある。直径約2mmの横楕円形で，暗褐色を呈しやや陥凹している。中央はさらに凹んでおり，これを**中心窩**（fovea）といい，最も視力の良い部分である。中心窩より約4mm鼻側には，円形または楕円形の円盤状をした**視神経乳頭**（optic disc）がある（**図1-2**）。視神経乳頭には網膜からの神経線維が集まり，脈絡膜，強膜を貫いて眼球外に出て，**視神経**（optic nerve）になる。

❸網膜中心血管

網膜中心血管は視神経の中心部を通る。動脈は視神経乳頭で上下に分かれ，さらに左右の4方向に分岐して周辺部網膜に進み，毛細血管となり，静脈として帰ってきて，視神経中心を通る。動脈，静脈はほぼ平行して走っている。

---

* **錐体細胞**：網膜視細胞中，細胞体が円錐状を呈するもの。赤，青，緑の光に反応する3種類の錐体細胞があり，昼間視・色感覚を担当する。

* **杆体細胞**：$2\mu m$径，$60\mu m$長の円柱状細胞で，ヒト網膜では1億2000万個もあり，中心窩から5mm離れた部位が最も密に分布している（16万個/mm²）。暗い所での視力を司る。

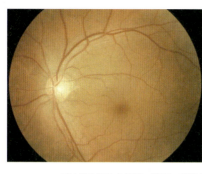
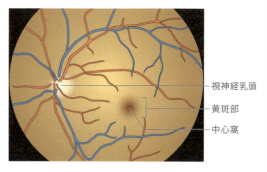

視神経乳頭から網膜の動脈，静脈が網膜周辺部に向かって伸びている。
黄斑部は視神経乳頭の約4mm耳側にある。

図 1-2 正常眼底（左眼）

5. 眼球内容

1 水晶体

　水晶体（lens）は，虹彩の後方でチン小帯により瞳孔中央に吊り下げられた両凸型の円盤状で，直径は約9mm，厚さは調節により変化するが約4mm前後である。**水晶体囊（前囊と後囊），水晶体皮質，水晶体核**からなっている。核は20歳代から次第に形成されてくる。
　角膜により屈折を受けた光は水晶体によりさらに屈折され，網膜の中心，黄斑部に焦点を結び，結像する。

2 硝子体

　硝子体（vitreous body）は，4～5mLの無色透明なゲル状組織である。成分はほぼ水分である。房水，水晶体と共に眼球内容を構成し，眼球内容の大部分（約4/5）を占める。
　働きとしては，外力による変形に抵抗し眼球の形を保ち（内圧の保持），網膜まで光を通過させる。角膜，水晶体と共に透光体とよばれる。

3 眼房

　眼房（chamber of eye）は前，後の2つがあり，**前眼房**（前房，anterior chamber：AC）は，角膜，虹彩，毛様体，水晶体で囲まれた腔をいい，**後眼房**（後房，posterior chamber：PC）は，その後に位置し，虹彩，毛様体，水晶体，硝子体で囲まれている（図1-3）。
　隅角（angle），または**前房隅角**（anterior chamber angle）とは，角膜裏面と虹彩表面によってつくられる狭い角度の空間を指す。隅角は房水の主要な流出路であり，隅角閉塞は眼圧上昇と関連する。

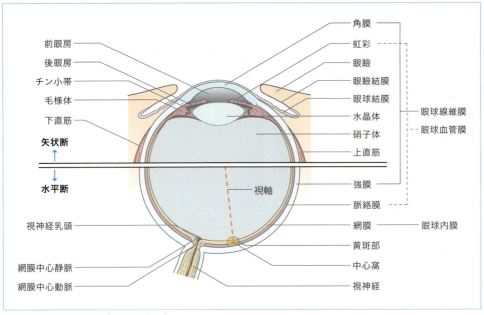

図1-3 眼球の模式図（右眼断面図）

4 | 房水

　眼房の中には，無色透明なたんぱく質濃度の低い**房水**（aqueous humor）が満ちており，後房から前房へと絶えず循環して水晶体や硝子体，角膜などへの酸素・栄養補給と代謝物排出を行っている。房水は毛様体でつくられ，最終的には静脈へ吸収される。

　房水の産生と排出により**眼圧**（intraocular pressure；IOP）は一定（10〜20mmHg）に保持されている。また，眼圧は一日のなかで変動する（眼圧日内変動）。

B 視神経，視路

　網膜の視細胞でとらえられた光刺激は，本節-A-4「眼球内膜」で触れたように，視細胞で化学反応，次いで電気反応を起こし，神経インパルスとなって双極細胞・神経節細胞へと伝達される。

　神経節細胞の軸索突起は，**視神経乳頭**（視神経円板）に集まり**視神経**となって眼球後部から出て，**視神経交叉**（視交叉，optic chiasm），**視索**（optic tract）を経て**外側膝状体**（lateral geniculate body）で別の神経細胞へと中継され**視放線**＊（optic radiation）となり，視中枢である後頭葉鳥距溝へと達する。これを**視路**（視覚伝導路，visual pathway）という。視神経は

＊ **視放線**：視路の第3神経細胞の神経線維は外側膝状体の細胞から発し，内包の後部，知覚神経線維の背部，聴神経線維の内側を通り外側脳室に沿って大きく扇状に広がり線条野（visual cortex）の細胞に達する。この経路を視放線という。

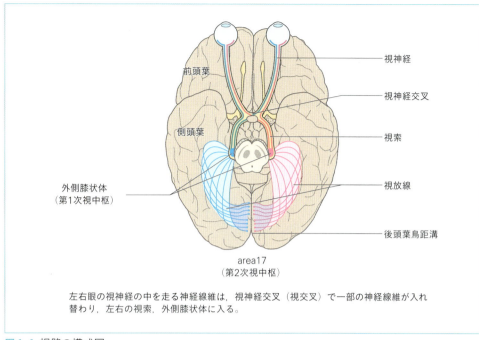

図1-4 視路の模式図

視神経交叉では半交叉（網膜鼻側からの神経線維は交叉し，耳側からの神経線維は交叉しない）している（図1-4）。

両眼でとらえた像を視覚中枢やさらに上位中枢の働きにより，一つのものを一つとして見て（**融像**），物の立体感，遠近感（**立体視**）などを感じる能力がある。この立体感や遠近感は，片眼（単眼）でもある程度訓練により獲得することができ，日常生活では困らないようになる。

C 眼球付属器

眼球付属器としては，眼瞼，結膜，涙器，外眼筋（眼筋），眉毛，眼窩（骨および軟部組織）があげられる（図1-5）。その働きは，眼球を覆うことにより外力から保護すること，眼球の運動，涙液の分泌と排出などである。

1 眼瞼

眼瞼（eyelids）は，上眼瞼と下眼瞼からなり（図1-5），その間は**瞼裂**（palpebral fissure）とよばれる。瞼裂の内側端を内眼角，外側端を外眼角という。眼瞼は，外側表面より，**皮膚，眼輪筋，瞼板，眼瞼結膜**からなり，皮膚と眼瞼結膜の移行部には，**睫毛**（cilia）および**マイボーム**（Meibom）**腺**（瞼板腺）*の開口部が平行に並んでいる。

睫毛は異物が眼内に入るのを防ぎ，マイボーム腺からは脂肪が分泌され，涙の蒸発を防

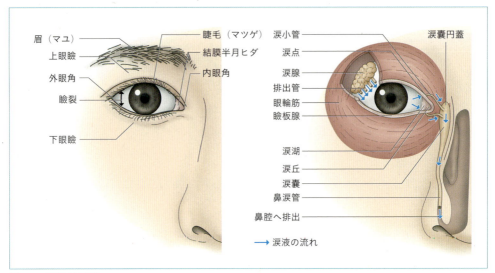

図 1-5 眼球付属器

いでいる。

　上眼瞼の瞼板の上端には，**上眼瞼挙筋**（動眼神経）および**ミューラー（Müller）筋**（瞼板筋，交感神経）が付着しており，上眼瞼を上へ引き上げる働きがある。瞼裂のまわりには眼輪筋（顔面神経）があり，閉瞼に関与している。

2 結膜

　結膜（conjunctiva）は眼球と眼瞼を結びつけている粘膜で，眼瞼結膜，円蓋部結膜（結膜円蓋，fornix），眼球結膜に分けられる。眼瞼結膜は眼瞼の裏面を覆う部分で，眼瞼を反転すると見える。眼球結膜は強膜の前面を覆っている。円蓋部結膜は眼瞼結膜と眼球結膜の移行部の折れ曲がりで，全体として大きく袋状となっている（**結膜嚢**，conjunctival sac）。

　結膜の働きは，眼窩の前方入口を外界から閉ざして，外界からの異物が直接眼球に及ばないようにすること，眼球運動をスムーズにすること，涙液を副涙腺より分泌して乾燥を防ぎ，角膜表面を平滑にすることなどである。外界に面し，刺激や感染を受けやすい。

3 涙器

　涙器（lacrimal apparatus）は，涙液の分泌器官である**涙腺**（主涙腺と副涙腺）と，涙液の排出器官である**涙道**（lacrimal passage）からなる（図 1-5）。主涙腺は眼窩上耳側に位置し，上眼瞼挙筋の瞼板により上，下 2 部分に分かれている。副涙腺は結膜嚢（円蓋部結膜のつくる袋状のもの）に開口している小涙腺であり，この主・副涙腺より涙液が分泌される。

＊ **マイボーム腺（瞼板腺）**：瞼板の中にある腺組織で，ここからの分泌物は涙液最外層の油膜層を形成し涙液のオーバーフロー，蒸発を防ぐとともに眼瞼の開閉をスムーズにする働きがある。

涙液は，角結膜を潤し，その表面の塵，埃を流し出す。涙液中のリゾチームにより殺菌作用をもつ。1日分泌量は平均2〜3mLである。

　涙道は上下涙点（lacrimal punctum）→上下涙小管（lacrimal canaliculus）→涙嚢（lacrimal sac）→鼻涙管（nasolacrimal duct）そして下鼻道（inferior nasal meatus）へと導く経路で，涙液を排出させる。

4 外眼筋

　外眼筋（extraocular muscles）は6個の筋肉が眼球に付いていて，眼球を随意に運動（**眼球運動**，ocular motility）させる機能をもつ（図1-6）。**表1-1**には各外眼筋の働きと支配神経を示した。また，両眼は協同して動くように，中枢神経によりコントロールされている。

　一方，内眼筋には瞳孔散大筋，瞳孔括約筋，毛様体筋がある（本章-Ⅱ-6「調節」，9「瞳孔運動」参照）。

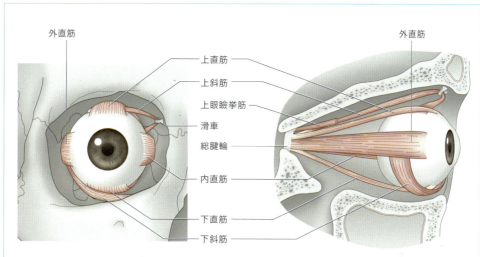

上斜筋は眼球上面の強膜に始まり，眼窩の内上縁にある滑車を通って方向を変え，眼球後方に達する。
下斜筋は外直筋下縁の強膜に始まり，下直筋の下を通過し，前部内側眼窩壁に達する。

図1-6 外眼筋模式図

表1-1 各外眼筋の働きと支配神経

	支配神経	主な運動方向
①上直筋	動眼神経	上方
②下直筋	動眼神経	下方
③内直筋	動眼神経	内方
④外直筋	外転神経	外方
⑤上斜筋	滑車神経	下外方，内回旋
⑥下斜筋	動眼神経	上外方，外回旋

5 | 眉毛

眉毛（eyebrow）は上眼瞼と前頭部皮膚の境にある毛であり，その働きはあまりはっきりしないが，額からの汗が眼内に入るのを防いでいると考えられている。

6 | 眼窩

眼窩（orbita）は，頭蓋骨の前面にある7種の骨に囲まれた空洞で，四角錐の形をしている。視神経孔，上眼窩裂や下眼窩裂などにより頭蓋内と血管，神経の連絡がある。眼窩内には眼窩脂肪組織，テノン（tenon）嚢（眼球を包み込む結合組織），眼球および付属器が入っている。脂肪組織やテノン嚢により眼球の保護，ショックの緩衝，円滑な眼球運動を可能にしている。

II 眼の機能

眼の役割は，外界の光刺激を前眼部（角膜，水晶体）で屈折させ，網膜の視細胞で受け止めてそこで電気信号に変換し，視神経・視路を伝って視中枢へと伝達することで，物の形や色を認識させることである。私たちは外界からの情報の約80％を眼から得ているといわれており，視覚器が日常生活上いかに重要であるかが理解できる。

眼の担う機能には，視力，視野，光覚，色覚，屈折，調節，両眼視，眼球運動，瞳孔運動がある。

1. 視力

物体の形の存在を識別できる能力を**視力**（visual acuity）という。錐体細胞が最も密集している網膜の中心部（黄斑部）は視力が最も良く，中心窩で見た視力を**中心視力**（central vision，単に視力といえばこれを指す）という。中心窩から離れると視力は急速に低下するが，周辺もぼんやりと見ることはできる。これを**中心外視力**（eccentric vision）という。実際の視力測定は2つの点が離れていることを見分けられる一番小さな角度（最小視角，単位：分=1/60°）を測定し，その逆数を視力とする（第3章-II-A「視力検査」参照）。

$$視力＝最小視角（分）の逆数＝\frac{1}{最小視角}$$

眼鏡やコンタクトレンズで矯正していない視力を裸眼視力，矯正して最も良い視力を測定したものを矯正視力という。

2. 視野

眼球の位置を固定した状態の片眼で見える範囲のことを**視野**（visual field）という。通常

は眼球を固定した固視点からの角度で表す。正常の視野範囲は，片眼で上方60°，鼻側60°，下方70〜75°，耳側100〜110°である（図1-7）。周辺視野ほど光に対する網膜感度は低下する。中心部が最も感度が高く，周辺に行くに従って低い。海に浮かぶ山をもつ島によく例えられる（**視野の島**，図1-8）。視野の各部位での見え方を検査することを**視野検査**という。中心視線から耳側15°の所，視神経乳頭には視神経のない楕円形の暗点があり，

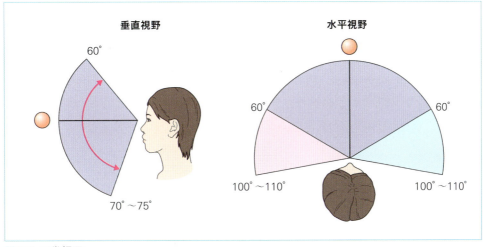

図1-7 正常視野

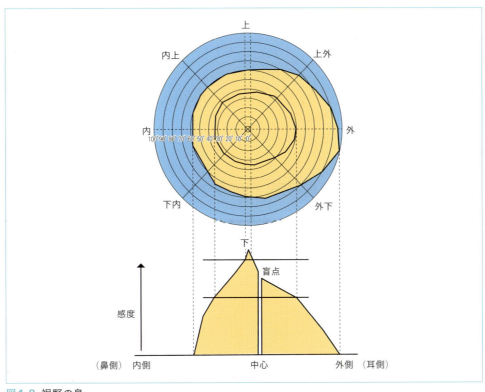

図1-8 視野の島

視野が欠損している。これをマリオット盲点といい，眼底の視神経乳頭（quantitative visual field）に相当するもので，正常所見である。

量的視野とは視標の光の強さや大きさを変えて，感度の情報を盛り込んだ視野のことをいう。通常，視野の中心に近いほど感度が高い。

3. 光覚

光を感じる能力のことを**光覚**（light sensation）という。網膜には錐体細胞，杆体細胞の2種類の光を感じる細胞があり，錐体細胞は明所での視機能を，杆体細胞は暗所での視機能を主に担う。網膜の光に対する感度はまわりの状況によって大きく変わり，明所での状態を**明順応**（light adaptation），暗所での状態を**暗順応**（dark adaptation）という。明順応は数分で済むが，暗順応には30分ほどかかる。またいずれも，高齢になるに従い，能力が低下する。夜盲は杆体細胞の異常によるもので，薄暗い所では物が見えない。

4. 色覚

色覚（color sense）は，色を見分ける能力である。色の感覚は黄斑部に存在する3種の錐体細胞（赤，緑，青を感じる各錐体細胞）によりつくり出され，暗所や視野の中心外では働きにくい。色覚異常は錐体細胞の異常で，先天的なものは遺伝による（伴性劣性遺伝が多い）。先天性の色覚異常は男性の約5％，女性の約0.2％にみられる（第4章-Ⅸ-11「色覚異常」参照）。

5. 屈折

眼に入った光は，角膜，房水，水晶体の凸レンズ機能により屈折されるが，硝子体では少し拡散し，黄斑部で像を結ぶ。これが眼の**屈折**（refraction）である。

眼の屈折状態は次のように決められる。遠方（無限遠）からの光が，

▶ 正視　網膜に焦点が合う（像が結ばれる）状態（図1-9）。

▶ 近視　網膜の前方で像が結ばれる状態。凹レンズで矯正できる（図1-9）。

▶ 遠視　網膜の後方で像が結ばれる状態。凸レンズで矯正できる（図1-9）。

▶ 乱視　角膜表面や水晶体がラグビーボールのように楕円形にゆがんでいるため，1点に焦点が合わない状態。円柱レンズで矯正できる。

これら近視，遠視，乱視は**屈折異常**とよばれる（第4章-Ⅰ-A「屈折の異常」参照）。

6. 調節

毛様体筋の収縮，弛緩によりチン小帯が水晶体を引っ張り，水晶体の厚みを変えて遠近の焦点を合わせる働きのことを**調節**（accommodation）という（図1-10）。調節力は加齢とともに低下する。

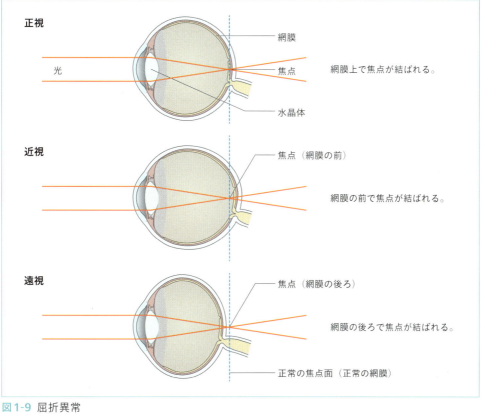

図1-9 屈折異常

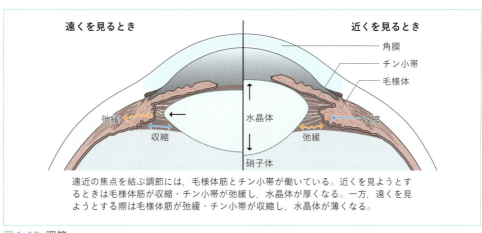

図1-10 調節

7. 両眼視

　左右の眼は，物を見る角度が違うために見え方に差ができる（視差）。この情報が脳内で処理されることにより，奥行きをもった3次元空間のイメージとして，物体を認識することができる。この機能のことを**両眼視**（binocular vision）という。両眼視には3つの段階

Ⅱ　眼の機能　　247

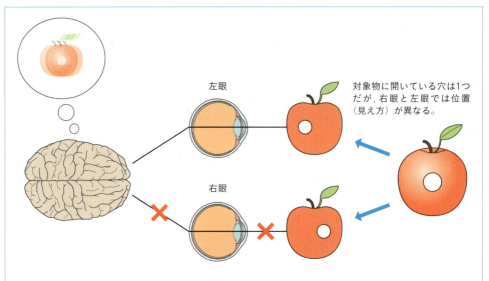

右眼と左眼では視差による見え方の違いがある。この違いを脳で処理し、1つの像として認識するが、左右いずれかが障害されると、認識が困難になり、立体感もつかめない。

図1-11 同時視

があり、①同時視（simultaneous perception）→②融像（fusion）→③立体視（stereoscopic vision）の過程を経て成立する。後者ほど高度な機能である。

▶ **同時視** 左右両眼で同時に見る能力（図1-11）。
▶ **融像** 左右両眼の像を1つの像として見る能力（図1-11）。
▶ **立体視** 視差情報をもとに、奥行きをもった3次元イメージを認識する能力。

融像ができるためには同時視が、立体視ができるためには融像ができている必要がある（図1-11）。

8. 眼球運動

眼球運動（ocular motility）とは、両眼の眼球を見たい方向に協同して向かせる運動をいい、水平運動、垂直運動、回旋運動に分けられる。これらの運動は6つの外眼筋によってコントロールされ、両眼が協同して動くように中枢神経によりコントロールされている。また、両眼の視線を眼前の1点に集中させることを**輻湊**（convergence）といい、その視線をより遠方に分散させることを**開散**（divergence）という（図1-12）。また、視線の位置関係のことを**眼位**（eye position）といい、**正位**（orthophoria：ortho）、**斜位**（heterophoria：phoria）、**斜視**（squint）がある（第4章-XV「眼位・眼球運動の異常」参照）。

9. 瞳孔運動

虹彩の中央にある瞳孔（pupil）が大きくなることを**散瞳**（mydriasis）、小さくなることを**縮瞳**（miosis）といい、この両者を指して**瞳孔運動**（pupil movement）という（図1-13）。ま

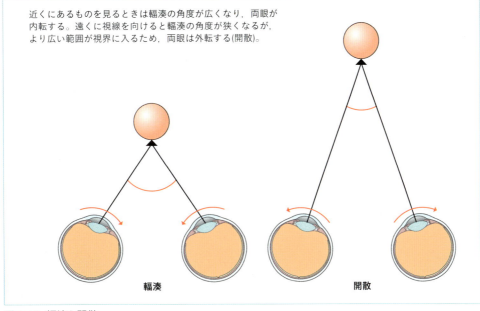

図1-12 輻湊と開散

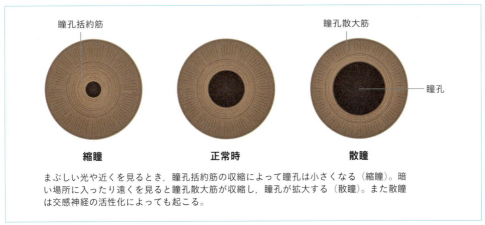

図1-13 瞳孔運動

ぶしい光を見たとき，また，近くを見たときに縮瞳する。暗い場所，遠くを見たときのほか，感情の興奮などにより交感神経が活性化すると散瞳する。それぞれ散瞳は瞳孔散大筋，縮瞳は瞳孔括約筋の収縮によって起こる。

国家試験問題

1 光を屈折する眼の構造はどれか。 （103回AM28）

1. 結膜
2. 角膜
3. 強膜
4. 網膜

2 近くの物を見るときの反応で正しいのはどれか。 （97回PM8）

1. 両眼球の外転
2. 瞳孔の収縮
3. 水晶体の厚さの減少
4. 眼圧の上昇

▶ 答えは巻末

250　第1編／第1章　眼の構造と機能

第**1**編 眼疾患とその診療

第 **2** 章

眼の症状と病態生理

この章では

- 外眼部・前眼部疾患に伴う症状と，視機能障害を伴う症状について理解する。
- 症状が起こる原因と，どのような疾患に現れるのか理解する。

I 外眼部, 前眼部疾患に伴う症状

1. 充血

充血（injection）とは, 眼球結膜や強膜の血管の拡張による症状である。充血は以下の3つに区別される（図2-1）。

1　結膜充血

結膜充血（conjunctival injection）とは, 結膜炎により結膜血管が拡張し, 白眼が赤くなる状態をいう。角膜の近くでは充血は軽く, 瞼結膜で強くなる。

2　毛様充血

角膜周囲の強膜が, び漫性にピンクに近い赤色を呈する状態を**毛様充血**（ciliary injection）という。血管のない部分の強膜もピンク色にみえるが, これは強膜の深部血管が拡張するためである。毛様充血では角膜から離れるに従って充血が軽くなることが特徴である。

3　強膜充血

強膜充血（scleral injection）は白眼の深い部位の充血で, 血管のない部分の強膜もピンク色を呈する。強膜自体に炎症が起きているとき（強膜炎）にみられる。アドレナリン点眼で表層の血管の充血を取ると, はっきりと深層の血管の充血がみられる。

2. 結膜出血（結膜下出血）

結膜出血（結膜下出血, conjunctival hemorrhage）では, 白眼にべっとりと赤い部分ができ

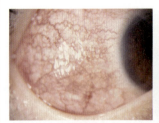
結膜充血

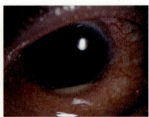
毛様充血

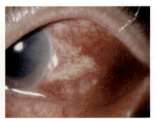
強膜充血

結膜充血では角膜付近では充血は軽いのに対し, 毛様充血では角膜付近ほど充血が強い。毛様充血・強膜充血では, 深部強膜血管の拡張のために, 血管のない部分の強膜もピンク色にみえる。

図2-1　結膜充血, 毛様充血, 強膜充血

る。これは結膜血管が切れて結膜下に血液が貯留した状態である。結膜血管の怒張はなく，同じ部位に繰り返し出血することがある。高血圧，動脈硬化をもつ中高年者に多い。

3. 流涙

涙が眼瞼縁を越えて眼から溢れ出る状態を**流涙**（tearing）という。流涙は次の2つに分けられる。

1 涙液分泌過多

涙液分泌過多（lacrimation）は，角膜や結膜の異物付着，炎症，精神的状態によって起きる。

2 涙道の通過障害

涙道の通過障害（epiphora）は，涙点，涙小管，涙嚢，鼻涙管の閉塞や狭窄によって起きる。

4. 乾性角結膜炎（角結膜乾燥症，ドライアイ）

乾性角結膜炎（**角結膜乾燥症，ドライアイ**，dry eye）とは，涙液の分泌減少や涙液の質の悪化のために，眼の異物感，痛み，充血や視力低下などを感じる状態をいう。シェーグレン症候群や関節リウマチなどの膠原病が原因である場合は重症となりやすい（第4章-VI-10「乾性角結膜炎（角結膜乾燥症，ドライアイ）」参照）。

❶判定

涙液減少を以下の検査により判定する。

（1）フルオレセイン角結膜染色

フルオレセイン試験紙を用いる検査。水でぬらした試験紙を用い角膜・結膜を染色した状態で細隙灯顕微鏡の青色光で観察すると，角膜や結膜表面に黄緑色に染まる点状の傷（図2-2）がみられる。乾性角結膜炎でよくみられる所見である。

（2）涙液層破壊時間

フルオレセイン角膜染色を行った後，患者に瞬きを我慢してもらい，細隙灯顕微鏡の光を青色にして角膜表面に張った涙の層（黄緑色に見える）が破れるまでの時間（涙液層破壊時間，tear film breakup time；BUT）を観察する。10秒以下は涙液の保持が悪く，5秒以下は異常と判定する。

（3）涙液分泌検査（シルマー法）

詳細は図3-50参照。

❷治療

治療としては，人工涙液，ヒアルロン酸ナトリウム（ヒアレイン®）やジクアホソルナトリウム（ジクアス®），レバミピド（ムコスタ®）点眼液の点眼，涙点プラグがある。

I　外眼部，前眼部疾患に伴う症状　　253

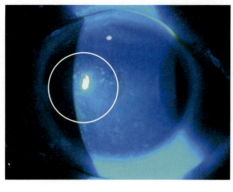

角膜表面をフルオレセイン染色してから細隙灯顕微鏡の青色光を用いて観察した写真。この例は点状表層角膜炎のため，微細な点状の多発性角膜上皮欠損が黄緑色に染色されて観察される（円で囲った部分）。

図 2-2　フルオレセイン角膜染色による細隙灯顕微鏡検査（点状表層角膜炎）

5. 眼脂

涙液・粘液，油脂，脱落上皮細胞，線維素，白血球，細菌，塵埃などからなる眼からの分泌物（いわゆる，めやに）を**眼脂**（discharge）といい，角膜炎，結膜炎においてみられる。構成成分により，漿液性，粘液性，膿性などに分けられる。漿液性眼脂はウイルス性結膜炎で多く，粘液性眼脂はアレルギー性で多く，膿性眼脂は細菌感染で多い。

6. 瘙痒感

かゆいと感じることを**瘙痒感**（itching）という。眼の瘙痒感は，花粉などによるアレルギー性結膜炎や春季カタル，アトピー性皮膚炎などでみられる。

7. 羞明

光を異常にまぶしく感じる状態を**羞明**（photophobia）という。眼内に入る光の乱反射，炎症刺激，眼圧上昇などが原因となる。結膜炎，角膜炎，虹彩毛様体炎，白内障初期，緑内障などで起こる。

8. 異物感

眼に異物が入っているような感じ（ゴロゴロ感）がすることを**異物感**（foreign body sensation；FBS）という。実際に異物がある場合と，異物はないが角膜や結膜に傷（多くは上皮びらん）が残り，異物感がある場合とがある。前者の原因としては，異物，結膜結石，眼瞼内反，睫毛内反や睫毛乱生などがあり，後者の原因としてはウイルス性結膜炎，角膜炎，角膜潰瘍，乾性角結膜炎がある。

9. 眼痛

眼の痛み（**眼痛**，eye pain）は主に，眼瞼，眼の表面，眼の奥のいずれかで感じられる。

1 眼瞼に痛みを感じる疾患

麦粒腫，急性霰粒腫など。

2 眼の表面に痛みを感じる疾患

結膜炎，角膜びらん，角膜潰瘍など。

3 眼の奥に痛みが放散する疾患

急性閉塞隅角緑内障発作，全眼球炎，三叉神経痛，ぶどう膜炎，老視，遠視，調節麻痺など。また，鼻腔，副鼻腔の炎症，髄膜炎，下垂体腫瘍など，頭蓋内の病変で眼の奥が痛むこともある。近年，端末表示装置（コンピューター）作業（visual display terminals：VDT作業）従事者やスマートフォンなどの使用者の増加に伴って，眼精疲労に伴う眼の痛みおよび頭痛やドライアイなどが問題となっている。また，コンタクトレンズ装着などによる痛みも問題になっている。

10. 眼球突出

眼球突出（exophthalmos）とは眼球が異常に前方に突出している状態で，いろいろな全身的疾患（バセドウ病など），または眼の奥の疾患（眼窩腫瘍，眼窩内炎症，眼窩内出血など）によって起こる。両眼の場合と片眼の場合がある。

Ⅱ 視機能障害を伴う症状

1. 視力障害

視力障害（visual disturbance）には，次のようなものがある。

1 遠見障害

近くはよく見えるが，遠くが見えにくい。近視や近視性乱視で起こる。

2 近見障害

遠くは見えるが，近くが見えにくい。老視，遠視，遠視性乱視，調節麻痺で起こる。

Ⅱ 視機能障害を伴う症状　255

3 | そのほかの視力障害

遠くも近くも，屈折の矯正を行っても見えないことがあり，多くの疾患が含まれる。原因としては，透光体（角膜，水晶体，硝子体）の混濁，眼底（網膜，ぶどう膜）の疾患，視神経・視路の疾患，眼圧異常（緑内障），不正乱視，機能異常（弱視），精神的異常（ヒステリー）などがある。

2. 視野異常

視野に見えない，あるいは見えにくい部分が出現したり，視野が正常に比べて狭くなった状態を**視野異常**（abnormal visual field）という。網膜疾患，緑内障，視神経・視路の疾患，頭蓋内病変などで起こる。視野異常には，次の型がある。

1 | 求心性狭窄

周辺部から視野の欠損が起こり，中心視野は残存する。

2 | 半盲

視野の半分が，正中線あるいは水平線を境にして欠損する。正中線での半盲は脳や視交叉に，水平線での半盲は視神経や網膜に原因があることが多い。**両耳側半盲，両鼻側半盲，同名半盲，上下半盲**に分けられる。

▶ **両耳側半盲**　両眼の耳側半分の視野が欠けた状態。
▶ **両鼻側半盲**　両眼の鼻側半分の視野が欠けた状態。
▶ **同名半盲**　両眼の同じ側（右側または左側）半分の視野が欠けた状態。
▶ **上下半盲**　両眼の上側半分または下側半分の視野が欠けた状態。

3 | 暗点

▶ **孤立暗点**　部分的に見えない視野が孤立して存在する。
▶ **中心暗点**　見ようとする視野の中心部分が見えない。

表2-1　視野異常の原因

視野異常の型		原因
求心性狭窄		網膜色素変性症（図2-3），ヒステリー，進行した緑内障
半盲	両耳側半盲	視神経交叉部腫瘍（下垂体腺腫など）
	両鼻側半盲	視神経交叉部腫瘍（まれ）
	同名半盲（図2-4）	視神経交叉より後方の視路障害（視索，外側膝状体，視放線）（図1-4参照）
	上下半盲	緑内障，虚血性視神経症，網膜中心静脈分枝閉塞症など
暗点	孤立暗点	緑内障，網膜剝離，網脈絡膜腫瘍など
	中心暗点	視神経炎，中心性漿液性網脈絡膜症，加齢黄斑変性症など

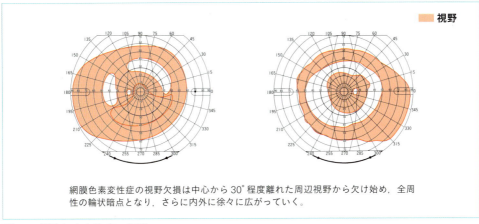

網膜色素変性症の視野欠損は中心から30°程度離れた周辺視野から欠け始め，全周性の輪状暗点となり，さらに内外に徐々に広がっていく。

図 2-3 網膜色素変性症の視野

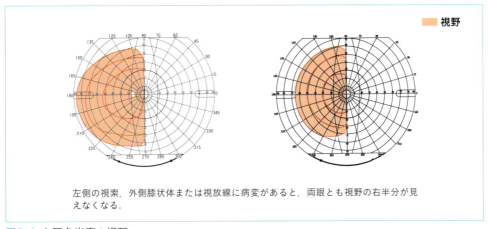

左側の視索，外側膝状体または視放線に病変があると，両眼とも視野の右半分が見えなくなる。

図 2-4 右同名半盲の視野

表 2-1 に，視野異常について考えられる原因をまとめた。

3. 色覚異常

色覚異常（achromatopsia）とは，色を見分ける機能の障害で，先天性と後天性とがある（第4章 - IX -11「色覚異常」参照）。

1　先天性（先天色覚異常）

網膜の錐体細胞の機能不全によるもので，1色覚（旧：全色盲），2色覚（旧：色盲），異常3色覚（旧：色弱）に分類される。赤緑色覚異常および異常3色覚が多い。主に伴性劣性遺伝によるもので，わが国の男性の約5％，女性の約0.2％にみられる。網膜の3種類ある錐体細胞のうち，1種類の機能が欠損している状態を2色覚という。

2 | **後天性**（後天色覚異常）

眼底の疾患や視神経疾患，中毒などで起こる。青黄色覚異常や赤緑色覚異常がある。

4. 夜盲

暗順応が障害された状態を**夜盲**（nyctalopia）という。患者は，暗い所ではよく見えない（いわゆる，とりめ）と訴える。ビタミンＡの欠乏などで起こる網膜の杆体細胞の機能不全によるもので，進行の有無により下のように分けられる。

一方**昼盲**（day blindness）は，夜盲とは逆に明るい所ではよく見えず，暗い所のほうが視力が良い。錐体細胞の機能不全によることが多く，１色覚はその代表である。

1 | **進行しないもの**

先天性停止性夜盲，小口病など。

2 | **進行するもの**

網膜色素変性症，ビタミンＡ欠乏症など。

5. 飛蚊症

飛蚊症（myodesopsia）は，眼の前に糸状，円形，点状などの様々な形をしたものが見え，眼の動きにつれて動き，ゆらゆらする。それらは，明るい壁や青空を背景にするとよく見える。

硝子体虚脱，後部硝子体剝離，ぶどう膜炎や硝子体出血などに伴ってみられる。硝子体虚脱に伴う飛蚊症は高度近視，老人性変化，網膜病変などに伴って起こり，正常人でも老化により多くが自覚する。これを生理的飛蚊症という。特に 40 歳以上で突然飛蚊症を訴えた場合には，網膜剝離の前兆であることがあるので，注意しなければならない。

6. 変視症

物がゆがんで見える状態を**変視症**（metamorphopsia）という。

ぶどう膜炎，特発性黄斑上膜，加齢黄斑変性症，中心性漿液性網脈絡膜症，網膜剝離，糖尿病網膜症などで，網膜黄斑部の障害が原因となって起こる。

7. 小視症

患眼（病気のあるほうの眼）で健眼（病気のないほうの眼）より物が小さく見える状態を**小視症**（micropsia）という。

中心性漿液性網脈絡膜症，ぶどう膜炎などで起こる。

8. 巨視症

患眼で健眼よりも物が大きく見える状態を**巨視症**（macropsia）という。
黄斑上膜などで起こる。

9. 虹視症

灯火のまわりに虹色の輪（**虹暈**と称する）が見えることを**虹視症**（iridopsia）という。緑内障で高眼圧のときにみられることが多い。角膜に浮腫（むくみ）が生じ，角膜を構成する膠原線維の層状構造が乱れることで起こると考えられている。角膜炎や水泳の後にも起こる。

10. 複視

1つの物体が2つに見える症状を**複視**（diplopia）といい，次の2つに分けられる。

1 単眼複視

片眼だけで見ても複視がみられる状態。乱視，白内障，水晶体偏位*，多瞳孔*などで起こる。

2 両眼複視

眼筋麻痺や眼窩底骨折の場合などで起こる（片眼を覆えば複視はなくなる）。

11. 斜視

物を注視したときに，両眼の視線が1点に集中せず，一眼の視線がはずれている状態を**斜視**（squint）という。内斜視，外斜視，上下斜視などがある。生まれつき（先天性）のほか，眼筋麻痺，脳神経の病気，遠視，両眼視の異常，片眼の視力不良などが原因で起こる。

12. 眼精疲労

物を見ようとすると，眼が疲れて痛くなり，頭痛，肩凝り，悪心などを起こし，仕事などが続けられなくなる状態を**眼精疲労**（asthenopia）という。コンピューター作業従事者に多くみられ，テクノストレス*の一種として問題となっている。そのほか，次のような原因による眼精疲労がある。

---

* **水晶体偏位**：水晶体が本来の位置からずれ，ある方向に偏位した状態のこと。先天異常のほか，外傷などが原因で起こる。
* **多瞳孔**：虹彩に2つ以上の瞳孔の開口ができている状態。先天異常のほか，外傷や眼内手術などが原因で起こる。
* **テクノストレス**：パソコンやスマートフォンなどの長時間使用が原因で生じる精神的な失調症状の総称。

Ⅱ　視機能障害を伴う症状　　259

1 | 調節性眼精疲労

遠視，乱視，老視，調節衰弱，調節麻痺など，近方視力低下により起こる。眼鏡が合っていない場合にも生じる。

2 | 筋性眼精疲労

斜視，斜位，眼筋麻痺，重症筋無力症などで起こる。

3 | 症候性眼精疲労

緑内障，結膜炎，角膜炎，乾性角結膜炎などの眼疾患のときに起こる。

4 | 不等像性眼精疲労

両眼の屈折度に大きな差があり，両眼の網膜に映る像の大きさや形が異なる場合（不等像視）に起こる。両眼の屈折度の差が **2D**（dioptor，レンズの強さの単位。第3章-Ⅱ-B-3「矯正視力検査」参照）以上で起こりやすい。

5 | 神経性眼精疲労

眼には異常がなく，肉体的または精神的な疲労などで起こる。テクノストレスによる眼精疲労も含まれる。

国家試験問題

1 網膜剥離を起こした患者の訴えはどれか。 （99回 AM57）

1. 「目が乾く」
2. 「物が二重に見える」
3. 「明るいところがすごくまぶしい」
4. 「眼の中にカーテンが引かれた感じ」

2 加齢による視覚の変化とその原因の組合せで正しいのはどれか。 （103回 PM55）

1. 老視—毛様体筋の萎縮
2. 色覚異常—眼圧の亢進
3. 視野狭窄—散瞳反応時間の延長
4. 明暗順応の低下—水晶体の硬化

▶答えは巻末

第1編 眼疾患とその診療

第 3 章

眼疾患にかかわる
診察・検査・治療

この章では

● 診察の方法を学習する。
● 視力検査・屈折検査の実施法と注意点を理解する。
● 細隙灯顕微鏡検査および眼底検査の種類と特徴を理解する。
● 視野検査の種類と特徴を理解する。
● 色覚検査の種類と特徴を理解する。
● 眼位および眼球運動検査の種類と特徴を理解する。
● 保存療法の主な点眼薬と使用目的を理解する。
● 保存療法の種類と適応疾患，障害について理解する。
● 主な眼疾患に対する手術療法の種類と目的を理解する。

I 診察法

A 問診

　患者の訴えによって診断がほぼついてしまう場合もあるほど，問診は眼科診断上重要である．問診では，患者の主訴，現病歴，既往歴，家族歴，遺伝関係，眼科以外の全身的疾患，その治療内容，薬物を含むアレルギーの有無などについて聞く．

❶主訴
　患者が来院した理由であり，病気の原因や患者の希望を考えるうえで最も重要な情報である．眼科に来院するきっかけとして多い主訴には，充血，眼脂，眼痛，視力低下，霧視（かすみ目），ゆがみ（歪視），物が二重に見える（複視），視野が欠ける，瞼の腫れ，などがある．

❷現病歴
　どちらの目が，いつからどうなりはじめたのか，徐々に悪くなっているのか良くなっているのかなどを，時間経過に沿ってていねいに問診する．またこれまでにどのような病院にかかってどのような治療（薬剤名や手術名）を受けたのか（治療歴）も聴取する．全身的な症状（発熱の後に両眼が充血してきた，など）がなかったかどうかも問診する．

❸既往歴
　これまでにどのような病気に罹ってきたかを問診する．眼疾患のみならず，他科疾患についても聴取する．今回の目の主訴が，他科の疾患や，他科からの処方がきっかけとなることもある．その病気が現在も治療中（投薬中）なのか，もう通院していないのかを注意して聞き，現在の投薬内容を把握する．薬物を含むアレルギーの有無についても問診する．

❹家族歴
　血縁のある家族，つまり両親や祖父，祖母，兄弟にどのような病気の人がいるかを聞く．特に親と本人は遺伝子の半分を共有しているため，親子で特定の病気に罹るリスクは似ていると考えられる．眼科疾患のみならず，全身疾患についても問診する．

❺社会歴，職歴，生活像
　患者の仕事や地位，職歴，海外渡航歴，日常生活の様子（仕事の忙しさなど），配偶者や子どもの有無などの社会的情報も，手術を要する疾患や長期間治療を継続する必要がある疾患では必要な情報となる．初診時に可能な限りそれらの情報を聞き出す．

B 視診

　話を聞きながら表情や顔面の状態，発赤，腫脹の有無などの眼瞼の状態，眼球の位置が

外斜あるいは内斜していないか，眼球運動制限の有無，眼球結膜の発赤，腫脹などを観察する。

Ⅱ　検査

　眼科診療では，患者の主訴や病歴，視診での情報を元に，視力検査や細隙灯顕微鏡検査，眼圧測定，眼底検査などを行って，主訴の原因特定を目指すことが基本になる。

A　視力検査

▶ **概要**　視力は，2つの点が2つに分離して見える最小の距離（**最小視角**）の逆数（1／最小視力）で示される。実際に測定するときは，視力表を一定距離（5mまたは3m）に置いて認識できる最小の視標により測定する。視標は国際会議で選定された**ランドルト**（Landolt）**環**を基礎とする。図3-1 に示した大きさのランドルト環を5mの距離から見た視角は1分であり，これを読むことができるとき視力はこの逆数で1.0となる。それと同じ比率で，カタカナ，ひらがな，円，図形などを並べて作ったものを視力表という（図3-2）。

▶ **種類**　視力表（図3-2）は，視標を連続して並べた**字づまり視力表**（成人用）と，視標を1つずつ切り離して被検者に提示する**字ひとつ視力表**（小児用）に分けられる。小児では，字づまり視力表を使用すると視力が実際より低く出ることがあるので注意する。なお，およそ8歳頃までに視力の発達は完了する。

▶ **目的**　眼科診療においてはいかなる場合でも視力が最も基本となり，正常でない場合は視力障害の原因を調べ，診断し，治療して視力回復を図ることが目的である。

▶ **適応疾患**　屈折異常，白内障，網膜疾患などあらゆる眼疾患で行われる。

▶ **必要物品**　字づまり視力表，字ひとつ視力表。

▶ **方法**　まず，眼鏡やコンタクトレンズ（contact lens：CL）をはずした裸眼視力を測る。裸眼視力が正常でない場合には，屈折検査を行い，屈折異常をレンズで矯正して矯正視力を測定，記入する。

　視力検査の結果は，Vd=1.0，Vs=0.2などと記載する。

　右眼の視力を **Vd**（ラテン語でvisus dextra）または **RV**（right vision）と表記する。左眼の視力は **Vs**（ラテン語でvisus sinistra）または **LV**（left vision）と表記する。詳細は次項B-3-4「矯正視力検査の結果の記載法」で述べる。

1　遠方視力検査と近方視力検査

　視力検査には，通常5mの距離に置いた視力表を用いて行う**遠方視力検査**と，近く（多くは眼前25〜30cm）に置いた近距離視力表を用いて測定する**近方視力検査**がある。前者は

Ⅱ　検査　　263

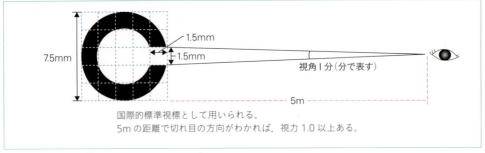

図3-1 ランドルト環

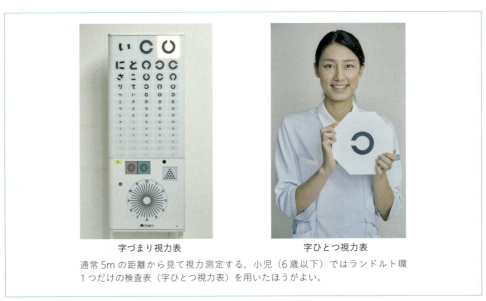

図3-2 視力表

遠用眼鏡，後者は近用眼鏡を処方するときに用いる。

2 裸眼視力と矯正視力

屈折矯正レンズをまったく用いないときの視力を**裸眼視力**（uncorrected visual acuity），屈折矯正レンズを用いて矯正したときの最高の視力を**矯正視力**（corrected visual acuity）という。

3 視力測定上の注意点

「矯正視力検査」の詳細は次項 B-3 参照。
▶ **照度**　視力表を置いている部屋は 50 ルクス（lx）程度の照度とし，視力表は 400～800 ルクスの照度のもとに置く。
▶ **視標の高さ**　1.0 の視標を患者の眼の高さとする。
▶ **眼遮閉時の注意点**　片眼ずつ測定するが，遮閉眼に圧迫が加わらないようにする。

▶ **測定時の注意点①**　検査時に目を細めないようにする。

▶ **測定時の注意点②**　視力が 0.1 以下であれば，0.1 の視標の見えるところまで視力表に近づかせる。5m 視力表を用いた場合，視力表から α m のところで見ることができたときの視力 V は，V = 0.1 × α /5 の式で計算できる。

▶ **測定時の注意点③**　さらに視力の悪いときには，以下のように記載する。

- **指数弁**（n.d. = numerus digitorum または CF = counting fingers）：眼前で検者の立てた指の数を判別できる距離で表す。20cm で判別できたとき 20cm/n.d.，または 20cm/CF（20cm 指数弁）と記載する。
- **手動弁**（m.m. = motus manus または h.m. = hand movement）：眼前の手の動きが判別できる。
- **光覚弁**（s.l. = sensus luminis または p.l. = perception of light）：光の存在のみが判別できる。
- **0**：光の存在すら判別できない（光覚なし）。

正常人の矯正視力は 1.0 以上である。1.0 を下回る視力の場合，その原因を追求することから眼科診療は始まる。

B 屈折検査

▶ **概要**　眼の屈折異常の程度を測定する検査。

▶ **種類**　他覚的検査および自覚的検査に分けられる。

▶ **目的**　屈折異常の程度を定量し，矯正視力を測定するためのレンズの度数を決定する。

▶ **適応疾患**　屈折異常，白内障（はくないしょう），網膜（もうまく）疾患などあらゆる疾患で行われる。

▶ **必要物品**　オート・レフラクトメーター，線条検影器。

▶ **方法**　他覚的検査と自覚的検査は，それぞれ下記のような手順で行う。

1. 他覚的屈折検査

1 │ 検影法

患者の瞳孔（どうこう）に平面鏡または線条検影器で光を当て，瞳孔領の赤色反射の中に出てくる影の動き具合をみる検査が，検影法（けんえいほう）（skiascopy）である（図3-3）。光源を動かしても影が動かない強さの板付レンズの屈折度から，患者の眼の屈折を求める。主にオート・レフラクトメーターを使えない幼児の屈折検査に用いられる。

2 │ オート・レフラクトメーター

オート・レフラクトメーター（auto refractometer，図3-4）とは，赤外線を眼底に投影し，自動的に屈折度を測る機器であり，他覚的屈折検査に現在よく使われている。前述のとお

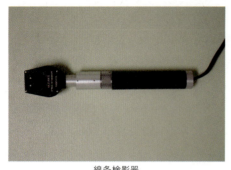
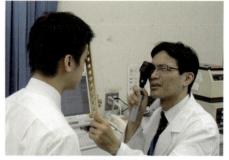

線条検影器　　　　　　　　　　　　　　　　　　検査の様子

50cmの距離から患者の瞳孔に線条の光を入れて動かし，瞳孔領の影の動きを観察する。患者の眼の前に様々な度数のレンズを入れて，影の動きがなくなった度数から患者の屈折度を知る。

図3-3 検影法

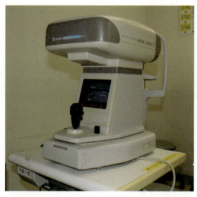

屈折度を自動的に測定する機器。

図3-4 オート・レフラクトメーター

り幼児では測定しにくいため，幼児用の手持ちオート・レフラクトメーターもある。

3　オート・ケラトメーター

　オート・ケラトメーター（auto keratometer，またはオフサルモメーター）は，角膜中心部を球面の反射面として，角膜上に反射する光点の間の距離を測ることにより，角膜の曲率（角膜曲率半径ともいう）を測定する。コンタクトレンズ処方や白内障手術のときに，眼内に挿入する眼内レンズ（人工水晶体，intraocular lens；IOL）の屈折度を決めるためには必須の検査である。現在ではほとんどの機種がオート・レフラクトメーターと一体型になっている。

　小児は調節力が強いため，正確な屈折状態を知るには調節麻痺薬（0.5％硫酸アトロピン，サイプレジン®など）を点眼して行う。

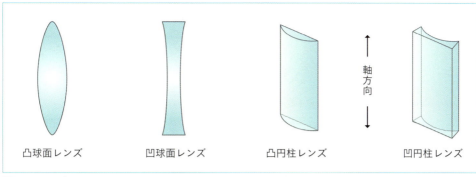

凸球面レンズ　　凹球面レンズ　　凸円柱レンズ　　凹円柱レンズ

軸方向

図3-5 レンズ

2. 自覚的屈折検査

自覚的屈折検査では，他覚的屈折検査の結果を参考に，矯正レンズ（球面レンズおよび円柱レンズ，図3-5)を用いた最良の視力を出す。瞳孔が散大しているときや乱視の強いときは，円孔板（ピンホール）を眼前に置きのぞかせると良い視力が得られることが多い。

3. 矯正視力検査

正式な矯正視力検査は以下の順に行う。

1 ｜ 凸球面レンズによる検査

凸球面レンズは遠視を矯正するためのプラスの度数のレンズである。まず+0.5D*の凸球面レンズをかけて視力が良くなるかをみる。見え方が不変，あるいは少し良くなるようであれば，凸球面レンズを+0.5Dずつ強めていき，最も見えやすい度数を探す。簡単には板付レンズで行う。

2 ｜ 凹球面レンズによる検査

凹球面レンズは近視を矯正するためのマイナスの度数のレンズである。上記の+0.5D凸球面レンズで見え方が悪くなる場合は，-0.5Dの凹球面レンズをかけ，視力が良くなるかどうかをみる。見え方が少しでも良くなるようであれば，凹球面レンズを-0.5Dずつ強めていき，最も見えやすい度数を探す。

3 ｜ 円柱レンズによる検査

次に視力表の下にある乱視表（図3-6）を見てもらい，放射状の線に濃淡を感じるようであれば，乱視があると考える。直乱視（横方向にカーブが強い乱視）では縦線がはっきりと

＊D：diopter；ジオプター（ジオプトリー）の略。レンズの強さを表す単位である。1Dは1mの焦点距離を有するレンズの屈光力である。αmの焦点距離のレンズの屈光力は1/αDである。すなわち，焦点距離（m）に逆比例する。凸レンズはプラスの度数，凹レンズはマイナスの度数で表す。

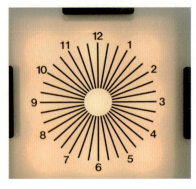

乱視の方向を検査するのに用いる。

図3-6 乱視表

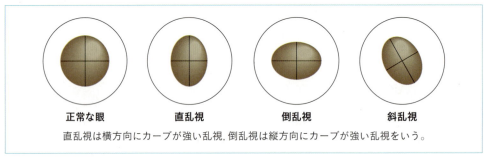

直乱視は横方向にカーブが強い乱視，倒乱視は縦方向にカーブが強い乱視をいう。

図3-7 乱視の種類

見え，倒乱視（縦方向のカーブが強い乱視）では横線がはっきり見える（図3-7）。はっきり見える軸方向と垂直の方向に凹円柱レンズの軸を一致させて（凹円柱レンズには軸方向の印がある）凹円柱レンズを度数の弱いものから順に強くしていく。濃淡がちょうどなくなったときの度が乱視の度である。その状態で再び視力表を見せ，矯正視力が良くない場合は，凹または凸球面レンズ，凹円柱レンズの度数を少し前後させ，さらに良い視力が出ないか確認する。

　もっと簡単に視力検査を行う場合は，まずオート・レフラクトメーターで得られた屈折度で矯正視力を測定する。視力が良くない場合は，凹または凸球面レンズ，凹円柱レンズの度数，乱視軸を少し前後させて，さらに良い視力が出ないか確認する。

4 矯正視力検査の結果の記載法

　「A視力検査」で述べたように，視力検査の結果は，Vd=1.0，Vs=0.2などと記載する。

　レンズの度数については，無印で度数を書いた場合は球面レンズの度数を表し，**cyl**（cylinder，円柱）の後に度数を書いた場合は円柱レンズの度数を表す。円柱レンズの度数の後には，円柱レンズの軸の度数を **Ax**（axis，軸）の後に記載する。

　たとえば，右眼に－1.5Dの凹球面レンズと－1.0Dの凹円柱レンズを軸180°に入れた

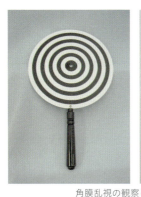
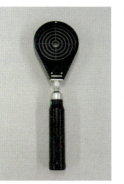

角膜乱視の観察に用いる。

写真提供／株式会社はんだや

図3-8 プラチド角膜計（左）と電光式角膜計（右）

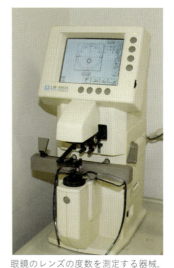

眼鏡のレンズの度数を測定する器械。

図3-9 レンズメーター

ときに，最大の矯正視力1.5が得られた場合には，

　Vd = 1.5 × − 1.5D ＝ cyl − 1.0D Ax 180°

と記載する。また，裸眼視力と矯正視力の両方を同時に記載するときは，矯正視力とそのときの眼鏡レンズの度数を括弧の中に，裸眼視力は括弧よりも前に記載する。

　たとえば，右側の裸眼視力が0.3で，− 1.5Dの凹球面レンズと− 1.0Dの凹円柱レンズを軸180°に入れたときに，最大の矯正視力1.5が得られた場合には，以下のように記載する。

　Vd = 0.3（1.5 × − 1.5D ＝ cyl − 1.0D Ax 180°）

　様々な矯正レンズを入れても裸眼視力よりも良い視力が得られない場合を矯正不能といい，**n.c.**（ラテン語でnon corrigunt）と表す。たとえば左眼の裸眼視力が1.5でそれ以上の矯正視力を得られない場合は，下記のように記載する。

　Vs = 1.5（n.c.）

5 矯正視力検査で用いられるレンズ以外の器械

　プラチド（Placido）角膜計（図3-8）は不正乱視の検査に用いられる。レンズメーター（図3-9）は眼鏡レンズの度を測るのに用いる。

C 調節力検査

▶概要　毛様体筋の収縮，弛緩によりチン小帯が水晶体を引っ張り，水晶体の厚みを変えて遠近の焦点を合わせる働きの強さ（調節力）を測る。

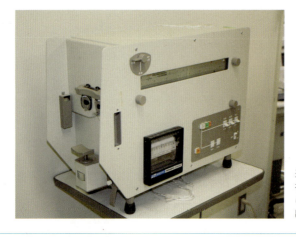

近点距離を測定する機器。視標をゆっくりと近づけ，はっきり見える最も近い距離が近点である。

図3-10 アコモドメーター

- ▶ 目的　加齢（老視）や眼精疲労により低下する調節力を測り，視力障害の原因を探る。
- ▶ 適応疾患　老視，眼精疲労など。
- ▶ 必要物品　石原式近点計，アコモドメーター*（図3-10）。
- ▶ 方法　明視できる最も近い距離を近点とよぶ。この近点を測定することで，調節力を算出できる。また近点を測定するのに石原式近点計またはアコモドメーターを用いる。数式は調節力（D：ジオプター）＝ 1/ 近点距離（m）− 1/ 遠点距離（m）である。

D 開瞼による検査（開瞼法）

- ▶ 概要　瞼が開きにくいときに，医療機器を用いて瞼を開いた状態で固定する。
- ▶ 目的　小児や眼瞼の腫脹が強い患者など，患者が瞼を開きにくい場合に行う。
- ▶ 適応疾患　老小児の眼疾患，眼瞼腫脹など。
- ▶ 必要物品　河本式開瞼器（図3-11），デマル（Desmarres）開瞼鉤（図3-12）。
- ▶ 方法　眼瞼をスライドさせて眼窩骨縁に押しつけて固定し，なるべく眼球を圧迫しないように注意する。小児の場合，眼瞼の腫脹がひどいときや羞明などのため強く閉瞼するときなどには，河本式開瞼器，デマル開瞼鉤などの開瞼器で開瞼する。

E 眼瞼反転による検査（眼瞼反転法）

- ▶ 概要　上下眼瞼の裏面の検査。
- ▶ 種類　上眼瞼反転法，下眼瞼反転法。
- ▶ 目的　角膜びらんの主原因である結膜異物*を発見，除去するため。そのほか，結膜炎

＊ **アコモドメーター**：調節の遠近両限界，調節の安静点，調節の時間的変動経過やその速度，反復変動能力，反復強制による機能低下の消長などが測定可能な数種の機種がある。

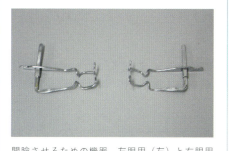

開瞼させるための機器。左眼用（左）と右眼用（右）がある。

図3-11 河本式開瞼器

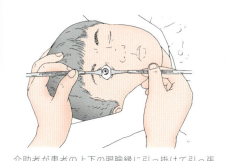

介助者が患者の上下の眼瞼縁に引っ掛けて引っ張り、開瞼させる。

図3-12 デマル開瞼鉤による開瞼

や結膜結石が疑われる場合も行われる。

▶ **適応疾患**　結膜異物，結膜炎，結膜結石など。
▶ **必要物品**　河本式開瞼器（図3-11），デマル開瞼鉤（図3-12）。
▶ **方法**　上眼瞼を反転するとき（上眼瞼反転法）は，患者に軽く下方視させ，示指と母指で眼瞼中央の皮膚を軽くつまみ，上方へ持ち上げ示指で瞼板の上端を中心にして押し込むようにひねるとよい（図3-13）。瞼板の大きくしっかりした黄色人種では比較的容易であるが，瞼板の小さな白色人種ではやや困難であり，硝子棒にからめるようにして反転する。

下眼瞼の反転（下眼瞼反転法）のためには，患者に上方を向かせ，下眼瞼皮膚を下方に引く（俗にいうアカンベエをさせる）と容易に可能である。

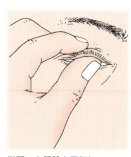

指頭で上眼瞼を反転し，

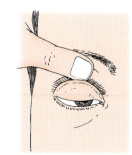

これを眼窩縁に固定し，

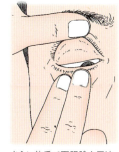

さらに他手で下眼瞼を圧迫して円蓋部を露出する。

※流行性角結膜炎を疑うときは手袋をして行う。

図3-13 上眼瞼の反転検査

＊ **結膜異物**：主に目に入ったごみ。しばしば眼瞼裏面の結膜に付着し，角膜表面をこすって傷つける。

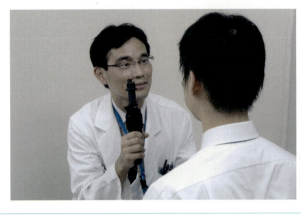

患者の眼に光を当てて観察する。患者の瞳孔からの反射を観察することで，眼内に光を遮るものがあるかどうかがわかる。

図3-14 徹照法

F 徹照法

▶ **概要** 徹照法（transillumination）は，光源を検者の眼の近くに保持して，患者の瞳孔を照らして観察する（図3-14）。正常者の場合，瞳孔が赤色に反射して見える（瞳孔反射）が，角膜，水晶体，硝子体や網膜に混濁や異常があると黒い影として見える。

G 斜照法

▶ **概要** 斜照法（oblique illumination）では，患者の左前方または右前方に光源を置き，凸レンズで集光し，斜めに眼を照らし，角膜，前房，瞳孔，水晶体を観察する。徹照法よりも角膜や水晶体の混濁の性状や色を直接観察しやすい。

H 細隙灯顕微鏡検査

▶ **概要** 細隙灯顕微鏡検査（slit-lamp biomicroscopy）では，光源からの光を細隙（スリット）に通すことで細い光の切片（optical section）をつくり，眼の各部を照らし，双眼顕微鏡で立体的に観察する（図3-15）。眼科診療でほとんどの患者に対して行う基本的な診察検査。
▶ **目的** 前眼部・透光体検査に用いる。前眼部（結膜，角膜）や中間透光体（前房，虹彩，隅角，瞳孔，水晶体，前部硝子体）を拡大して観察する。倍率は6〜40倍で，精密に検査できる。
▶ **適応疾患** 白内障，角膜びらん，角膜混濁，結膜炎，ぶどう膜炎など。
▶ **必要物品** 細隙灯顕微鏡（図3-15）。小児では手持ち細隙灯顕微鏡を用いる。
▶ **方法** 光を細隙（スリット）状にして患者の前眼部に当て，双眼顕微鏡で拡大して観察す

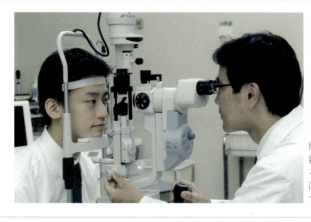

眼科で最もよく用いられる検査機器。主に前眼部を拡大して観察するのに用いるが，ゴールドマン三面鏡やSuperfield®レンズを用いて眼底の観察もできる。

図3-15 細隙灯顕微鏡検査

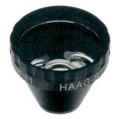

細隙灯顕微鏡での診察の際に，患者の角膜上に載せて用いる。眼底や隅角を拡大して詳しく観察できる。
写真提供／ジャパンフォーカス株式会社

図3-16 三面鏡

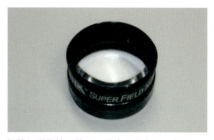

細隙灯顕微鏡を使って眼底を診察する際に用いる。ゴールドマン三面鏡と比較すると，患者の角膜に接する必要がない点で簡便である。

図3-17 Superfield®レンズ

る。前房隅角は隅角鏡（K「前房隅角検査」を参照）またはゴールドマン（Goldmann）三面鏡（図3-16）を患者の角膜上に載せて，鏡に映った像を細隙灯顕微鏡で観察する。また，ゴールドマン三面鏡または＋90Dレンズ，Superfield®レンズ（図3-17）の使用により，後部硝子体や眼底を拡大して立体的に観察することや，撮影装置を付けて前眼部写真の撮影もできる。

I 眼底検査

▶ 概要　検眼鏡によって眼底（網膜，脈絡膜，視神経乳頭，網膜血管）を診察する方法（funduscopy）。眼科診察ではほとんどの患者に対して行う基本的かつ重要な診察検査である。また眼底動脈は，検査で直視できる唯一の血管であるため，糖尿病や高血圧症など，血管の状態の評価が必要な場合も行われる。

▶ 種類　直像検査，倒像検査，眼底画像診断など。

▶ 目的　視力障害の多くの原因となる網膜剝離，眼底出血，脈絡膜や視神経の異常など，

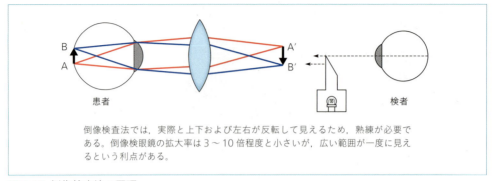

図3-18 倒像検査法の原理

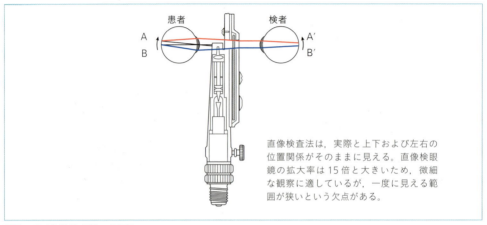

図3-19 直像検査法の原理

眼底の異常を調べる。
- ▶ **適応疾患** 眼底出血，網膜剝離，黄斑前膜，加齢黄斑変性症，ぶどう膜炎など。糖尿病や高血圧症に対しても行う。
- ▶ **必要物品** 倒像検眼鏡（図3-21参照），立体双眼倒像検眼鏡（図3-22参照），凸レンズ（＋14D，＋20Dなど），直像検眼鏡（図3-24参照）。
- ▶ **方法** 眼底検査は暗室で行う。その原理を図3-18，19に示す。経瞳孔的に眼底に光を照射し，眼底を見る。眼底周辺部を精査するときには一時的に散瞳する必要があり，散瞳薬ネオシネジン，ミドリン®Pなどを1～3回点眼する。散瞳は30分～1時間で極大となり，4～5時間続く。
- ▶ **注意点** 隅角が狭い眼（図3-20右）では，散瞳することで隅角が閉塞，閉塞隅角緑内障の発作を誘発し急激な眼圧上昇が起こることがある。
- ▶ **合併症** 閉塞隅角緑内障。

1. 倒像検査

倒像検査（indirect ophthalmoscopy）は，検眼鏡からの光を瞳孔より眼内に送り，眼底

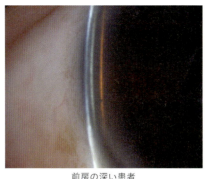
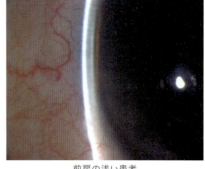

前房の深い患者　　　　　　　　　　　前房の浅い患者

細隙灯顕微鏡の光を角膜周辺部に当てると，前房の深い患者の眼（左）では角膜と虹彩の間の隙間が広いのに対し，前房の浅い患者の眼（右）では角膜と虹彩の間の距離が短く，隙間が狭い。

図3-20　隅角が広い眼と狭い眼（細隙灯顕微鏡写真）

からの反射光を凸レンズ（＋14D，＋20D，＋90D，Superfield®レンズなど）で集光して観察する方法である。＋14D，＋20Dでは倍率は3～4倍である。＋90DやSuperfield®レンズは細隙灯顕微鏡と共に用いるレンズであり，10倍以上の倍率が得られる（図3-21～

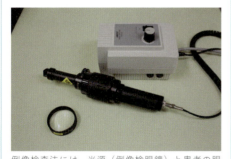

倒像検査法には，光源（倒像検眼鏡）と患者の眼の前にかざすレンズが必要である。

図3-21　倒像検眼鏡と＋20Dレンズ

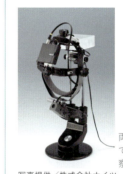

両眼で眼底を見ることができるため，立体的に観察できる。

写真提供／株式会社ナイツ

図3-22　立体双眼倒像検眼鏡

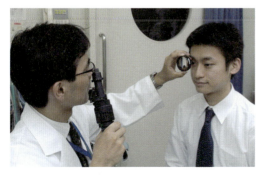

患者の眼の前（10cm弱の距離）にレンズをかざし，患者の瞳孔内に光を当てて眼底を観察する。

図3-23　倒像検査

Ⅱ　検査　　275

23）．倒像検査法で見る眼底は，左右および上下が実際とは逆に見える．両眼で見られる倒像検査もあり（立体双眼倒像検眼鏡，図3-22），立体的に眼底を観察できる．

2. 直像検査

直像検査（direct ophthalmoscopy）は，直像検眼鏡を患者の眼のすぐ前まで近づけて眼底を観察する方法である．見える範囲は狭いが約15倍に拡大して見えるので，視神経乳頭などの観察に適している．見える像の位置関係は倒像検査とは異なり，実際と同様である（図3-24，25）．

3. 眼底画像診断

眼底画像診断は，それにより病変の部位・大きさの記録が可能である．

1 眼底写真撮影（眼底撮影法）

眼底写真撮影（眼底撮影法，fundus photography）に用いる眼底カメラには，固定式（図3-26），手持ち式（図3-27）がある．最近はデジタル画像としてコンピューターに取り込んで，すぐに撮影画像を見られる画像ファイリングシステムが普及している．また，人間ドックでは無散瞳で眼底写真を撮影できる**無散瞳眼底カメラ**が多用され，生活習慣病や緑内障の発見に役立っている．通常，眼底の後極部（真後ろの部分）を黄斑部，視神経乳頭が写るように撮影する（図3-28）．

2 フルオレセイン蛍光眼底撮影

フルオレセイン蛍光眼底撮影（fluorescein angiography）とは，造影剤としてフルオレセイン液を肘静脈などから注入し，眼内循環系に到達したときに眼底を緑色光で照明して，血液中のフルオレセイン液から発する蛍光を撮影する方法である．

この方法により，通常の眼底検査では知り得ない網脈絡膜循環の状態，血管性病変の微

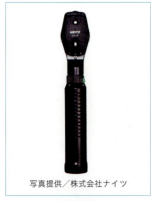

図3-24 直像検眼鏡

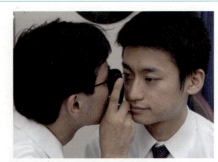

図3-25 直像検査

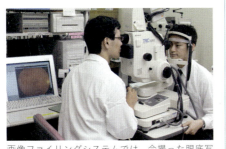

図3-26 固定式眼底カメラと画像ファイリングシステム
画像ファイリングシステムでは,今撮った眼底写真をすぐにコンピューター画面で見て確認し,録画することができる。

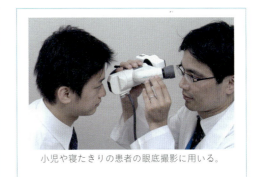

図3-27 手持ち式眼底カメラ
小児や寝たきりの患者の眼底撮影に用いる。

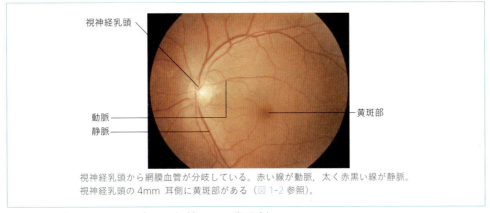

図3-28 眼底カメラによる眼底の写真(左眼の正常眼底)
視神経乳頭から網膜血管が分岐している。赤い線が動脈,太く赤黒い線が静脈。視神経乳頭の4mm耳側に黄斑部がある(図1-2参照)。

細変化を観察できる(図3-29)。動脈→毛細血管→静脈への蛍光色素の移動が連続的にとらえられ,種々の眼底疾患の診断や分析に役立つ。たとえば,中心性漿液性網脈絡膜症や原田病では,脈絡膜側から蛍光色素の網膜下への漏出がみられ診断に役立つ。中心性漿液性網脈絡膜症では,同時に漏出箇所の確定を行い,漏出点に光凝固治療が可能になる。ま

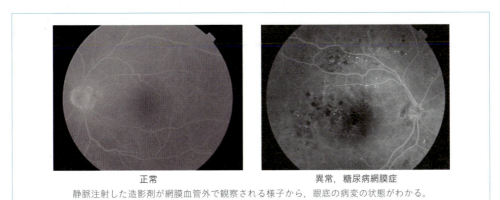

正常　　　　　　　　　異常,糖尿病網膜症
静脈注射した造影剤が網膜血管外で観察される様子から,眼底の病変の状態がわかる。

図3-29 蛍光眼底写真

Ⅱ 検査　277

た，糖尿病網膜症では新生血管，血管閉塞領域の状態などを確認，光凝固などの治療に役立てられる。

このほかに，色素インドシアニングリーン（indocyanine green：ICG）を使う ICG 造影検査がある（インドシアニングリーン蛍光眼底造影検査）。これは網膜の深い層の病変や脈絡膜循環を検査する方法で，加齢黄斑変性症などの脈絡膜由来の新生血管を診断する際に行われる。

3 光干渉断層計

光干渉断層計（optical coherence tomography：OCT）は，近赤外光を眼底に照射し，その反射光の干渉現象を検出して，短時間（1～2秒）で詳細な解像度の網膜の組織断層像を得る検査機器である（図3-30）。造影剤を使わず生体網膜の病変を断層像としてとらえられるため，加齢黄斑変性症，黄斑浮腫，黄斑円孔，黄斑前膜をはじめ様々な眼底疾患の病態把握に有用である。複数の網膜の断層像を撮影し，面状に三次元画像化もできる。

4 オプトス

オプトス（Optos）は，一枚の写真で広範囲（画角 200°）の網膜を撮影することができる広角眼底カメラである。通常の眼底カメラの画角は 45～50°程度であるが，オプトスは無散瞳でも一度に網膜の約 80％を撮影できる（図3-31）。

5 眼底自発蛍光

眼底自発蛍光（fundus autofluorescence，図3-32）は眼底写真の撮影法の一種で，眼底カメラに特殊なフィルターを組み込んで撮影する。網膜色素上皮に蓄積する加齢性物質（リポフスチン）が自発蛍光する性質を利用し，網膜色素上皮内のリポフスチンの蓄積部位を撮影することで網膜色素上皮細胞層の代謝機能を非侵襲的に評価できる。網膜色素上皮に異常があると，リポフスチンが多くなるため，眼底自発蛍光撮影では明るく写る。しかし，

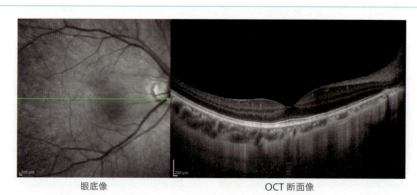

眼底像　　　　　　　　　　OCT 断面像

黄斑を中心に網膜の層構造を鮮明に描出でき，網膜疾患の診断や治療効果の判定に有用な検査である。

図3-30 光干渉断層計（OCT）の画像

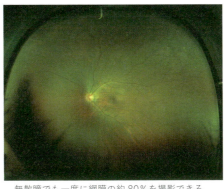

無散瞳でも一度に網膜の約80％を撮影できる。

図3-31 オプトスの画像

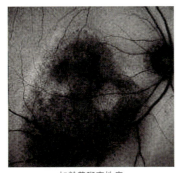 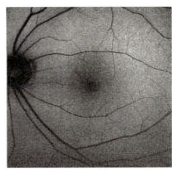

加齢黄斑変性症　　　　　　　健常眼

網膜色素上皮の障害部位が低輝度となり，網膜色素の障害を非侵襲的に評価できる。

図3-32 眼底自発蛍光の画像

異常が進んで網膜色素上皮が強く傷んでしまうと，リポフスチンもなくなるので暗く写るようになる。

J 眼圧検査

- ▶ **概要**　眼圧検査（tonometry）では，眼球を軽度に圧迫することで眼球内圧を測定する。眼圧が持続的に上昇すると，視神経が障害を受け，視野障害（緑内障）を起こす。緑内障は頻度の高い重要な疾患であるため，眼圧測定はほとんどの患者に対して行う基本的な検査である。
- ▶ **種類**　触診法（指圧法），圧入眼圧測定法（indentation tonometry），圧平眼圧測定法（applanation tonometry）がある。
- ▶ **目的**　緑内障（視野障害）の可能性を判断するスクリーニング検査として行う。

- ▶ 適応疾患　緑内障など。
- ▶ 必要物品　シェッツ（Schiötz）眼圧計（図3-33），ゴールドマン（Goldmann）のアプラネーション眼圧計（図3-34），非接触型眼圧計（noncontact tonometer，図3-35）。

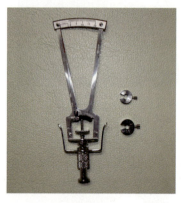

眼の上に様々な重さの重りを載せて，角膜の凹みを測定することで眼圧を測定する。

図3-33　圧入眼圧測定（シェッツ［Schiötz］眼圧計）

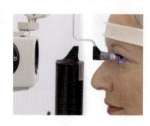
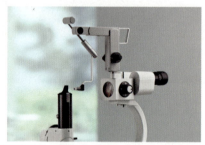

患者の角膜表面に眼圧計を接触させ，細隙灯顕微鏡から観察されるフルオレセイン色素の上下の輪を観察する。側面のダイアルを回すとフルオレセイン色素の輪の大きさが変化するので，上下の輪が接するときのダイアルの目盛りで眼圧を測定する。

写真提供／カールツァイスメディテック

図3-34　圧平眼圧測定（ゴールドマンのアプラネーション眼圧計）

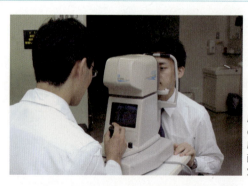

圧縮空気を角膜に吹き付けたときの角膜の凹みを観察することで眼圧を測定する器械。患者の角膜表面に接触することなく，眼圧を測定できる。

図3-35　非接触型眼圧計

▶ **方法**　眼圧検査には，以下の方法がある。通常，圧平眼圧計で行うのが基本であるが，近年はより簡便な非接触型眼圧計（空気眼圧計ともいう）も広く使われるようになっている。

1　触診法（指圧法）

触診法では患者を閉瞼させ，上眼瞼の上から左右の示指で軽く交互に眼球を圧迫して眼の"硬さ"を調べる。経験により，かなり実際に近い値を予測できる。誤差は大きいが簡便であるため，精密な眼圧検査のできないとき（小児の患者など）に行われる。

2　圧入眼圧測定法

圧入眼圧測定法（indentation tonometry）の原理は，ある重さのものを角膜表面に載せて，角膜の凹み具合によって眼圧を知るというものである。シェッツ眼圧計が用いられる（図3-33）。主に乳幼児の眼圧測定に用いられる。

測定方法は，まず仰臥位でオキシブプロカイン塩酸塩（ベノキシール®），リドカイン（キシロカイン®）などの点眼麻酔薬を点眼する（乳幼児の場合はトリクロリール®などで眠らせる）。眼圧計を角膜面模型（金属性）の上に載せて，指針が0を指すことを確かめた後に，眼球を圧迫しないように注意しつつ眼瞼を十分に開いて正面を見させておき，静かに角膜の中央に載せる。角膜は眼圧計の重みによって凹み，それにつれて指針が動く。指針の指す目盛りにより換算表で眼圧値がわかる。

眼球壁の硬さや角膜の曲率半径の個人差により，測定値がばらつくことに留意する。

3　圧平眼圧測定法

圧平眼圧測定法（applanation tonometry）は，円形チップの先が角膜部分を扁平にするのに必要な力（圧力）を測定するものである。眼球壁硬性の影響が少なく，誤差± 0.5mmHgの正確な眼圧を測ることができる。一般的にはゴールドマンの圧平眼圧計（図3-34）が用いられる。

点眼麻酔をしてからフルオレセイン液の付いた濾紙で眼瞼縁に軽く触れ，細隙灯顕微鏡に取り付けた眼圧計を角膜に軽く接触させ，顕微鏡をとおして，角膜と眼圧計のチップの接触面にできる輪を見ながら眼圧を測定する。このほか，角膜に空気を吹き付け，角膜を圧平して眼圧を測定する方法もある（非接触型眼圧計，図3-35）。この場合は麻酔は不要で，器具は眼に直接触れないで済む。トノペン XL は手持ち式の圧平眼圧計で，点眼麻酔の後，チップの先端を角膜に軽く接触させて眼圧を測定する。小児の眼圧測定に用いられる。

Ⓚ　前房隅角検査

▶ **概要**　緑内障では前房隅角（第1章 -I-A-5-3「眼房」参照）が広いか狭いかによって発症の機序および治療方法なども異なるため，前房隅角の状態を確認する前房隅角検査

Ⅱ　検査　281

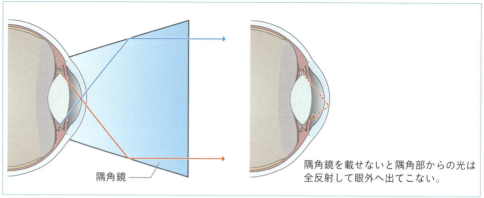

図 3-36 前房隅角検査の原理

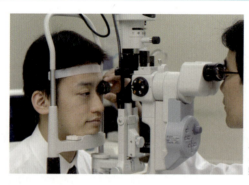

患者の角膜上に隅角鏡（またはゴールドマン三面鏡）を載せて，細隙灯顕微鏡で観察する。

図 3-37 前房隅角検査

（gonioscopy, 図 3-36, 37）を行う。

- ▶ **目的**　緑内障の発生機序や治療法を判断する。
- ▶ **適応疾患**　緑内障（特に閉塞隅角緑内障）など。
- ▶ **必要物品**　隅角鏡，粘稠液（スコピゾル®眼科用液），細隙灯顕微鏡。
- ▶ **方法**　前房隅角を観察するためプリズムまたは反射鏡面を有するコンタクトレンズ（隅角鏡）を角膜に接触させ，正面から細隙灯顕微鏡で観察する（図 3-36, 37）。そのとき，点眼麻酔をしてから隅角鏡の角膜接触面に粘稠液を付けて角膜の上に載せ，座位で細隙灯顕微鏡を用いて観察する。幼児の場合はトリクロリール®などで眠らせておいて，ケッペ（Koeppe）の隅角鏡を角膜上に載せ，仰臥位で観察する。

L 視野検査

- ▶ **概要**　**視野**とは，正確には一点を固視したときの光を感じる範囲，すなわち網膜の光に対する感度分布をいう。視野は中心視線を基準とし，そこからの角度で表し，外方（耳側方）が最も広く，下・上・内方（鼻側方）の順に狭くなる。色の付いた視標によって測

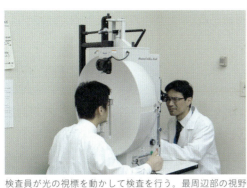
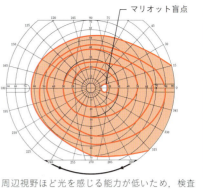

検査員が光の視標を動かして検査を行う。最周辺部の視野まで測定できる利点があるが、検査員の熟練が必要とされる検査である。

周辺視野ほど光を感じる能力が低いため、検査に暗い光源を用いるほど感度曲線は狭くなる。中心視野の15°耳側にマリオット盲点がある。

図3-38 ゴールドマン（Goldmann）視野計

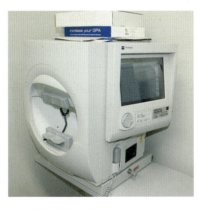
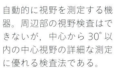
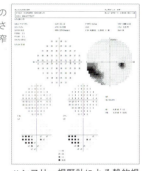

静的視野検査では、定点の光感度の閾値が数値で表され、緑内障などの視野狭窄の進行を確認しやすい。

自動的に視野を測定する機器。周辺部の視野検査はできないが、中心から30°以内の中心視野の詳細な測定に優れる検査法である。

ハンフリー視野計による静的視野検査の結果例。

図3-39 ハンフリー（Humphrey）視野計

ると、視野の広さは同一人同一眼でも変化する。白視標で測った白色視野が最も広く、青、赤、緑の順に狭くなる。

▶ **種類** 動的視野検査、静的視野検査、対座法など。
▶ **目的** 視野障害を定量的に評価する。
▶ **適応疾患** 緑内障、視神経炎、下垂体腫瘍など。
▶ **必要物品** ゴールドマン（Goldmann）視野計（図3-38）、ハンフリー（Humphrey）視野計（図3-39）、オクトパス（Octopus）視野計など。
▶ **方法** 検査ごとに以下の手順で行う。

1. 動的視野検査

動的視野検査はゴールドマン視野計（図3-38）を用いて行う。視標の大きさと明るさを変え、周辺から中心に向かって移動させ、見えてきた位置を患者に手持ちスイッチで知ら

せてもらう。大きく明るい視標から始め，小さく明るい視標，小さく暗い視標，と変えていき，それぞれの視標のときに見えた範囲を線で結び，等高線のように等感度曲線を描く。見える全体の範囲を知ることができる。

2. 静的視野検査

静的視野検査はハンフリー視野計（図3-39）やオクトパス視野計などの自動視野計を用いて行う。視野計のドーム内に配置された数十か所の定点の明るさを変化させ，点灯したのがわかったら，患者に手持ちスイッチを押してもらう。したがって，こちらの検査では視標は動かない。定点の閾値（いきち）が数値で表され，緑内障などで経過を比較するのにも利用しやすい。中心視野の測定にも適している。また最近では，早期緑内障の視野欠損を鋭敏に検出するスクリーニング検査として，FDT（frequency doubling technology）＊が利用されるようになってきた。

3. そのほかの視野検査

1 対座法

対座法は動的視野検査の一つである。患者と検者が約1mの距離で向かい合い，右眼を検査するときは患者は左眼，検者は右眼を隠し，互いの眼を注視する。検者は，指を周辺から中心に向かって動かし，見えたら答えてもらう。検者の視野と比較して大まかに視野の広さが推定できる。

2 河本式中心暗点計

河本式（こうもとしき）中心暗点計は，大小の斑（はん）を同心円状に配列した図表で，黒，赤，緑，黄，青の各色よりなる。中心暗点があると中心が見えにくい。黄斑疾患（おうはん）では，黄色が見えにくいことが多い。

3 アムスラーチャート

アムスラー（Amsler）チャートは，碁盤様の目盛りで中心暗点およびゆがみを調べるのに用いる。

Ⓜ 色覚検査

▶ 概要　色を感じる感覚（色覚）の検査（color vision test）。

＊ **FDT（frequency doubling technology）**：白と黒が交互に反転する縞模様の視標を見せて，緑内障初期の視野障害を調べる視野検査。緑内障初期の視野障害を検出でき，検査時間が短く緑内障のスクリーニングに用いられる。

284　第1編／第3章　眼疾患にかかわる診察・検査・治療

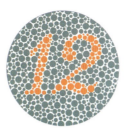

図 3-40 石原式色覚異常検査表

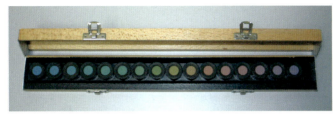

色覚の検査法。色が徐々に変化するように順番に並べてもらう。

図 3-41 パネル D-15（色相配列検査）

- ▶ **種類** 仮性同色表検査, 色相配列検査, アノマロスコープなど。
- ▶ **目的** 色覚異常の有無を検査する。高度の色覚異常者ではパイロット, 大型船舶の運転手, 警察官などの就職に制限がある。
- ▶ **適応疾患** 先天色覚異常, 後天色覚異常など。
- ▶ **必要物品** 石原式色覚異常検査表（図 3-40）, パネル D-15（図 3-41）, アノマロスコープ。
- ▶ **方法** 色覚検査には, 以下のような方法がある。

1 仮性同色表検査（色覚異常検査）

色覚異常の型により間違えやすい色があることを利用して, 小さな着色斑を並べて図を作り, 間違え方から色覚異常を検出する。石原式色覚異常検査表（図 3-40）, 東京医大表などがある。

2 色相配列検査

色キャップを基準色に近いものから並べていく方法で, 色覚異常者はそれぞれ特定の色を間違えて並べる。これによって色覚異常の型および程度を分類できるようにしたのが色相配列検査である。パネル D-15（図 3-41）, 100Hue（ヒュー）テストなどがある。

3 アノマロスコープ

アノマロスコープ（anomaloscope）による検査は, 色覚異常を確定診断する際に用いる。

Ⅱ 検査　285

次のような手順で行う。視野の下半分に黄色の単色光（波長589nm），上半分に赤色光（670nm）と緑色光（546nm）の混色光を入れる。混色の比率を変えて上下視野の色のずれをなくすように患者に指示するが，混色の割合が色覚異常者では正常者と異なることを利用して，色覚異常の検出，その型・程度を診断する。

N 暗順応検査

▶ **概要** 暗順応検査（adaptometry）は，夜盲を訴える網膜疾患の暗順応障害を検出するために行う検査であり，錐体細胞および杆体細胞の障害の程度が推定できる。検査に用いる物品には，ナーゲル（Nagel）暗順応計などがある。

O 眼位および眼球運動検査

▶ **概要** 視線の位置あるいは眼球の動きを検査する方法。
▶ **種類** ヒルシュベルグ（Hirschberg）法，プリズムカバーテスト（prism cover test：PCT，図3-42），シノプチスコープ（大型弱視鏡，synoptiscope，図3-43）など。
▶ **目的** 斜視や外眼筋麻痺の診断のため。
▶ **適応疾患** 斜視，外眼筋麻痺など。
▶ **必要物品** プリズムバーとプリズム（プリズムカバーテスト，図3-42），シノプチスコープ。
▶ **方法** 検査ごとに以下に示す。

1. 他覚的眼位検査

両眼に同時に光を当て，角膜に映る反射の位置により眼位異常（斜位，斜視）を検出する。

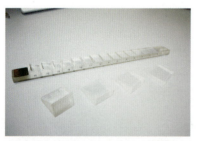

眼位のずれ（斜位，斜視の角度）を定量するのに用いる。患者の眼を片眼ずつ交互に覆いながら様々な度数のプリズムを患者の片眼の前にかざし，覆いをはずしても眼が動かなくなる度数を探す。

図3-42 プリズムバーとプリズム（プリズムカバーテスト）

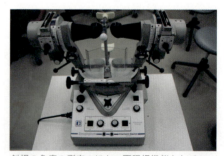

斜視の角度の測定のほか，両眼視機能として同時視，融像，立体視と網膜対応などの検査ができる。

図3-43 シノプチスコープ（大型弱視鏡）

1 ヒルシュベルグ（Hirschberg）法

角膜反射の瞳孔中心からの 1mm のずれが，斜視角 7°のずれになるとして推測する。

2 プリズムカバーテスト

患者に前方を固視させた状態で片眼ずつ交互に眼を覆い，覆われた眼を開放した瞬間に眼が正位に戻る動きがみられれば，眼位異常があると考えられる（交代遮閉試験）。この際，プリズム（図 3-42）を眼前に置き，眼の動きが止まる度数を測定することにより，眼位のずれを定量する。これがプリズムカバーテストである。

3 シノプチスコープ（大型弱視鏡）

シノプチスコープ（図 3-43）では，光源の反射が瞳孔中央に来るようにして角度を測ることができる。そのほかに，同時視，融像，立体視など，総合的に両眼視の検査ができる。斜視の角度（斜視角）の測定にも用いられる。

4 正切尺

正切尺は十字架型に目盛りがふられた指示棒を使って，他覚的斜視角を測定する方法である。まず，1m の距離で正切尺の中央の光源を被検者に固視させる。次に両眼の角膜に光を当て，角膜反射で斜視がみられる場合には，斜視眼が瞳孔中央に来るまで指示棒で示した数字を固視眼で固視させ，順番に移動させる。斜視眼が瞳孔中央になったときの指示棒の位置の数字が他覚的斜視角である。

2. 自覚的眼位検査

自覚的に眼位異常（眼筋麻痺による複視，眼球運動障害）を定量する方法である。

1 複像検査

麻痺が疑われる眼の眼前に赤ガラスを置き，両眼で遠くの光源を注視させ，赤色光源と普通光源とのずれを測定する。光源を 9 方向（真中，上下左右，斜め方向）に動かしてずれを複像表に記録する。図 3-44 は右外直筋麻痺の例である。

2 ヘス（Hess）赤緑テスト

赤色の格子をスクリーンに投影し，緑色の矢印を被検者が操作して動かす。両眼前に赤および緑のフィルターを別々に装用し，赤の格子の各線の交点を緑の矢印で指すように指示する（赤フィルター装用眼で赤格子が見え，緑フィルター装用眼で緑矢印が見える）。このときの赤格子と緑矢印の示す部位のずれをヘスチャートに記録する（図 3-45）。緑フィルター装用眼の眼位の偏位，眼球運動が記録される。赤フィルター，緑フィルターを左右眼で入れ替

Ⅱ 検査　　287

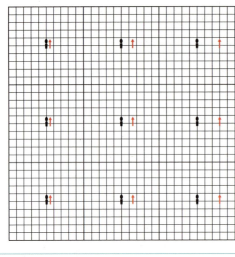

麻痺眼と思われるほうの眼に赤色ガラスを装用し，光源を9方向（真中，上下左右，斜め方向）に動かして，左右で見える像のずれの大きさが変化するかを記録する。右方向の光源ほど右眼で見た像（赤色）が右側にずれていることから，右眼の外直筋麻痺とわかる。

図3-44 複像表（右外直筋麻痺の例）

えて両眼の検査を行う。眼位異常，眼球運動障害の程度を定量できる。

3 マドックス桿

両眼視のある場合に，正切尺と赤ガラスを用いて自覚的斜視角を測定する方法。あらかじめ眼位をチェックしておき，赤ガラスでできたマドックス桿（Maddox rod，図3-46）を斜視眼のほうの眼鏡枠に入れ，被検者に装用させる。そして正切尺の中央の光を固視させ，赤い光の線が見えるかを確認する。これが見える場合，マドックス桿を装用していない眼で正切尺の中央の光を固視させたまま，赤い光の線の位置（目盛り）を確認させる。その数字が自覚的斜視角となる。

3. 眼球運動検査

眼球運動検査は肉眼的な検査であり，眼球運動電図（electrooculogram；EOG），筋電図（electromyogram；EMG），眼球牽引試験などにより眼球運動障害の型・程度・病因を診断する。肉眼的な観察による眼球運動をより正確に記録できるのがEOGである。EMGを併用すると，各外眼筋の働きを解析できる。眼窩底ふきぬけ骨折，バセドウ病などに伴う眼球運動障害では，眼球運動に対して抵抗がみられる。この抵抗を調べるために牽引試験[*]を行う。眼球運動障害が高度な場合，眼球偏位がみられることがある。また，近くや遠くを固視させて，輻湊や開散が可能かを確認する。

P 両眼視機能検査

▶ **概要** 両眼を同時に用いる能力（両眼視機能）を検査する。

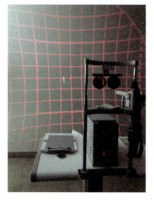

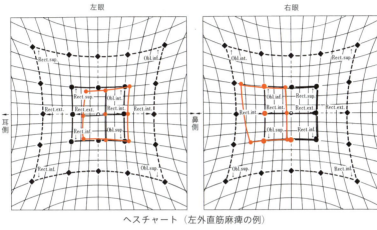

ヘスチャート（左外直筋麻痺の例）

チャートに描かれる軌跡が小さいほうが麻痺眼である。さらに，チャートに描かれる軌跡が小さい方向が麻痺している外眼筋を示す。この例は左外直筋麻痺の例なので，右側の図の4つの小さな四角のうち鼻側の2つが横につぶれて表れている。

図3-45 ヘス赤緑テスト

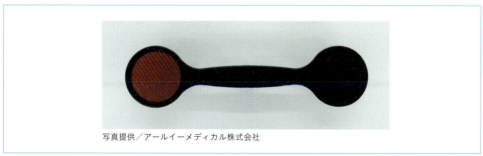

写真提供／アールイーメディカル株式会社

図3-46 マドックス桿

▶ **目的** 両眼視機能異常の診断のため。両眼視機能に異常があると，複視を訴えたり，片方の眼だけで見て，もう片方の眼からの情報は抑制されたりする。

▶ **適応疾患** 斜視，弱視など。

Ⅱ 検査　289

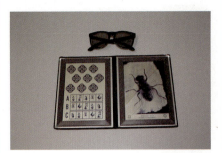
立体視を簡便に検査する方法。偏光眼鏡をかけてハエの絵を見ると，立体視機能があればハエの羽が浮き上がって見える。

図3-47 ステレオテスト（フライテスト）

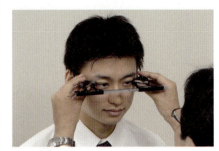
眼瞼外縁から角膜頂点までの前方への突出度を測定する。

図3-48 ヘルテル（Hertel）眼球突出計

- ▶ **必要物品** シノプチスコープ（大型弱視鏡, 図3-43），ステレオテスト（フライテスト, 図3-47）。
- ▶ **方法** 両眼視機能はシノプチスコープで詳しく検査できる。このほか，立体視ができるかどうかを簡便に検査する方法としてステレオテストがある。

Q 眼球突出検査

- ▶ **概要** 眼球が前方に飛び出ている度合いを測る検査（exophthalmometry）。
- ▶ **目的** バセドウ病など眼球突出の誘因となる疾患の存在を確認するため。
- ▶ **適応疾患** バセドウ病，眼窩内腫瘍などで異常が出る。
- ▶ **必要物品** ヘルテル（Hertel）眼球突出計（図3-48）。
- ▶ **方法** 一般に眼球突出検査では，ヘルテル眼球突出計を用いて角膜の頂点から眼窩外縁までの距離を測定する。日本人の正常値は11〜16mm，平均13mmである。
  通常，左右差が2mmあれば異常と考える。

R 瞳孔検査

- ▶ **概要** 瞳孔の形や大きさ，光を当てたときの変化を調べる。
- ▶ **目的** 瞳孔径の左右差（瞳孔不同）や対光反応の左右差は，脳内の病気や視神経の疾患を疑う。
- ▶ **適応疾患** 視神経炎，頭蓋内病変など。
- ▶ **必要物品** ペンライト，ハーブ（Haab's）瞳孔計（図3-49）。

＊ **牽引試験**：点眼麻酔をした後，眼球の結膜を鑷子でつまみ，上下・左右に動かして抵抗を調べる検査。眼窩底ふきぬけ骨折の際，外眼筋が骨折部にはまり込んでいないかを確認できる。外眼筋のヘルニアがある場合は，手術治療（眼窩底骨折整復術）が必要となる。

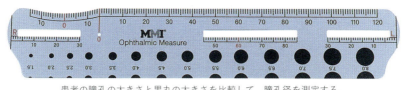

患者の瞳孔の大きさと黒丸の大きさを比較して，瞳孔径を測定する。
写真提供／村中医療器株式会社

図3-49 ハーブ（Haab's）瞳孔計

- ▶ **方法** 瞳孔の変化の測定にはハーブ瞳孔計が用いられる。ペンライトで瞳孔を照らして対光反応（直接，間接）をみる。また近くを注視させて輻湊時に瞳孔が縮小するか（近見反射）を調べる。

S 涙液分泌検査

- ▶ **概要** 涙液分泌検査（tese for lacrimal seretion）では，涙液の分泌の程度を調べる。
- ▶ **目的** 乾性角結膜炎の診断のために行われる。
- ▶ **適応疾患** 乾性角結膜炎，角膜びらんなど。
- ▶ **必要物品** シルマー（Schirmer）試験紙。
- ▶ **方法** シルマー（Schirmer）法（図3-50）を主に用い，涙液が5分間で染み込む濾紙の長さを測る。10〜20mmが正常，5mm以下は乾性角結膜炎を疑う。

T 網膜電図検査

- ▶ **概要** 光を網膜に照射したときの電位変化を記録増幅して，網膜全体としての機能を調べる検査（ERG検査，electroretinography，図3-51）。
- ▶ **目的** 網膜の変性疾患（網膜色素変性症など）の診断のために行われる。角膜や混濁白内障で眼底が透見できないとき，網膜の機能を測定する際にも用いられる。

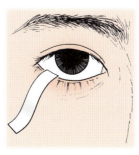

試験紙を眼瞼縁にはさみ，涙液が5分間で染み込む長さを測定する。10〜20mmは正常，6〜9mmはボーダーライン，5mm以下は異常（ドライアイ）と判定する。

図3-50 シルマー（Schirmer）法

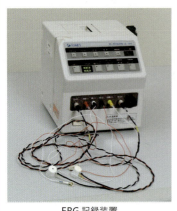
ERG 記録装置
角膜上に電極の付いたコンタクトレンズを載せ，暗順応してから検査する。光刺激に対する網膜の電位変化を記録する。

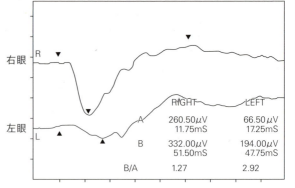
ERG 記録（正常［右眼，R］と異常［左眼，L］）
左眼では電位変化が減弱している。

図3-51 網膜電図（ERG）検査

- ▶ **適応疾患** 網膜色素変性症など。
- ▶ **必要物品** ERG 記録装置。
- ▶ **方法** 暗室で散瞳した状態で角膜上に電極の付いたコンタクトレンズを載せて光刺激に対する電位変化を記録する。最近は，網膜局所の機能を測定する検査法もある（局所 ERG）。

U 超音波検査

- ▶ **概要** 発振された超音波が，性質の異なる境界面（たとえば硝子体腔と網膜）で，反射して帰ってくるまでの時間が距離に比例することを利用して，眼球内や眼球後部の画像を作る方法（ultrasonography）。
- ▶ **種類** 眼軸長（眼球の前後径）など直線的な長さの測定をするAモードスキャンと，断層面の画像を描出するBモードスキャン（図3-52）がある。
- ▶ **目的** 角膜混濁，白内障，硝子体出血などで眼内が透視できないときの眼球内の診断や，前眼部の隅角の広さや眼球後部組織の病変検索に有用である。また眼内レンズの度数を決定するための眼軸長測定など，生体計測にも使われる。
- ▶ **適応疾患** 硝子体出血，網膜剥離，角膜混濁など。
- ▶ **必要物品** 超音波検査装置。
- ▶ **方法** Aモードスキャンではプローブを眼球正面に置き，患者を正面視させて，角膜頂点から黄斑部までの長さ（眼軸長）を測定する。Bモードスキャンではプローブの先端にゼリーを付けて目を閉じた状態で瞼の上からプローブを当て，眼球の断層像を描出する（図3-52）。

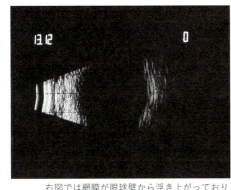 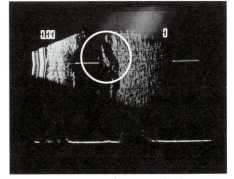

右図では網膜が眼球壁から浮き上がっており，網膜剥離を起こしている（円で囲った部分）。

図3-52 超音波（Bモードスキャン）画像（正常［左］と異常［右，網膜剥離］）

V 放射線による検査

- ▶ **概要** 放射線を頭部に照射し，骨や組織，器官等の構造を画像化する検査。
- ▶ **種類** 主に放射線（X線）を当てて通り抜けた放射線の影をみるX線撮影と，輪切りの断層面を描出するCT（computed tomography）スキャン（コンピューター断層撮影，図3-53）に分けられる。
- ▶ **目的** 眼を取り囲む眼窩の骨折や眼窩内の腫瘍や炎症を調べる。
- ▶ **適応疾患** 眼窩ふきぬけ骨折，視神経管骨折，眼窩内腫瘍など。
- ▶ **必要物品** X線撮影装置，CTスキャン。
- ▶ **方法** 検査方法ごとに以下に記す。

1 X線検査

放射線科で頭部のX線写真を撮影する。眼科的には，眼窩骨壁の骨折（眼窩ふきぬけ骨折，視神経管骨折など），眼窩内（眼球内も含めて）異物の検索，副鼻腔やトルコ鞍付近の腫瘍性・炎症性疾患の診断が目的となる。

2 CTスキャン，MRI（磁気共鳴画像）

眼窩内，視神経，頭蓋内病変の検索目的で，放射線科で頭部のCTスキャン画像を撮影する（図3-53）。頭部画像検査には，X線撮影，CTスキャンのほか，頭部MRI（magnetic resonance imaging；磁気共鳴画像），血管造影（内頸動脈―海綿静脈洞瘻などに有用），シンチグラフィー*（眼窩内腫瘍などの診断），涙道造影（涙道閉鎖の部位診断）などの検査もある。MRI検査は強力な磁石でできた筒の中に入り，磁力を利用して体の臓器や血管の断層像を撮影する検査である。

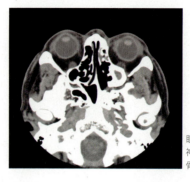

眼球，眼窩脂肪組織，外眼筋，視神経，鼻腔，副鼻腔，眼窩周囲の骨などを断層像で観察できる。

図3-53 眼窩のCTスキャン画像

III 診断の流れ

　患者の主訴によって診断の流れはそれぞれに異なってくるが，主訴として最も多いのは視力に関するものである。まず裸眼視力を測定し，次に矯正視力で1.0以上の正常視力があるかどうかを検査して，近視，遠視，乱視などの屈折異常の有無を調べる。矯正しても十分な視力が得られない場合は，視力障害があると考えられ，その原因を調べていくのが診断の流れである。

　視力低下の原因は次の手順で探っていく。細隙灯顕微鏡検査によって角膜混濁の有無，前房の深さ，前房中の炎症細胞の有無，前房水の混濁の程度でぶどう膜炎を判定する。さらに虹彩の前癒着および後癒着の有無，水晶体の混濁（白内障）の有無，混濁部位の判定，前部硝子体混濁の有無の観察も行う。さらに眼球奥の検査は検眼鏡によって行う。

　眼底の病変の位置によって，視力への影響の度合いは異なる。網膜黄斑部近くの病変は視力を著しく障害するが，周辺部では視力への影響は少ない。白内障や硝子体混濁が強くて眼底の観察が困難な場合には，網膜電図によって網膜全体の機能を確認する。また，視神経乳頭の観察によって緑内障や視神経炎などの疾患の診断を行う。視神経よりも後部の病変に関しては，検眼鏡で直接観察できないため，頭部CT，MRIなどの画像検査や脳電図の検査を行う。前眼部から順次眼球内部へ，さらに眼球後部，眼窩内，頭蓋内へと秩序立てて検査を進めていき，視力障害の原因を同定して診断とする。通常，診断がついてから治療を始めることになる。

＊**シンチグラフィー**：ラジオアイソトープ（RI）またはRI標識化合物を経静脈的または経口的に投与して，シンチスキャナー，シンチカメラを用いて，目的臓器を画像として描出し，臓器の形状や臓器内のRI分布状態，欠損像（defect）の有無などにより，腫瘍や炎症，血流障害などを画像診断する検査である。

Ⅳ 治療法

A 保存療法

1. 点眼

▶ **概要** 点眼(instillation)とは，点眼液または眼軟膏を眼局所に投与することである（眼軟膏の場合「点入」という言葉も使われる）。主な点眼薬は表3-1を参照。

▶ **種類** 点眼，点入。

▶ **目的** 消毒，殺菌，消炎のため。また検査のため。手術の際の麻酔のため。そのほか，涙の代用（人工涙液）として，などがある。

▶ **適応疾患** 角膜炎，結膜炎，緑内障，ぶどう膜炎など多くの眼疾患の治療に様々な点眼薬が用いられる。

▶ **手順** 以下の手順で行う。

①点眼の手順

- **点眼前の準備**：まず，どの点眼薬をどちらの目に点眼するのかを確認する。左右眼を間違えないように気をつける。片目ずつ，点眼する薬剤と点眼時間を記載した表を作成するとよい。処方されてから時間が経っている点眼薬については，有効期限を確認する。有効期限は通常点眼容器に記載されているが，これは開封前の場合の有効期限であり，開封後の使用期限は1か月を目安と考える。もし点眼薬中に濁りなどが見られたら，1か月以内でも使用を控える（ただし，懸濁型点眼薬のように最初から懸濁している点眼薬もある）。懸濁型の点眼薬はよく振ってから点眼する。

- **実施**：上を向いた状態で利き手に点眼薬を持ち，反対の手でまぶたを軽く引いて，点眼薬を眼表面の数cm上から1～2滴点眼する。量は目に1滴入れば十分である。容器の先が眼瞼や睫毛に触れると細菌などの汚染につながるので，接触しないように注意する。うまく点眼できない場合は，片手でげんこつを作って頬の上に乗せ，その上に点眼容器を持った手を乗せて点眼薬を目に近づけると点眼しやすい（図3-54：げんこつ法）。溢れた点眼液は清潔なガーゼやティッシュで拭き取る。2種類以上を点眼する場合には，5分程度時間を空けて点眼する。

- **点眼後のケア**：点眼後はしっかりふたをして，容器が不潔にならないように注意する。保管は点眼薬に添付されている説明書，あるいは点眼容器に記載された場所に保管する。直射日光を避けて，なるべく涼しい所に保管する。幼児が誤って飲むと危険なので，幼児の手の届かない所に保管する。点眼薬に対するアレルギーなどの理由で，点眼後に目がかゆくなったり，腫れたり，充血したりすることがある。そ

表3-1 主な点眼薬と使用目的

薬剤	薬品名（商品名）	使用目的
散瞳薬	アトロピン硫酸塩水和物（リュウアト®，日点アトロピン®） トロピカミド・フェニレフリン（ミドリン®P） フェニレフリン塩酸塩（ネオシネジン®）	虹彩毛様体炎の治療　内眼手術の前後 眼底検査
調節麻痺薬	シクロペントラート塩酸塩（サイプレジン®） アトロピン硫酸塩水和物（リュウアト®，日点アトロピン®）	屈折検査
縮瞳薬	ピロカルピン塩酸塩（サンピロ®） コリンエステラーゼ阻害薬（ウブレチド®）	緑内障の治療，縮瞳 重症筋無力症
麻酔薬	オキシブプロカイン塩酸塩（ベノキシール®，ラクリミン®） リドカイン（キシロカイン®）	手術・検査のための麻酔
血管収縮薬	アドレナリン（ボスミン®） ナファゾリン硝酸塩（プリビナ®）	充血の治療， 手術の際の出血減少
抗菌薬	マクロライド系（エコリシン®） テトラサイクリン系（アクロマイシン®） ペニシリン系（ベストロン®） アミノグリコシド系（トブラシン®） セフェム系（ベストロン®） セファロスポリン系 ニューキノロン系（クラビット®）	感染症の治療
副腎皮質 ステロイド薬	デキサメタゾン（デカドロン®） ベタメタゾンリン酸エステルナトリウム（リンデロン®） フルオロメトロン（フルメトロン®）	非化膿性炎症疾患， アレルギー疾患の治療
色素製剤	フルオレセインナトリウム ローズベンガル	結膜染色，角膜染色，眼圧検査， 眼底検査（蛍光眼底撮影）， コンタクトレンズ検査
ビタミン製剤	活性ビタミン B₂（フラビタン®） ビタミン B₁₂（サンコバ®）	点状表層角膜炎の治療 眼精疲労
そのほか	ピレノキシン（カタリン［K］®，カリーユニ®） グルタチオン（タチオン®）	白内障の進行抑制
	交感神経遮断薬 　αβ遮断薬（ハイパジール®） 　β遮断薬（チモプトール® など） 　α遮断薬（デタントール®） プロスタグランジン関連薬（キサラタン® など） 炭酸脱水酵素阻害薬（トルソプト® など） プロスタグランジン関連薬＋β遮断薬（ザラカム® など） β遮断薬＋炭酸脱水酵素阻害薬（コソプト® など） Rho キナーゼ阻害薬（グラナテック®）	緑内障の治療
	アシクロビル（ゾビラックス® 眼軟膏）	角膜ヘルペスの治療
	クロモグリク酸ナトリウム（インタール®） レボカバスチン塩酸塩（リボスチン®） ジクロフェナクナトリウム（ジクロード®） ブロムフェナクナトリウム（ブロナック®）	アレルギー性結膜炎， 抗術後炎症
	ヒアルロン酸ナトリウム（ヒアレイン®，ヒアレイン®ミニ） ジクアホソルナトリウム（ジクアス®） レバミピド（ムコスタ®）	代用涙液

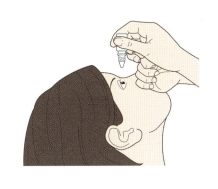

顔を上に向け，片手でげんこつを作って頬の上に乗せ，その上に点眼容器を持った手を乗せて点眼薬を目に近づけると点眼しやすい。

図3-54 げんこつ法

の際には使用を中止し，医師または薬剤師に相談する。

②点入の手順
- **点入前の準備**：まず，どの眼軟膏(がんなんこう)をどちらの目に点入するのかをよく確認する。眼軟膏を点入すると軟膏の油性成分が水をはじいてしまうため，点眼薬が眼内に染み込みにくくなる。点眼薬と眼軟膏(てんがんやく)を同時にさす場合は，点眼薬をすべて点眼した後で眼軟膏を点入する。眼軟膏も開封後の使用期限は1か月を目安と考える。
- **実施**：鏡を見ながら下眼瞼を軽く引き，眼軟膏のチューブの先端が眼瞼や睫毛，眼球表面に触れないように注意しながら，チューブを少し押して下眼瞼結膜に薬をつける。目を閉じて軟膏が溶けて眼表面全体に広がるまで少し待つ。眼の外に溢れた軟膏は清潔なガーゼやティッシュで拭き取る。もし直接眼内に軟膏を点入するのが難しければ，清潔な綿棒にチューブから軟膏を少し取り，鏡を見ながら下眼瞼を軽く引いて，下眼瞼結膜に薬をつけるようにする。
- **点入後のケア**：眼軟膏の点入後はしっかりふたをして，不潔にならないように注意する。保管場所は添付されている説明書の指示に従う。特に注意がなくても直射日光を避けて，なるべく涼しい所に保管する。眼軟膏点入後にアレルギーなどの理由で，目がかゆくなったり，腫れたり，充血したりすることがある。その際には使用を中止し，医師または薬剤師に相談する。

▶ **注意点** 油性，水性の薬剤を両方用いる場合は，水性のものを先に点眼する（油性を先に用いると，水性の薬剤をはじいてしまうため）。

2. 洗眼

▶ **概要** 治療や消毒のため洗眼液で眼球(がんきゅう)表面を洗浄することを指す。
▶ **目的** 分泌物(ぶんぴつぶつ)，異物，酸・アルカリなどの薬液を洗い流すため，手術前の消毒のため，など。

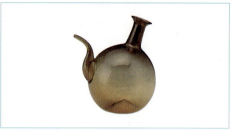
図3-55 洗眼びん

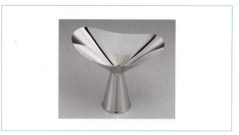
図3-56 受水器

▶ **適応疾患** 角膜化学外傷，結膜炎，結膜異物など。
▶ **必要物品** 洗眼液および洗眼びん（図3-55），受水器（図3-56），拭き綿，ガーゼ，ビニール布，汚物入れなど。洗眼液には0.9％食塩水，2％ホウ酸水（ボール水），0.05％ヒビテン®水，16倍または32倍希釈イソジン液®などが用いられる。
▶ **方法** 患者をベッドに寝かせた状態で点眼麻酔をした後，開瞼器を装着する。受水器を下眼瞼に押し当てた状態で洗眼びんに入った洗眼液を角膜に滴下する。患者に眼球を上下，左右に動かしてもらい，眼球表面を洗浄する。

3. 眼帯

▶ **概要** 片方の眼球を保護，または涙や血液を受けるために目に布などを当てること。
▶ **目的**
- 眼を外力や塵埃から保護するため。ガーゼで患眼を覆い，その保持のために耳にかける形で用いる眼帯（図3-57）や，金属やプラスチックでできた眼帯（あてがね，図3-58）がある。
- 眼から分泌される眼脂，涙，血液などを受けるため。
- 術後の出血や緑内障手術（本節-B-3-2「濾過手術」参照）後の濾過過多を抑えて前房消失

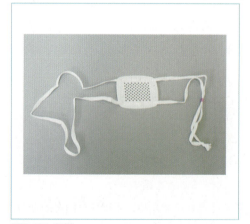
図3-57 眼帯

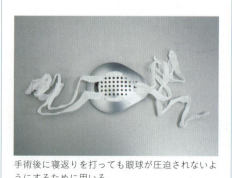
手術後に寝返りを打っても眼球が圧迫されないようにするために用いる。
図3-58 あてがね（金属製）

を防ぐ必要性から用いる。通常，重ねたガーゼを，外科用テープで強くとめ，眼部を圧迫する。幼児の場合，眼を長時間覆うと，眼を使わないために視力が低下することがあるので注意する。

▶ **適応疾患**　眼の手術の後，結膜炎など。

▶ **必要物品**　ガーゼ，外科用テープ（または紙絆創膏），眼帯。

▶ **方法**　ガーゼを眼の上に載せ，外科用テープで固定し，眼帯が眼の前に来るように眼帯のひもを両耳にかける。

4. 罨法

▶ **概要**　罨法とは，眼を温めたり冷やしたりして痛みや炎症を取ることである。

▶ **種類**　冷罨法と温罨法がある。

▶ **目的**　炎症初期の消炎や浮腫の吸収を促すため，鎮痛のため，など。

▶ **適応疾患**　麦粒腫（ものもらい）など。

▶ **必要物品**　2％ホウ酸水，氷，ガーゼ，脱脂綿。

▶ **方法**　ガーゼや脱脂綿を冷やした薬液につけて絞ったものや，氷嚢を眼瞼上に当てる冷罨法と，ガーゼや脱脂綿を45℃以上に温めた薬液につけて絞り，眼瞼上に当てて温める温罨法がある。温罨法には，赤外線を使うものもある。

5. 涙囊洗浄，涙管ブジー挿入

1　涙囊洗浄

▶ **概要**　上下の涙点から鼻涙管に水を注入し，涙道の洗浄や通過障害の有無の確認を行う。

▶ **目的**　涙囊の清浄および鼻涙管の通過障害の有無を検査するため。

▶ **適応疾患**　流涙症，鼻涙管閉塞症，鼻涙管狭窄症，涙囊炎など。

▶ **必要物品**　涙囊洗浄針（図3-59），注射器，ガーゼ，受水器，洗浄液（生理食塩水）。

▶ **方法**　受水器を当て，上または下眼瞼を耳側方向に引っ張って涙点に直角に洗浄針を挿入し，洗浄液を注入する。涙道の閉塞のないときは下鼻道へ洗浄液が流出する。閉塞しているときは逆流して，注入している涙点やもう1つの涙点から出る。

2　涙管ブジー挿入

▶ **概要**　涙点から涙道内にブジーを挿入して，涙道の閉塞部位の診断や閉塞の解除を試みる手技。

▶ **目的**　鼻涙管閉塞部を診断する。涙管を拡張して涙液の通過を良くするために使うこともあるが，涙道壁を傷つけ，さらに涙道狭窄が進むこともあるため多用してはならない。乳児の先天性鼻涙管閉塞の治療にも行われる。

▶ **適応疾患**　鼻涙管閉塞症。

IV　治療法　299

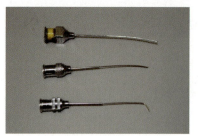

図3-59 涙嚢洗浄針

生理食塩水を入れた注射器（シリンジ）の先に付けて，涙道内に生理食塩水を注入し，涙道閉塞の有無を確認する。涙嚢炎の際には，涙嚢内を洗浄する目的で涙道内に生理食塩水を注入する。

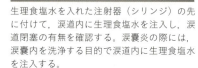

図3-60 涙管ブジー

涙道閉塞の治療に用いられる。

▶ **必要物品**
- **涙管拡張針**：涙点を拡張し，涙管ブジーを挿入しやすくするために使う。
- **涙管ブジー**：金属性のゾンデ*。種々の太さのものがある（図3-60）。

▶ **方法** 患者は仰臥位で点眼麻酔する。このとき内眼角部を拭き綿で押さえない。涙管ブジーを涙点より挿入し，涙嚢，鼻涙管を経て鼻腔に達する。

6. 注射

注射には全身的な注射のほかに，眼科独特のものとして，結膜下注射，テノン嚢下注射，および球後注射がある。またまれに眼球内注射（前房内，硝子体内）も行われる。

1 結膜下注射，テノン嚢下注射

▶ **概要** 結膜またはテノン嚢の下に薬剤を注射する。

▶ **目的** 薬物の眼内移行を良くし，眼局所のみ薬物濃度を高くしたいときに行う。結膜下注射では薬物濃度は主に前眼部が高くなり，テノン嚢下注射では，薬物濃度は眼球後極部のほうが高くなる。

▶ **適応疾患** ぶどう膜炎，角膜移植後の拒絶反応など。

▶ **必要物品** 注射器，注射針（27Gまたは30G鋭針，テノン嚢下注射では結膜切開を結膜剪刀で行い，27G鈍針で注射する方法もある），注射液としては，副腎皮質ステロイド薬（眼内非化膿性炎症），ウロキナーゼ（眼内出血），抗菌薬（感染症），ボスミン®（0.1～0.2mL結膜下注射すると極大に散瞳する。散瞳しにくい場合に用いる）がそれぞれ目的に応じて使われる。

▶ **方法** 結膜下注射は，点眼麻酔および洗眼後，なるべく細い注射針（27Gまたは30G）を血管を避けながら結膜下に刺入し，0.1～0.4mL注射する。注射後疼痛の強いときは静

---

* **ゾンデ**：体腔や管状器官の診療に幅広く用いられる細い器具。消息子ともよばれる。

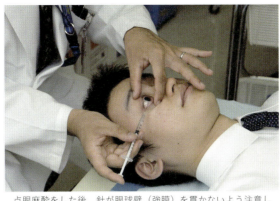

点眼麻酔をした後，針が眼球壁（強膜）を貫かないよう注意しながら，結膜下に薬剤を注射する。

図3-61　結膜下注射

かに休ませる。座位でも可能だが，一般には仰臥位で行うことが多い（図3-61）。一方テノン囊下注射は，点眼麻酔および洗眼後，鼻下側の結膜およびテノン膜を小さく切開して強膜を露出させ，27Gの鈍針を強膜壁に沿わせて球後に刺入し，0.3～1.0mL注入する。

▶注意点　合併症として，注射後に時として結膜下出血を起こすことがある。事前に患者によく説明して，安心して治療に臨めるようにする。

2　球後注射

▶概要　長い針を使って眼球の後ろ側に薬剤を注射する手技。主に手術時の麻酔薬の注射法として行われる。
▶目的　眼瞼の皮膚または結膜から注射針を眼窩内に刺入して，網膜，眼窩内や視神経の疾患部位に薬物を集中させるために使う。内眼手術のときに麻酔薬を注入して，眼球後部にある毛様神経節（眼球の知覚神経が通過する）および外眼筋を麻痺させ，疼痛や眼球運動を抑える。
▶適応疾患　網膜剝離の手術や硝子体手術などのときの麻酔など。
▶必要物品
- 注射器
- 球後注射針：直と曲とがある（図3-62）。
- 注射液：プロカイン（ロカイン®），キシロカイン®，ブピバカイン塩酸塩水和物（マーカイン®）（以上，麻酔薬として），ステロイド（リンデロン®，デカドロン®），アルコール（無水エタノール，疼痛の永久的除去のための神経ブロックに使う）などを用いる。

▶方法　患者を仰臥位にし，点眼麻酔および洗眼後，眼球を正面または注射側の反対のほうに向かせる。注射針を眼瞼皮膚より刺入し，眼筋を避けて眼球壁を貫かないように眼

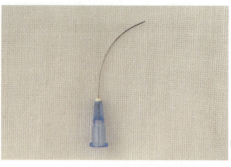

眼球壁を穿孔しにくいように曲がっている。

図3-62 球後注射針（曲）

球後部に針先を回り込ませて注射する。

3 硝子体内注射（硝子体内穿刺）

- ▶ 概要　眼内に薬剤を直接注射すること。
- ▶ 目的　眼内感染症の際の抗生物質，抗ウイルス薬，眼内炎症の際の副腎皮質ステロイド薬などの硝子体内注入時に行われる。近年，加齢黄斑変性症や病的近視に伴う脈絡膜新生血管，および糖尿病網膜症や網膜静脈閉塞症に伴う黄斑浮腫に対して抗VEGF抗体製剤の硝子体内注射が行われている（本節-B-11「抗VEGF抗体製剤の硝子体内注射」参照）。
- ▶ 適応疾患　ぶどう膜炎，細菌性眼内炎，加齢黄斑変性症，黄斑浮腫など。
- ▶ 必要物品　注射器（1mLシリンジ），注射針（30G鋭針），薬液。
- ▶ 方法　点眼麻酔の後，眼球表面を消毒液で消毒し，開瞼器をかけ，再度点眼麻酔を行う。角膜輪部から3.5～4.0mm離れた結膜の部位に注射針を刺し，薬液を眼内に注入する。

4 前房穿刺

- ▶ 概要　前房内にある眼内液を採取すること。
- ▶ 目的　眼感染症のとき，病原体をつきとめるために硝子体内や前房内に細い針を穿刺し，前房水や硝子体を吸引して標本を採取し，細菌，真菌，ウイルス培養，細胞診を行う。
- ▶ 適応疾患　ウイルス性のぶどう膜炎，細菌性眼内炎など。
- ▶ 必要物品　注射器（1mLシリンジ），注射針（30G鋭針），薬液。
- ▶ 方法　点眼麻酔の後，眼球表面を消毒液で消毒する。開瞼器をかけて，再度点眼麻酔を行う。角膜輪部の部位から前房内に向かって注射針を刺し，眼内液を0.1mL程度採取する。

7. 視力矯正

- ▶ 概要　その患者に最も適切な度数のレンズの装着，または角膜のカーブの強さ（曲率）を変える手術などによって，より良い視力を得ること。

- ▶ **種類** 眼鏡，コンタクトレンズ，屈折矯正手術，眼内コンタクトレンズなど。

- ▶ **目的** 近視，遠視，乱視などによる視力低下を矯正するため。

- ▶ **適応疾患** 近視，遠視，乱視。

- ▶ **必要物品** 眼鏡，コンタクトレンズ（ソフトコンタクトレンズとハードコンタクトレンズがある）。

- ▶ **方法** 矯正レンズには球面レンズ（凸，凹レンズ）と，円柱レンズ（凸，凹レンズ）があり，処方するときは，レンズの度と瞳孔間距離を測る。また小児の場合には，調節麻痺薬の点眼による屈折検査が必要である（本章-Ⅱ-B-3「矯正視力検査」参照）。

1 | 眼鏡

❶矯正用眼鏡

近視，遠視，乱視，老視，白内障術後などの矯正のために使う。近用のみ，遠用のみの眼鏡（焦点は1つのみ），二重焦点，累進焦点などの多焦点の眼鏡がある。

❷治療用眼鏡

治療用眼鏡として，調節性斜視の矯正用，不同視弱視の治療用，眼位異常矯正のためのプリズム眼鏡などがある。

❸保護眼鏡

眼の手術後などに，眼球を保護する目的でかける眼鏡のことを指す。

2 | コンタクトレンズ

❶ハードコンタクトレンズ（hard contact lens：HCL）

- ▶ **特徴** 種々の樹脂で作られた直径8〜10mmの小さいレンズである。

- ▶ **主な適応疾患** 適応となる主なものは，①屈折異常，②角膜疾患，円錐角膜，角膜乱視，特に不正乱視など，③強度近視，④不同視（左右眼の屈折度が2D以上異なるときで，眼鏡矯正では左右眼で物の大きさが違って見えてしまうのを防ぐため，コンタクトレンズで矯正を行う），⑤白子症，虹彩欠損（着色虹彩付きレンズを用いて羞明を防ぐ）である。

- ▶ **装用時の留意点** 装用時は，屈折検査を正確に行う。オフサルモメーターで角膜の曲率半径を測定し，患者角膜に最も合う試験レンズ（トライアルレンズ）を角膜の上に載せて，適合したカーブのものを決める。

  装用に際しては初日は4時間ぐらいから始めて，徐々に時間を延ばす。酸素透過性のハードコンタクトレンズの平均装用時間は12時間ぐらいである。夜中も連続して装用可能なものも市販されているが，できれば毎日はずして寝たほうが角膜のためには良い。視力はソフトコンタクトレンズに比べて出やすいが，使用当初は異物感に悩まされることが多い。感染症の危険性はソフトコンタクトレンズに比べて少なく，手入れが簡単である。

❷ソフトコンタクトレンズ（soft contact lens：SCL）

- ▶ **特徴** 親水性軟性樹脂で作られた直径12〜14mmのレンズで，ハードコンタクトレン

Ⅳ　治療法　303

ズに比べて大きい。

▶ **装用時の留意点** 軟らかく親水性であるため，装用当初より違和感，異物感は少ない。しかしハードコンタクトレンズに比べ乱視矯正効果は少なく，乱視が強い患者では視力の出方が悪い場合がある。また，破損しやすいことや，細菌，真菌などに汚染されやすいなどの欠点がある。そのため感染症の危険性は高く，毎日の薬液による消毒が必要である。また吸水性があるため，乾性角結膜炎の原因になる。

▶ **最近の変化** 近年は使い捨てできるディスポーザブルレンズが主流となってきており，特に1日使い捨てタイプのものは消毒なしで使用できるので便利である。

　　乱視矯正用の度が入った使い捨てソフトコンタクトレンズも市販されている。また，含水率の高いレンズや，極めて酸素透過性が良く，連続装用（夜間就眠中も装用したまま）ができるレンズがあり，片眼無水晶体眼の高齢者などが良い適応となる。医療用（角膜への包帯の効果および点眼薬の涙液内濃度の保持）として用いることもある。虹彩の色が変わって見える色付きレンズも使われるようになった。また遠近両用のコンタクトレンズも発売されている。

3 ｜ 屈折矯正手術

　　屈折矯正手術（refractive surgery）は，眼鏡やコンタクトレンズを用いずに裸眼視力を向上させるために行われる手術である。

❶レーザー屈折矯正手術

　　レーザー屈折矯正手術（laser refractive surgery）とは，エキシマレーザーを使って角膜の組織を蒸発させ，角膜の厚さや形状を変えることで近視，遠視，乱視を治療するものである。代表的なものにレーシック（laser in situ keratomileusis：LASIK）がある。レーシックでは，まずマイクロケラトームとよばれる眼球用カンナで角膜の表面を薄くスライスし，角膜表面のフラップを作り，めくり上げる。表出した角膜実質層にエキシマレーザーを照射して削る。その後，角膜フラップを元の状態に戻す。角膜中央部が薄くなるため，角膜の曲率が下がり，近視が矯正される。視力は手術直後から数日程度で矯正され，裸眼視力1.0以上になる。

❷眼内コンタクトレンズ

　　虹彩と水晶体の間や前房に特殊なコンタクトレンズを移植する手術で，強度の近視でも矯正できる。

▌ 8. 斜視・弱視の治療（非観血的治療）

▶ **概要** 小児の斜視を放置すると弱視（4章-Ⅱ-「弱視」参照）となるため，眼鏡や視能訓練により斜視や弱視の治療を行う。

▶ **種類** 眼鏡による矯正，遮閉法，視能訓練がある。

▶ **目的** 屈折矯正眼鏡・プリズム眼鏡の装用，遮閉法，狭義の視能訓練（例：シノプチスコー

304　　第1編／第3章　眼疾患にかかわる診察・検査・治療

プを用いての融像訓練，抑制制訓練）などにより眼位の正常化および視力向上を目指す。

▶ **適応疾患**　斜視，弱視。

▶ **必要物品**　屈折矯正眼鏡，プリズム眼鏡，シノプトスコープ。

▶ **方法**　以下のような治療法がある。

1 | 弱視視能矯正

　プレオプティクス（pleoptics）ともいい，小児の弱視の視力向上のための訓練法である。1日1〜3時間程度，視力の良いほうの目を眼帯で遮閉して，視力の出ない目だけで生活してもらう（遮閉法）。

2 | 斜視視能矯正

　オルソプティクス（orthoptics）ともいい，手術でも矯正できないときに適応となる訓練法である。片目ずつ1日1〜4時間程度，目を眼帯で遮閉して生活してもらうことで斜視角の減少を促す（交代遮閉法）。さらにプリズム眼鏡を装用する。

3 | 弱視眼鏡（弱視レンズ）

　屈折矯正だけでは十分な視力が得られないときに，小さいものを大きく拡大して見せるために装用する眼鏡（レンズ）のことを指す。視覚障害者の補装具である。

4 | ボツリヌス菌毒素筋肉内注射

　ボツリヌス菌毒素を過動筋に筋肉内注射して調整する。手術ができない麻痺性斜視や眼瞼痙攣の治療に使用する。

5 | 治療用眼鏡

　調節性斜視の矯正用，不同視弱視の治療用，眼位異常矯正のためのプリズム眼鏡など。

Ｂ　手術療法

1. 麻酔

1 | 局所麻酔

▶ **種類**　点眼麻酔，結膜下注射，皮下注射，瞬目麻酔，球後注射がある。

▶ **目的**　手術による疼痛を管理するため。

▶ **必要物品**　注射器，注射針，麻酔薬（点眼薬，注射薬）。

▶ **手順**　眼科の手術の大部分は局所麻酔下に行う。全身麻酔に比べ簡便であり，全身麻酔

Ⅳ　治療法　　305

が全身的リスクでかけられないときにも行えるなど利点はあるが，患者の理解が得られなければ行えないなどの制限もある。実際の手術は，以下のものをいくつか組み合わせて行う。

①**点眼麻酔**：眼内手術および外眼部手術に用いられる。オキシブプロカイン塩酸塩（ベノキシール®）または4%キシロカイン®を点眼して用いる。血管収縮薬（アドレナリン［ボスミン®］）を併用することがある。

②**結膜下注射・テノン囊下注射による麻酔**：結膜，角膜の手術，眼内手術などに用いられる。2%塩酸プロカイン®，または2%キシロカイン®0.2〜1.0mLを注入する。

③**皮下注射による浸潤麻酔**：眼瞼の手術，涙囊の手術などに用いる。

④**瞬目麻酔**：眼内手術のときに，閉瞼により眼球に圧迫が加わらないよう，耳前で顔面神経（第7脳神経）の出てくる所または眼瞼周囲深部に行う。

⑤**球後注射による麻酔**：2%キシロカイン®，マーカイン®などを2〜4mL注入する。知覚を麻痺させ，眼圧低下，散瞳および眼球運動を抑えるために行う。

2 | 全身麻酔

認知症などのため了解が悪く，局所麻酔では手術の行えない患者，小児や長時間かかる手術などに用いる（例：網膜剝離，硝子体手術）。

3 | 前投薬

感染予防，精神安定，催眠，鎮痛，分泌の抑制，迷走神経反射の抑制，術中・術後の悪心・嘔吐の抑制，眼圧下降などのために使用する。

2. 白内障手術

▶ **概念** 白内障手術は，混濁した水晶体を摘出し，代わりに眼内レンズを入れる手術（水晶体再建術）である。手術用顕微鏡を用いて細かな操作が可能になっている（**図 3-63**）。

▶ **種類** 超音波乳化吸引術，水晶体囊外摘出術（extracapsular cataract extraction：ECCE），囊内摘出術（intracapsular cataract extraction：ICCE）。通常，眼内レンズ挿入術を同時に行う。

▶ **目的** 白内障による視力低下の改善のため。

▶ **適応疾患** 白内障。

▶ **必要物品** 超音波水晶体乳化吸引術用の装置，手術用顕微鏡，麻酔薬，消毒薬，開瞼器，鑷子，剪刀，手術用メス，縫合糸，眼内レンズなど。

▶ **方法** 手術法ごとに以下に記す。

▶ **注意点** 術後眼内炎を起こさないように，手術器具や術野の清潔に気をつけ感染を防ぐ。また術後は眼を保護し，洗顔・洗髪の禁止を指導する。

▶ **合併症** 後囊破損（水晶体の袋の後面が術中に破れること），眼内レンズ偏位，術後眼内炎，

306 　第1編／第3章　眼疾患にかかわる診察・検査・治療

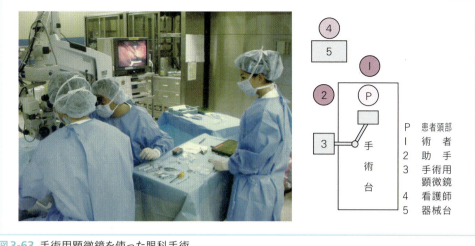

図3-63 手術用顕微鏡を使った眼科手術

術後乱視,黄斑浮腫(炎症性に黄斑部がむくんで視野の中心が見えにくくなること)など。これらを防ぐため,術後の視力変化に注意する。

1 超音波水晶体乳化吸引術

超音波水晶体乳化吸引術(phacoemulcification and aspiration:PEA)には専用の器械が必要である。水晶体前囊を輪状に切開し,水晶体の核および皮質を吸引・除去する方法である。後囊は眼内に残して眼内レンズを挿入する。3mm弱の小さな角強膜切開から水晶体核を超音波で粉粋,吸引する超音波乳化吸引術(図3-64)が,現在主に行われている。

2 囊外摘出術

水晶体前囊を輪状に切開し,後囊を眼内に残す点は超音波乳化吸引術と同様であるが,11mm前後の大きな角強膜切開から水晶体核を一体として核出する(図3-64)。白内障の核が非常に硬いときに行われる術式である。

3 囊内摘出術

水晶体全摘術ともいい,水晶体は囊に入ったまま摘出される。強角膜輪部を大きく切開し,冷凍手術装置を用いて水晶体を接着させ,摘出する。チン小帯断裂の症例などで行われる。

4 眼内レンズ(人工水晶体)挿入術

眼内レンズ(図3-65)を後囊と前囊の間に挿入し固定(囊内固定,図3-66)する後房レンズ法が主に行われる。囊内固定ができないときは,毛様体溝固定(囊外固定)を行う。眼内レンズはいろいろな材質やデザインのものが市販されており,焦点が1つの単焦点レン

Ⅳ 治療法　307

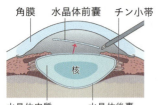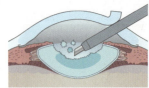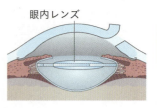

角膜　水晶体前囊　チン小帯　　　　　　　　　　　　　眼内レンズ

水晶体皮質　水晶体後囊

①眼球を切開し，水晶体前囊を切り取る。
②水晶体の核と皮質を超音波で砕き，吸引する。前囊の一部と後囊とチン小帯は残す。
③残った前囊の一部と後囊の中に，眼内レンズを挿入する。

※超音波乳化吸引術は小さな切開創から水晶体を吸引するが，囊外摘出術では大きな切開創が必要である。

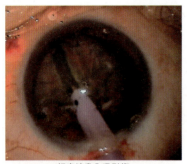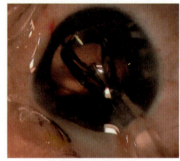

超音波乳化吸引術　　　　眼内レンズ挿入

超音波乳化吸引術では前囊切開の後，水晶体の内容物を吸引・除去し，最後に眼内レンズを水晶体囊の中に挿入する。

図 3-64 超音波水晶体乳化吸引術＋眼内レンズ挿入術

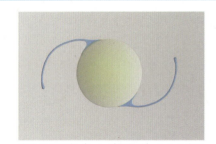

中央の光学部（レンズの部分）から 2 本のループが出ており，眼内でレンズがずれないようにしている。

図 3-65 眼内レンズ

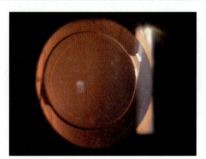

水晶体囊の中に眼内レンズが収まっている。

図 3-66 眼内レンズ挿入眼（囊内固定）

ズと多数の多焦点レンズがある。レンズを折りたたんで 3 mm 弱の角膜切開部から挿入し，角膜切開部無縫合で終わることが可能である。以前に水晶体摘出手術のみを行い，眼内レンズを入れなかった眼には，眼内レンズを 2 次的に眼球壁に縫合固定する場合もある。

5 後発白内障手術

白内障手術後，残した後囊に水晶体上皮や皮質が残存し，混濁が発生して視力障害の原

因になることがあり，混濁した後嚢は切裂するか除去する手術が必要となる。現在は，非観血的に Nd-YAG レーザー*を用いて切開することが多い。レーザー後の網膜剥離発症に注意を要する。

6 | 手術後の視力回復

　白内障手術をしてさらに良好な視力を得るために，眼鏡やコンタクトレンズ装用，レーシック手術が必要なことがある。術後，屈折度が安定するまで，1～3か月待ってから眼鏡，コンタクトレンズ処方やレーシック手術を行う。

3. 緑内障手術

▶ **概要**　緑内障は眼圧が高いほど視野の悪化速度が速いので，手術によって眼圧を下げる。

▶ **種類**　周辺虹彩切除術，線維柱帯切除術，線維柱帯切開術，チューブシャント手術，毛様体光凝固術など。

▶ **目的**　眼圧の下降を目的とする。

▶ **適応疾患**　緑内障。

▶ **必要物品**　手術用顕微鏡，麻酔薬，消毒薬，開瞼器，鑷子，剪刀，手術用メス，縫合糸など。

▶ **方法**　緑内障の病型によって適切な手術方法を選択する。手術用顕微鏡下に行う。

▶ **注意点**　術後眼内炎を起こさないように，手術器具や術野の清潔に気をつける。濾過手術では術後長期間経過してからでも結膜濾過胞からの房水の漏れが生じ，術後眼内炎を起こし得る。

▶ **合併症**　結膜出血，術後眼内炎，術後乱視など。

1 | 虹彩切除術（イリデクトミー）

　周辺部虹彩を切除して，後房から前房への房水の流れを良くする（周辺虹彩切除術）。閉塞隅角緑内障に行われる。現在は，非観血的にレーザーにより虹彩切開を行うことが多い（レーザー虹彩切開術，図 3-67）。

2 | 濾過手術

　眼球壁に穴を開け，前房水を結膜下へ導く手術である線維柱帯切除術（トラベクレクトミー）がある。術後に結膜下に前房水がたまった隆起（結膜濾過胞，ブレブ）ができるのが特徴である（図 3-68）。

---

* **Nd-YAG レーザー**：ネオジウム - ヤグレーザー。波長 1.064μm の近赤外線で，水に吸収されにくく組織への深達度が大きいため，組織凝固能力が強い。切開，凝固，止血，蒸散，破砕などレーザー手術装置に広く用いられている。

IV　治療法　　309

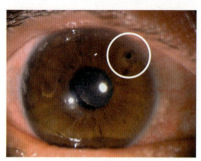
右上方向の虹彩に穴が開けられている（円で囲った部分）。この穴から後房側の水がスムーズに前房へと流れ，閉塞隅角緑内障発作は起こりにくくなる。

図3-67 閉塞隅角緑内障におけるレーザー虹彩切開術後

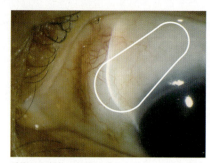
手術した部位の結膜は盛り上がり，眼内の房水が結膜下まで流出してきている（円で囲った部分が結膜濾過胞）。

図3-68 線維柱帯切除術後の結膜濾過胞（ブレブ）

3 房水流出路手術

前房隅角の房水流出路に対し操作を加え，房水を流出しやすくする手術である。隅角切開術（ゴニオトミー），線維柱帯切開術（トラベクロトミー）などがある。

4 緑内障チューブシャント手術

インプラント（バルベルト緑内障インプラント，図3-69）などを眼内に挿入し，チューブで眼内液（房水）を眼内から眼外に導く新たな排出路を作って眼圧を下げる手術法である。すでに緑内障の濾過手術を複数回行って結膜癒着を起こした症例にも手術することができ，術後の回復も早いなどの利点がある。

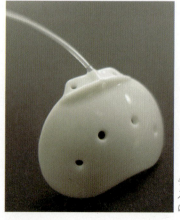
チューブの先端を眼内に挿入することで眼内液を眼外に導いて眼圧を下げる。

図3-69 バルベルト緑内障インプラント

5 | 毛様体冷凍凝固術，毛様体光凝固術

ほかの緑内障手術が無効のときに用いる。毛様体の冷凍あるいは光凝固により機能を低下させ，房水の産生を少なくする手術である。

■ 4. 網膜剝離手術

▶ **概要**　剝離した網膜を復位させるために行われる手術。網膜剝離には裂孔原性網膜剝離（網膜に穴が開いたために起きたもの）と牽引性網膜剝離があり，前者では網膜裂孔の閉鎖，後者では牽引の原因となる増殖膜の除去が必要である。

▶ **種類**　裂孔閉鎖術，強膜陥入術，硝子体手術。

▶ **目的**　網膜剝離の治療。

▶ **適応疾患**　網膜剝離。

▶ **必要物品**　手術用顕微鏡，麻酔薬，消毒薬，開瞼器，鑷子，剪刀，手術用メス，縫合糸，ジアテルミー凝固*・冷凍凝固・光凝固の機器，シリコンバンド（強膜内陥術）など。

▶ **方法**　裂孔原性網膜剝離は，網膜の裂孔形成および硝子体の網膜牽引が原因であり，この2つに対して以下の1～3の処置を行う。通常は1，2または1，3を施行し，難治症例では1～3すべてを施行することがある。裂孔のみの場合は1のみを施す。

▶ **注意点**　術後眼内炎を起こさないように，手術器具や術野の清潔に気をつける。

▶ **合併症**　結膜出血，術後眼内炎，網膜剝離の再発など。

1 | 裂孔閉鎖術

網膜裂孔を閉鎖するため，ジアテルミー凝固，冷凍凝固（図3-70），レーザー光凝固などを行う。

2 | 強膜陥入術

強膜を陥入させて網膜の硝子体による牽引を軽減する目的で行う。強膜内陥術（図3-70），輪状締結術などを行う。

3 | 硝子体手術

顕微鏡下に網膜を牽引している硝子体を切除して網膜を復位させる（次項5「硝子体手術」参照）。

＊ **ジアテルミー凝固**：強膜面に細い電極（針状，円錐状など）を当てて高周波電流を通電し，その際発生する熱によって脈絡膜，網膜を凝固し，瘢痕癒着形成を図る方法。

Ⅳ　治療法　311

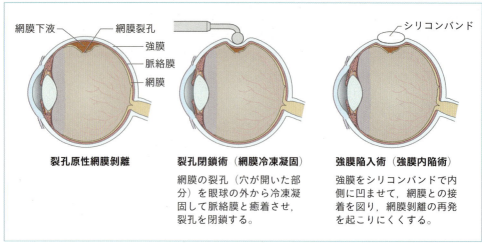

図3-70 網膜剝離手術

5. 硝子体手術

- ▶ 概要　炎症や出血によって混濁した硝子体を除去したり，眼内にできた膜組織を除去したり，網膜剝離の治療のために硝子体を吸引・除去する手術（図3-71）。
- ▶ 種類　黄斑前膜の剝離手術，内境界膜の剝離手術，網膜復位術など。
- ▶ 目的　硝子体および硝子体内増殖組織が網膜を牽引し，網膜の牽引性剝離，黄斑部網膜上膜，黄斑円孔を形成している場合（増殖性硝子体網膜症，増殖性糖尿病網膜症），この牽引を除いて網膜を復位させるために行う。また，硝子体混濁，出血などのとき，視力を回復させるために濁った硝子体を切除する。
- ▶ 適応疾患　牽引性網膜剝離，裂孔原性網膜剝離，網膜上膜，黄斑円孔，増殖性硝子体網膜症。
- ▶ 必要物品　手術用顕微鏡，硝子体手術装置，吸引切除器（硝子体カッター），眼内照明装置（ライトガイド），麻酔薬，消毒薬，開瞼器，鑷子，剪刀，手術用メス，縫合糸，光凝固の機器，ガス（SF_6，C_3F_8など），シリコンオイルなど。
- ▶ 方法　硝子体手術には専用の器械が必要である。毛様体扁平部に1mm程度の穴を3か所開けて，硝子体切除用の吸引切除器，眼内照明装置，眼内灌流液を注入する針を眼内へ挿入する。難治性症例では，網膜復位のために眼内に空気，ガス（SF_6，C_3F_8など），シリコンオイルなどを注入して手術を終えることがあり，眼内タンポナーデという。硝子体手術には以下のようなバリエーションがある。

1　黄斑前膜の剝離手術

　黄斑部に生じた黄斑前膜を剝離・除去する手術（第4章-Ⅸ-15「黄斑部網膜上膜（黄斑前膜）」参照）。

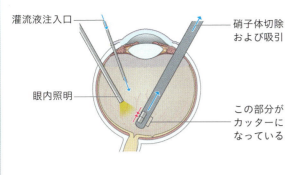
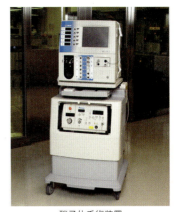

図3-71 硝子体手術

2 黄斑円孔に生じた内境界膜の剝離手術

　黄斑円孔の自然閉鎖を促すために，硝子体手術により硝子体を除去し，黄斑円孔周囲の網膜表面の透明な薄い膜（内境界膜）を剝離・除去してから，眼内に空気を注入して手術を終了する（第4章-IX-14「黄斑円孔」参照）。円孔周囲の網膜が伸展して黄斑円孔の閉鎖が得られる。

3 硝子体手術による網膜復位術

　網膜剝離を眼球の内側から治す手術法である。網膜裂孔・剝離の原因となった硝子体を切除し，眼球内の液体を空気に置き換え，剝離した網膜を外側の網膜色素上皮に接着させる。そのうえで網膜剝離の原因となった網膜裂孔の周囲をレーザーなどで焼き固める。眼球内を空気（ガス）で充満させて手術を終了する。患者はガスが自然に抜けるまでの術後数日間，絶対安静か，ガスが網膜剝離のあった部分に当たる姿勢（通常はうつ伏せ）をできるだけ保つ（体位規制）必要がある。剝離していた網膜は，ガスにより眼底に押さえつけられた状態で網膜色素上皮と癒着し，網膜が剝がれなくなる。手術器械の進歩により，近年はこの方法で網膜剝離を治す症例が増えている。

4 増殖性硝子体網膜症手術

　網膜剝離が起きた状態で時間が経過すると，網膜の表面に膜組織（増殖膜）を生じ，その膜が収縮して網膜を牽引し，さらに網膜剝離を悪化させるという悪循環が生じる。このような状態を増殖性硝子体網膜症とよぶ。増殖性硝子体網膜症に陥った眼に対して増殖膜を除去して網膜剝離を治す硝子体手術のことを，増殖性硝子体網膜症手術とよぶ。手術には高度な技術が要求され，手術時間が長くなることが多い。

6. 斜視手術

- ▶ **概要** 斜視において，眼位を矯正するため外眼筋の眼球への付着部を変える手術。
- ▶ **種類** 外眼筋付着部の位置を後方に移動させる術式（後転法）と，前方に移動させる術式（前転法）がある。
- ▶ **目的** 斜視の治療。
- ▶ **適応疾患** 内斜視，外斜視，上下斜視など。
- ▶ **必要物品** 手術用顕微鏡，麻酔薬，消毒薬，開瞼器，鑷子，剪刀，手術用メス，縫合糸など。
- ▶ **方法** 手術定量（どの外眼筋の眼球付着部をどの程度移動させるか）は斜視の角度などから決める。以下のような術式がある。
  ① **後転法**：外眼筋の眼球への付着部を後方にずらして筋肉の張力を減じる。
  ② **前転法**：外眼筋を短縮して，付着部を前方にずらし，筋肉の張力を強める。
  　内斜視に対しては内直筋の後転および外直筋の前転を行い，外斜視に対しては外直筋の後転または内直筋の前転，あるいは両者を同時に行う。
- ▶ **注意点** 手術の適応は慎重に考えるべきである。手術をしても斜視が消失せず，複視が残ることがある。また術後，徐々に手術効果が減弱して，斜視が再発することがある。感染症予防などのため，手術の前後には抗菌薬の点眼をする。
- ▶ **合併症** 結膜出血，複視，斜視の再発など。

7. 角膜移植手術

- ▶ **概要** 変形したり，混濁したりした角膜を他人の透明な角膜で置き替える手術。
- ▶ **種類** 全層角膜移植術（図3-72），表層角膜移植術や角膜内皮移植術など。
- ▶ **目的** 変形したり，混濁したりした角膜を治療するため。

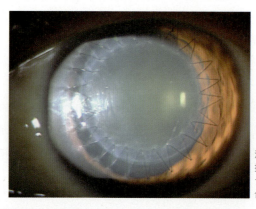

混濁した角膜を円形に切除し，提供眼の角膜を移植する。細いナイロン糸でギザギザに連続縫合する。

図3-72 全層角膜移植術（手術後）

- ▶ **適応疾患**　角膜混濁，円錐角膜，水疱性角膜症など。
- ▶ **必要物品**　手術用顕微鏡，麻酔薬，消毒薬，開瞼器，鑷子，剪刀，手術用メス，縫合糸，移植するための角膜（ドナー角膜）など。
- ▶ **方法**　アイバンクに登録された眼球提供希望者が死亡した場合に，なるべく早く眼球を摘出して，角膜移植に用いる。アイバンクはこの登録事務を行う機関であり，大学病院などの施設に設置されている。手術では混濁した角膜を円形に切り抜き，同様に円形に切り抜いたドナー角膜をはめ込んで縫合する。
- ▶ **注意点**　急激な視力低下が起こる場合がある。半日以上かすんだり，充血して視力低下が悪化するような場合は，拒絶反応などの重要な合併症の徴候である可能性が高い。
- ▶ **合併症**　拒絶反応（充血，霧視，視力低下を起こす），眼圧上昇・緑内障，角膜上皮欠損，角膜潰瘍・角膜感染症など。

8. 眼球内容除去術，眼球摘出術

1 ｜ 眼球内容除去術

強膜だけを残して角膜および眼球内容（水晶体，硝子体，網膜，脈絡膜）を除去，義眼台を挿入する。

2 ｜ 眼球摘出術

眼球全体を摘出する手術である。眼球の代わりにレジン球またはシリコン球を入れる。

3 ｜ 義眼

義眼（prosthesis）は眼球内容除去術または眼球摘出術後，外見を整える目的で装用する。
- ▶ **装用方法**　義眼をよく洗い，上縁を上眼瞼の下へ挿入し，次に下縁を下眼瞼の下へ挿入する。1日1回取り出して洗う。機械的刺激により分泌物が多いときは，適宜点眼液も併用する。小児の眼球摘出後には結膜嚢を保持するため，術後早期より仮の義眼を装用する必要がある。
- ▶ **種類**　コンタクト義眼，可動性義眼，外装義眼などがある。

9. 光凝固

- ▶ **概要**　レーザー光線（アルゴン*レーザー，色素レーザー，半導体レーザーなど）を網膜，虹彩・前房隅角などの小さな部分に集中させて，局所的な熱凝固斑をつくる（図3-73）。また，局所に高いエネルギーを集中させてプラズマ状態をつくり，小さな爆発を起こさせ，組織を切断破壊する（Nd-YAGレーザー）。

＊ **アルゴン**：原子番号18。原子量39.948。希ガス元素に属し，大気中に体積で0.933％存在する。

Ⅳ　治療法　315

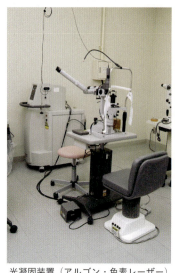
光凝固装置（アルゴン・色素レーザー）

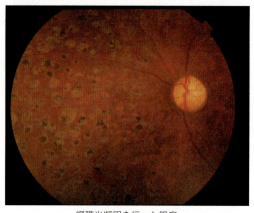
網膜光凝固を行った眼底
点状にレーザーで焼いた部分の網膜は，瘢痕化して黒〜白色に変色している。

光凝固装置は，細隙灯顕微鏡（左写真手前）とレーザー発生装置（左写真後方）からなる。患者の角膜上にレーザー治療用のコンタクトレンズを載せた状態で，細隙灯顕微鏡で眼底を観察しながら網膜にレーザーを打つ。

図3-73 光凝固

- ▶ **種類** 網膜光凝固，線維柱帯形成術，虹彩切開術，後発白内障切開など。
- ▶ **目的** アルゴンレーザーや色素レーザーは，網膜裂孔の閉鎖，中心性漿液性網脈絡膜症において漏出点を凝固し，漏出を止めるほか，糖尿病網膜症，網膜静脈閉塞症，未熟児網膜症における無血管帯の凝固，加齢黄斑変性症の新生血管凝固，網脈絡膜腫瘍の治療，緑内障治療（線維柱帯形成術）などに用いる。Nd-YAG レーザーは，閉塞隅角緑内障における虹彩切開術，後発白内障切開などに用いる。
- ▶ **適応疾患** 網膜裂孔，中心性漿液性網脈絡膜症，糖尿病網膜症，網膜静脈閉塞症，未熟児網膜症，加齢黄斑変性症，網脈絡膜腫瘍，緑内障，閉塞隅角緑内障，後発白内障など。
- ▶ **必要物品** 光凝固装置，Nd-YAG レーザー装置，眼底レーザー用のコンタクトレンズ，粘稠液（スコピゾル®眼科用液）。
- ▶ **方法** 網膜を光凝固する際は，散瞳下で点眼麻酔の後，眼底レーザー用のコンタクトレンズを患者の角膜上に載せる。網膜にピントを合わせて眼底を観察しながらレーザー照射する。
- ▶ **注意点** 網膜を光凝固する際には，黄斑部を誤って凝固しないように注意する。
- ▶ **合併症** 眼底出血，黄斑部の誤照射など。

10. 冷凍凝固

- ▶ **概要** 治療したい部分を冷凍して凝固させる方法。
- ▶ **目的** 網膜剝離での網膜裂孔の閉鎖，緑内障での毛様体からの房水産生の抑制，腫瘍の

凝固壊死のために行う。
- ▶ **適応疾患** 網膜剝離，緑内障，脈絡膜腫瘍，結膜腫瘍，眼瞼腫瘍，春季カタルなど。
- ▶ **必要物品** 冷凍凝固装置，冷凍凝固用プロンベ，液体窒素ボンベ。
- ▶ **方法** 点眼麻酔（時に球後麻酔），眼球表面の消毒の後，冷凍凝固用プロンベを凝固したい部位に当ててフットスイッチを踏むと，プロンベの先端が冷えて冷凍凝固ができる。

11. 抗VEGF抗体製剤の硝子体内注射

- ▶ **概要** 血管内皮増殖因子（vascular endothelial growth factor：VEGF）は，網膜血管からの漏出や網膜・脈絡膜の新生血管の発生を促進するサイトカインで，これをブロックする治療（抗VEGF抗体療法）が様々な網膜疾患に使われている。眼内に直接注射（硝子体内注射）することにより，加齢黄斑変性症の脈絡膜新生血管を退縮させたり，糖尿病網膜症に伴う黄斑浮腫を消退させて，視力障害の進行抑制や視力改善が期待できる。

　2018（平成30）年現在，加齢黄斑変性症に対してペガプタニブナトリウム（マクジェン®），ラニビズマブ（ルセンティス®），アフリベルセプト（アイリーア®）が認可されており，加齢黄斑変性症に対する治療の主流となっている。また，病的近視に伴う脈絡膜新生血管による視力障害，網膜静脈閉塞症や糖尿病網膜症に伴う黄斑浮腫といった網膜疾患にも適応が拡大している。

　投与間隔は薬剤により様々である。ラニビズマブ（ルセンティス®）を加齢黄斑変性症に対して使用する場合では，まず1か月ごとに連続3か月間硝子体内投与し，その後は症状により投与間隔を調節する。

12. そのほかの手術

眼瞼下垂手術（上眼瞼挙筋短縮術，眼瞼吊り上げ手術など），眼瞼内反症手術（眼輪筋短縮術，ホッツ［Hotz］法など），屈折矯正手術，翼状片手術，涙囊摘出術，涙囊鼻腔吻合術，眼窩内容除去術などがある。

オルソケラトロジー

　専用のコンタクトレンズを夜間装用することで角膜表面のカーブを和らげ，近視を矯正する。朝になってコンタクトレンズをはずしても一定時間は角膜表面のカーブの変化が残るため，昼間は近視が減って裸眼視力が良くなる。毎日夜寝るときにコンタクトレンズを装用し，朝起きてはずすことを繰り返す必要があるが，日中は眼鏡が不要となることが多い。ただし，保険適用はないため自費診療となる。

国家試験問題

---

1 Aさん（48歳，男性）は，右眼の視野に見えにくい部位があることに気付き眼科を受診した。暗い部屋で見えにくいことはない。頭痛や悪心はない。

Aさんの疾患を診断するのに必要な検査はどれか。**2つ選べ**。　　(106回AM85)

1. 脳波検査
2. 色覚検査
3. 眼圧測定
4. 眼底検査
5. 眼球運動検査

---

2 動脈硬化を直視して評価できる血管はどれか。　　(105回AM69)

1. 冠動脈
2. 眼底動脈
3. 大腿動脈
4. 腹部大動脈
5. 中大脳動脈

▶ 答えは巻末

第1編 眼疾患とその診療

第4章

眼の疾患と診療

この章では
● 主な眼疾患について，原因，症状および治療法を理解する。

国家試験出題基準掲載疾患
網膜症 ｜ 網膜剝離 ｜ 白内障 ｜ 緑内障

　屈折および調節の異常

A　屈折の異常

1. 近視

▶ **概念・定義**　近視（myopia）とは，毛様体筋の弛緩した状態で，平行光線が網膜の前方に像を結ぶ状態をいう。眼球の眼軸長*が屈折力に比べて長いために起こるものを**軸性近視**，眼軸長は正常だが，角膜および水晶体の屈折力が強いために起こるものを**屈折性近視**という（図4-1）。2017（平成29）年度学校保健統計によると，小学生の約8.7％，中学生の約26.5％は近視である（裸眼視力0.3未満の者の割合）。

▶ **原因**　遺伝の関与，過度の近業持続の影響などが考えられる。

▶ **分類**　近視はその程度によって軽度（−3Dまで），中等度（−6D未満），強度（−6D以上）に区別する。遺伝的要因による強度近視のほとんどは眼軸の長さによる近視である。

▶ **症状**　患者は遠くが見えないと訴えるが，多くの場合，凹レンズの矯正眼鏡で良好な遠方視力が得られる（良性近視）。中等度以上の近視では，眼底に近視特有の変化がみられることが多く（豹紋状眼底およびコーヌス*など，図4-2），強度近視で黄斑部が障害されると，矯正眼鏡を着けても視力は回復しない（悪性近視）。

　また近業を過度に長時間続けたため毛様体の緊張が持続し（調節痙攣），屈折性近視と

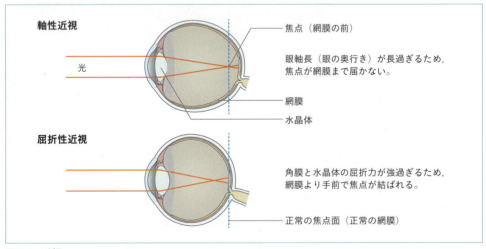

図4-1　近視

＊**眼軸長**：視軸の一部で，角膜頂点と中心窩の間にはさまれた部分をいい，眼球の光学的前後径である。
＊**コーヌス**：乳頭の一側（大部分は耳側）あるいは全周が半月状あるいは輪状に灰白色となり，網膜色素上皮，脈絡膜が萎縮，断裂している部分をいう。

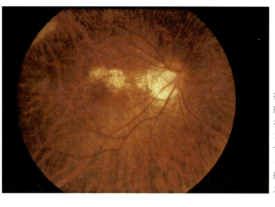

図4-2 強度近視眼底

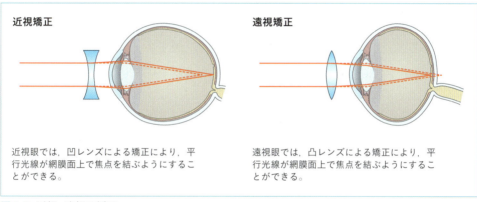

図4-3 近視・遠視の矯正

同様の機序で遠くが見えない状態を偽近視（仮性近視）という。
▶ **検査** 屈折検査，矯正視力。
▶ **治療** 良好な視力が得られ，装用しても疲れない凹レンズによる矯正眼鏡を装用する（図4-3）。コンタクトレンズでも矯正できる。また近視手術としてエキシマレーザーを使った手術が開発されているが，眼科専門医に相談してから受けるべきである。

偽近視の初期では，調節麻痺薬であるトロピカミド（ミドリン®M）点眼が用いられ，一時的に効果がある。

2. 遠視

▶ **概念・定義** **遠視**（hyperopia）とは，毛様体筋の弛緩した状態で，平行光線が網膜の後方に像を結ぶ状態をいう。眼球の眼軸長が屈折力に比べて短いために起こるものを**軸性遠視**，眼軸長は正常だが角膜および水晶体の屈折力が弱いために起こるものを**屈折性遠視**という（図4-4）。小児では調節力が大きいため遠視が目立たず，視力に支障のないも

I 屈折および調節の異常　321

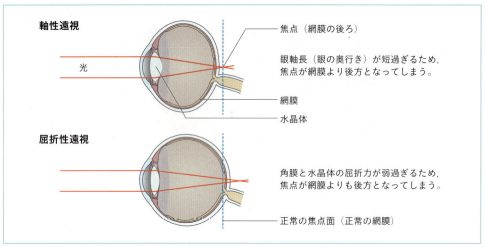

図4-4 遠視

のを潜伏遠視と称し，調節性内斜視，眼精疲労の原因となる。また，両眼の遠視の強さに差があると，遠視の強いほうの側が不同視弱視となることがあり，注意が必要である。遠視があると，正視の人に比べて早く老眼鏡が必要となる。

- ▶ **原因** 先天性のことが多い。また加齢とともに近視の度数は減少し，遠視化する傾向がある。
- ▶ **症状** 近くも遠くもはっきりと見えない。また遠視のある人の眼は正常の人に比べて小さいことが多く，閉塞隅角緑内障を発症しやすい。眼底には偽うっ血乳頭*の所見がみられることがある。
- ▶ **検査** 屈折検査，矯正視力。
- ▶ **治療** 凸レンズによる矯正眼鏡やコンタクトレンズを装用する（図4-3）（老視については次項B「調節とその異常」参照）。

3. 乱視

- ▶ **概念・定義** 平行光線を眼に照射しても，どこにも焦点を結ばない状態を**乱視**（astigmatism）という（図4-5）。多くの人にあり，視力に影響しない程度のことが多い。
- ▶ **原因** 先天性のことが多い。また眼の手術後は乱視が生じることが多い。
- ▶ **分類** 正乱視と不正乱視の2つに大別される。**正乱視**では，角膜表面が回転楕円体（ラグビーボール様）の一部のようになっており，図4-5に示したように1つの焦点はつくらず，2本の直交する焦線ができる。この2本の焦線の間は**スツルムのコノイド**といわれる立体面をつくり，中央に最小錯乱円ができる。この前・後の2本の焦線に対応して，それぞれ最も屈折力の強い強主径線と最も屈折力の弱い弱主径線があり，互いに直交する。
  不正乱視は，主として角膜の表面が不規則な凹凸不整の状態のために起こり，網膜に

---

*偽うっ血乳頭：先天的に乳頭が腫脹しているように見える状態を指す。遠視の人に多く，病的な意義はない。

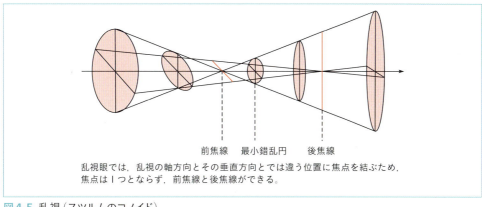

図4-5 乱視（スツルムのコノイド）

鮮明な像を結ばせることができない。角膜炎，円錐角膜などが原因となる。
▶ 症状　ぼやけて見えたり，二重に見えたり（単眼複視）する。またこれらの症状が眼精疲労の原因にもなる。
▶ 検査　屈折検査，矯正視力。
▶ 治療　正乱視の矯正には眼鏡（円柱レンズ）が使われる。不正乱視は眼鏡では矯正できないが，ハードコンタクトレンズにより矯正できることがある。

B 調節とその異常

　水晶体の厚さが変化することにより屈折力が変化し，遠方から近方までの一定範囲のものに焦点を合わせられる機能を**調節**という。調節力は年齢が高くなるに従って弱くなる（図4-6）。

1. 老視

▶ 概念・定義　加齢に伴う水晶体の弾力低下や，毛様体筋・チン小帯の衰えにより，調節力が減退した状態を**老視**（presbyopia）という。
▶ 原因　加齢。
▶ 症状　正視の人では，一般に40歳台頃から30cm以内の近方の物が鮮明には見えなくなり，老眼鏡が必要となる。図4-6からわかるように45歳頃から調節力が約3Dとなり，近点は1/3m，すなわち眼前約30cmとなり，近くの細かい字を読むのに不便を感じるようになる。遠視の人では正視の人より早くから近くが見えにくい症状が起こり，近視の人では遅く起こる。
▶ 検査　屈折検査，矯正視力検査，近方視力検査。
▶ 治療　調節力不足を補う凸レンズやコンタクトレンズの使用で，近方視力は出るようになる。

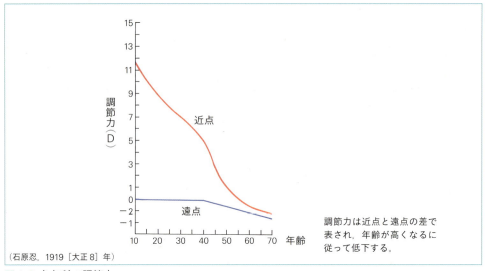
(石原忍，1919［大正8］年)
図4-6 各年齢の調節力

2. 調節痙攣

調節痙攣（accommodative spasm）は，調節機能の過度な働きが持続する状態を指す。ピロカルピン塩酸塩（サンピロ®）点眼後や，鞭うち症後などに出現し，患者はピントの合いづらさ（眼精疲労）を訴える。仮性近視の初期も，調節痙攣の状態にあると考えられている。

治療では散瞳薬トロピカミド（ミドリン®M）の点眼を行い，調節緊張を解除する。ただし，散瞳薬投与後は瞳孔の拡大で羞明が強くなることに注意する。

3. 調節麻痺

調節麻痺（accommodative palsy）とは，調節機能が麻痺または機能低下した状態を指す。調節は主に内眼筋（毛様体筋）で行われるため，内眼筋麻痺ともよばれる。アトロピン硫酸塩水和物（日点アトロピン®，リュウアト®。以下アトロピン）点眼後，各種原因による動眼神経麻痺などによって起こり，近見障害や散瞳を伴う場合は羞明がみられる。

治療はまずアトロピン点眼の中止，動眼神経麻痺による場合は原因となった疾患の治療を行う。

II 弱視

▶ 概念・定義　**弱視**（amblyopia）とは，小児の視覚の発達時期に起きた障害のため視力が低下した状態を指す。医学弱視ともいう。小児期に眼に十分な視覚刺激が入らないと視力の発達が障害され，低視力となる。

▶ **原因**　斜視，高度の屈折異常（特に遠視），不同視，先天白内障や先天性眼瞼下垂など。

▶ **分類**

- **斜視弱視**：斜視では非固視眼が弱視となる。交代固視が可能な患者は弱視になりにくい。
- **屈折異常弱視**：両眼に高度の遠視や乱視がある場合，両眼の弱視となる。
- **不同視弱視**：片眼に強い屈折異常がある場合，そちらの眼が弱視となる。
- **形態覚遮断弱視**：角膜の混濁や先天白内障，先天性眼瞼下垂などにより十分な視覚刺激が眼に入らないために弱視となる。
- **低視力**（low vision）：視機能が弱く，矯正もできない状態を指す。それにより日常生活や就労などの場で不自由を強いられる。社会的弱視，教育的弱視ともよばれる。

▶ **症状**　片眼，時に両眼に視力障害がみられる。網膜，視神経自体は正常所見で，器質的な異常はみられない。しかし，斜視や遠視，先天白内障など弱視となった原因が特定できる場合が多い。

▶ **検査**　屈折検査，矯正視力，眼位検査など。

▶ **治療**　治療の大原則は両眼の中心窩に鮮明な結像を得るようにすることである。ヒトの視覚の発達は8歳くらいまでとされており，それまでに治療する必要がある。

- **斜視弱視**：健眼遮閉（アイパッチ）による中心固視の獲得を目指す。斜視手術も行う。
- **屈折異常弱視**，**不同視弱視**：まず屈折矯正を行い，視力が改善しないときは健眼遮閉を行う。
- **形態覚遮断弱視**：視覚遮断の原因となる疾患（先天白内障など）の治療を行う。

Ⅲ　眼瞼の疾患

1. 麦粒腫

▶ **概念・定義**　麦粒腫（hordeolum）とは，睫毛皮脂腺，またはマイボーム腺（瞼板腺）の急性化膿性炎症である。前者は**外麦粒腫**，後者は**内麦粒腫**とよばれる（図4-7）。

▶ **原因**　黄色ブドウ球菌，レンサ球菌などの感染が多くみられる。

▶ **症状**　眼瞼の一部（外麦粒腫）または全体（内麦粒腫）に，発赤，腫脹，疼痛がみられ，数日中に自然排膿して治癒する。所属リンパ節の腫脹をみることもある。

▶ **治療**　急性期に全身および局所に抗生物質を投与して，膿点の形成を待ち，膿点が皮膚面に達したら切開排膿する。初期であれば，膿点を形成しないで吸収されることが多い。

2. 霰粒腫

▶ **概念・定義**　霰粒腫（chalazion）とは，マイボーム腺における無菌性の慢性肉芽腫性炎

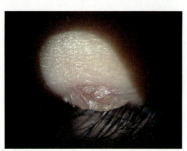

眼瞼の分泌腺の急性化膿性炎症で，発赤，腫脹がみられ，圧痛がある。

図4-7 麦粒腫

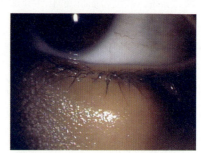

眼瞼の分泌腺の慢性肉芽腫性炎症で，腫脹はみられるが，発赤は少なく，圧痛もない。

図4-8 霰粒腫

症である。
- ▶ 原因　マイボーム腺に脂（皮脂）が詰まることが原因となる。
- ▶ 症状　瞼板に接して腫瘍状の硬いものが形成される。通常は疼痛も発赤もないが，徐々に大きくなる。細菌感染を起こし麦粒腫様症状を呈する場合を，急性霰粒腫という（図4-8）。
- ▶ 治療　患者の希望により手術を行う。結膜面または皮膚面から切開して，内容物を掻破または全摘出をする。50歳代以上で繰り返す霰粒腫様の眼瞼腫瘍をみたら，悪性腫瘍（マイボーム腺がんなど）との鑑別を考えなければならない。

3. 眼瞼ヘルペス

眼瞼ヘルペス（herpes blepharitis）には，単純ヘルペス，帯状ヘルペスがある。

1　単純ヘルペス

単純ヘルペスウイルス（herpes simplex virus；HSV）により起こる。眼瞼皮膚に小水疱ができ，そのまま乾燥し，または痂皮をつくり，瘢痕を残さずに治癒する（角膜の病変については，本章-Ⅵ「角膜の疾患」参照）。必要によってアシクロビル軟膏（ゾビラックス®軟膏）を塗布する。

2　帯状ヘルペス（眼部帯状ヘルペス）

帯状ヘルペスウイルス（varicella zoster virus；VZV）により起こる。三叉神経の第1，2枝，特に第1枝の支配領域が好発部位である。正中線を境として片側の頭痛および局所の疼痛，眼瞼，鼻根部，前額，頭部の皮膚に紅斑，小水疱が生じ，さらに瘢痕が形成される。角膜炎，虹彩毛様体炎，網膜炎（壊死性網膜炎），眼筋麻痺，続発緑内障などを伴うことがある（図4-9）。治療には抗ウイルス薬であるアシクロビル軟膏（ゾビラックス®軟膏），またはバラシクロビル塩酸塩錠（バルトレックス®）内服の投与を行う。副腎皮質ステロイド薬を併用す

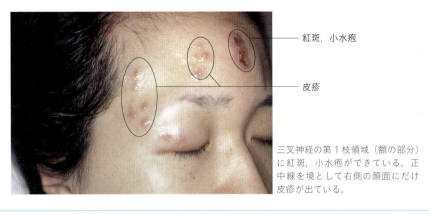

図4-9 眼部帯状ヘルペス

紅斑, 小水疱
皮疹

三叉神経の第1枝領域（額の部分）に紅斑, 小水疱ができている。正中線を境として右側の顔面にだけ皮疹が出ている。

ることもある。混合感染＊を予防するために抗生物質投与も行う。網膜炎を起こしている場合には，前記薬物を点滴静注や硝子体内注射，硝子体手術時の灌流液中に入れる。

4. 眼瞼内反（内反症）

- ▶ 概念・定義　**眼瞼内反**（内反症，entropion of lids）とは，眼瞼縁が眼球のほうに向いて睫毛が角膜に触れる状態を指す。さかさまつげともよばれる。
- ▶ 原因　生まれつき，あるいは他疾患による瘢痕の収縮，加齢による眼瞼皮膚のゆるみで起きる。
- ▶ 分類　睫毛内反症（皮膚性内反症），瘢痕性内反症，老人性内反症など。
- ▶ 症状　眼瞼縁が内側を向いて睫毛が角膜に触れ，異物感がある。
- ▶ 治療　眼瞼皮膚，皮下組織，瞼板の一部を切除し，眼瞼縁を外側へ向けるホッツ（Hotz）手術などを行う。

1　睫毛内反症（皮膚性内反症）

眼瞼縁が眼球のほうに向くために睫毛が角膜に触れる状態を指す。乳幼児の下眼瞼，特に鼻側では眼瞼皮下脂肪が多く，眼瞼が内側に押され，睫毛が眼のほうに向かうことがあり，充血や眼脂，時に眼痛の原因となる。ただし乳幼児では睫毛が軟らかいため角膜を傷つけることは少ない。

通常は，成長につれて10歳ぐらいまでに自然治癒する。角膜びらんのひどい場合や潰瘍の発生時は手術を行う。

＊**混合感染**：感染症において，2種以上の病原体が同一個体に感染する場合をいう。

2 | 瘢痕性内反症

眼瞼結膜の瘢痕性収縮によるもので，トラコーマ，外傷，熱傷，化学傷で起こる。角膜びらんがひどい場合は手術を行う。

3 | 老人性内反症

眼瞼が弛緩して起こる。異物感，流涙，羞明，視力障害などを起こす。角膜びらんがひどい場合は手術を行う。

5. 睫毛乱生

睫毛乱生（trichiasis）とは，睫毛の生え際の皮膚の炎症や瘢痕のために，睫毛が角膜のほうに向いて角膜に当たる状態を指す。トラコーマ，眼瞼縁炎，熱傷，化学傷，外傷などにより起こる。

睫毛の配列が不規則な状態（図4-10）で，角・結膜に向いた睫毛により角・結膜にびらんなどが発症すると，異物感などの症状が出現する。乱生した睫毛が少数なら電気分解，多数ならホッツ手術などの眼瞼縁を外へ向ける手術を行う。

6. 眼瞼外反（外反症）

眼瞼外反（外反症，ectropion of lids）とは，眼瞼縁が外向きになり，まぶたがゆるんだ状態を指す。

外傷，熱傷などによる瘢痕性収縮，眼輪筋の麻痺，または眼輪筋眼窩部の収縮（老人性皮膚弛緩など）によって角膜が乾燥するため，充血，異物感，流涙などを起こす。眼輪筋の麻痺または収縮によるものの場合は，原因療法を行う。瘢痕性または老人性のものは手術を行う。

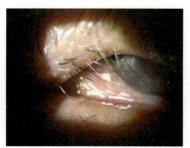

上眼瞼の睫毛が不規則に生えており，角膜，結膜に当たっている。

図4-10　睫毛乱生

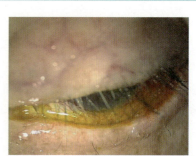

顔面神経麻痺のため眼瞼の閉鎖ができず，結膜充血，角膜びらんが起こっている。

図4-11　兎眼

7. 兎眼

兎眼（lagophthalmos）とは，眼瞼が閉鎖できない状態をいう（図4-11）。顔面神経麻痺による眼輪筋麻痺によるものが最も多く，ほかに高度の眼球突出，眼瞼の瘢痕収縮などにもよる。閉瞼時も角・結膜の一部が外に露出しているため，充血，眼痛，流涙を起こし，さらに角膜びらん，潰瘍などをつくることがある。

治療は対症的に行いつつ原因を検索する。強い兎眼の場合には，上下眼瞼を縫合する必要がある。

8. 眼瞼下垂

眼瞼下垂（blepharoptosis）とは，上眼瞼が垂れ下がり，瞳孔にかかるために見え方に影響する状態を指す。先天性と後天性があり，後天性は動眼神経麻痺，筋無力症，外傷，梅毒，脳炎，脳腫瘍で起こる。両眼性のこともある。

物を見るときに顎を上げ，前頭筋を使うため額に皺を寄せ，眉を上げ，独特の頭位をとることが特徴であり，治療には原因療法，上眼瞼挙筋短縮術，挙筋吊り上げ手術，ミューラー筋短縮術を行う。

9. そのほかの眼瞼の疾患

眼瞼縁炎，眼角部眼瞼炎，眼瞼浮腫，眼瞼痙攣，腫瘍などがある。特に眼瞼の悪性腫瘍は中高年以上に多く，霰粒腫との鑑別が難しいこともあり，注意が必要である。

IV　結膜の疾患

結膜炎（conjunctivitis）では主に結膜の充血，眼瞼の腫脹，流涙，眼脂，違和感が生じる。多くの原因が考えられるが，大きくは細菌，ウイルス，クラミジア，真菌，寄生虫などの外因性のもの，アレルギー，皮膚疾患などに合併する内因性のもの，外傷，熱傷，化学傷などによるものの3種類に分けられる。

1. 細菌性結膜炎

▶ 概念・定義　細菌性結膜炎（bacterial conjunctivitis）とは，細菌感染が原因で起きる結膜炎である。カタル性結膜炎ともよばれる。

▶ 原因　細菌（肺炎球菌，ブドウ球菌，インフルエンザ菌など）が結膜に感染して起きる。

▶ 種類　病像による分類としては，急性および慢性カタル性結膜炎，化膿性結膜炎（新生児膿漏眼がその典型例で，新生児には予防として抗生物質の点眼が行われる），偽膜性結膜炎に分けられる。

IV　結膜の疾患　　329

- ▶ **症状** 急性ないし亜急性に発症し，結膜充血，眼脂，眼瞼結膜に濾胞あるいは乳頭増殖をみる。自覚症状としては，異物感，熱感，瘙痒感，流涙などがみられる。眼脂は黄色で粘性膿性となる。
- ▶ **治療** 自然治癒することが多いが，慢性のものには抗菌薬，副腎皮質ステロイド薬の点眼を用いる。

2. 流行性角結膜炎

- ▶ **概念・定義** 流行性角結膜炎（epidemic keratoconjunctivitis；EKC）は，急性に起きるウイルス性結膜炎である。感染力が非常に強く，プールなどを介して流行する。はやり目，流角ともいう。学校保健安全法施行規則では第3種学校感染症に指定されている。
- ▶ **原因** 主としてアデノウイルス8型感染により，潜伏期は5〜7日である。
- ▶ **症状** 成人では急性濾胞性結膜炎の症状を呈する。角膜上皮の混濁，眼瞼発赤・腫脹，流涙，漿液性の眼脂，異物感を訴える。結膜は充血，腫脹が強く，濾胞がみられ，耳前リンパ節の圧痛・腫脹，発熱のみられることもある（図4-12）。乳幼児では偽膜性結膜炎を示す。ウイルス性結膜炎では，充血が強く，流涙を認めることが多い。

　発症後次第に悪化し，3〜7日で頂点に達した後，徐々に軽快に向かい，2〜3週間で全治する。発症後1週間を過ぎた頃より点状表層角膜炎（点状の混濁を生じ，異物感が強い）がみられるようになる。び漫性表層角膜炎や角膜上皮剝離がみられることもある。

　乳幼児の場合，混合感染を起こし，角膜炎，角膜潰瘍，全眼球炎と進行することもあり注意を要する。

- ▶ **検査** 結膜擦過標本からモノクローナル抗体を用いてウイルス抗原を検出する。最近は涙液中のアデノウイルス抗原を迅速に検出できるキット（アデノチェック®など）が市販されている。
- ▶ **治療・予防** 特効薬はない。3週間ほどで自然に治癒するが，抗菌薬，副腎皮質ステロ

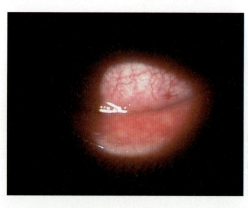

「はやり目」ともいわれる感染力の強い急性ウイルス性結膜炎。強い結膜充血，流涙があり，眼瞼結膜には濾胞形成（白い盛り上がり）がみられる。

図4-12 流行性角結膜炎

イド薬点眼を用い，消炎に努めるとともに混合感染を防ぐ。また，周囲の人へ感染しやすいので，注意しなければならない。接触感染であるから，洗面道具やタオルを別にしたり，食器などの煮沸消毒，患者が眼に触ったら十分に手を洗って乾かしてから周囲の物に触れるようにするなど指導する。

3. 咽頭結膜熱

▶ **概念・定義** 咽頭結膜熱（pharyngoconjunctival fever；PCF）はウイルス感染による結膜炎の一種で，発熱を伴う。プールで感染することが多いことから「プール熱」ともいわれる。学校保健安全法施行規則では第2種学校感染症に指定されている。

▶ **原因** アデノウイルス3型感染による結膜炎である。潜伏期は約5～7日間である。

▶ **症状** 急性濾胞性結膜炎，咽頭炎，発熱（およそ39～40℃）を伴う。流行性角結膜炎と同様の症状であるが，眼症状は軽く，全身症状が強い。小児に多い。

▶ **治療・予防** 流行性角結膜炎と同じ。

4. 急性出血性結膜炎

▶ **概念・定義** 急性出血性結膜炎（acute hemorrhagic conjunctivitis；AHC）とはウイルス感染による結膜炎の一種で，1972～1973（昭和47～48）年の大流行の後も散発的に流行している。アポロ熱ともいう。学校保健安全法施行規則では第3種学校感染症に指定されている。

▶ **原因** エンテロウイルス70型と考えられていたが，最近はコクサッキーA24型によるものも増えている。潜伏期間は数時間～1日で，流行性角結膜炎に比べて短く，両者の鑑別点になる。

▶ **症状** 極めて突然に発病し，強い結膜充血，結膜下出血，眼瞼腫脹，異物感，流涙，漿液性眼脂，耳前リンパ節腫脹など，流行性角結膜炎に似た症状がみられる。ほぼ1～2週間で治り，視力障害は残さない。角膜合併症として初期の多発性びらんがあるが，流行性角結膜炎に比べて軽症である。まれにポリオに似た四肢麻痺が報告されている。

▶ **治療** 流行性角結膜炎と同じ治療をする。周囲への感染に注意する。

5. クラミジア結膜炎，トラコーマ

クラミジア結膜炎（chlamiydial conjunctivitis）およびトラコーマ（trachoma）は，いずれもクラミジア・トラコマチスの感染による細菌性の伝染性結膜炎である。性病を起こすクラミジアによる結膜炎も最近多く報告されている。潜伏感染は5～10日と長い。結膜擦過物の結膜上皮細胞内に封入体が観察され（プロワチェック［Prowazek］小体），病原体の集団と考えられている。

急性期には急性濾胞性結膜炎の症状を示し，結膜に強い充血，混濁，濾胞，膿性の眼脂を生じる。慢性期には眼瞼肥厚，混濁，充血がみられ，瘢痕化には長期を要する。合併症

としては，眼瞼内反，睫毛乱生，パンヌス*，角膜潰瘍，鼻涙管閉塞症，慢性涙囊炎がみられる。テトラサイクリン系抗菌薬の点眼液や眼軟膏が有効である。

6. 春季カタル

春季カタル（vernal keratoconjunctivitis）は，春から夏にかけて増悪する重症のアレルギー性結膜炎である。青少年男性に多い。原因はダニ，花粉，粉塵などと考えられている。

瘙痒感が強く，眼瞼結膜が白色混濁・石垣状になる眼瞼型（図 4-13）と，角膜輪部に隆起が起こる眼球型があり，眼瞼型が多い。治療には副腎皮質ステロイド薬が点眼されるが，長期点眼によりステロイド緑内障を起こすことがあるため，注意を要する。シクロスポリン（パピロック®ミニ）点眼も行われている。

7. フリクテン

フリクテン（phlyctena）は結膜・角膜にできる白色・円形の隆起であり，発生する部位によって結膜フリクテン，角膜フリクテンという。俗に，ほしめといわれる。結核菌，ブドウ球菌によるアレルギーと考えられているが，幼児あるいは青少年女性，特に虚弱体質で偏食をする者に多い。

結膜フリクテンでは結膜の白色・円形の隆起の周囲に充血がみられる。**角膜フリクテン**は結膜付近の角膜に白色の小隆起が生じ，羞明・異物感がある。副腎皮質ステロイド薬と抗菌薬の点眼を行う。

8. アレルギー性結膜炎

▶ **概念・定義**　アレルギー性結膜炎（allergic conjunctivitis）は何らかの抗原に対するアレルギー反応により起きる結膜炎を指す。

▶ **原因**　花粉，塵埃，薬品，化粧品，動物（例：ダニ）などが原因となる。

▶ **症状**　かゆみ（瘙痒感）が強いことが最も重要な症状である。ほかに結膜炎の症状として，眼脂，流涙，羞明，異物感，結膜の充血・浮腫を呈する（図 4-14）。前述の春季カタルはアレルギー性結膜炎の劇症型である。眼の分泌物には好酸球が含まれる。

例年 2 〜 5 月にかけて発生するスギ花粉症は最近増加しており，くしゃみ，鼻水（アレルギー性鼻炎）とともに眼のかゆみを強く訴える。

▶ **治療**　原因となる抗原（アレルゲン）を除去し，抗アレルギー薬（抗ヒスタミン薬，メディエーター遊離抑制薬），副腎皮質ステロイド薬，非ステロイド性抗炎症薬（NSAIDs）の点眼を用いる。

---

* **パンヌス**：結膜血管が角膜周辺部に侵入した状態。角膜は無血管組織であり血管はないのが正常である。

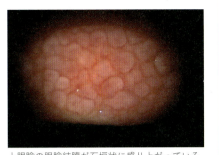

上眼瞼の眼瞼結膜が石垣状に盛り上がっている。

図4-13 春季カタル（眼瞼型）

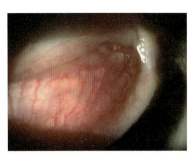

強いかゆみを訴え，充血，眼瞼結膜には濾胞形成がみられる。

図4-14 アレルギー性結膜炎

9. 結膜下出血

　結膜下出血（hyposphagma）とは，結膜の血管が切れて結膜下に出血し，血液が貯留した状態を指す。原因不明の場合が多いが，外傷，結膜炎，出血性素因，抗血液凝固治療，フリクテン，高血圧などにより，結膜小血管が破綻して生じることもある。

　結膜下の出血部分は鮮やかな赤色となる。同じ部位に数回繰り返し起こることもある（図4-15）。出血は約1〜2週間で吸収されるので治療は不要であるが，目をこすると再出血しやすいので，目をこすらないように指導する。

10. 翼状片

　翼状片（pterygium）は，結膜下組織の異常増殖が角膜上へ侵入した状態である。原因は不明だが，日光の下で働く人に多い。

　多くは鼻側の結膜が角膜中央に向かって侵入する（図4-16）。角膜中心部にかかると視力低下をきたすので，そうなる前に手術的に切除する。術後再発しやすいので，マイトマイシンC（マイトマイシン®）点眼，β線照射などの後療法を行う。また再発予防のため表層角膜移植を同時に行うこともある。

11. そのほかの結膜の疾患

　結膜結石，瞼板腺梗塞，腫瘍，結膜乾燥症，ビトー斑，角膜軟化症などがある。

Ⅳ　結膜の疾患

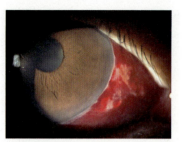
結膜の血管が切れて、結膜下に出血した状態。

図4-15 結膜下出血

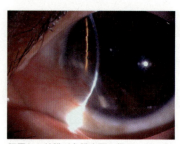
肥厚した結膜が角膜表面に侵入している。

図4-16 翼状片

V 涙器の疾患

1. 先天性鼻涙管閉塞症

　先天性鼻涙管閉塞症（congenital nasolacrimal duct obstruction）とは，先天性に鼻涙管の下鼻道への開口部が閉塞しているものである。多くは膜性閉塞である。出生直後より常時涙がたまり，流涙（lacrimation）を認める。2次的に感染を起こすと眼脂が出る。涙嚢洗浄で鼻へ洗浄液が流出せず，逆流することから診断できる。新生児涙嚢炎のときは涙嚢部を指圧すると涙点から膿汁が逆流する。

　治療には涙管ブジー挿入を行う。眼脂には抗菌薬点眼を行う。

2. 鼻涙管閉塞症

　鼻涙管閉塞症（nasolacrimal duct obstruction）は，鼻涙管が感染や炎症によって癒着，閉塞した状態を指す。鼻疾患や鼻の手術，トラコーマ，結膜炎，外傷，腫瘍などが原因と考えられる。

　流涙，起床時に内眼角部の眼脂がみられる。涙嚢に化膿性炎症を起こすと慢性涙嚢炎といわれる。

　治療では涙管ブジー後に，涙小丘，涙小管，涙嚢，鼻涙管をとおしてチューブを留置したり，涙嚢と鼻腔とを直接つなぐ**涙嚢鼻腔吻合術**を行う。やむを得ないときは涙嚢摘出術を行う。後者の手術後は膿汁，眼脂は出なくなるが，流涙は治らない。

3. 急性涙嚢炎

　急性涙嚢炎（acute dacryocystitis）は涙嚢の炎症が急性に増悪し，涙嚢外に炎症が波及した状態を指す。多くは鼻涙管閉塞に伴う慢性涙嚢炎があり，細菌感染が涙嚢の周囲にまで広がり，涙嚢部の発赤，腫脹，疼痛が現れる。放置すると膿点をつくり自然排膿して治癒

する。ただし眼窩蜂窩織炎（眼窩蜂巣炎）へと進展する可能性があり、注意が必要である。皮膚に瘻孔をつくることもある。

治療には抗生物質の投与。化膿すれば切開排膿を行う。

4. 慢性涙嚢炎

涙嚢の慢性化膿性の炎症。鼻涙管が閉塞した結果、涙液が涙嚢内に貯留し、そこに細菌感染が伴った状態を慢性涙嚢炎（chronic dacryocystitis）とよぶ。流涙で涙嚢部が圧迫される涙点から、膿や粘液が逆流する。

細菌感染に対しては、涙嚢洗浄をして抗菌薬を注入する。鼻涙管閉塞に対しては涙管ブジー挿入を行うが、治りにくい。治らないときには涙嚢鼻腔吻合術を行う。

VI 角膜の疾患

1. 点状表層角膜症

- ▶ 概念・定義　角膜上皮に微細な点状の混濁（上皮損傷）が多数生じた状態を点状表層角膜症（superficial punctate keratopathy；SPK）とよぶ（図4-17 ①）。び漫性表層角膜炎（diffuse superficial keratitis）ともいう。
- ▶ 原因　機械的刺激（異物、睫毛内反など）、結膜炎、角膜炎、涙液分泌低下、薬物、点眼薬、輻射線照射（紫外線など）、角膜知覚麻痺などの多くが原因として考えられる。
- ▶ 症状　患者は異物感、流涙、羞明、視力障害を訴える。また、傷がひどくなって角膜上皮全層が欠損した状態を角膜びらん（corneal erosion）といい、疼痛を伴う（図4-17 ②）。

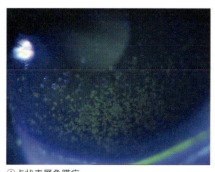

①点状表層角膜症
角膜上皮に微細な点状の混濁が多数みられ、フルオレセイン染色液で黄色く点状に染まる。

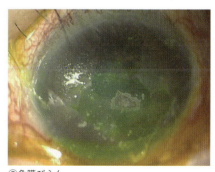

②角膜びらん
角膜上皮全層が欠損している状態で、患者は強い痛みを訴える。フルオレセイン染色液で上皮欠損の範囲が黄色に染まる。

図4-17 点状表層角膜症と角膜びらん

▶ **治療**　角膜保護薬（ヒアルロン酸点眼，ジクアス®，ムコスタ® 点眼やコンドロイチン硫酸点眼など），抗菌薬点眼，ビタミン B_2 点眼，人工涙液点眼などを適宜使用する。

2. 点状角膜炎

　点状角膜炎（punctate keratitis）とは，流行性角結膜炎（EKC）発症 10 日頃よりみられる，小円形の角膜上皮下の混濁が多数出現した状態を指す。成人では EKC の患者の 50 〜 90％にみられる。

　混濁は発生後 2 〜 3 か月で濃くなるが，次第に薄くなり 1 年後には消失する。副腎皮質ステロイド薬点眼が有効である。

3. 細菌性角膜潰瘍

▶ **概念・定義**　細菌性角膜潰瘍（bacterial corneal ulcer）とは，細菌感染により角膜に形成される潰瘍をいう。匐行性角膜潰瘍（serpiginous corneal ulcer）ともいう。

▶ **原因**　原因菌としては肺炎双球菌，緑膿菌，ブドウ球菌などがある。また稲の葉などで目を突いた後に発症することが多かったので，**つきめ**という俗称がある。

▶ **症状**　初期には角膜表層の灰白色の浸潤が生じる。進行すると潰瘍を生じ，前房蓄膿を伴うことが多い。劇症の場合，2 〜 3 日で角膜全部が侵され，角膜穿孔が起こることもあり，激しい眼痛，羞明，流涙を伴う（図 4-18）。穿孔して眼内に細菌が達すると，失明する危険がある。治療後に角膜の混濁（角膜白斑，図 4-19）を残すことも多い。

▶ **治療**　原因菌を培養により同定し，強力な抗菌薬投与を全身・局所同時に行う。原因菌を同定する前に（広域）抗菌薬を使い始める。局所投与法としては，抗菌薬の点眼，結膜下注射を用いる。

4. 単純ヘルペス性角膜炎

▶ **概念・定義**　単純ヘルペスウイルスによる角膜炎（herpes simplex keratitis）で，30 歳代をピークとする青壮年層に多い。角膜ヘルペス（corneal herpes）ともいう。

▶ **原因**　冬季にやや多く，これは感冒が誘因となるためと考えられる。このほか過労，心労，異物による外傷などが誘因となる。大部分（約 90％）が片眼性である。

▶ **症状**　角膜表層に樹枝状潰瘍（樹枝性角膜炎）ができ（図 4-20），さらに潰瘍が広がると地図状潰瘍となる。この時期に抗ウイルス薬で治癒すると，軽度の瘢痕を残すのみである。重症例では角膜実質に達する深部潰瘍（円盤状角膜炎）をつくり，強い白色混濁を残す。再発しやすいので注意深い経過観察が必要である。

▶ **検査**　角膜擦過標本からモノクローナル抗体*を用いてウイルス抗原を検出するか，PCR 法*でウイルス遺伝子（DNA）を検出することで，正確な診断ができるようになった。

▶ **治療**　抗ウイルス薬であるアシクロビル軟膏（ゾビラックス® 軟膏）5 回 / 日の点入から始める。表層のみの潰瘍では，これに速やかに反応して治癒する。病変が深部へ進行した

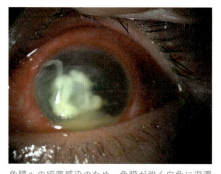

図4-18 細菌性角膜潰瘍

角膜への細菌感染のため，角膜が強く白色に混濁している。炎症は眼内にまで波及し，炎症細胞の眼内での沈殿（前房蓄膿）を起こしている。

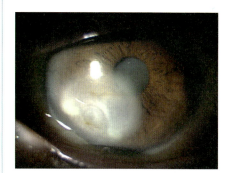

図4-19 角膜白斑

細菌性角膜潰瘍の後，角膜に白色の混濁を残した。

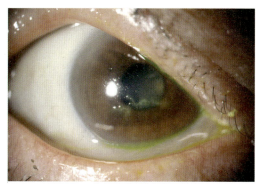

図4-20 角膜ヘルペス（樹枝状角膜潰瘍）

角膜表面に樹枝状の白色の混濁が現れ，潰瘍（角膜上皮が欠損した部分）をつくっている。

例で，表層の病変がない場合（角膜実質炎）は，副腎皮質ステロイド薬の局所投与が有効なこともある。表層に病変のある場合は副腎皮質ステロイド薬の局所投与は禁忌であり，抗ウイルス薬，抗菌薬を併用しつつ副腎皮質ステロイド薬内服を用いることもある。角膜白斑（図4-19）などの強い混濁を残した場合は，角膜移植の適応となる。

5. 帯状ヘルペス角膜炎

▶ 概念・定義　帯状ヘルペス角膜炎（herpes zoster keratitis）は，帯状疱疹ウイルスによる角膜炎である。

---

* **モノクローナル抗体**：単一クローンの抗体産生細胞から産生される抗体（免疫グロブリン）のこと。抗原特異性がまったく同一である。
* **PCR（polymerase chain reaction，ポリメラーゼ連鎖反応）法**：目標とする特定の遺伝子配列を選択的に化学反応で10万倍以上に増幅し，微量のサンプル中に特定の遺伝子（DNA）配列が存在するかを判定する方法。遺伝子疾患の診断や病原体遺伝子の証明に利用されている。

▶ **原因**　眼瞼の帯状疱疹に伴って起こることが多い。

▶ **症状**　皮疹の出現後に角膜上皮の点状びらんの形で出現し，その後，角膜内部に病変が及ぶ実質性角膜炎が続発する。角膜上皮病変が樹枝状となり，単純ヘルペスの病変に似た病変となることもある。さらに虹彩毛様体炎や網膜炎を合併することもある。

▶ **検査・治療**　単純ヘルペス性角膜炎と同様に行う。

6. 角膜真菌症

　真菌の感染によって起こる角膜炎を角膜真菌症（keratomycosis）という。副腎皮質ステロイド薬点眼の長期使用者に起こりやすい。

　細菌性角膜潰瘍と同様に，角膜に浸潤病変，潰瘍ができるが，細菌性のものより進行が遅い（図4-21）。治療が遅れると穿孔することがある。

　ピマリシン（ピマリシン®），フルコナゾール（ジフルカン®）などの抗真菌性抗菌薬の点眼を用いる。

7. カタル性角膜潰瘍

　カタル性角膜潰瘍（catarrhal corneal ulcer）とは，角膜周辺部に生じる小型，楕円形の角膜潰瘍を指す。眼瞼縁やマイボーム腺に生息するブドウ球菌の毒素によって発症し，結膜炎，眼瞼炎に合併する。

　角膜の周辺部に小さな潰瘍を生じ，結膜充血を伴う。羞明，流涙，異物感などがある。治療には抗菌薬，副腎皮質ステロイド薬が点眼される。

8. 蚕蝕性角膜潰瘍

　蚕蝕性角膜潰瘍（rodent ulcer）とは，非感染性で角膜輪部に沿った形で生じる角膜周辺部潰瘍であり，モーレン（Mooren）潰瘍ともよばれる。膠原病（関節リウマチなど）でも類似の角膜潰瘍を生じるが，この病名は膠原病を伴わない場合に使われる。

　免疫の異常によって生じると考えられており，角膜輪部に沿った，両眼性に強い痛みを伴う角膜潰瘍が円周方向に拡大し，さらには中央に向かっても拡大する。潰瘍の進んだ後は薄くなり，混濁した角膜が残る。

　治療として副腎皮質ステロイド薬点眼，角膜移植，角膜上皮移植を行う。

9. 円錐角膜

　円錐角膜（keratoconus）とは，角膜中央部の角膜実質が非炎症性に薄くなり，円錐状に前方へ突出する疾患である。原因不明であるが，アレルギー疾患の合併が多いことが知られている。

　10歳台に発症して数十年かけて進行し，次第に不正乱視が起こり，視力が低下する（図4-22）。角膜が薄くなった部分にデスメ膜*破裂を起こし，角膜白斑を形成することもある。

338　　第1編／第4章　眼の疾患と診療

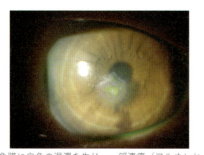

角膜に白色の混濁を生じ，一部潰瘍（フルオレセイン色素で染まった黄色の部分）になっている。

図4-21 角膜真菌症

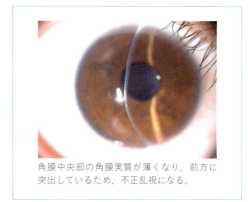

角膜中央部の角膜実質が薄くなり，前方に突出しているため，不正乱視になる。

図4-22 円錐角膜

治療では角膜の変形の進行予防のためにハードコンタクトレンズによる矯正を行い，これが不可能になったら全層角膜移植を行う。

10. 乾性角結膜炎（角結膜乾燥症，ドライアイ）

▶ **概念・定義** 乾性角結膜炎（角結膜乾燥症，ドライアイ [dry eye]）とは，涙液量の不足や涙液の質の低下によって，角膜表面に涙液が十分に行き渡らなくなり，目の表面に傷を生じる状態を指す。わが国で2000万人以上の患者がいると推定されている。

▶ **原因** 多くは原発性（原因不明）であるが，全身疾患（シェーグレン症候群，スティーブンス-ジョンソン症候群，膠原病やリウマチなど）に続発することもある。長時間のパソコン使用や車の運転，エアコンやコンタクトレンズの使用，ストレス，睡眠不足などの生活習慣も病状の増悪に関与していると考えられる。

▶ **症状** 目の乾き，かすみ感，不快感，眼精疲労，充血，異物感，眼痛などを生じる。

▶ **治療** 上記の生活習慣の問題点の改善に加え，人工涙液，ヒアルロン酸ナトリウムなどの角結膜上皮障害治療薬，涙液分泌を促進する作用をもつジクアホソルナトリウム（ジクアス®）などの点眼治療を行う。重症の患者では，涙液の排出口である涙点にプラグを挿入して涙液の流出を抑える治療（涙点プラグ挿入）を行う。

11. そのほかの角膜の疾患

角膜にはほかに**角膜変性**が多く知られ，視力低下の原因となる。先天性遺伝性角膜変性には，顆粒状角膜ジストロフィー（図4-23），斑状角膜ジストロフィー，格子状角膜変性症，フックス角膜内皮変性症などがあり，それぞれ，顆粒状，斑状および線状の角膜混濁，角膜浮腫（水疱性角膜症）がみられる。後天性のものとしては，高齢者において灰白色の輪状の混濁が強角膜輪部に沿って形成される老人環が多くみられる（図4-24）。

---

* **デスメ膜**：角膜の内側にある0.01mmの薄くて硬い膜組織。円錐角膜ではデスメ膜が徐々に薄くなって破れ，角膜混濁を起こす。

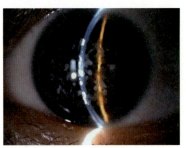
角膜浅層に白色の斑状の混濁が徐々に増加してくる疾患。

図4-23 顆粒状角膜ジストロフィー

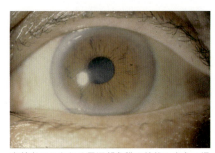
高齢者にみられる周辺部角膜の輪状の白色の混濁。加齢性変化である。

図4-24 老人環

　そのほかには，種々の形の異常（扁平角膜，巨大角膜，小角膜，球角膜），角膜への色素沈着（角膜血液染，ウィルソン病におけるカイザー-フライシャー輪など）などがある。アカントアメーバ角膜炎は，原虫であるアカントアメーバによる角膜炎で，強い角膜混濁（輪状潰瘍）を特徴とする。コンタクトレンズを水道水で洗うなどの行為を続けると，コンタクトレンズに感染し，角膜感染を起こす。また，種々の原因により角膜瘢痕（角膜片雲，角膜白斑）が残った場合には，角膜移植術が治療法となる。

VII 強膜の疾患

1. 上強膜炎, 強膜炎

　強膜の表層の炎症を上強膜炎（episcleritis），より深部の強膜固有層の炎症を強膜炎（scleritis）とよぶ。関節リウマチなどの膠原病によることが多く，ほかに結核，梅毒，ヘルペスウイルス，手術の影響などが考えられる。

　上強膜炎は，球結膜下の強膜表層の血管が怒張する。強膜炎は上強膜炎より深部の炎症で，強膜面がピンク色となり（図4-25），急性期には強膜の肥厚がみられることがある。いずれも充血が限局性のものと，び漫性にみられるものがある。異物感，流涙，羞明などを生じるが，強膜炎では通常，眼痛を伴う。後部強膜炎は眼球の後ろ側の強膜の炎症で，視力障害を伴う場合もある。

　上強膜炎に対しては副腎皮質ステロイド薬の点眼，強膜炎に対しては副腎皮質ステロイド薬の点眼，非ステロイド性抗炎症薬や副腎皮質ステロイド薬の内服を行う。難治例では免疫抑制剤内服も行われる。

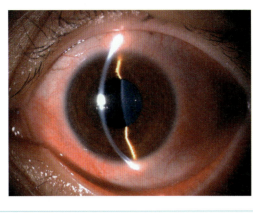

結膜充血だけではなく，結膜下の強膜表面の毛細血管も拡張しているため，強膜全体がピンク色に充血している。

図4-25 強膜炎

VIII ぶどう膜の疾患

　ぶどう膜は炎症を起こしやすく，ぶどう膜を中心に眼内に炎症を起こす病気を，ぶどう膜炎と総称する。炎症が前部に限局しているときは**虹彩炎**（**虹彩毛様体炎**，前部ぶどう膜炎）といい，後部に限局しているときは**網脈絡膜炎**（後部ぶどう膜炎）という。また，全体に炎症があるときは**汎ぶどう膜炎**という。

1. 虹彩炎，虹彩毛様体炎

▶ **概念・定義**　虹彩炎（iritis），虹彩毛様体炎（iridocyclitis）は，眼内の炎症が前部（虹彩・毛様体）に限局し，眼底には炎症所見がみられない状態を指す。

▶ **原因**　梅毒，結核などの細菌感染，ヘルペスをはじめとするウイルス感染，糖尿病やリウマチ，ベーチェット病，サルコイドーシス，フォークト（Vogt）- 小柳 - 原田病など，全身炎症疾患の一部分症として起こる。また，角膜炎，角膜ヘルペス強膜炎などに続発するものもある。再発しやすく，原因不明のことも多い。

▶ **病態生理**　虹彩，毛様体は血管が豊富で，免疫反応が起こりやすい。このため眼内のウイルス感染，全身の感染症（梅毒，結核），全身的な炎症性疾患が原因となり，虹彩，毛様体に炎症が起きる。

▶ **分類**　細菌性，ウイルス性，ベーチェット病など全身疾患によるもの，原因不明などに分けられる。

▶ **症状**　自覚的には視力障害，羞明，流涙，眼痛，頭痛が，他覚的には毛様充血，角膜後面沈着物，前房内細胞，前房水中のたんぱく濃度の上昇，瞳孔の縮小などがみられる。重症かまたは治療が遅れると，虹彩後癒着（虹彩と水晶体の癒着），瞳孔閉鎖，続発緑内障，併発白内障などを起こして視力障害を残すことがある（図4-26）。

VIII　ぶどう膜の疾患　341

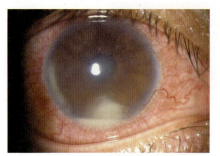

図4-26 虹彩炎

眼内の強い炎症のため，前房蓄膿（炎症細胞が眼内に沈殿する状態）が起きている。角膜のすぐ外側の結膜を中心とした強い充血（毛様充血）がみられる。

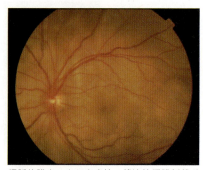

図4-27 フォークト-小柳-原田病（原田病）

網脈絡膜炎により炎症性の漿液性網膜剥離が起こっており，網膜表面は白色に混濁し，網膜血管は波打って見える。

▶ **検査** ヘルペス性など感染症によるものでは，診断の確定のために前房水を採取して，PCR法などを行う。

▶ **治療** 局所的にはアトロピンによる散瞳と副腎皮質ステロイド薬点眼，結膜あるいはテノン囊下注射による消炎を行う。全身的には副腎皮質ステロイド薬の内服，静注を行うこともある。原疾患に対する療法が行える場合は，それを行う。ウイルス性など感染によるものでは，病原体に対する薬剤を併用する。

2. フォークト-小柳-原田病（原田病）

両眼性の急性汎ぶどう膜炎と白髪，難聴，髄膜炎様症状（頭痛など）といった症状を呈する全身性疾患である。眼や毛髪，内耳，髄膜などメラニン色素のある部位に炎症を起こすので，原因はメラニン色素に対する自己免疫説が有力とされている。

軽度の発熱，頭痛などの感冒様の症状に引き続いて，両眼の急激な高度の視力障害が起こる。虹彩毛様体炎，網脈絡膜炎（図4-27）のほか全身症状として毛髪の白変，脱毛，皮膚の白斑，耳鳴り，難聴などが起こる。治療には副腎皮質ステロイド薬点眼とともに，強力に全身治療（副腎皮質ステロイド薬の大量点滴療法）を行う。

3. ベーチェット病

ベーチェット病（Behçet's disease）とは，急性に再発を繰り返すぶどう膜炎と口内炎，陰部潰瘍，皮膚症状などの症状を呈する原因不明の全身性疾患である。

①アフタ性口内炎，②陰部潰瘍，③結節性紅斑などの皮膚症状，④再発性前房蓄膿性虹彩毛様体炎や網脈絡膜炎（図4-28）などのぶどう膜炎，の4つを主症状とする。ぶどう膜炎は急性再発性で，再発時には充血，霧視，眼痛，視力低下を生じ，再発を繰り返しているうちに視力が悪化する。そのほか関節炎，消化器症状，精神神経症状，血管炎，精巣上

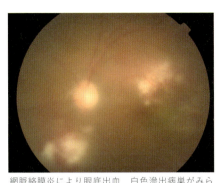

図4-28 ベーチェット病

網脈絡膜炎により眼底出血，白色滲出病巣がみられる。硝子体も混濁しており，眼底が透見しにくい。

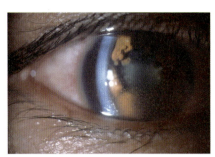

図4-29 サルコイドーシス

サルコイドーシスのぶどう膜炎は，肉芽腫性虹彩毛様体炎を特徴とし，角膜裏面に白色の滲出の沈着や虹彩結節が多数みられる。

体炎などを起こす。20～50歳台に発症し，通常両眼性で，十分な治療を行わないと視力が徐々に低下することが多い。

眼症状に対しては散瞳薬，副腎皮質ステロイド薬点眼，結膜下注射を行い，全身的には免疫抑制剤（シクロスポリン［ネオーラル®］，副腎皮質ステロイド薬，TNF阻害薬など）やコルヒチン（コルヒチン®）の内服を用いる。

4. サルコイドーシス

サルコイドーシス（sarcoidosis）とは，通常両眼性の汎ぶどう膜炎に両側肺門リンパ節腫脹や肺病変，皮膚病変などの症状を生じる原因不明の全身性炎症性疾患である。

眼のほか，リンパ節（肺門，頸部，腋窩，鼠径部），皮膚，肝臓，腎臓を侵し，時に神経麻痺を起こす。本疾患の60～70％に眼症状を認める。虹彩毛様体炎，虹彩結節（図4-29），網膜静脈周囲炎，硝子体混濁，続発緑内障を起こし，患者はかすみ目や充血，視力低下を訴える。

診断は臨床症状のほかに胸部X線撮影，リンパ節の生検，血清中アンジオテンシン変換酵素値の上昇の確認などで行う。また治療は対症的に副腎皮質ステロイド薬の点眼・内服のほか，散瞳薬（トロピカミド［サンドール®，ミドリン®M］，トロピカミド・フェニレフリン塩酸塩［ミドリン®P，オフミック®］）の点眼も行う。続発緑内障に対しては眼圧降下治療を行う。

5. そのほかのぶどう膜の疾患

そのほかのぶどう膜炎の原因となる疾患として，交感性眼炎，急性網膜壊死（桐沢型ぶどう膜炎），細菌性眼内炎，眼トキソプラズマ症などがある。交感性眼炎は眼球破裂や眼の手術の後に起きるぶどう膜炎で，フォークト‐小柳‐原田病と同じ病態と考えられている。

IX 眼底(網膜)の疾患

ここでは,主に網膜(神経上皮,色素上皮)の疾患について述べる。網膜が病変の首座であっても,それに隣接する脈絡膜,毛様体,視神経などにも病変が及ぶことは多くある。

❶ 自覚症状

網膜疾患での自覚症状として,視力障害,視野欠損,飛蚊症,光視症,歪視症,小視症,色視症(実際ではない色が付いて見える),夜盲,昼盲などがある。

❷ 網膜疾患にみられる眼底所見

網膜疾患にみられる眼底所見としては,以下のようなものがある。

- **網膜出血**
- **硬性白斑**:黄白色で境界鮮明な硬い感じの白斑。血管から漏出した血漿成分が沈着した状態。
- **軟性白斑**(綿花様白斑):網膜小血管の閉塞により網膜神経線維が局所的に虚血状態に陥り白濁した状態。境界不鮮明な軟らかい感じの白斑。
- **色素斑**
- **網膜剥離,網膜浮腫**
- **血管の拡張,怒張,蛇行,白線化**(本来赤い血管が閉塞し白くなる),**交叉現象**(図 4-32 参照)。

Digest

		網膜症
概要	**概念**	• 何らかの理由による網膜の障害で視力や視野が障害される病態を指す。実際には「糖尿病網膜症」「高血圧性網膜症」など理由を合わせて用いる言葉で,「網膜症」単独では疾患名とならない。
	原因・分類	• 糖尿病網膜症:糖尿病によって起こる網膜症。 • 高血圧性網膜症:高血圧によって起こる網膜症。 • 網膜動脈硬化症:高血糖や高血圧による動脈硬化が原因の網膜症。
	病態生理	• 糖尿病網膜症:高血糖状態が網膜血管内皮細胞を障害し,血管閉塞を起こす。これにより虚血となった網膜はサイトカインを産生して網膜新生血管をつくろうとするが,この新生血管は破れやすく,網膜出血や硝子体出血の原因となる。 • 高血圧性網膜症:高血圧に伴い,網膜の細動脈に,血管の狭細化,口径不同,出血,白斑が現れる。 • 網膜動脈硬化症:出血や白斑のほか,動脈硬化によって動脈血柱反射の増強や動静脈交叉現象がみられる。
	症状	• 糖尿病網膜症:飛蚊症,視力低下のほか,網膜剥離によって失明するおそれがある。進行の程度によって,単純糖尿病網膜症,前増殖糖尿病網膜症,増殖糖尿病網膜症に区別される。 • 高血圧性網膜症・網膜動脈硬化症:初期の自覚症状は少ない。進行すると飛蚊症や視力低下が自覚される。

検査・診断	● 眼底検査：網膜の状態を確認する。
	● 眼底撮影：病変の部位・大きさを記録する。
	● 光干渉断層計：造影剤を使わず病変を確認したい場合に用いる。
	● キース‐ワーグナー（Keith-Wagener）分類・シェイエ（Scheie）分類：高血圧性網膜症・網膜動脈硬化症の程度の分類に用いる。
主な治療	● 全身療法：糖尿病，高血圧など原因となった疾患を治療する。眼底撮影で光凝固を行い，進行を食い止める。進行した牽引性網膜剥離や，自然に吸収されない硝子体出血には，硝子体手術を行う。
	● 光凝固術：網膜無血管野や新生血管があった場合，進行を食い止める。
	● 硝子体手術：牽引性網膜剥離や硝子体出血がみられた場合に行う。
注意点	● 眼底周辺部の精査時は，散瞳によって眼圧上昇が起きるため，現病歴・既往歴を確認する。

1. 糖尿病網膜症

▶ **概念・定義**　糖尿病網膜症（diabetic retinopathy）とは，眼底出血など種々の眼底変化を示す網膜病変である（図4-30）。わが国の中途失明原因の第2位を占める。

▶ **原因**　糖尿病による高血糖状態の持続が原因である。

▶ **病態生理**　高血糖状態の持続により網膜血管内皮細胞が障害され，微小血管閉塞を起こす。血管閉塞により虚血（酸素不足）となった網膜から血管内皮増殖因子（vascular endothelial growth factor：VEGF）などのサイトカインが産生され，網膜新生血管を生じる。新生血管は破れやすく，網膜出血や硝子体出血を起こす（図4-31）。

▶ **種類**　進行度によって，単純糖尿病網膜症，前増殖糖尿病網膜症，増殖糖尿病網膜症の3つに大きく分けられる。

▶ **症状**　**単純糖尿病網膜症**とは網膜に細小血管瘤ができ，小出血，小白斑が散在する状態であり，自覚症状はない。**前増殖糖尿病網膜症**になると，眼底に軟性白斑（網膜血管の小閉塞巣），網膜内細小血管異常，静脈の変形がみられ，蛍光眼底検査では網膜無血管野の拡大がみられる。この時期までは黄斑部に病変がなければ自覚的には症状がない。さらに**増殖糖尿病網膜症**ではもろくて出血しやすい新生血管がみられ，網膜および硝子体に出血しやすくなり，自覚的にも飛蚊症，視力低下を訴えるようになる。
　網膜剥離を起こして失明する場合もある。

▶ **検査**　眼底検査，眼底撮影，蛍光眼底造影，光干渉断層計など。

▶ **治療**　まず糖尿病の全身療法を行い，血糖のコントロールを図ることが何よりも大切である。蛍光眼底撮影を行って網膜無血管野や新生血管があれば網膜光凝固を行う。新生血管の増悪によって続発緑内障が生じることもある。進行した牽引性網膜剥離や，自然に吸収しない硝子体出血に対しては，硝子体手術が必要となる。2014（平成26）年には糖尿病網膜症による黄斑浮腫に対して抗VEGF抗体製剤（ルセンティス®，マクジェン®，アイリーア®）の硝子体注射が保険適用となった。

IX　眼底（網膜）の疾患　　345

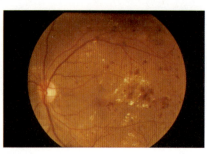
網膜出血，硬性白斑が多数みられる。

図4-30 糖尿病網膜症

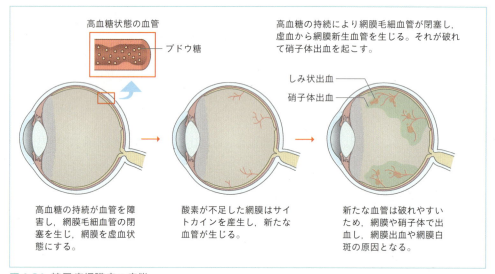

図4-31 糖尿病網膜症の病態

　自覚症状に乏しいため，糖尿病と診断されたら必ず眼科検査（眼底検査）を定期的に行うことが大切である。

2. 高血圧性網膜症，網膜動脈硬化症

▶ **概念・定義**　高血圧および動脈硬化によって起きる網膜血管の変化や眼底出血などの眼所見を指す。網膜は眼底検査により直接，血管（眼底動脈）を観察できるため，高血圧および動脈硬化の診断，および治療上有用な情報が得られる。

▶ **原因・病態生理**　高血圧，高血糖，脂質異常症（高脂血症）は動脈硬化の原因となる。高血圧に伴う網膜の血管，特に細動脈の変化としては，表4-1，2に示すように，血管の狭細化，口径不同，出血，白斑がみられる。動脈硬化（病理学的には細動脈硬化）性変化としては，動脈血柱反射（赤い血管の中が白くみえる）の増強，動静脈交叉現象*（図4-32）などがある。

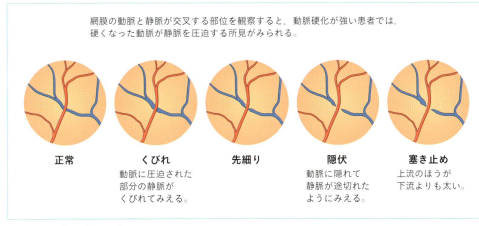

図4-32 動静脈交叉現象

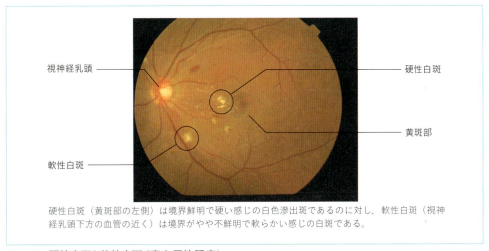

図4-33 硬性白斑と軟性白斑(高血圧性眼底)

さらに血管内腔が狭細化して網膜血流が悪化すると，網膜出血や網膜白斑を生じる(図4-33)。

- ▶ **分類** 高血圧性網膜症(hypertensive retinopathy)は網膜の細動脈の変化，網膜動脈硬化症(retinal arteriosclerosis)は，動脈硬化性の変化が原因となって生じる。この重症度の分類にはキース・ワーグナー分類(表4-1)，シェイエ分類(表4-2)があり，いずれも広く用いられている。
- ▶ **症状** 初期には眼科的には無症状であるが，進行して出血，白斑が出現し，網膜浮腫などがみられるようになると，視力低下，飛蚊症などを自覚する。
- ▶ **検査** 眼底検査，眼底撮影，蛍光眼底造影など。

＊**動静脈交叉現象**：網膜の細動脈・細静脈の交叉部で，外膜を共有するために生じる細静脈にみられる病的現象。

IX 眼底(網膜)の疾患 347

表4-1 キース‐ワーグナー（Keith-Wagener）分類

分類	変化
1群	眼底所見が軽微で，細動脈に軽度の狭細化と硬化を認める。
2群	細動脈の変化が著明になり，白斑，出血をみることがある。
3群	細動脈に著明な緊張亢進と攣縮を認める。白斑，出血および網膜の浮腫をみる。
4群	以上のほかに乳頭浮腫が現れる。

表4-2 シェイエ（Scheie）分類

分類	高血圧性変化	動脈硬化性変化
1度	軽度のび漫性狭細化をみる。	動脈血柱反射が増強している。軽度の動静脈交叉現象がみられる。
2度	び漫性狭細化が中程度，口径不同となる。	動脈血柱反射の高度増強があり，動静脈交叉現象は中程度となる。
3度	狭細化と口径不同高度，出血，白斑が出てくる。	銅線動脈，血柱反射高度。動静脈交叉現象は高度となる。
4度	第3度の変化のほかに乳頭浮腫がみられる。	血柱の外観は銀線状，時には白線状になる。

▶ **治療**　表4-1，2に示した分類は，内科医が高血圧，動脈硬化を全身的に治療するときに大切な情報となる。全身管理は内科で行ってもらう。

3. 網膜静脈閉塞症

▶ **概念・定義**　網膜中心静脈の本管や網膜内の分枝が閉塞して網膜に出血した状態を，網膜静脈閉塞症（retinal vein occlusion）とよぶ。網膜静脈血栓症ともよばれる（図4-34）。

▶ **原因**　網膜静脈が動脈との交叉部で圧迫され，その部位に形成された血栓のために閉塞し，その支配領域に網膜出血，白斑が出現する。高血圧や動脈硬化が基礎にある場合に多くみられる。

▶ **症状**　閉塞が網膜中心静脈に起こる場合と，分枝部分に起こる場合がある。中心静脈閉

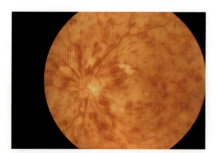

網膜中心静脈が閉塞すると，網膜全体の静脈圧が上昇し，網膜全体に出血が起こる。

図4-34 網膜中心静脈閉塞症

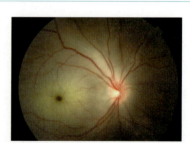

網膜中心動脈が閉塞すると，網膜全体の血流が途絶え，網膜全体が白色浮腫状となる。黄斑部の赤黄色が浮き立って見えるようになる。

図4-35 網膜中心動脈閉塞症

塞症では，網膜全体が出血し，循環障害の強い場合には，視力低下，続発緑内障（虹彩および前房隅角新生血管による）を起こす。
- ▶ 治療　発病初期であれば血栓溶解薬（ウロキナーゼ［ウロナーゼ®］など）の大量投与や血流改善薬内服（カリジノゲナーゼ［カリクレイン®］など）を行う。また蛍光眼底検査を行い，網膜循環障害の強い場合には光凝固を行う。

4. 網膜動脈閉塞症

- ▶ 概念・定義　網膜動脈閉塞症（retinal artery occlusion）では，網膜中心動脈の本管や網膜内の分枝が閉塞し，網膜が白色の虚血状態となる。
- ▶ 原因　網膜動脈が何らかの原因（多くは塞栓）で閉塞し，網膜への血流が突然に止まって視力が低下する。発症後なるべく早期に治療が必要だが，回復しない場合も多い。
- ▶ 症状　閉塞が網膜中心動脈に起こる場合（中心動脈閉塞症）と分枝部分に起こる場合がある。中心動脈閉塞症では，網膜全体が浮腫状に白っぽく見え，黄斑部は赤く見える（cherry red spot，図4-35）。網膜動脈の一部が閉塞することもあり，その部分に一致した視野欠損を示す。
- ▶ 治療　血栓溶解薬あるいは血管拡張薬の点滴，前房穿刺術，眼球マッサージを直ちに行う。

5. 中心性漿液性網脈絡膜症

- ▶ 概念・定義　中心性漿液性網脈絡膜症（central serous chorioretinopathy）では，網膜の中心である黄斑部に限局した滲出性の（脈絡膜より網膜下へ滲出液が漏出する）網膜剥離が起こる（図4-36）。
- ▶ 原因　原因は不明であるが，ストレス，過労が誘因と考えられる。中年男性に好発するが，近年女性患者も増えてきている。
- ▶ 症状　自覚的には，視力は比較的良好であるが，軽度の遠視化，中心比較暗点，変視症，

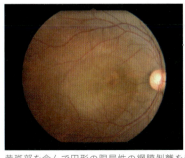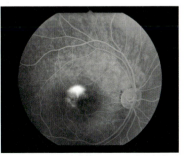

黄斑部を含んで円形の限局性の網膜剥離を起こしている。蛍光眼底造影では，黄斑部付近から造影剤が漏れている（白色）のがわかる。

図4-36 中心性漿液性網脈絡膜症（左）とその蛍光眼底造影写真（右）

小視症などを訴える。予後は比較的良いが，再発しやすく，再発を繰り返すと視力が低下する例もみられる。

▶ 治療　循環改善薬，ビタミン製剤内服をしながら自然治癒を待つ。過労を避けることも大切である。蛍光眼底撮影を行い漏出箇所を確かめ，もし黄斑中心から漏出部が離れていれば，光凝固で漏出を止める療法を行う。

6. 網膜出血

▶ 概念・定義　網膜出血（retinal hemorrhage）とは，種々の原因により網膜，硝子体内に出血した状態を指す。
▶ 原因　若い人では外傷が多く，高齢者では高血圧，動脈硬化，糖尿病網膜症，加齢黄斑変性症によって起こることが多い。
▶ 症状　飛蚊症，視力低下がみられる。特に黄斑部に出血すると，強い視力低下がみられる（図4-37）。
▶ 治療　初期には安静，止血薬（酵素製剤，循環改善薬）を用いる。また，原疾患に対する治療を早期に強力に行う。裂孔を発見したら光凝固を行う。硝子体出血が多くて眼底が透視困難な場合は，超音波（Bモードスキャン）で網膜剥離がないか確認する。

7. 網膜色素変性症

▶ 概念・定義　網膜色素変性症（retinitis pigmentosa）とは，遺伝性の網膜変性疾患で，病理学的には網膜色素上皮細胞や視細胞の変性，消失がみられる。
▶ 原因　先天性で，家族性に発症する例と散発性の例がある。家族性の場合，血族結婚に多い。種々の遺伝形式が知られ，常染色体劣性遺伝のものは小児期から始まり予後不良だが，常染色体優性遺伝のものは発症も遅く，進行も遅い。遺伝子分析の結果，遺伝子の一部欠損，障害がみられる例もある。
▶ 症状　夜盲，視野狭窄，視力低下などがみられる。特に夜盲は大切な初発症状である。

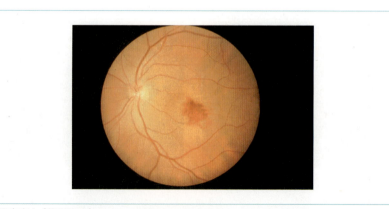

図4-37　眼底出血（黄斑出血）

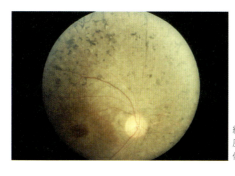

網膜の変性疾患で，網膜は灰白色を呈し，所々に骨小体様の黒い色素が散在する。

図4-38 網膜色素変性症

眼底は網膜全体が特有な灰白色を呈し，骨小体様の色素が散在し，動脈は細く，乳頭も萎縮に陥る（図4-38）。若年発症者で進行の速いときは失明に近い状態になる。

▶ 検査　網膜電図は，初期から振幅の減少，消失をみる（第3章-Ⅱ-T「網膜電図検査」参照）。

▶ 治療　現在，治療法はないが，遮光眼鏡を用いて強い光線を避け，進行をなるべく抑えるように努める。循環改善薬，暗順応改善薬（ヘレニエン［アダプチノール®］），ビタミン製剤内服なども併用する。

8. 網膜剝離

Digest

網膜剝離

概要	定義	・網膜（感覚網膜）が網膜色素上皮層から剝がれた状態。
	原因	・網膜裂孔から網膜下への硝子体液の流入や，他疾患によって生じた増殖膜による網膜牽引や炎症など。
	病態生理	・網膜が網膜色素上皮層から剝がれることで脈絡膜からの酸素や栄養分が届かなくなり，視機能が徐々に低下していく。
	分類	・裂孔原性網膜剝離：網膜に裂孔や円孔が生じ，剝離が起こる。 ・非裂孔原性網膜剝離：他疾患に伴う網膜剝離。
症状		・（裂孔原性網膜剝離の場合）前駆症状として光視症，飛蚊症。 ・視野欠損，視力低下。 ・放置すると失明に至る。
検査・診断		・眼底検査：網膜の状態を確認する。 ・眼底撮影：病変の部位・大きさを記録する。 ・光干渉断層計：（造影剤などを使わない場合）生体網膜の病変を確認する。
主な治療		・網膜復位：裂孔を塞ぎ，網膜下液を抜く。 ・硝子体手術：網膜に皺が生じ，伸展しなくなった場合に行う。 ・非裂孔原性網膜剝離には原病に対する治療を行い，手術はしない。
注意点		・眼底周辺部の精査時に行われる散瞳（点眼など）について，閉塞隅角緑内障の発作を誘発するおそれがあるため，現病歴・既往歴の確認が必要である。

Ⅸ　眼底（網膜）の疾患　351

- ▶ 概念・定義　網膜剥離（retinal detachment：RD）とは，網膜（感覚網膜）の視細胞層が網膜色素上皮層から剥がれた状態を指す。
- ▶ 原因・分類　裂孔原性網膜剥離と非裂孔原性網膜剥離に大分類され，多くは前者である。裂孔原性網膜剥離（図4-39，40）は，網膜に裂孔や円孔が形成され，その部位から硝子体内の液体（硝子体液）が網膜色素上皮層と視細胞層の間に流れ込み網膜剥離を引き起こす。一方，非裂孔原性網膜剥離は，網膜前の増殖膜による網膜の牽引や，炎症などによって網膜裂孔の形成なしに網膜剥離が起こるもので，まれである。
- ▶ 病態生理　剥離した網膜は脈絡膜からの栄養が届かなくなり，徐々に機能を失い，視野欠損（「眼にカーテンが引かれたようだ」などと表現される）や視力低下が進行し，長期間放置すると失明する。なるべく早く網膜を復位させるように手術などを行う必要がある。
- ▶ 症状　裂孔原性網膜剥離は，中等度近視，老人性変化（加齢），外傷などで発症する網膜裂孔をとおして，硝子体液が網膜下に入って剥離を生じる。前駆症状で光視症，飛蚊症がみられることもある。非裂孔原性網膜剥離はぶどう膜炎，中心性漿液性網脈絡膜症，

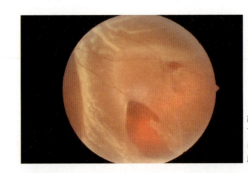

網膜の裂孔（中央より右下の部分）が生じたために，そこから網膜剥離が起こっている。

図4-39　網膜剥離

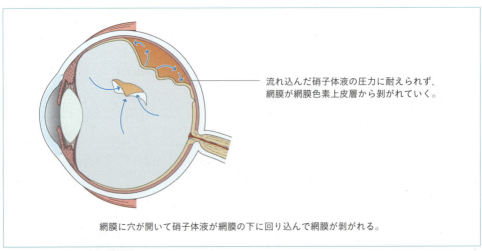

流れ込んだ硝子体液の圧力に耐えられず，網膜が網膜色素上皮層から剥がれていく。

網膜に穴が開いて硝子体液が網膜の下に回り込んで網膜が剥がれる。

図4-40　裂孔原性網膜剥離

糖尿病網膜症，眼底の腫瘍などのための網膜下への滲出液の貯留（滲出性網膜剥離），硝子体からの牽引（牽引性網膜剥離）などで起こる。

▶ **検査**　眼底検査，眼底撮影，光干渉断層計など。

▶ **治療**　裂孔原性網膜剥離では裂孔を塞ぎ，網膜下液を抜く手術をすることにより網膜を復位させることができる（第3章-IV-B-4「網膜剥離手術」参照）。一部の例で，剥離した網膜の上または下に病的な膜が形成されて，網膜に皺が寄り，伸展しなくなった状態になることがあり（増殖性硝子体網膜症），この場合は硝子体手術が必要である。術前には安静にする。非裂孔原性網膜剥離に対しては原病に対する治療を行い，手術はしない。

9. 未熟児網膜症

▶ **概念・定義**　低出生体重児への過剰な酸素投与で発症する網膜症を未熟児網膜症（retinopathy of prematurity：ROP）とよぶ。

▶ **原因**　網膜血管自体の未熟性に原因があるとされる。出生時に，まだ網膜血管が網膜周辺まで伸びていない状態で高濃度の酸素を与えられると，網膜血管の成長が阻害され，血管の灌流していない網膜部分が形成され（無灌流領域），網膜症が生じる。極小低出生体重児の救命率の向上に伴い，以前では救命できなかった例での網膜症発生が多くみられるようになっている。網膜症発症率については，報告者によってかなり差があるが，生下時体重が1000g未満の例ではかなり高率（24〜100%）となっている。酸素投与法および血中酸素濃度のモニター法の進歩により，生下時体重が1000gを超えている例の発症率はかなり低くなってきた。

▶ **症状**　無灌流領域に，新生血管，線維性の増殖，出血，牽引性網膜剥離が発症し，失明に至ることもある。自然治癒傾向があり，自然に進行が止まることも多い。

▶ **治療**　網膜症の進行程度をよく観察して，網膜症の進行が明らかな例には光凝固，冷凍凝固で無灌流領域の凝固を行う。網膜剥離が生じた場合には硝子体手術が行われる。

10. 網膜芽細胞腫（網膜膠腫）

▶ **概念・定義**　網膜芽細胞腫（網膜膠腫，retinoblastoma）とは，小児の網膜の悪性腫瘍の一種で，出生児1万5000〜2万人に1人の率で発生する。

▶ **原因**　がん抑制遺伝子（RB1遺伝子）の異常によって起こる。

▶ **症状**　1〜5歳頃に瞳孔が黄色または白色に見えたり（猫眼または白色瞳孔），斜視のため来院し，眼底精査により発見されることもある。網膜に白色の腫瘍を認め，水晶体後面にまで達するものや，硝子体腔内に白色の混濁としてみられるものもある。放置すると眼球壁を破ったり，視神経に沿って眼球外に進展し，肝臓，腎臓，肺，骨に転移して死亡することもある。

▶ **治療**　片眼性では，腫瘍の大きさが一定以上大きければ眼球を摘出する。両眼性の場合は，より進行している眼球を摘出し，他眼には光凝固，冷凍凝固，放射線療法，化学療

IX　眼底（網膜）の疾患　353

法などを強力に行い，眼球保存に努める。

▶ **注意点**　本症のほかに白色瞳孔を示す良性疾患が多くあり，鑑別診断に注意を要する。白色瞳孔を示す良性疾患には未熟児網膜症，1次硝子体過形成遺残，網膜形成不全，全眼球炎などがある。

11. 色覚異常

色覚異常（dyschromatopsia）とは，色の違いを感じる能力（色覚）が低下した状態を指し，先天色覚異常と後天色覚異常に分けられる。先天性は遺伝，後天性は網膜疾患，視神経疾患が原因で起こる。色の識別がつきにくいが，社会生活では支障がないことがほとんどである。先天性の場合は色覚異常を自覚しないこともある。

先天性では治療法はない。後天性では原因疾患に対する治療を行う。

1 ｜ 先天色覚異常

▶ **分類**　先天色覚異常は，1色覚（旧：全色盲），2色覚（旧：色盲），異常3色覚（旧：色弱）に分類される。男性の約5％，女性の約0.2％にみられる。

- **1色覚**：網膜の視細胞が先天的に杆体細胞（明暗のみを感じる細胞）のみか，あるいは赤，緑，青の3種類あるべき錐体細胞（色を感じる細胞）のうち1種類のみしか働かない状態であるため，色の識別がまったくできない。非常にまれな病気で，常染色体劣性遺伝である。視力は0.1程度しか出ないことが多く，羞明，眼振があることが多い。

- **2色覚**：網膜の3種類ある錐体細胞のうち，1種類の機能が欠損している状態。1型2色覚は赤錐体，2型2色覚は緑錐体，3型2色覚は青錐体の機能が欠損している。頻度としては1型2色覚（男性の約0.5％），2型2色覚（男性の約0.5％）が多く，3型2色覚はまれである。1型2色覚，2型2色覚，共に赤と緑の識別ができないため，合わせて赤緑2色覚とよばれる。赤錐体，緑錐体の機能にかかわる遺伝子はX染色体上にあるため，2色覚はX染色体劣性遺伝をとる。男性の性染色体はXY，女性はXXであるので，正常なX染色体をX，赤緑2色覚の異常遺伝子をもつ染色体をX'で表すと，親から子どもへ赤緑2色覚が遺伝する形式は図4-41のように表される。

- **異常3色覚**：2色覚とは異なり，1種類の錐体細胞の機能が欠損はしていないものの低下しているため，色の区別がしにくい状態。2色覚の場合と同様に，1型3色覚は赤，2型3色覚は緑，3型3色覚は青がわかりにくい。頻度としては2型3色覚（男性の約3.5％），1型3色覚（男性の約0.5％）が多く，3型3色覚はまれである。

▶ **治療**　色覚異常には根本的な治療法はない。しかし，社会生活上は支障がない場合がほとんどであり，一部の仕事（パイロット，航海士，鉄道の運転手，自衛官，警察官など）を除いて就職上も問題はない。1色覚で患者が羞明を訴える場合は，遮光眼鏡を処方する。

354　第1編／第4章　眼の疾患と診療

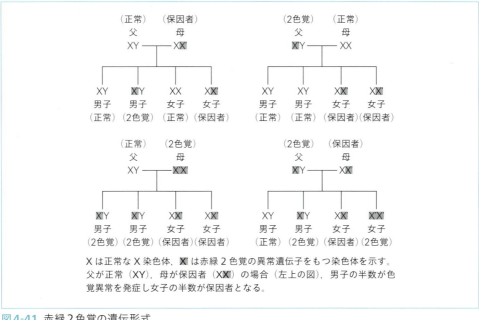

図4-41 赤緑2色覚の遺伝形式

2 後天色覚異常

視神経炎などの視神経疾患では赤・緑色覚異常が，網膜色素変性症などの網膜疾患では青色覚異常がみられることがある。原因疾患に対する治療を行う。

12. 夜盲を伴う疾患

- ▶ **概念・定義** 夜盲を伴う疾患（night blindness）は，暗所における光覚の低下している状態を示す症候名である。
- ▶ **原因** 様々な原因で起こる。先天性の疾患としては非進行性の先天性停止性夜盲症，小口病，眼底白点症の3疾患，および進行性の網膜色素変性症などがある。後天性としては網脈絡膜萎縮，ビタミンA欠乏症などがある。
- ▶ **症状** 暗所で視力が低下する。
- ▶ **治療** 治療法がない場合が多い。ビタミンA欠乏症の場合はビタミンA摂取が治療となるが，近年ではビタミンA欠乏症による夜盲はまれである。

1 先天性停止性夜盲症

夜盲だけで，視力，視野に異常がない。特有の網膜電図（ERG）所見で診断できる。効果のある治療法はない。

2 小口病

停止性の夜盲があり，視力，色覚は正常である。眼底の色は剝げかかった金箔様で網膜

血管が浮き上がったように見える。長時間暗順応を行うと，眼底の色が正常になり，暗所での視力もかなり良くなるが，再び明所に出るとすぐ夜盲に戻る（水尾-中村現象という）。常染色体劣性遺伝疾患である。効果のある治療法はない。

3 眼底白点症

小白斑（しょうはくはん）が眼底周辺部に多数みられる。幼児期に夜盲のあることでわかる。常染色体劣性遺伝疾患である。効果のある治療法はない。

13. 加齢黄斑変性症

▶ **概念・定義** 加齢黄斑変性症（age-related macular degeneration；AMD）は，加齢が原因で黄斑部の網膜色素上皮層が障害され，脈絡膜側から網膜下に新生血管が侵入し，黄斑部に出血，滲出を起こす。近年わが国で増加しており，最近の疫学調査では50歳以上の0.9%に起こるとされ，問題となっている。

▶ **症状** 突然の視力低下，中心暗点，歪視，眼底黄斑部に出血，浮腫，白斑をみる（図4-42）。

▶ **治療** 急性期には止血薬を投与する。光感受性物質（ベルテポルフィン［ビズダイン®］）を静注した後，正常網膜視細胞には障害を与えない弱いエネルギー量のレーザーを黄斑部に照射して新生血管のみを選択的につぶしてしまう治療や，新生血管や黄斑部の浮腫を抑える薬剤〔抗VEGF抗体製剤（ラニビズマブ［ルセンティス®］，ペガプタニブナトリウム［マクジェン®］，アフリベルセプト［アイリーア®］）〕を硝子体内に注射する治療を行う。新生血管は蛍光眼底造影検査やインドシアニングリーン造影検査で同定できる。新生血管が黄斑中心をはずれている場合には，新生血管の光凝固を行うことがある。

14. 黄斑円孔

黄斑円孔（えんこう）（macular hole；MH）とは，黄斑部の網膜に丸い穴（円孔）を生じた状態を指す（図4-43）。特発性（原因不明）が多いが，外傷，強度近視によっても起こる。

患者は急激な視力低下を訴える。強度近視による黄斑円孔では，円孔部から網膜剥離を

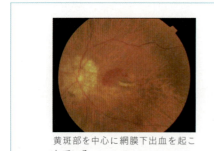

黄斑部を中心に網膜下出血を起こしている。

図4-42 加齢黄斑変性症

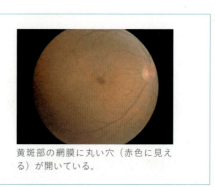

黄斑部の網膜に丸い穴（赤色に見える）が開いている。

図4-43 黄斑円孔

起こすこともある。

治療は主に手術を行う。硝子体手術により硝子体を除去し，黄斑円孔周囲の網膜表面の透明な薄い膜（内境界膜［inner limiting membrane；ILM］）を剝離・除去してから，眼内に空気を注入して手術を終了する。円孔周囲の網膜が伸展して黄斑円孔の閉鎖が得られる。

15. 黄斑部網膜上膜（黄斑前膜）

黄斑部の上に膜ができた状態を指す（図4-44）。特発性のほか，ぶどう膜炎，網膜剝離，外傷などの後に起こりやすく，視力低下を生じる。また，膜が収縮することで網膜を引っ張り，網膜に皺をつくることがあり，物がゆがんで見える場合もある。

硝子体手術により硝子体を除去し，黄斑上にできた膜を剝離・除去することで視力の改善やゆがみの軽減が得られる。

16. 黄斑浮腫

網膜の炎症や血流障害によって黄斑部の毛細血管が拡張し，網膜内に水疱が形成されて黄斑部に浮腫（macular edema）を生じる（図4-45）。

ぶどう膜炎，糖尿病網膜症，網膜中心静脈閉塞症などに伴って起こりやすく，視力低下やゆがみ感を自覚する。

抗VEGF抗体硝子体内注射や，硝子体手術により硝子体を除去し黄斑上にできた膜を剝離・除去することで視力の改善やゆがみの軽減が得られる。

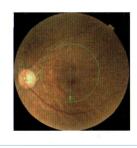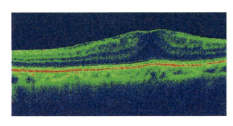

図4-44 黄斑前膜の眼底写真とOCT像

> **Column インドシアニングリーンによる内境界膜の染色**
>
> 黄斑円孔の手術治療では，黄斑円孔周囲の内境界膜を剝離・除去すると黄斑円孔の自然閉鎖が起きやすくなるため，内境界膜剝離を行う。この際，通常は眼底の造影検査に用いられるインドシアニングリーン（ICG）を希釈して術中に網膜表面に滴下し，内境界膜を染色して視認性を高めることがしばしば行われる。しかし，この使用法は保険適用外使用である。

Ⅸ　眼底（網膜）の疾患

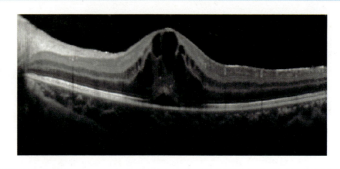

図4-45 黄斑浮腫のOCT像

17. そのほかの眼底(網膜)の疾患

妊娠中毒性網膜症，腎性網膜症，黄斑変性症，脈絡膜悪性腫瘍などがある。

X 視神経・視路の疾患

A 視神経疾患

1. 視神経炎，視神経症

▶ **概念・定義** 視神経炎（optic neuritis）では視神経に炎症を生じ，視力低下を起こす。非炎症性（虚血など）が原因の場合には視神経症（optic neuropathy）とよばれる。
▶ **原因** 鼻・副鼻腔疾患，多発性硬化症などの脱髄疾患*，ウイルスや細菌などの感染症，サルコイドーシス，ビタミン欠乏症などがある。
▶ **症状** 視神経炎，視神経症のいずれも急激な中心視力低下がみられる疾患である。眼底所見で視神経乳頭部の腫脹の著しいものを乳頭炎，視神経乳頭浮腫がみられないものを

Column マキュエイド硝子体染色

トリアムシノロンアセトニド（マキュエイド®）は懸濁したステロイド粉末の製剤で，硝子体手術中に硝子体ゲルを見やすくするための可視化剤として商品化されている。硝子体手術の際に眼内に注入することで，硝子体ゲルが白く染色されて明瞭に確認できるようになる。また，硝子体手術で黄斑前膜を除去する際に，膜表面に吹きかけることで視認性を高め，膜の除去を容易にするのにも用いられる。

---

* **脱髄疾患**：中枢神経において，神経線維の髄鞘が一次的に脱落し，軸索は原則として保存される疾患の総称。

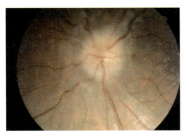

図4-46 視神経炎
視神経乳頭の発赤，腫脹，辺縁が不鮮明となり，視神経乳頭の生理的陥凹が消失している。急激な視力低下を起こす。

図4-47 うっ血乳頭
視神経乳頭の辺縁が境界不鮮明となり，周囲の網膜が浮腫を起こして白くなっている。

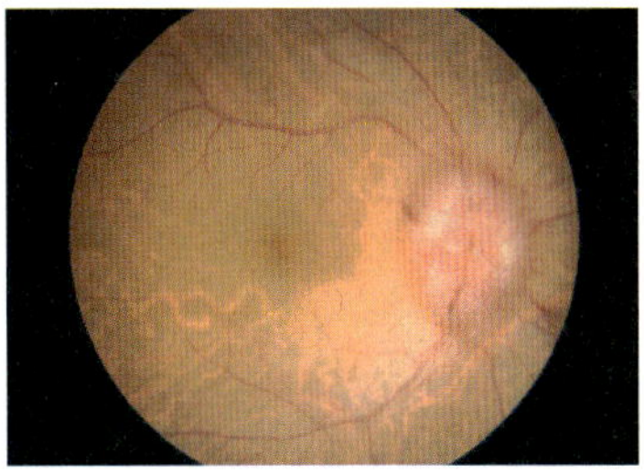

球後視神経炎という。

乳頭炎では，視神経乳頭の発赤，腫脹，境界不鮮明となり，視神経乳頭の生理的陥凹が消失する（図4-46）。視神経乳頭周囲の網膜小血管の拡張，出血，浮腫もみられる。

球後視神経炎は，発病初期は眼底所見ではほとんど正常であるが，時間が経過すると視神経が白色となる（視神経萎縮）。

▶ 治療　副腎皮質ステロイド薬の全身大量投与が有効なことがある。循環改善薬，ビタミン製剤（B$_{12}$）の内服を行う。

2. うっ血乳頭（乳頭浮腫）

頭蓋内圧の上昇により視神経乳頭が発赤，腫脹した状態を，うっ血乳頭（乳頭浮腫，choked disc）とよぶ。脳腫瘍や脳出血などによる頭蓋内圧の上昇が原因とされ，視神経乳頭の境界不鮮明，周囲小血管の拡張，蛇行，小出血，周囲網膜の浮腫がみられる（図4-47）。視神経乳頭の生理的陥凹が保たれること，視力障害が軽いことで乳頭炎と鑑別できる。発症初期には自覚症状があまりなく，視野検査でマリオット盲点の拡大がみられるのみである。長期に持続すると視神経萎縮に陥ることもある。

このため，頭蓋内圧上昇の原因となっている疾患に対する治療を行う。

3. 視神経萎縮

視神経萎縮（optic atrophy）は，視神経乳頭が退色し，青白い色調になっている状態を指す。原因には，視神経炎，うっ血乳頭，網膜ぶどう膜疾患，視神経の圧迫，外傷，緑内障，代謝性疾患，遺伝性疾患（レーベル病*など）などがある。

症状として視力低下，視野欠損がみられるが，良い治療法はない。進行予防のために原因疾患に対する治療を行う。

＊**レーベル病**：細胞の中でエネルギーの産生を行うミトコンドリアに関係する遺伝子の異常により，視神経が障害される疾患。

X　視神経・視路の疾患

B 視路疾患

　視路は，視神経から視交叉，視索，外側膝状体，視放線，後頭葉に至る経路である（第1章-Ⅰ-B「視神経，視路」参照）が，これが障害される疾患を視路疾患とよぶ。

　原因は脳腫瘍，脳梗塞，脳出血，髄膜炎，外傷，動脈瘤などとされ，視野欠損，視力低下がみられる。このうち視交叉部に病変がみられるものには下垂体腫瘍が多く，両耳側半盲が特徴的である。また，視交叉部より後方の病変には，視野変化として同名半盲（右同名半盲，左同名半盲）がみられる。

　原因疾患に対する治療を行うが，視野欠損が残ることが多い。

XI 水晶体の疾患

A 位置または形の異常

1. 水晶体脱臼

　水晶体を吊り下げているチン小帯が切れて，水晶体が脱臼している状態（lens luxation）である（図4-48）。水晶体偏位ともよばれる。また完全に脱臼せず位置がずれた状態を，水晶体亜脱臼（lens subluxation）という。遺伝性に水晶体脱臼を起こす疾患としては，マルファン症候群，ホモシスチン尿症，マルケサニ症候群などがある。また，後天的には外傷によって起こることがある。

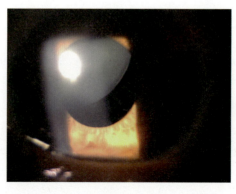

チン小帯の断裂が原因で，水晶体が左上方向にずれている。

図4-48 水晶体脱臼

症状は見え方の動揺，複視，視力の低下などで，視力低下，複視，白内障，眼圧上昇などを起こした場合は，白内障手術を行い，脱臼した水晶体を摘出する（第3章-IV-B-2-3「嚢内摘出術」参照）。

2. 形の異常

水晶体の形の異常としては，小水晶体や球状水晶体（マルケサニ症候群），円錐水晶体などがある。球状水晶体，円錐水晶体では強度近視となる。治療法はなく，白内障が進行すれば白内障手術を行う。

B 白内障

Digest

白内障

概要	概念	● 水晶体が濁った状態。
	原因	● 多くは加齢による。そのほか先天性の場合や，他疾患との合併，薬剤・外傷などの外的要因がある。
	病態生理	● 水晶体内のたんぱく質（クリスタリン）が様々なストレスで巨大化することで，水晶体の透明性が低下する。
	分類	● 老人性白内障：加齢による水晶体の混濁による。 ● 先天白内障：生まれつきの白内障。 ● 併発白内障：ぶどう膜炎，水晶体脱臼などほかの眼疾患に続発する白内障。 ● 後発白内障：術後に残された水晶体後嚢の混濁による。
症状		● 初期には羞明や単眼複視が訴えられる。 ● 病状の進行に従い，視力が低下していく。 ※ただし先天性の場合は停止性であるため，進行はしない。
検査・診断		● 細隙灯顕微鏡検査：水晶体の状態を立体的に拡大して観察する。 ● 屈折検査：屈折異常の程度を検査する。眼内レンズの屈折度を決めるオート・ケラトメーターを用いた検査が重要である。 ● 矯正視力：視力を検査することで，進行の程度をみる。
主な治療		● 超音波水晶体乳化吸引術：水晶体前嚢を輪状に切開し，水晶体の核および皮質を吸引・除去する。 ● 眼内レンズ挿入術：水晶体のあった場所に人工の眼内レンズを入れる。主に後嚢と前嚢の間に入れて固定する後房レンズ法が用いられる。 ● 後嚢切開：後発白内障の場合，混濁した後嚢にNd-YAGレーザーで穴を開けて視力を回復させる。

▶ **概念・定義** 白内障（cataract：CAT）とは，水晶体が濁った状態をいう。俗にしろそこひ，うみそこひという。視力障害を起こす重要な疾患の一つであり，非常に頻度の高い病気である。

XI 水晶体の疾患 361

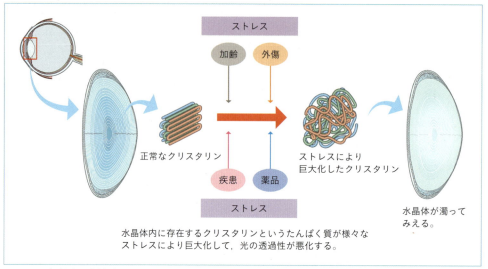

図4-49　白内障の病態生理

- ▶**原因・分類**　加齢によるもの（老人性）が多いが，先天性，糖尿病などの全身疾患，ぶどう膜炎などの炎症，ステロイドなどの薬剤，外傷などが原因となる。
- ▶**病態生理**　水晶体内に存在するクリスタリンというたんぱく質の変質による。様々な要因のストレスにより，クリスタリンが大きな塊となり，光の透過性が悪化する（図4-49）。多くが周辺部から瞳孔部に向かって混濁が進む。
- ▶**症状**　初期には視力低下はなく，水晶体混濁による光の乱反射で羞明を訴える。進行するに従い，霧視が起きたり，視力が低下する。眼精疲労の原因となるほか，複視を訴えることもある。
- ▶**検査**　細隙灯顕微鏡，屈折検査，矯正視力など。
- ▶**治療**　薬物療法では有効なものはあまりないが，進行予防にピレノキシン（カリーユニ®）を点眼する。日常生活で不自由を感じたら，我慢することなく手術を行う。白内障手術では水晶体を除去し，代わりに眼内レンズを眼内に挿入する。眼内レンズに置き換わった眼を眼内レンズ挿入眼（または偽水晶体眼）とよぶ。

1. 老人性白内障

- ▶**概念・原因**　老人性白内障（senile cataract）または加齢性白内障とは，明らかな原因がなく加齢とともに水晶体が濁ってくる状態（一種の老化現象）をいう。50〜60歳代からみられ始め，80歳以上ではほぼ100％の割合で罹患しているとされる。
- ▶**分類**　初期で部分的にしか混濁していないものを**初発白内障**，混濁が全体に及んだものを**成熟白内障**（図4-50），さらに進行して核が硬く褐色または黒色になり皮質が液化したものを**過熟白内障**という。
- ▶**症状**　視力障害は徐々に進行する。初期には視力低下はないが，物が二重，三重に見え

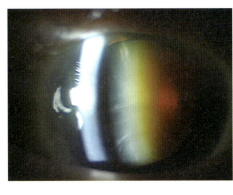

水晶体の混濁が全体に及び,核の混濁が進んできている。

図4-50 成熟白内障

たり,羞明がある。進行すると物がぼんやりとしか見えなくなる。多くは両眼性である。
▶ 治療　手術により混濁した水晶体を超音波にて乳化吸引,除去する。除去した後には,水晶体の存在した場所に眼内レンズを挿入する手術方法が現在,最も広く行われている。最近は日帰りで白内障手術を行う病院が増えてきている。

2. 先天白内障

▶ 原因　先天白内障(congenital cataract)とは,混濁が先天性にある場合をいう(図4-51)。通常は停止性であるが,ほかにも先天異常を伴うことが多い。遺伝や妊娠中(妊娠3か月まで)の風疹*感染が原因となる(先天性風疹症候群)ほか,心疾患,知的障害な

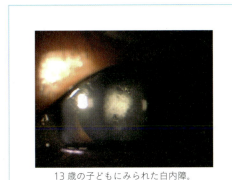

13歳の子どもにみられた白内障。

図4-51 先天性白内障

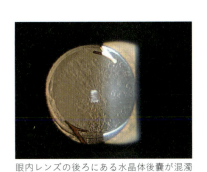

眼内レンズの後ろにある水晶体後嚢が混濁している。

図4-52 後発白内障

＊風疹:妊娠3か月までに本症に罹患すると,ウイルスは胎盤を介して胎児に感染し,先天性白内障,心疾患,血小板減少性紫斑病など,種々の先天異常の出現がみられる(15～50％)。

XI　水晶体の疾患　363

どを合併する。また，ダウン症などでもみられる。

▶ **症状**　先天白内障の混濁の多くは停止性であるため，生後形成された部分は透明となることが多く，そのため視力に影響しないことも多い。多くは両眼性である。

▶ **治療**　視力障害の強くないときは手術をしない。視力低下があり，片眼性の場合には特に弱視になることが多く，手術を行う。最近は眼内レンズを入れる場合が多いが，術後の眼球の成長に留意する必要がある。また，合併症としての網膜剥離などに留意しなければならない。

3. 全身疾患に合併する白内障

糖尿病，副甲状腺機能低下（テタニー白内障），筋緊張性ジストロフィー，ガラクトース血症などの代謝異常，各種皮膚疾患（アトピー性皮膚炎，強皮症など）に合併して白内障がみられる。

4. 併発白内障

併発白内障（complicated cataract）とは，眼の疾患に続発する白内障のことをいう。原因疾患としては，ぶどう膜炎，網膜剥離，水晶体脱臼，網膜色素変性症，眼腫瘍，緑内障などがある。視力が低下すれば，白内障手術を行う。

5. 後発白内障

▶ **原因**　白内障手術の後，残った水晶体後嚢が混濁し（図 4-52），再度視力低下の原因となる状態を後発白内障（after cataract）という。

▶ **症状**　白内障手術の際，後嚢を残すため，のちにそこが混濁して視力低下を起こす。

▶ **治療**　後発白内障により視力低下が起これば，主に Nd-YAG レーザーによる後嚢切開で，混濁した後嚢に穴を開けて視力回復を試みる。

6. そのほかの水晶体の疾患

外傷性白内障，ステロイド白内障*や向精神薬による白内障，ガラス工白内障，放射線白内障などがある。

＊ **ステロイド白内障**：水晶体後嚢下皮質に主として発生する白内障で，副腎皮質ステロイド薬の局所点眼，結膜下注射，長期内服などによる。

364　　第 1 編／第 4 章　眼の疾患と診療

XII 硝子体の疾患

1. 硝子体混濁

- ▶ **概念・定義** 硝子体内に種々の原因による混濁が出現した状態(図4-53)を硝子体混濁(vitreous opacity；VO)といい、視力低下の原因となる。
- ▶ **原因** 硝子体出血、ぶどう膜炎、代謝異常、眼内の悪性リンパ腫などが原因となる。特に硝子体出血は糖尿病網膜症、網膜静脈閉塞症、加齢黄斑変性症、外傷、イールズ病などにより起こる。
- ▶ **症状** 視力低下はないが、白い壁や青い空を見ると、いろいろな形のごみのようなものが浮遊するのが自覚されることがあり、**生理的飛蚊症**と称する。

  生理的飛蚊症は、加齢による硝子体の液化が原因とされる。この現象自体の病的意味は小さいが、硝子体の液化が進行して硝子体が網膜から剝がれる現象(後部硝子体剝離)が起こると、時に網膜を引きちぎって網膜裂孔を形成する。網膜裂孔形成に伴い、光視症、硝子体出血がみられ、網膜剝離へと進行することもあるので注意が必要である。40歳代以降に突然飛蚊症を自覚したら、眼底周辺部までの精査が必要である。未剝離の網膜裂孔が見つかったら、網膜光凝固で網膜剝離を予防できる。
- ▶ **治療** 視力低下の原因となる硝子体混濁、遷延する硝子体出血に対しては、硝子体手術を考慮する。ぶどう膜炎による硝子体混濁にはステロイド剤の結膜下注射を行う。

2. 硝子体出血

硝子体出血(vitreous hemorrhage；VH)とは、種々の原因により硝子体内に出血した状態を指す。若い人では外傷が多く、高齢者では糖尿病網膜症や後部硝子体剝離によって起

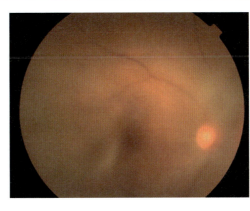

図4-53 硝子体混濁

硝子体の混濁のため、眼底が見えにくい。この患者は硝子体生検の結果、眼内悪性リンパ腫であることが判明した。

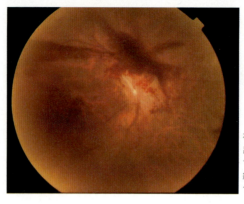

視神経乳頭付近の硝子体出血。硝子体中に出血しているので、その部位の網膜血管は遮られて観察できない。

図4-54 硝子体出血

こることが多い。後部硝子体剝離に伴う硝子体出血の場合、出血に隠された部分の網膜に裂孔をつくり、網膜剝離となることがある。症状には飛蚊症、視力低下がみられる（図4-54）。

治療の初期には安静、止血薬（酵素製剤、循環改善薬）を用いる。また、原疾患に対する治療を早期に強力に行う。眼底検査で裂孔を発見したら光凝固を行うが、硝子体出血が多くて眼底が透視困難な場合は、超音波（Bモードスキャン）で網膜剝離がないか確認する。

XIII 緑内障

眼房水循環と眼圧

眼内では、毛様体で産生された房水が後房から瞳孔を経て前房内に至り、隅角で線維柱帯を経てシュレム管を通り、眼外の房水静脈へ還るように灌流している（房水循環）。この房水により水晶体、角膜などの無血管組織の代謝が維持されている。房水循環により眼の内圧はほぼ一定に保たれており、この圧を眼圧と称する。眼圧は 10〜20mmHg が正常値（平均14.5mmHg）である。眼圧の上昇をきたす病態として、房水産生過剰、房水の後房から前房への通過障害や房水流出障害などが考えられる。

B 緑内障

Digest

緑内障

概要	概念	● 視神経乳頭・網膜神経線維層が障害され，視機能が低下した状態。
	特徴	● 日本における中途失明原因の第Ⅰ位。
	原因	● 眼圧上昇による視神経線維の減少および視神経乳頭の陥凹と考えられている。
	病態生理	● 眼内液を眼外へ排泄する経路（線維柱帯や隅角）の癒着や目詰まりによって眼圧が上昇し，視神経線維や視神経乳頭が障害される。
	分類	● 原発閉塞隅角緑内障：房水の流れが障害され眼圧が上昇することで起こる。 ● 原発開放隅角緑内障：線維柱帯の目詰まりで房水の排泄が障害され起こる。 ● 正常眼圧緑内障：眼圧は正常だが，視神経乳頭が眼圧に耐えられず発生する。 ● 続発緑内障：ほかの眼疾患や全身疾患，薬物が原因で眼圧上昇が生じる。
症状		● 眼の充血，眼痛，羞明，視力低下，頭痛。進行に従い，視力が低下していく。 ● 末期には視神経萎縮となり，視野および視力が著しく障害され，失明に至る。 ● 急性的に発症した場合は，角膜の混濁や結膜の強い充血，瞳孔散大がみられる。視力の急激な低下や激しい眼痛と頭痛に加え，悪心・嘔吐などの全身症状も現れる。
検査・診断		● 眼圧検査：眼圧上昇は緑内障診断の最大の手掛かりとなる。状況によって眼圧の日内変動も調べる。 ● 前房隅角検査：房水循環は眼圧維持に非常に重要な役割を果たすため，前房隅角の状態を検査する。 ● 眼底検査：視神経乳頭の障害の有無を確認する。 ●FDT：早期緑内障が疑われる場合，視野欠損の検出に用いられる。 ● 光干渉断層計（OCT）：網膜の神経の厚みを計測する。
主な治療		● 緑内障の分類によって異なるが，眼圧を下げることが視機能の維持に重要となる。 ● 薬物療法：縮瞳薬，炭酸脱水酵素阻害薬，D-マンニトールやグリセオール®を用いる。 ● 手術療法：虹彩切除術，濾過手術，房水流水路手術，緑内障チューブシャント手術。 ● レーザー療法：毛様体光凝固術。
注意点		● 眼底検査時の散瞳による急激な眼圧上昇に注意する。 ● 両眼視の状態では視野異常に気づきにくい。

▶ **概念・定義**　視神経乳頭および網膜神経線維層が障害され視機能が低下した状態を緑内

XⅢ　緑内障　　367

障（glaucoma）という。俗にいうあおそこひがこれに当たる。国内の中途失明原因の第1位である。

▶ **原因** 原因不明な点もあるが，眼圧が高いと緑内障性の視野狭窄が急速に進行することから，視神経が眼圧に耐えられないために視神経線維が減少し，視神経乳頭の陥凹，視神経萎縮が起こり，視野が狭窄すると考えられている。

▶ **病態生理** 眼内液を眼外へ排泄する経路（線維柱帯や隅角）の癒着や目詰まりが眼圧上昇の原因である場合が多い（図4-55）。その一方で，眼圧が正常にもかかわらず緑内障になる患者（正常眼圧緑内障）もわが国では多い。視神経乳頭の圧力への弱さが関係していると推測されている。

▶ **分類** 緑内障は原因のはっきりわからない**原発緑内障**と他疾患に続発して起こる**続発緑内障**に分けられる。さらに原発性のものは隅角の広さにより**閉塞隅角緑内障**，**開放隅角緑内障**と大きく2つに分けられる。

▶ **症状** 眼圧が非常に高いときには，充血，眼痛，羞明を訴える。一方，眼圧が正常もしくは軽度の上昇の場合には，緑内障性の視野障害の進行は緩やかで，明らかな視力・視野の異常が現れるまで気がつかず，手遅れになることもある。視野障害は鼻側から生じることが多い。

▶ **検査** 眼圧測定，視野検査（確定診断），隅角検査，眼底検査（視神経乳頭の形状），矯正視力など。

▶ **治療** 緑内障のタイプによって異なる。緑内障全体にいえるのは，眼圧を下げることが視機能障害を食い止めるために重要である，ということである。急性に発作が生じた場

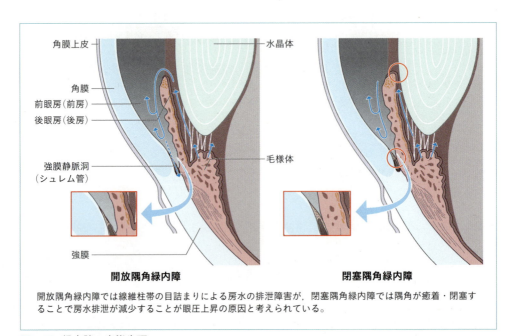

図4-55 緑内障の病態生理

開放隅角緑内障では線維柱帯の目詰まりによる房水の排泄障害が，閉塞隅角緑内障では隅角が癒着・閉塞することで房水排泄が減少することが眼圧上昇の原因と考えられている。

合は，安静にし，冷罨法で痛みを抑える。

1. 原発閉塞隅角緑内障

　原発閉塞隅角緑内障（primary angle closure glaucoma；PACG）とは，後房から前房への房水の流れが障害されて後房側の圧力が上昇することにより，虹彩根部が前に押し出され，隅角が狭くなって房水の流出が悪くなり，眼圧上昇をきたし視神経に障害を起こすものである。後房から前房への房水流の抵抗となるのは，水晶体と虹彩の接する部分と考えられる（図4-55）。急性と慢性とがある。

1　急性閉塞隅角緑内障

▶ 原因　急性閉塞隅角緑内障（acute angle closure glaucoma；AACG）は，発作性に後房から前房への房水の流れが障害されることにより発症する。高齢者，特に小柄で遠視の女性に多い。隅角の狭い人に，長時間の読書，興奮，睡眠不足，心身両面の過労などが誘因になって起こることもある。寒くなり始めた頃に多いとの統計もある。散瞳薬点眼によって起こることもある。

▶ 症状　発作性に急に異常な眼圧上昇がみられるため，視力が急激に低下し，激しい眼痛とともに頭痛，悪心・嘔吐などの全身症状を伴う（急性緑内障発作）。
　角膜の曇ったような混濁，結膜の強い充血，瞳孔散大がみられ（図4-56），眼圧は非常に高い（時として50mmHg以上になる）。虹視症を訴える場合もある。

▶ 治療　このような発作は強力な降圧治療で鎮静するが，高眼圧が長時間続くと，視神経が障害され視力や視野機能が低下し，時にそのまま失明することもある。
　急性発作時の治療は次の薬物療法と手術である。
　①縮瞳薬の点眼。1～2％ピロカルピン塩酸塩（サンピロ®）を頻回点眼する（縮瞳すると前房隅角が広くなり，房水の流出が促進される）。
　②眼圧降下作用のある点眼薬（チモロールマレイン酸塩［チモプトール®］など）の使用。

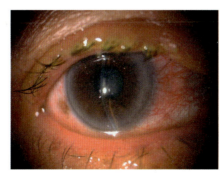

視力低下とともに，眼痛，頭痛，目の圧迫感がある。結膜は充血し，前房は浅い。眼圧が非常に高くなっている。

図4-56　急性緑内障発作

③炭酸脱水酵素阻害薬（ダイアモックス®など）の内服または注射（炭酸脱水酵素阻害薬により毛様体の房水の産生を抑制する）。

④D-マンニトール（マンニットール®など）や濃グリセリン・果糖（グリセオール®）の点滴静注（血清浸透圧を高め，眼内液を血清へ移行させて，眼圧を下げる）。

⑤上記の①〜④により発作状態を解除する。その後，虹彩根部付近に穴を開け，前・後房の房水の通路をつくる（手術的な周辺虹彩切除術またはレーザー虹彩切開術）ことで，急性緑内障発作の再発を予防できる。

他眼にも同様の発作が起こることが多いので，予防的にレーザー虹彩切開術を行うこともある。

精密眼底検査のため散瞳するときは，必ず事前に隅角の広さを検査しなければならない。全身麻酔の場合も前投与薬であるアトロピンによって散瞳が生じ，急性発作を起こすことがある。またコリンエステラーゼ阻害薬は副作用に眼圧上昇が含まれるため，慎重に使用する。副腎皮質ステロイド薬も同様である。

2 慢性閉塞隅角緑内障

▶ **原因**　慢性閉塞隅角緑内障（chronic angle closure glaucoma；CACG）は徐々に眼圧が上昇することにより視機能障害の進行する疾患で，時として頭重感，眼の重圧感，霧視，虹視を自覚する。

▶ **症状**　眼圧は中等度に上昇する（30〜40mmHg）。高眼圧の割に結膜充血，角膜浮腫などはない。前房隅角が狭いことから，原発開放隅角緑内障との鑑別が可能である。最終的には急性緑内障発作を生じる。

▶ **治療**　急性閉塞隅角緑内障と同様に，薬物療法と手術を中心とした治療を行う。

2. 原発開放隅角緑内障

▶ **概念・定義**　原発開放隅角緑内障（primary open-angle glaucoma；POAG）では隅角は開放している（閉塞していない）が，眼圧が正常より高い状態（高眼圧）が続き，視野の欠損や狭窄，視力低下がみられる。

▶ **原因**　線維柱帯やシュレム管の目詰まりによる房水の排泄障害が眼圧上昇の原因と考えられる（図4-55）。

▶ **症状**　進行が緩やかで，発作性眼圧上昇もないため，視力・視野の異常が現れるまで気がつかず，進行して手遅れになることもある。眼痛や眼精疲労が訴えられることもある。診察時，眼圧が正常でも夜間に眼圧が上昇していることもあるので，眼圧日内変動*の検査を行う。

▶ **治療**　治療は薬物療法を基本とする。炭酸脱水酵素阻害薬（トルソプト®など），副交感神

＊ **眼圧日内変動**：眼圧の値は常に一定不変のものではなく，ある範囲内で動揺している。その24時間における変動をいう。正常眼ではこの動揺範囲はおよそ5mmHg以内である。入院して2〜3時間おきに眼圧を測定する。

経刺激薬（サンピロ®），交感神経刺激薬（ピバレフリン®，アイファガン®），交感神経のαβ遮断薬（ハイパジール®など），交感神経β遮断薬（チモプトール®など），プロスタグランジン関連薬（キサラタン®，トラバタンズ®，タプロス®など），Rhoキナーゼ阻害薬（グラナテック®）が使用される。まず点眼薬を投与し，これで眼圧をコントロールできない場合に，ダイアモックス®の内服を開始する。それでも眼圧をコントロールできなくなった場合には，線維柱帯切開術，線維柱帯切除術などの手術を行う。線維柱帯に対するレーザー治療もある程度有効性があり，手術の前に行うことが多い。

3. 正常眼圧緑内障

- ▶ **概念・定義**　正常眼圧緑内障（normal tension glaucoma：NTG）では隅角は開放しており，眼圧も正常範囲内であるが，開放隅角緑内障と同様に視野欠損や視力低下がみられる。
- ▶ **原因**　視神経乳頭の圧力への弱さが関係していると推測されている。
- ▶ **症状**　早期例では自覚症状はほとんどないため，成人検診の眼底写真撮影で，視神経乳頭陥凹の拡大（図4-57）から見つかることが多い。眼圧日内変動を測り，夜間に眼圧が上昇していないことを確認する。頭蓋内疾患，副鼻腔疾患のために視神経障害，視野欠損が起こることがあり，これらの疾患がないことが正常眼圧緑内障の診断に必要である。わが国では緑内障のなかで最も多い（約70％）。
- ▶ **治療**　できるだけ眼圧を下げる目的で薬物（原発性開放隅角緑内障と同様）を使うが，手術が必要な場合が多い。

4. 発達緑内障

生まれつきの隅角の形成異常によって小児期に発症する緑内障を指す（developmental glaucoma）。特に1歳以内に発症するものを早期発達緑内障（先天緑内障）とよぶ。前房隅角の発育異常が原因であり，乳幼児において角膜径が12mm以上にも達する場合や，羞

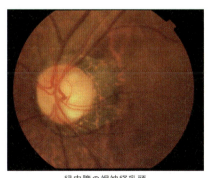
緑内障の視神経乳頭

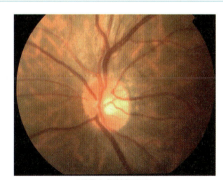
正常な視神経乳頭

緑内障患者（左）では，視神経乳頭の陥凹（白く見える中央の凹み）が上下，右側方向へと拡大している。右は正常な視神経乳頭。

図4-57 緑内障の視神経乳頭陥凹拡大

明，流涙などが強い場合，角膜の混濁がみられる場合には本症を考える。特に乳幼児期に眼圧が上昇し，眼球（特に角膜径）が大きくなった状態を**牛眼**と称する。

治療には眼圧下降薬の点眼をまず行い，眼圧がコントロールできない場合には，隅角切開術などの手術を行う。

5. 続発緑内障

続発緑内障（secondary glaucoma）とは，ほかの眼疾患，全身疾患あるいは薬物使用が原因で眼圧上昇が生じる緑内障を指す。原因としてぶどう膜炎，副腎皮質ステロイド薬投与，外傷，手術後の眼圧上昇などが考えられる。

症状は原発開放隅角緑内障と同様であるが，眼圧上昇が高度なことが多い。眼圧上昇が高度な場合には視力低下，眼痛，頭痛などの症状を起こすことがある。このため眼圧上昇の原因となった疾患の治療に加え，原発開放隅角緑内障と同様の治療を行う。

XIV 眼球・眼窩の疾患

1. 全眼球炎

▶ **概念・定義** 眼球についた傷口や，眼球に流れ込む血液から細菌や真菌が眼内に入り込むことで，眼内に強い炎症が起きた状態を全眼球炎（panophthalmitis）という。

▶ **原因** 全眼球炎の原因には，①外傷，手術創，角膜潰瘍の穿孔からの化膿菌の感染，②からだの他部の化膿巣から血行性に細菌が眼内に転移して起こった場合（転移性眼内炎），の2つが考えられる。

▶ **症状** 強い疼痛，結膜浮腫・充血，眼瞼発赤・腫脹などがみられる（図4-58）。

▶ **治療** 早期に抗菌薬を全身的・局所的に積極的に使用する。最近では，発症早期に硝子体切除を行い，原因菌を除去して良好な視力予後を得ることもある。

2. 眼窩蜂窩織炎（眼窩蜂巣炎）

眼窩（眼球の後ろ側のスペース）の脂肪組織に化膿菌が感染して強い炎症が起きた状態を眼窩蜂窩織炎（眼窩蜂巣炎；orbital cellulitis）という。

外傷から，または血液を介して転移性に化膿菌が眼窩内で急性炎症を起こす。発熱，頭痛，嘔吐などとともに，眼瞼の腫脹，発赤，疼痛がみられ，敗血症を併発することもある。放置すると強膜，視神経に炎症が及び，失明する可能性がある。

このため治療には早期に抗菌薬を全身的・局所的に積極的に使用する。**膿瘍***を穿刺して

---

* **膿瘍**：皮膚の下に化膿を起こし膿がたまった状態。

372 第1編／第4章 眼の疾患と診療

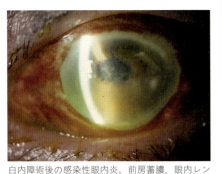
白内障術後の感染性眼内炎。前房蓄膿，眼内レンズ表面に白色のフィブリンの析出がみられる。

図4-58 全眼球炎

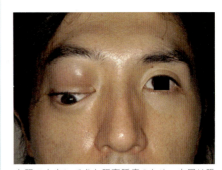
右眼の上方にできた眼窩腫瘍のため，右眼は眼球突出，上下斜視が起こっている。

図4-59 眼窩腫瘍による眼球突出

排膿するほうがよいことがある。

3. 眼窩腫瘍

眼窩に存在する組織から発生する腫瘍を眼窩腫瘍（orbital tumor）という。眼球突出（図4-59），眼球運動障害，眼球偏位，複視などが現れる。小児では皮様嚢腫，血管腫，横紋筋肉腫など，成人では悪性リンパ腫などが多い。

治療には腫瘍の全摘出，放射線療法，化学療法などの治療を行う。放射線照射（irradiation）では，X線，β線などを用いる。線源としてコバルト，ストロンチウム90を局所に用いることがある。腫瘍の摘出手術には，眼窩の骨壁をはずして施術するクレーンライン法が行われるが，腫瘍が眼球を巻き込んで眼球を摘出する必要がある場合は，眼窩内容除去術が行われる。

4. そのほかの眼球・眼窩の疾患

バセドウ病による眼球突出，眼窩偽腫瘍，眼窩底骨折などがある。

XV 眼位・眼球運動の異常

1. 斜視，斜位

▶ 概念・定義　斜視，斜位のいずれも片方の目は視線が正しく目標とする方向に向いているが，もう片方の目が内側や外側，あるいは上や下に向いている状態のことをいう。**斜視**（strabismus）は，眼球の向き（眼位）が光の入ってくる軸に対してずれている状態を指す。斜視のうち，目に力を入れて注目すると眼位がそろうものを間歇性斜視，そろわ

ないものを恒常性斜視という。一方，**斜位**（heterophoria）は潜伏斜視ともよばれ，ふだんの視線はそろっているが，片眼遮閉などをして両眼視できないようにすると眼位の異常が起こる状態をいう。

▶ 原因　斜視，斜位などの眼位異常を引き起こす原因としては，機械的原因（眼筋，靱帯などの発育異常），調節および屈折の異常（遠視による調節性内斜視など），神経支配異常（外眼筋の先天性または生後早期の麻痺が起源となるもの），眼筋麻痺（麻痺性斜視）などが考えられる。

▶ 種類　斜視は，大きく内斜視，外斜視，上斜視，下斜視に分けられる（図4-60）。これらのうち，あらゆる向きの眼位で眼位のずれが同方向，同量であるものを**共同斜視**，眼位の向きにより眼位のずれの方向と量が変わるものを**非共同斜視**という。共同斜視は，その恒常性・間欠性（いつもあるか，時々出現するか），調節性（調節・屈折との関係の程度），眼球運動の状態，固視眼（片眼性か交代性か）などにより分類される。

▶ 治療　小児における斜視は，早期発見・早期治療が大原則である。屈折，視力，眼位，眼底の検査のうえ，屈折矯正や眼位矯正などの斜視視能矯正を行い，弱視を予防し，両眼視機能の発達を目指す。

　非観血的治療としては，調節性斜視（多くは遠視に伴う内斜視）に対して屈折矯正眼鏡，プリズムによる矯正，調節痙攣薬やボツリヌス菌毒素，アトロピン点眼（調節性内斜視の診断・治療）などがある。

　観血的に眼位のずれを矯正する方法としては，外眼筋の眼球への付着部をずらす手術が一般に多用されており，前転法，後転法などがある（第3章-Ⅳ-B-6「斜視手術」参照）。手術は，成人で両眼視機能の回復が望めないときでも，美容上の目的から行うことがある。

　斜位に対しては通常無治療であるが，眼精疲労の強いもの，間欠性外斜視に移行し，斜視の状態の頻度の高くなったものに対しては，観血的手術をすることもある。

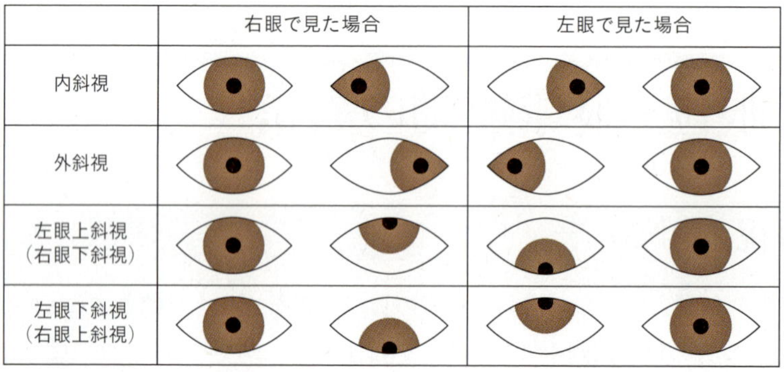

図4-60　斜視の種類と眼球の向き

2. 眼筋麻痺

眼筋麻痺（ophthalmoplegia）とは眼球を動かす筋肉（外眼筋）が何らかの理由で動かなくなった状態を指す。末梢神経の麻痺，運動核および脳幹部の障害による麻痺など，障害部位の違いにより出現する症状（随伴症状も含めて）が異なる点が特徴である。

眼筋麻痺が起こると麻痺性斜視となり，複視を自覚する。このため患者は複視を最も少なくするような，代償性頭位をとる。

治療は原因を追求したうえで原因を除くよう努力する。原因不明例に対し，副腎皮質ステロイド薬，ビタミン製剤投与で効果がみられることもある。

3. 眼球振盪（眼振）

眼球振盪（nystagmus）は眼振ともいう。眼球が持続的・律動的な往復運動をしている状態を指す。先天性のもの，後天性に腫瘍，脳梗塞によるものなどがある。

眼球が本人の意図に反して勝手に振り子様あるいは律動様の往復運動をする。先天性眼振では，患者は眼振の消失または最も減弱する中和点で見ようとして，代償性頭位をとる。後天性眼振では自覚症状がない場合が多いが，視力低下を訴えることもある。

治療として，中和点が第1眼位（正面を見たときの眼位）になるように，斜視の手術をすることもある。

4. 重症筋無力症

重症筋無力症（myasthenia gravis：MG）は全身または眼科領域のみの横紋筋の易疲労性をみる疾患で，眼科的には眼瞼下垂，眼球運動障害による複視がみられる。

原因は自己免疫的機序による，運動神経終板にあるシナプス後膜のアセチルコリンレセプターの異常と考えられている。

眼瞼下垂や眼球運動障害による複視が現れる。症状は朝は軽く，夕方に増悪するという日内変動を示す。治療にはコリンエステラーゼ阻害薬を用いる。

XVI 眼の外傷

1. 酸，アルカリ外傷

強い酸性または強いアルカリ性のものが眼に入ることで起きる角膜や結膜の障害（化学的損傷）で，酸性またはアルカリ性の洗剤，石灰，農薬などにより起こる。これらの化学物質は組織を凝固し，のちに眼球，眼瞼に瘢痕癒着を残す。また角膜混濁，ぶどう膜炎などが引き起こされ，失明することがある。

これらの化学物質が眼に入ったら直ちに大量の水で洗眼する。水道水を使ってもよいが，できれば生理食塩水などの等張液を使うほうが，刺激が少ない。洗浄は時間を十分にかけて（10分間以上）行う。2次感染予防のため，抗菌薬の点眼薬や眼軟膏を投与する。

2. 熱傷

火や熱によって起きる角膜や結膜の障害を熱傷（burn）とよぶ。具体的な原因は火炎，花火，熱湯，蒸気などであり，眼瞼皮膚，睫毛，結膜，角膜などが破壊されて視力低下が起こる。

治療は洗眼後，抗菌薬と副腎皮質ステロイド薬を点眼，または眼軟膏を点入する。

3. 異物

▶ **概念・定義**　結膜，角膜，眼球内などへの異物（foreign body）飛入がある状態をいう。

▶ **原因**　飛んできたごみ，植物片，昆虫，砂，小石，ハードコンタクトレンズなど様々なものが原因となる。特に鉄工所などで鉄を削る作業中に飛び散った小さな鉄片が角膜に刺さったものを角膜鉄片異物とよぶ。

1 ｜ 結膜異物

眼にごみが入るとごろごろした感じがある。多くの場合，流涙とともにごみは流出し，のちに結膜や角膜のびらんが残ることが多い。この際，異物はなくても異物感があるので，患者はまだ異物が入っていると訴えることもある（図4-61）。

摘出に際しては，洗眼または鑷子や綿棒でていねいに取り出す。この後，抗菌薬，角膜保護薬の点眼または眼軟膏の点入を行う。

2 ｜ 角膜異物

結膜異物と同様の症状を示す。また，眼痛，羞明，充血，流涙，視力低下を訴えることもある（図4-62）。

治療は細隙灯顕微鏡で見ながら鑷子や異物針で異物を除去する。鉄片異物の場合，時間が経つと異物のまわりに錆が沈着することもあり（錆輪，rust ring），一部角膜実質表層を削り取って錆を除去する。異物除去後，抗菌薬，角膜保護薬の点眼または眼軟膏の点入を行う。

3 ｜ 眼球内異物

角膜異物同様，鉄片異物が眼球内に穿孔飛入したときは，時間が経つと鉄錆症を起こし，失明することもあるので，早期に摘出する。鉄片，銅片など，X線で映る異物はX線で2方向から撮影して位置を確認し，硝子体手術で摘出する。鉄片の場合は手術時に磁石を使って摘出する。X線像に映らない異物はCTなどで位置を確かめ，手術により異物摘出を行

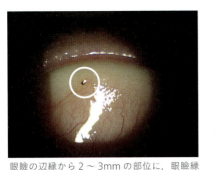

図4-61 結膜異物

眼瞼の辺縁から2～3mmの部位に，眼瞼縁に沿って浅いくぼみ（異物溝）があり，結膜異物はこの部位にたまりやすい。

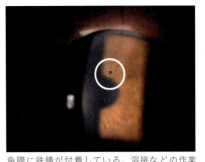

図4-62 角膜異物

角膜に鉄錆が付着している。溶接などの作業時にゴーグルを使用せずに行うと起こる。

う。MRI検査は強力な磁場があるため，鉄片が疑われる場合は禁忌である。抗菌薬投与は必ず行う。

4. 眼球打撲

喧嘩やボールが当たるなど，眼球の強打によって起きる目の傷や障害を指す。眼のまわりの骨（下側の骨が骨折することが多い）が骨折すると，眼窩底骨折となり，眼球運動障害，複視を起こす。

また角膜・結膜のびらん，裂傷，出血，眼球運動障害，複視などの外眼部症状のみでなく，眼球内に病変が起こることがある。硝子体や前房の出血，網膜振盪，網膜裂孔形成，網膜剝離などにも注意する。

治療は安静にし，止血薬，消炎薬，鎮痛薬を投与する。

5. 刺創，裂創

▶ **概念・定義** 眼球に鋭利な物，先が尖った物が強く当たって針で刺したような穴が開いた状態を刺創，眼球壁（角膜，強膜）が連続的に裂けた状態を裂創とよぶ（図4-63）。

▶ **症状** 眼球に穿孔を起こすと（眼球突孔性外傷），眼内への細菌感染や水晶体の損傷（外傷性白内障），眼内への出血，また創口からは虹彩やぶどう膜・網膜などの眼内組織の脱出などを起こすことがあり，迅速な対応が必要になる。

▶ **治療** ゴールデンタイム（受傷後8時間）以内であれば，脱出部を整復して創口を縫合する。それ以降ならば，脱出した部分を切除し，縫合する。眼球内の感染（眼内炎）を防ぐため，抗菌薬を全身および局所に用いる。水晶体摘出や硝子体手術が必要となる場合も多い。3～4週以後に他眼に強い炎症が起こる場合もある（交感性眼炎）。

眼瞼の裂創（眼瞼裂傷）はできるだけ細い糸（6-0ナイロン糸など）で細かに1次縫合する。泥などが付いて不潔な外傷の場合には感染に対する注意が必要であるが，組織の切除は

XVI 眼の外傷　377

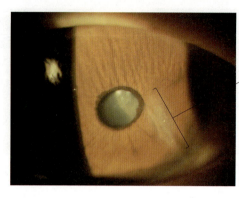

角膜裂創

針金が目に刺さって起こった角膜裂創。角膜中央付近から右下方向へ，縦に角膜裂創（白色）がみられる。

図4-63 角膜裂創

極力避ける。眼瞼裂傷が涙点付近に起きると涙小管断裂を起こすことがあり，涙小管縫合術が必要になる。

6. 輻射線による外傷

強い光（紫外線など），電気，放射線などのエネルギーが周囲に照射されることで受ける外傷。紫外線による雪眼炎，電気性眼炎，赤外線によるガラス工白内障，電撃性白内障*，放射線照射などによる網膜炎，可視光による日蝕性網膜炎などがある。雪眼炎，電気性眼炎は角膜上皮びらんを起こし，非常に強い疼痛，羞明，流涙を伴い，眼を開けられなくなる。

角膜保護薬点眼，鎮痛薬を投与して上皮びらんの治癒を待つ。眼痛の緩和と感染予防のために抗菌薬の眼軟膏の点入も行う。

予防法として保護眼鏡がある。保護眼鏡は，紫外線，赤外線など，有害な輻射線を遮る作用があり，雪中やスキーなどの活動，高山に登るとき，海辺（特に夏）での活動，金属工場・ガラス工場などでの仕事のときに着用することが推奨される。また，外傷予防として鉄工所での作業，高速度運転，潜水などのときに眼球保護眼鏡を用いる。

XVII 全身疾患と眼病変

眼は全身疾患の一部分症として障害されることが多くある。眼病変により全身疾患の診断・治療に有用な情報が得られることも多い。

循環器疾患，代謝内分泌疾患，血液疾患，神経・筋疾患，感染症，膠原病，皮膚粘膜眼

---

* **電撃性白内障**：落雷や高圧電流に感電して起こる白内障。電流により水晶体たんぱくが凝固し，不可逆性の水晶体皮質の混濁を残す。

症候群，ビタミン欠乏症，耳鼻咽喉疾患などが眼症状と関連する。

以下に，その症状を中心に述べる。

1. 循環器疾患

高血圧，動脈硬化症などは，眼底検査で網膜血管を観察してその程度を知ることができる。網膜静脈または動脈の狭小化，硬化性変化，閉塞，網膜・硝子体出血などがみられる。

2. 代謝内分泌疾患

糖尿病では白内障，網膜症，虹彩炎，眼筋麻痺などを伴う。バセドウ病では眼球突出，眼筋麻痺，眼瞼異常などが生じる。

3. 血液疾患

白血病，貧血，紫斑病などでは網膜・硝子体出血がみられる。白血病では網膜出血の中央に白血病細胞の浸潤による白斑がみられることがあり，ロート斑とよばれる（図4-64）。さらに白血病では緑色腫による眼球突出を生じたり，虹彩毛様体炎がみられることもある。

4. 神経・筋疾患

脳腫瘍，脳血管瘤など脳血管障害などの際には，うっ血乳頭，視神経萎縮，視野異常，眼筋麻痺などの症状を現すことがある。特に多発性硬化症などの脱髄疾患は，視神経炎で始まることが多い。

5. 感染症

トキソプラズマでは網脈絡膜炎，ヘルペスでは角膜炎，ぶどう膜炎，網膜炎，続発緑内障がみられる。結核に伴う疾患には，結膜・角膜フリクテン，ぶどう膜炎，網脈絡膜炎などがあげられる。また梅毒性として，先天性梅毒の角膜実質炎，後天性梅毒の網脈絡膜炎，視神経萎縮などがみられる。妊娠1～3か月に母親が風疹に罹患すると，子どもに白内障（先天性風疹症候群）が生じることがある。

6. 膠原病

全身性エリテマトーデスおよび結節性動脈周囲炎では，出血や軟性白斑を伴う網膜症が，関節リウマチではぶどう膜炎，強膜炎がみられることがある。シェーグレン症候群（乾性角結膜炎と口内の乾燥の合併）では乾性角結膜炎が主症状としてみられる。強皮症，皮膚筋炎には特徴的な白内障が合併する。

7. 皮膚粘膜眼症候群

ベーチェット病では重篤なぶどう膜炎がみられる。スティーブンス・ジョンソン症候群

XVII　全身疾患と眼病変　　379

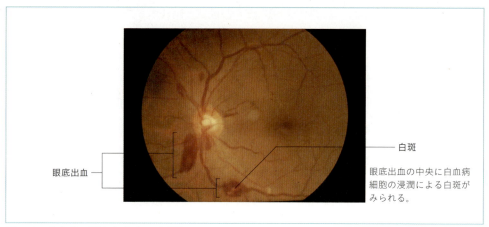

眼底出血 ― 白斑
眼底出血の中央に白血病細胞の浸潤による白斑がみられる。

図4-64 白血病の眼底出血（ロート斑）

では偽膜性結膜炎を生じ，角結膜乾燥症，眼球癒着を残すこともある。ライター症候群*では結膜炎や前部ぶどう膜炎がみられる。

8. ビタミン欠乏症

　ビタミンA欠乏のときは，夜盲，角結膜乾燥症，角膜軟化症を起こす。ビタミンB_1欠乏では球後視神経炎，結膜乾燥症などを生じ，ビタミンB_2欠乏では角膜周囲の充血，角膜血管新生，角膜混濁がみられる。

9. 耳鼻咽喉疾患

　副鼻腔の囊腫では眼球偏位，眼球突出，複視などがみられる。副鼻腔疾患によって視神経炎を起こすことがある。

＊**ライター症候群**：尿道炎（尿道感染症）に引き続いて関節炎，結膜炎（または前部ぶどう膜炎）を起こす疾患。

国家試験問題

1 網膜剥離について正しいのはどれか。**2つ選べ**。 （107回AM85）
retinal detachment

1. 確定診断のために眼底検査を行う。
2. 前駆症状として光視症がみられる。
3. 初期症状として夜盲がみられる。
4. 失明には至らない。
5. 若年者に好発する。

2 原発緑内障について正しいのはどれか。**2つ選べ**。 （102回AM88）
primary glaucoma

1. 眼球が突出する。
2. 眼圧が上昇する。
3. 瞳孔が縮小する。
4. 視神経が萎縮する。
5. 眼底に出血がみられる。

答えは巻末

第2編 眼疾患患者の看護

第1章

看護の基本

この章では

- 眼疾患による視覚障害をもつ患者の苦痛や不安を理解し，解消するための看護師としての役割を理解する。
- 眼疾患患者の看護に必要な情報収集とアセスメントの視点について理解する。
- 急性期，回復期，慢性期の経過ごとの看護のポイントを理解する。
- 失明患者のリハビリテーションについて理解する。
- 眼疾患患者の退院支援と他職種との連携について理解する。
- 眼疾患患者が利用できる社会資源について理解する。

眼の疾患は，対象が小児から成人・高齢者と広く，それによる生活の障害の程度も内容も大きく異なるため，援助活動も対象の抱えた生活障害の内容を的確に踏まえたうえで実施することが必要になる。

　眼疾患によって起こる視覚障害には，視力，視野，色覚，光覚，屈折，調節および眼球運動などの機能障害がある。眼は外界の情報の80％を得る器官といわれており，どの機能が障害されても，健康な人には予測もできないほどの大きな生活上の支障をきたすことを認識しておかなくてはならない。また，治療過程のなかで失明する場合もあり，患者の不安は強い。慢性に経過する場合には，社会生活から疎外されることへの焦り，将来の生活への不安などがあり，身体的な問題解決とともに，心理・社会的な問題について客観的に分析・アセスメントし，適切に援助していくことが重要である。

I　患者の特徴と看護の役割

　眼疾患は日常生活への影響が大きい。一時的な療養生活を送るだけで元の生活に戻れるケースや，手術によって治療前の生活よりはるかに良好な状態に戻れる場合も多いが，その一方で，視力の回復が困難で決定的な治療方法もなく，障害が残ったままで生活を送らなければならない患者も少なくない。そのような場合，自立した生活ができるような目標を設定し，意欲的に取り組めるような計画と支援が必要である。そのためには，生活への影響の程度を査定し患者に合った指導をすることが重要である。

　また，全身疾患を有している患者の場合には，眼の機能が治療によって回復しても，原疾患の治療や日常生活上の問題に関する管理が必要になる。これが適切に行われない場合，新たな眼疾患への罹患の危険性がある。

A　生じやすい身体的問題

　眼は外界と接している器官なので客観的評価がしやすい点もあるが，自覚的症状にも十分注意し，患者の言葉や反応をよくみることも大切である。症状の訴えは，視力の低下，疼痛，発赤，分泌物，瘙痒感，異物感など様々であるが，看護師は，観察とともに，経過・程度をよく聞き，対応することが重要である。

　また，眼疾患には全身疾患，特に，循環器，内分泌・代謝，神経・筋，膠原病，感染症などと関連したものが多いので，それらの疾患のもたらす身体的な問題が，患者の生活に及ぼす影響も大きい。

384　第2編／第1章　看護の基本

B 生じやすい心理・社会的問題

1 コミュニケーション能力の低下

　眼からの情報がきわめて多いことは前述のとおりであり，眼の障害によってコミュニケーション上の不都合がもたらされることはいうまでもない。

　その結果として起こるコミュニケーション上の問題や心理的な葛藤を理解することが大切である。眼から入る情報を，耳から入る情報に切り替え，ラジオや音楽を聞いてもらい，本や新聞を読み上げるなど，情報が得られる機会を多くすることで，自閉的になりがちな精神状態を少しでも緩和することが大切である。

　近年は，高齢者の白内障手術がきわめて多くなってきた。また，高齢者の場合には，それに加えて諸機能の衰えからくる難聴，理解力の低下がコミュニケーション能力をさらに下げている。そのような例に対しては，わかりやすく，ていねいに，根気よく説明することが大切である。また，術後に眼帯をすることからくる不安や感覚障害など，自己や周囲の人への影響も大きい。

2 社会的問題

　日常生活動作（ADL）やコミュニケーション能力の低下は，患者・家族にとって大きな問題である。年齢，職業，生活環境によって差異はあるが，これまでの生活が続けられなくなってしまう場合もある。就学中であれば学校の問題，働いていれば職場や経済的な問題など，患者にとっては深刻である。それぞれに，患者の背景に関する情報を十分収集したうえで対処することが重要である。

3 家庭生活への影響

　家計を支える仕事を失ったり，子どもの世話ができなくなるなど，患者のそれまでの家庭での役割が果たせなくなることで，家族離散を招く場合もある。また，近年1人暮らしの高齢者も多くなり，介護者がいないことからやむを得ず施設に入所するなど，新たな問題が発生することもある。

C 看護の目的と役割

　眼疾患あるいは視機能障害をもつ患者の様々な苦痛・不安を理解し，これを少しでも解消するために，環境を整え，かつ患者との信頼関係を築くことが看護師の役割であり，患者の早期の回復に結びつく。

　看護師がそのような力を身につけるには，眼の構造・機能を理解し，疾病や異常のメカ

Ⅰ　患者の特徴と看護の役割　　385

ニズムを学び，それらの知識と支援技術をもつことが必要である。そしてそれが，患者に安全な検査，安心な治療を受けてもらう土台となる。

1. 身体的問題に対する看護の目的と役割

「見えない，見えにくい」といった視機能の低下により，物の形・位置・色などを理解し認識することが困難になる。つまり，視機能の低下は，生活自体に影響を及ぼす大きな問題である。

眼痛を訴える患者の場合，看護師は，その症状がいつから発症し，どのような経過で現在に至ったかを確認し，異常や急変の発見に努めることが重要である。

また，患者の回復の促進のためには，次のような各事項の重要性を知り，看護することが必要である。

①眼症状の観察：眼痛・発赤・充血・流涙・眼脂・腫脹（しゅちょう）・瘙痒感（そうようかん）・羞明（しゅうめい）・異物感の有無と視力障害・視野狭窄（きょうさく）の有無と程度

②バイタルサイン

③検査データ

④内服薬・点眼薬の使用の状態

⑤合併症の有無

⑥医師（主治医）との情報交換

2. 心理・社会的問題に対する看護の目的と役割

視力が障害されることによって生じる患者の不安は大きい。特に，突然発症した場合などは何をすべきかわからず，パニック状態に陥ることもある。視機能を奪われることは，人間が通常の生活を営むための基盤を失うことでもあり，その人の生活や人生設計の変更を余儀なくさせる深刻な問題である。したがって，これらに対する援助は，大変難しい。患者自身が障害を受け入れて，前向きに生きる意識と実践がみられるよう接していくことが必要である。かかわりを継続することで患者との間に信頼関係が育ち，患者も自分のもつ不安が率直に訴えられるようになる。

なお，中途失明者に対しては，精神的サポートも大変重要であるが，並行して残存機能を有効に活用し，自立した生活が送れるよう援助する（社会資源の紹介など）ことが重要である。また，この点から家族への援助も必要である。

患者の障害の程度によっては，仕事の中断や家族内での役割の変更，居住環境の整備・改善，独居から同居への変更などを考えなくてはならない事態も発生する。看護師は，身体障害者手帳の交付や社会資源の活用など，必要な援助を勧めることができる立場にある。患者・家族の負担の軽減が図れるように，家族・医療関係者・福祉事務所などの関係者と連携をとり，支援することが大切である。

II 必要な情報とアセスメントの視点

A 対象の一般的背景

眼疾患の対象は乳幼児から高齢者までと幅広く，年齢，環境や生活習慣，職業などによって様々な障害が出現する。看護問題を考えるにあたっては，年齢，職業，生活環境，既往歴，現病歴，嗜好などの基本的情報を得たうえで，患者が眼疾患と関係ないと判断しがちなことも，全身疾患との関連で確認する必要がある。

視力障害者の場合には，障害の程度だけでなく，障害が患者の日常生活，社会生活，発達段階にどのような問題を生じさせているかを把握する。また，事故の危険性はないか，事故防止に対する患者の認識はどうかについても，把握しておくことが大切である。

B 主訴と現病歴

患者は，目が赤い，目やにが出る，見えにくい，物が重なって見える，目が痛い，ごろごろする，などと訴える場合が多い。看護師は，充血，眼脂，流涙，そのほかの症状の程度を把握する。予想外である症状の訴えや，周りの注意を引くためと思われるような訴えも，先入観をもたずに把握しておくことが重要であり，異常や急変を発見することにもつながる。

1. 主訴

1 外眼，前眼疾患に伴う症状

- 充血：病変部位と色，随伴症状，発症の時期，コンタクトレンズを使っているかなどを確認する。
- 流涙：異物が付着していないか，外傷の有無，両眼か片眼か，量を見る。
- 眼脂：性状，量，部位を観察し，発症の時期や随伴症状を聞く。
- 瘙痒感：部位，随伴症状，アレルギーの有無，アレルギーがあればその内容を聞く。
- 羞明：程度と経過，随伴症状や外傷の有無を確認する。
- 異物感：異物によるものか，角膜や結膜への傷によるものかを判断する。
- 眼痛：疼痛の部位，発症の時期，随伴症状から応急処置が必要かどうかを判断する。

2 視機能障害に伴う症状

- 視力障害：両眼か片眼か，発症は急激か緩徐か，随伴症状などを聞く。

- 視野障害：範囲・程度，両眼か片眼か，随伴症状，既往歴を聞く。
- 夜盲：明るいところでの状態，両眼か片眼か，発症の時期，家族歴，食生活について聞く。

3 | 全身疾患との関連

糖尿病など全身疾患がないか，その疾患と眼症状との関係はどうかを確認する。

2. 現病歴

1 | 症状の経過

どのような症状がいつごろから発症し，どのような経過をたどって現在の状態・程度に至ったのかの詳しい情報を得る。初期症状の起こり方や対処のしかたなどから，症状が変化する要因があるかどうかを推測する。

また，患者の病識を把握し，治療をどのようにとらえ対処しようとしているかを把握する。

2 | 検査データにみる身体の変化

診察および検査データから援助の必要性をアセスメントする。

医師の行う診療・検査・治療所見は，いうまでもなく重要な情報である。眼科では，視力検査，細隙灯顕微鏡検査，眼圧検査，眼底検査，蛍光眼底造影検査など多くの検査方法が用いられるため，それらの説明も看護師の業務の一部であり，そこから得られた所見もよく理解しておかなければならない。特に，眼の疾患の場合は，眼の見えない状況下で診療が行われることが多いため，患者の不安も大きい。これらの検査所見についてわかりやすく患者に説明することも必要である。

C 健康歴

1. 既往歴と疾患の悪化要因

既往歴の経過を知り，患者の医療に対する考え方，対処パターンを把握する。また，現疾患の基礎疾患の有無，現疾患によって増悪する危険性がある既往歴の有無を確認する。

眼疾患には，全身疾患と関連したものが多く，なかでも，循環器，内分泌，代謝，神経・筋，膠原病，感染症などとの関係が深い。これらは眼疾患の悪化要因ともなりうるので，治療状況や全身状態を把握しておく。

388　第2編／第1章　看護の基本

2. 家族の健康歴

両親，兄弟姉妹，配偶者，子どもに関して，年齢，既往歴，現病歴（疾患名，治療状況），健康歴について詳細な情報を得る。特に遺伝性疾患や感染性疾患についての家族の健康歴は重要である。

3. 健康管理

眼疾患における健康管理では，感染や外傷の防止，眼病変を起こす基礎疾患の管理に十分注意する。たとえばヘルペスは感冒や過労，心労，外傷が誘因となり，結膜炎は感染力が強いウイルスが関与するので，感染予防のための知識と技術を患者自身がもっているかを知る必要がある。

また，外来で感染する場合もあるので，流行性結膜炎などの疑いのある患者は早く発見し，院内感染予防の処置をとる必要がある。その際，手洗いの励行は患者，医療従事者とも大前提の事柄である。

全身的な基礎疾患である高血圧，糖尿病，脳血管障害，膠原病などのコントロールは眼症状に大きな影響を与えるので，日常生活におけるそれらの疾患の管理状況を把握する。なかでも糖尿病のコントロールには，患者自身による日常生活全般にわたっての自己管理が不可欠であるため，患者の自己管理能力を知ることは重要である。

D 現在の情報

1. 身体的側面

眼疾患の症状・障害によって引き起こされる日常生活のつらさや，充足されていないニーズを知り，援助の必要性をアセスメントする。

❶呼吸・循環・体温

呼吸困難を起こしていないか，脈拍や血圧の異常はないかを知る。発熱の有無，発汗の状態なども把握しておく。

❷栄養・代謝

栄養・水分摂取，食欲の有無，体格指数（BMI），体脂肪率，血糖値などを知る。

❸排泄

排尿・排便に異常はないか，その回数・量・性状についての情報を得る。

❹運動・日常生活動作

運動・日常生活動作では，視覚的な判断，行動の比重が高く，それが十分に行えない苦悩は大きい。日常生活動作がどこまで自立できるか，どの程度の援助が必要なのかをアセスメントする。必要以上の援助は，依存心を助長し，障害の受容や自立への意欲を阻害す

Ⅱ　必要な情報とアセスメントの視点　　389

ることになってしまう。

また，疼痛により活動が制限されていたり，安静にすべきときに余計な動作をしていないかを把握する。

❺ 安眠・休息

睡眠時間や睡眠パターンの情報を得る。疾患や入院によって睡眠のリズムが崩れていないかについても考慮する必要がある。

❻ 清潔

流涙や眼脂の分泌は患者にとって不快なものであり，日常生活に影響を与える。拭き綿やガーゼによる拭き取りのセルフケアは適切に行われているか，使用後は決められた処理ができているかを把握する。処置前後の手洗いの実施も大切である。

2. 心理・社会的側面

1 ｜ 疾患・治療の受け止め方

患者の疾患・治療に対する理解度や受け止め方を知り，援助の必要性をアセスメントする。患者の性格や年齢的な特徴を踏まえたうえで，疾患・治療への対処行動，障害によって起こる生活の変化を受容し，共存していく意欲があるか否かを把握する。また，ストレスは表出されているか否かを把握し，患者が希望していることやそれに向かって努力している姿勢を知ることも，療養を進めていくうえで大切である。

2 ｜ 心理的葛藤と支援者の存在

患者の性格的傾向や疾患・症状・安静に対する訴えや反応を受け止め，患者が望む心理的援助の必要性をアセスメントする。

眼症状を自覚してから治療を受けるまでには個々の経過があり，その症状の程度により，心理状態も変化する。視覚的な症状は，驚きや不安，恐怖感をもたらすことが多い。また，患者は基本的な日常生活が思うようにできず，ストレスを抱えやすい状況にある。回復するまでは不安を抱き続けることが多く，究極の不安として失明への恐怖がある。

自分の気持ちを表出できない患者もおり，両眼帯をしなければならない状態においては，特に患者の心理はとらえにくい。手術目的で入院した患者は，回復への期待感と不安の入り混じった心境に陥る。このような精神的動揺を推し量り，適切な援助につながるアセスメントを行う。

身近な助言者，一番の相談相手など，患者が生活や意思決定に影響を受けているキーパーソンを知り，協力が得られるかどうか，サポート方法をアセスメントしておく。

支援者の面会回数・対応状況，患者に対する理解度・心理状況についての情報を得て，患者の反応パターンとともに支援者の反応も観察する。また，視力障害のある高齢者が一人で生活をしている場合などの支援体制をアセスメントしておくことも重要である。

3 | 役割——関係の変更とその影響

　患者が眼疾患による障害をもつことによって，家庭や職場，そのほかの所属集団にどのような影響を与えているかを把握し，援助の必要性をアセスメントする。眼の障害の程度によっては，仕事を継続することが困難になる場合や，職場での役割が変化する場合があり，経済的な側面にも変化がみられることがある。家族関係や家庭生活のなかでの役割の変化につながる場合があるため，経済的側面や，職場環境・生活環境についても，疾病の発生・悪化の要因や誘因が潜んでいるかどうかを把握することが大切である。

4 | 社会的支援の必要性

　生活環境における危険因子を把握するとともに事故防止に対する患者の認識を知り，援助の必要性をアセスメントする。

　視覚を障害された患者にとって，動作・作業の技術面については訓練によって比較的習得しやすいが，安全に対する配慮や確認の習慣など生活習慣的行動の習得には時間を要する。危険を除去し安全で確認が容易な環境の設定をしなければならない。

　また，患者・家族への社会的・精神的援助の必要性をアセスメントし，活用できる社会資源について，患者・家族と協議する。

5 | 対処行動のとり方

　視覚障害による環境の変化，機能・形態障害によるボディイメージの変化に対して，どのように対処しているか，その対処行動が適切であるかどうかをアセスメントする。性格や価値観の違いによって対処のしかたは異なることに留意する。

III　疾患の経過と看護

　眼疾患患者は，疾患・病態により様々な経過をたどる。短期間で治癒する場合，治療を行ったにもかかわらず疾病が進行し続けて療養を継続しなければならない場合，視覚障害を残して社会復帰する場合，そして，失明という不幸な転帰をとる場合などである。

　経過は，疾病の種類や病型，合併症の有無などによって異なるため，経過をはっきりと区別することは難しい場合もあるが，ここでは以下のように分けて述べる。いずれにしろ患者のそれぞれの状況に即した援助を行うことが大切である。

Ⓐ 急性期の患者の看護

1. 苦痛・不安の軽減

　症状や視覚障害が急に発現したとき，患者はまず苦痛の軽減を求める。突然の発症は患者を不安にさせるなど，心理的にも様々な影響を及ぼす。不安が痛みを増強させたり，身体的苦痛の軽減が不安を緩和させたりするように，相互に影響し合っていることを認識しておかなければならない。

　急性期の患者が眼痛を訴えることは多い。眼痛は様々な原因で起こり，種類・程度も多様である。また，眼痛に対する患者の訴えも様々である。しかし，患者の抱える眼痛の程度などは，患者の表情や訴えなどからしか判断できないので，看護師は患者をよく観察する必要がある。特に高齢者の場合は，感覚機能が低下していることにより，異常の発見が遅れる危険性があることに十分注意したい。

　眼疾患には，全身疾患と関連したものが多い。なかでも，糖尿病，高血圧など慢性疾患から新たな眼疾患を生じることもある。身体的苦痛は眼のみにとどまっているのか，全身の諸器官の異常を伴っているのかなど，総合的な状況把握をしながら苦痛の軽減につながる援助を行う。

　疾患の診断がなされるまでに受ける検査・処置は，初めての体験である患者が多い。しかも，見えない状況下で行われることが多いため，不安はますます大きくなる。必要に応じて検査・処置の内容などをわかりやすく説明しながら，援助することが大切である。

2. 安静時の看護

　眼疾患の急性期には，行動の制限，病態が起こっている眼の安静，眼の安静が保持されるための全身の安静などが，回復を促すために必要であることが多い。安静の必要性について患者の理解が得られない場合は安静が守られにくく，症状の悪化に結びつくことになる。

　安静時の体位は仰臥位が多いが，硝子体内気体注入手術が行われた場合は腹臥位，側臥位なども指示される。同一姿勢で安静を保持しなければならない場合，患者は必要性を理解していても，日ごとに苦痛が増し，ストレスがたまりやすく，身体的・精神的負担は大きい。可能な限り安楽の工夫をして，動かせる部位は適宜動かすように指導することも必要である。安静臥床から起こりやすい筋萎縮，関節の拘縮，褥瘡などの予防にも留意する。

3. 危険防止および合併症の予防

　急性期は，症状が著明で，緊急に各種の処置が行われることにより感染の機会も多い。無菌操作，機器・器具類の清潔な管理，患者の身体を清潔に保つなどの，感染の予防につ

ながる援助が必要である。

　患者は，視覚障害によって自らの危険を回避することができないことが多い。危険を予測して，ベッド柵の取り付け，ベッドの周囲の環境整備を行い，患者の安全を守ることが大切である。

　薬物療法の副作用，手術後の合併症などに対しても，的確な観察によって異常を早期発見し，対処できるようにする。

4. 日常生活への援助

　急性期は安静の保持が治療の重要な要素であるため，日常生活の多くが制限される。また，急な視力障害の発生によって，日常生活上の諸動作も十分に行えないことが多い。

　その結果，食欲低下，便秘，気分不快，不眠，精神障害など様々な症状が生じやすい。日常生活状況（安静度，食事，排泄，清潔，睡眠）をアセスメントして，阻害されているニーズをできるだけ満たすようにする。

B 回復期の患者の看護

1. リハビリテーションの支援

　視覚障害のうち，実際に社会生活を営むうえで問題となるのは，視力や視野が障害された場合である。視覚障害の回復状況と障害の程度を把握し，適切な援助を行う。

　まず，日常生活上の諸動作の自立を図ることが必要である。日常生活上の諸動作は，患者は適切な方法で行えば，障害前のレベルと大差なく到達できるといわれている。しかし，動作の視覚的確認ができない不安などから，比較的容易なことでも，できないとあきらめてしまうことが多い。そこで，実際に日常生活上の動作が一人で確実にできたという体験が，自信につながり，リハビリテーション導入への意欲を高めていくことを踏まえ，患者を支えていくことが必要である。

　視力障害の程度にもよるが，残存視力に頼りすぎると，かえって確実性に欠ける動作や失敗が生じるので，患者が自己の可能な行動について認識できるような援助も必要である。

　障害があるという現実を受け入れることができず，心理的安定が得られない時期は，リハビリテーション訓練の効果は上がりにくいが，患者の心理を理解しながら見守ることも大切である。患者が，どのような生活を営むようになるかを想定し，社会資源の活用について，援助・指導することも必要である。

2. 再発および事故防止

　急性期への逆行を予防するため，異常の徴候を早期に発見することが大切である。緑内障の急性発作の例では，心身のストレスが誘因にあげられることからも，回復期には，心

Ⅲ　疾患の経過と看護　　393

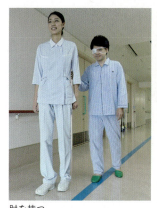

肘を持つ

・ガイドが前，視覚障害者が後ろ，ガイドの肘を持ってもらう。
・2人分の肩幅を考え，障害物をよけるときや角を曲がるときに注意。

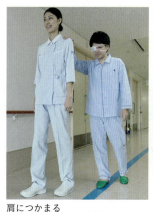

肩につかまる

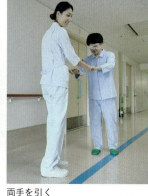

両手を引く

図1-1 患者の誘導方法

身の状態をよく観察し，再発作や症状の悪化を予防しなければならない。

　視力障害の程度にもよるが，患者は，自ら危険物や障害物などを察知することができにくく，転倒，転落，衝突などの事故に遭う危険性が高い。このような事故は，再発の誘因となることがある。事故の危険性について，患者が自ら認識し，行動に注意が払えるよう，安全を図る援助が必要である（図1-1）。

C 慢性期の患者の看護

1. セルフケアの援助

　疾患の種類・程度によって異なるが，患者は様々な障害をもち，日常生活を行ううえで多くの規制や制約を受けて生活している。慢性期の場合，経過が長期にわたるため，自己管理（セルフケア）によって症状をコントロールしていくことが必要となる。セルフケアが成功するかどうかは，患者が，眼疾患またはそれによって生じた障害を受容し，自立に向

けた回復意欲をもつかどうかにかかっていると言っても過言ではない。患者の性格の傾向，対処能力，患者を取り巻く周囲の人々の協力度などをアセスメントしながら，セルフケアが可能となるように指導・援助していくことが大切である。

また，眼疾患は全身疾患と関連が深く，糖尿病，高血圧などから新たな病態を生じた場合には，食生活，運動などのコントロールを中心に，症状の進行を防ぐよう指導・援助していく必要がある。

2. 症状の悪化予防

慢性期には，症状がコントロールされ落ち着いている時期と，コントロールの失敗や体調の変化によりバランスを崩し再発してしまう時期があり，このような時期を繰り返しながら経過する。症状の悪化を防ぐには，患者自身が異常を早期発見し，セルフコントロールしていくための必要な知識を学び，実践できるように支援することが大切である。療養が長期にわたると，身体的苦痛が軽減したり，症状が軽い場合には，必要な外来通院を中断してしまうことがある。このようなことは異常の発見を遅らせ，症状の悪化にもつながる。したがって，合併症を防ぎ視覚機能の維持・回復を図るためには，治療の継続が不可欠であることを伝えるとともに生活指導，栄養指導，家族指導を継続的に働きかけていくことが重要である。

症状が悪化した場合には，患者とともにセルフコントロールの方法を評価し，悪化の要因となり得るものを排除するよう指導する。

D 失明患者のリハビリテーション

1. 精神的援助

1 リハビリテーションの目的と理念

リハビリテーションは社会復帰と訳されることもあるように，何らかの原因で身体に障害を生じている人に対し，残された機能を正しく評価し，訓練することにより，社会の一員としてその能力に応じた社会活動を成し得るようにすることを目的にしている。

「失われたものを数えるな，残されたものを数えよ」という言葉は，よくリハビリテーションの基本理念を表すものとして引用されるが，現実を直視して，失われたものへのこだわりを捨て，残された機能の活用に生きる道を見いだすように働きかけることが大切である。

2 看護師に必要な姿勢

看護にあたって大切なことは，失明のおそれがある患者に対して，まだはっきり失明の宣告がなされていない時期に，不用意な言葉で絶望させないように注意しなくてはならな

Ⅲ 疾患の経過と看護　　395

いということである。また，宣告後は失明患者に深い理解と愛情をもって接し，絶望に直面している患者を支える努力をすることはいうまでもないが，同情ではなく，患者が障害を抱えて生き抜く，厳しい自立への道へ一日も早く踏み出せるような援助をしなくてはならない。その努力を怠ると，患者は積極的に生き抜く意思を徐々に喪失していくことになる。失明した糖尿病患者の例では，余命が短いこともしばしば指摘されているが，これは，自己管理の不能，運動量の減少，ほかの血管合併症の進行などによるばかりではなく，患者の生存に対する意欲の減退も，その大きな要因であると考えられている。

患者の生存に重大な影響をもつ問題に対処していく責務は，すべての医療従事者に共通することである。しかし，看護師はほかのどの専門職よりも患者の身近な距離（現場）におり，患者の心の動きをとらえることができる位置にいる。だからこそ，患者が自己回復の問題に立ち向かい，生きていくための努力ができるように，精神的援助をしていくことが特に求められる存在である。

2. 主な訓練内容

視覚障害者に対するリハビリテーションには，以下のようなものがある。こうしたリハビリテーションを効果的に進めるためには，医療機関，行政機関，訓練施設の連携が必要である。

①歩行訓練・行動訓練

社会の一員として自立するために，単独歩行を目指す。

②基本的な日常生活訓練

自立して日常生活を過ごせるように，衣服の着脱，食事（料理法，食事作法，食べ方），洗面，排泄（はいせつ），掃除，金銭の使用法，身だしなみなどを身につける。

③コミュニケーション訓練

コミュニケーションを図るための点字やパソコン，電話やカセットレコーダーの使用法などを身につける。

④職業訓練

社会人として一定の職業をもち，経済的にも自立することを目指す。

IV 眼疾患患者の療養生活を見すえた退院支援と多職種連携

　退院支援における看護師の役割

現在の医療を取り巻く状況として患者の超高齢化がある。認知機能の低下や老老介護，

```
入院目的        □手術           □治療
問題点
視力・視野障害    □有     （□右    □左    □両眼）
             □無
             □不明
ADL 問題点     □有     （□介助歩行  □杖歩行  □車椅子〈□自力移乗  □介助移乗〉）
             □無
             □不明
            ※□独居    □家族の協力（□有   □無）
             □身体障害者（  ）級   （視覚・肢体・心臓・腎臓・他）
            ※介護申請   □済   介護度：要支援（   ）・要介護（   ）
                  □未申請  （介護保険の説明：□済   □未）
特記既往歴
精神衛生上の問題  □有     （内容                              ）
             □無
```

図1-2　入院予定患者の病棟への申し送り書

独居など，介護力の乏しい患者が増加している。そのようななかで，在宅でも安心した生活が送れるように，医療上の課題や生活・介護上の課題のある患者や家族を支援する必要性が高まっている。

　眼疾患患者は退院後も点眼をはじめとした薬物療法を継続することが多く，内服薬のみでなく複数の点眼薬の回数や左右の部位を含めた自己管理が確実にできるための指導と確認が重要である。手術後はいつから洗顔や洗髪が可能かなどの日常生活の注意点を理解できているかについても確認を行う。入院時から患者の年齢や理解力や生活背景，家族関係などの情報を収集し，総合的にアセスメントして，必要があれば専門職や専門機関へと橋渡しすることが看護師の役割といえる。

　最近は，独居や介護者も高齢である患者も多く，退院に際して付き添いの確保ができないなどといった問題もあり，早い段階で家族との連絡が必要となる場合がある。外来で入院説明などを行う際に，医療・生活・介護上の問題が大きいと判断した場合は病棟へ情報提供してスムーズに個々の問題を解決できるように連携する（図1-2）。場合によっては入院前から退院支援を意識しておく必要があるといえる。

　退院後の外来受診時には，入院中の指導の確認など，継続的な看護が行えるように病棟・外来間で情報を共有する（図1-3）。

Ｂ　退院に向けた院内専門職との連携

　社会資源の利用が必要な場合は，退院支援専門部署の看護師や医療ソーシャルワーカーと協働し，利用できる社会資源（表1-1）の紹介，および申請方法の説明を行う。視覚障害の程度によっては，医師や視能訓練士（ORT）とともに患者が経済的・社会的・医療的

Ⅳ　眼疾患患者の療養生活を見すえた退院支援と多職種連携　　397

```
次回受診予約日：
継 続 す る 看 護：（継続する看護・予測される看護について，具体的な依頼内容について）
　　　　内容：

説 明 と 理 解：（病状と今後の治療についての説明や，本人・家族の思いについて）
　　　　内容：

特 記 事 項：
```

図1-3 病棟・外来間での情報共有用紙

なサービスが利用できる**身体障害者手帳**の紹介や説明，申請への支援を行う。

C 地域医療／福祉などの専門職・専門機関との連携

　ロービジョンや中途失明など高度の視覚障害者には，医療だけでは解決できない様々な生活上の問題が多くある。そのため，専門的知識のあるリハビリテーション施設などへの紹介と連携が必要となる。また，適切な情報を患者が得られるようにNPO法人の患者会などを紹介することもある。

D 実際の退院支援

（1）患者の情報

患者：Aさん，74歳，女性
病名：右眼急性網膜壊死〔左眼球癆（光覚なし）〕
職業：主婦
家族構成：82歳の夫と2人暮らし，ほかに息子1人（遠方に在住）
キーパーソン：夫

（2）病状経過

　左眼は緑内障の悪化により眼球癆となっている患者。白内障手術後，定期的に外来受診をしていた。急激な視力低下で0.3から30cm手動弁となり，右眼急性網膜壊死の診断で緊急入院となった。手術や抗ウイルス薬・ステロイド薬投与を行ったが，退院時の視力は20cm手動弁という状態であった。

　外来通院している間も視機能は変動があり，視野障害はあるものの，0.2程度へ改善したり20～30cm手動弁へ悪化するなど安定しない。

表1-1 社会福祉サービス

区分	サービス	乳幼児期 0歳〜6 / 少年期 15 18 / 成人期 20	関係機関
制度活用のための相談機関	児童相談所		
	福祉事務所		
	保健所		
	身体障害者福祉センター		
	身体障害者更生相談所		
	知的障害者更生相談所		
	教育センター(特殊教育センター)		
	公共職業安定所・地域障害者職業センター		
	社会福祉協議会		
	家庭児童相談室		
手帳	身体障害者手帳／精神障害者保健福祉手帳		福祉事務所または障害福祉課
	療育手帳		児童相談所など
保健・医療	育成相談		保健所
	未熟児養育医療		保健所
	心身障害児(者)医療費助成		区市町村の担当課
	自立支援医療(更生医療)		福祉事務所または障害福祉課
	難病の医療費助成		保健所
保育・医療	肢体不自由児・難聴幼児・知的障害児通園施設		児童相談所
	保育所(障害児保育事業)	3歳	福祉事務所または障害福祉課
	特別支援学校(教育相談)		教育委員会
	障害児学級(特別支援学級)		教育委員会
日常生活援助	ホームヘルパー(家庭奉仕員)		福祉事務所または障害福祉課
	補装具交付・日常生活用具の給付		福祉事務所または障害福祉課など
	緊急一時保護		実施施設・福祉事務所または障害福祉課など
	視覚障害者社会参加事業		福祉事務所または障害福祉課
	盲導犬の貸与		福祉事務所または障害福祉課
所得保障	児童・特別児童扶養手当		区市町村役所
	自治体独自の手当制度		区市町村役所
	国民年金(障害年金・障害福祉年金)		区市町村役所
	厚生年金(障害年金・障害手当金)		年金事務所
	労働者災害補償保険		労働基準監督署
	障害児福祉手当・特別障害者手当		区市町村役所
	心身障害者福祉手当		福祉事務所または障害福祉課など
税減免	所得税・住民税・贈与税等		税務署・勤務先など
	自動車税・自動車取得税		自動車税事務所
職業・労働	障害者職業訓練校		公共職業安定所
	身体障害者・知的障害者福祉工場		公共職業安定所
	職業適応訓練		公共職業安定所
	身体障害者雇用主への援助		心身障害者雇用促進協会
住宅	公営住宅への優先入居		区市町村役所など
	住宅金融公庫融資制度		取り扱い銀行など
交通	運賃の割引	12歳	乗車券発売口
	国内航空運賃の割引		搭乗券発売口など
	有料道路料金割引制度		福祉事務所または障害福祉課など
	駐車ステッカーの交付		警察署
情報・コミュニケーション	盲人用郵便物の無料制度		郵便局
	放送受信料免除		福祉事務所または障害福祉課など
	点字図書館		点字図書館
	手話通訳・手話奉仕員		福祉事務所または障害福祉課など
施設	重症心身障害児施設		児童相談所
	視覚障害者更生施設・視力障害センター		福祉事務所または障害福祉課
	身体障害者(通所)授産施設		福祉事務所または障害福祉課
	重度身体障害者授産施設		福祉事務所または障害福祉課
	盲人ホーム		盲人ホーム
	盲老人ホーム	65歳	福祉事務所または障害福祉課

出典／障害者の生活と権利を守る全国連絡協議会編：知っておきたい障害者福祉制度活用のすべて，労働旬報社，1989，p.4-5，一部改変.

IV　眼疾患患者の療養生活を見すえた退院支援と多職種連携

(3) 患者介入

　患者は，緊急受診した際は全盲への不安が強く混乱していた。声のトーンやタッチングなど非言語的コミュニケーションを用いながら傾聴することで，看護師が患者の状況や精神状態を把握することが重要となる。病棟への必要事項を申し送り，不安なく入院できるように努めた。

　入院中は患者や家族へのインフォームドコンセントに同席し，患者や家族が疾患と現状をどのように受け止めているのかを確認した。そして必要に応じて患者の不安や問題に寄り添うようかかわった。

　退院に向けて，患者と自宅の生活において一人で行えることと介助が必要なことを整理した。家族には点眼や内服薬の介助方法に加えて，誘導方法や日常生活での介助方法をパンフレットを用いて説明し，残存機能を十分に生かす介助が行えるように指導した。さらに，現在の見え方が急激に低下するなどの異常時の連絡方法を患者と家族に説明した。

　身体障害者手帳の発行には時間を要するため，早い段階で申請の準備が必要となる。介護保険の申請も並行して行い，必要となる介護サービスをスムーズに受けられるよう支援した。担当ケアマネジャーと相談のうえでデイケアを導入し，家族（夫）の日中の介護負担軽減を考慮した。

　退院後の外来受診では医師や視能訓練士（ORT）と検査や診察を調整して，診断書や意見書などの書類がスムーズに取得できるように配慮した。外来受診時に患者・家族と面談し，個別的・継続的な看護が提供できるように，退院指導の内容が理解できているか，日常生活を送るうえでの問題がないかなどを確認し，必要な療養支援を継続している。

演習課題

1 視聴覚障害によって生じやすい心理・社会的問題をまとめてみよう。
2 中途失明者の看護に必要な情報は何か，話し合ってみよう。
3 急性期の患者の看護ポイントを整理してみよう。
4 眼疾患患者への退院支援における看護の役割をまとめてみよう。

第2編 眼疾患患者の看護

第 **2** 章

主な症状に対する看護

この章では

● 眼疾患に伴う様々な症状を抱える患者について，看護に必要な情報とアセスメントの視点と看護について理解する。
● 眼疾患の主な症状に対する看護のポイントを理解する。

I 充血

充血は，眼球結膜の血管が拡張し，血管を流れる血液量が増加して，肉眼的に赤く見える状態である。**結膜充血**は結膜炎にみられ，**毛様充血**は角膜炎，強膜炎，ぶどう膜炎にみられる。

結膜充血と毛様充血とが強く合併している状態（**全充血**）は，全眼球的炎症があることを示している。原因疾患には，急性緑内障発作，全眼球炎，眼窩蜂巣炎などの重篤な疾患も考えられる。

1. 必要な情報とアセスメントの視点

1 | 症状観察のポイント

- 充血の部位と範囲（両眼か片眼か，眼球結膜だけか・眼瞼結膜はどうか，全体か・限局的かなど）
- 色と程度（鮮紅色か・紫紅色か，強弱の程度）
- 随伴症状の有無（流涙，眼脂，眼痛，視力低下，視野狭窄などの症状の有無と充血との関連性）
- 充血発生の時期・期間はどうか。読書，筆記などで増強しないか。休養，睡眠で軽減するか
- 眼疾患既往の有無，コンタクトレンズ使用の有無，打撲，異物や薬品などの飛入の有無，アレルギー体質の有無

2 | 日常生活への影響

結膜充血は眼痛，眼脂，流涙を伴うことが多く，苦痛でわずらわしい状態になることもある。

2. 看護の方法と根拠

充血の強いときは，読書やスマートフォンの使用，VDT（visual display terminals）作業を避けるなど，眼の安静を図るように指導する。原因疾患が感染性である場合，眼の感染予防についても指導することが必要である。全充血は，重篤な疾患も考えられるので，速やかな診断と治療が必要である。原因疾患を知り，医師の指示のもとに適切な処置を行い，快方に向かうように援助する。

II 流涙

涙液の分泌と排泄のバランスが何らかの原因で崩れることにより，涙が結膜囊内に異常

に貯留し，ついには瞼縁からあふれ出る病的状態を流涙という。その原因としては，涙点，涙小管，涙囊，鼻涙管閉塞または狭窄によって起こる涙道の通過障害と，眼の異物，炎症，精神的な感動などによって起こる涙の分泌過多があげられる。

1. 必要な情報とアセスメントの視点

1 症状観察のポイント

- 発症の時期
- 両眼か片眼か
- 流涙の程度
- 睫毛乱生や内反などで睫毛が角膜を刺激していないか。異物が飛入していないか
- 眼球打撲・外傷などの受傷の有無

2 日常生活への影響

　流涙は患者にとって非常に不快な症状であり，精神の集中を妨げ，日常生活にも支障を及ぼすなどによって，精神的負担も大きい。また，流涙が長く続くと，流涙分泌物，ハンカチやガーゼなどによる擦過のため，しばしば眼瞼の皮膚炎を合併する。

2. 看護の方法と根拠

　流涙が多い場合は消毒ガーゼを当てて，適宜ガーゼの交換を行うことが望ましい。

　原因疾患が感染性のものである場合は，感染源となる涙が付着したガーゼ，拭き綿などの処理にも十分注意が必要である。

　内眼手術後に流涙を訴えることがあるが，手術後の刺激によるためだけではなく，時に前房水が漏れていることがあるので，患者の訴え，症状を十分に把握して，適切に対応することが必要である。

Ⅲ 眼脂

　眼脂は，俗に「めやに」とよばれ，細菌感染，ウイルス感染，異物，外傷，手術，アレルギー反応などによる眼瞼，結膜，眼球の炎症に伴って眼の分泌物が異常に増加した状態をいう。特に急性期には分泌量が多い。

Ⅲ　眼脂　　403

1. 必要な情報とアセスメントの視点

1 症状観察のポイント

- 発症の経過（急性的か・慢性的か）
- 両眼か片眼か，性状，量，眼脂のある部位の観察（大量にべったり眼瞼（がんけん）についているか，内眼角内に少しある程度か）
- 随伴症状の有無（結膜の充血，異物感，流涙，眼痛，瘙痒感（そうようかん）などの症状があるか）

2 日常生活への影響

　健康で眼にまったく異常がない人でも，少量の眼脂はある。眼脂は衛生上の問題があるだけでなく，患者に不快感をもたらす分泌物である。睡眠中に大量に出ることで，起床時に上下の眼瞼が付着してすぐには開眼できないときがある。

2. 看護の方法と根拠

　眼脂を消毒拭き綿で頻回に拭き取り，少しでも気分がよくなるように援助する。眼脂をきたす疾患は感染症であることが多いので，使用後の消毒拭き綿などは決められた方法で処理する。また，処置の前後には手洗いを十分行ったり手袋を着用するなど，感染予防に留意する。医師の指示により眼脂の細菌培養や，染色標本検査がある場合には，正確な判定結果を得るために，検体を採取する前に眼脂を拭き取ってしまったり，点眼処置をしないよう注意する。

IV　瘙痒感

　アレルギー体質やアトピー体質が基礎にあって起こる疾患に伴う瘙痒感（かゆみ）が多い。ほかに化粧品や点眼薬などの化学的刺激，異物，睫毛（しょうもう）などの物理的刺激も瘙痒感を引き起こす。

1. 必要な情報とアセスメントの視点

1 症状観察のポイント

- 瘙痒感のある部位（両眼か片眼か，眼瞼，結膜，内眼角，外眼角）
- アレルギー体質の有無，季節との関連
- 随伴症状の有無
- 異物，睫毛などによる刺激の有無

2 | 日常生活への影響

　眼の瘙痒感は，患者を悩ませる不快な症状の一つである。瘙痒感をもたらす代表的な疾患にアレルギー性結膜炎があるが，なかでも花粉症は，眼の瘙痒感，流涙に加えて鼻汁，くしゃみなども伴い非常につらいものである。花粉症の場合には，ある期間を過ぎて花粉が飛ばなくなると症状は消失するが，ダニや家の中のほこりによるアレルギー性結膜炎の場合には，1年をとおして眼の瘙痒感が続くことになる。

■ 2. 看護の方法と根拠

　アレルギーの原因を確かめて，それを取り除くことが大切である。瘙痒感を我慢するのは非常に苦痛であるが，眼瞼を強くこすって，角膜を傷つけることのないように指導する。医師の許可を得て軟膏を使用したり，冷罨法などを行い，症状の軽減を図る。

V 羞明

　羞明とは，光を異常にまぶしく感じる状態で，羞明を訴える疾患として角膜炎，虹彩炎，毛様体炎，白子症などがあげられる。

■ 1. 必要な情報とアセスメントの視点

1 | 症状観察のポイント

- 羞明の程度と経過
- 両眼か片眼か
- 随伴症状の有無
- 眼の外傷の有無
- 散瞳薬の点眼後で瞳孔が散大していないか

2 | 日常生活への影響

　角膜の疾患で角膜の表面に欠損ができた場合には，強い痛みとともに非常にまぶしい状態になる。痛みのために眼を開けることができず，無理に開けると涙がぽろぽろと出てくる。

■ 2. 看護の方法と根拠

　羞明の原因に対する根本的治療の援助と，羞明の苦痛を和らげるための工夫が必要である。羞明には，治療が完了するまでにみられる羞明や，白子症，網膜色素変性症，1色覚

など先天的疾患にみられる治療困難な羞明がある。そのような場合，光の刺激をできるだけ少なくするためサングラスの使用を勧めたり，カーテンで光の調節や遮光をして，少しでも楽になるよう援助する。疾患の一症状以外にも，検査・治療で散瞳薬を使用している場合にも起こる。散瞳薬の使用時は十分な説明をし，車の運転などは危険を伴うので，避けるように注意することが必要である。

VI 異物感

異物感は眼球表面の軽度な異物によって生じる疼痛であることが多く，主に結膜・角膜の異物，炎症，睫毛乱生，結膜結石などで起こる。

1. 必要な情報とアセスメントの視点

1 症状観察のポイント

- 異物の眼内飛入の有無
- 異物感の程度と発症の経過
- 随伴症状の有無
- 睫毛の角膜への刺激の有無

2 日常生活への影響

「眼がごろごろする」「眼がちくちくする」などの不快な症状で，どうしても眼をこすりたくなる状態になる。

2. 看護の方法と根拠

眼をこすりたくなってしまうが，不潔な手指などで強くこすって，角膜びらんを起こさないよう，感染予防に注意する必要がある。

異物感とは，患者が異物があると訴える場合を総称する言葉であるが，必ずしも異物が原因とは限らない。随伴症状や患者の訴えを十分に把握することが大切である。

VII 眼痛

眼痛は，視覚器に関連をもつ組織に対する有害な刺激によって起きる。原因としては細菌，ウイルス，真菌の感染，異物抗原抗体反応が多い。

1. 必要な情報とアセスメントの視点

1 症状観察のポイント

- 発症の時期・程度
- 疼痛の部位
- 疼痛の種類
- 眼の外傷，手術の有無
- 随伴症状の有無
- 全身状態の変化（発熱，嘔吐^{おうと}など）

2 日常生活への影響

　眼痛は，疼痛の強弱にかかわらず，患者に苦痛を与える。また，眼痛は患者の視力に関する不安や障害を伴うことが多く，いっそう苦痛を増強させる。

2. 看護の方法と根拠

　原因に対する治療の援助と，疼痛の軽減を行うことによって，早期に患者を苦痛から解放しなければならない。前述の症状観察のポイントについて患者から情報を収集し，その性質を判断することが重要である。

　疼痛の感じ方，訴え方には個人差があり，訴えを聞くだけで軽減する場合もあるが，看護師が独自の判断で疼痛の程度を決めつけることがあってはならない。患者に自分の言葉で，感じている疼痛をできるだけ詳しく表現してもらうことで，症状を具体的に正確に把握することは，疼痛の原因を知るうえでも役に立つことである。患者の情報を正確に医師に伝え，指示された処置を速やかに確実に実施することは，早期に患者を苦痛から解放することにもつながる。

VIII　視力障害

　視力障害の原因としては，角膜，水晶体，硝子体^{しょうしたい}の混濁，網膜^{もうまく}，ぶどう膜の疾患，緑内障，屈折・調節の異常，機能的異常（弱視），ヒステリーなどがあげられる。視力障害の場合の見え方の例を**図 2-1** に示す。

　近見だけの障害は，調節の異常で，老視か調節麻痺^{まひ}であり，遠見だけの障害は近視である。急激に起こる高度の視力障害には，網膜中心動脈閉塞症^{もうまくへいそくしょう}，硝子体出血，急性球後視神経症，ヒステリーなどがある。

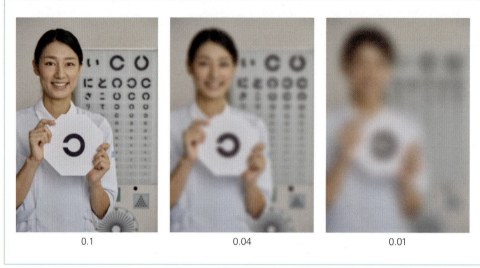

図 2-1　視力障害のシミュレーション

1. 必要な情報とアセスメントの視点

1　症状観察のポイント

- 両眼か片眼か
- 発症の時期と経過
- 眼疾患既往の有無
- 随伴症状の有無
- 全身的疾患の有無（高血圧，糖尿病など）
- 矯正視力測定が適正になされているか

2　日常生活への影響

　視力障害が急激に起こる場合と，緩徐に起こってきた場合の日常生活への影響には大きな違いがある。しかし，いずれの場合も，見えなくなることで外界の情報の入手が制限されることになり，安全に生活することや文字言語によるコミュニケーション，読書の楽しみなどを得ることが難しくなってくる。

　歩行をはじめとして，日常生活行動のすべてが制限されることから，常に介助を必要とする生活にならざるを得ない場合もある。特に他者とのコミュニケーションの場面では，相手の表情が見えないことなどから，意思の疎通が図れず支障が生じることもある。そのため他者とのコミュニケーションを避けてしまい，孤立するおそれもある。

　文字からの情報収集の制限，生活行動上の制限は職業の選択をも制約し，また職場に復帰するのも困難になるおそれがある。このように様々な問題が日常生活に大きく影響して

いる。

2. 看護の方法と根拠

　看護上で特に問題になるのは，強度の視力低下である。看護にあたっては，常に危険防止を考えながら，細かい配慮をすることが大切である。歩行の援助，身の回りのケアなど，いわば看護の技術的な側面と，失明するのではないかという不安や苦しみを抱えている患者の精神的な支援の双方が要求される。一方，患者は日常生活の場における事故の発生を恐れて必要以上に依存的になる傾向がある。過剰な介護も同様の結果を招きやすいので注意しなければならない。また，室内や廊下の整理整頓などを常に心がけ，注意不足から思わぬ事故を引き起こすことがないよう，安全に，安心して治療を受けることができるように援助するとともに，視力障害者用の生活用品（図2-2）で生活環境を整え，QOLの向上

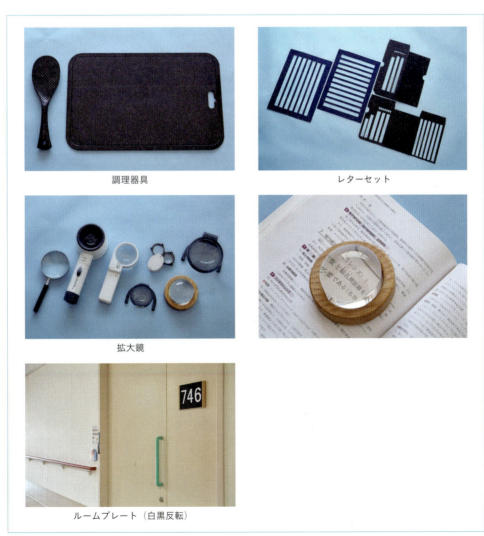

図2-2　視力障害者用の様々な生活用品

を図る。

IX 視野異常

　眼を動かさないで見える範囲を**視野**というが，見える範囲が狭窄したり，欠損を起こした状態を視野異常という。病的に視野が狭くなる場合は，その症状の種類によって，狭窄の様子が異なる。それによって，求心狭窄（網膜色素変性症，緑内障の末期），半盲狭窄（視神経疾患，脳腫瘍）などに大別される。図 2-3 は求心性視野狭窄における見え方のシミュレーションである。また，視野が部分的に欠損した場合には**暗点**といわれ，その部位や性質によって①中心暗点，②傍中心暗点，③周辺暗点に分類される。図 2-4 は中心暗点を示したものである。

1. 必要な情報とアセスメントの視点

1 症状観察のポイント

- 両眼か片眼か
- 視野異常の範囲・程度
- 視力低下の有無
- 随伴症状の有無（眼圧値なども知る）
- 全身的疾患の既往の有無（脳神経疾患，内科系疾患）と，頭痛，悪心・嘔吐などの症状の有無

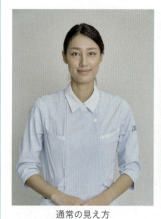
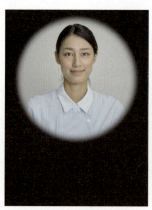
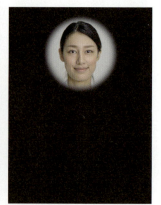

　　　　通常の見え方　　　　　　求心性視野狭窄：10 度　　　　　求心性視野狭窄：5 度

図 2-3 求心性視野狭窄における見え方のシミュレーション

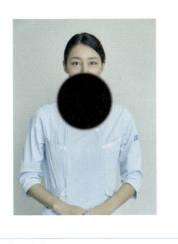
図2-4 中心暗点

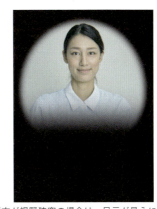
下方が視野狭窄の場合は，足元が見えにくくなっているため階段などの昇降に注意が必要。

図2-5 視野狭窄

2 日常生活への影響

　視野狭窄が起きると，転倒の危険など日常生活に支障が現れる。しかし，中心視力の著しい低下がない場合，周辺の視野狭窄に気づかず行動するケースも多い。

　患者は症状が自覚的にはわからないため，失明への恐怖を抱いていたり，漠然とした不安を抱いている場合が多い。

2. 看護の方法と根拠

　原因疾患に対する治療の援助と，視野異常の程度と原因を知ったうえでの注意深い援助が必要である。視力低下を伴っている場合が多いので，患者を取り巻く周囲の状況を見守り，危険のないようにしなければならない。日常生活行動の援助では，使用場所，物品が既知のものであるか否かを常に確認し，危険物が身辺にないように環境整備をする。

　中心視力に大きな変化がない場合には，患者自身が視野異常を意識せずに行動してしまうことがあるだけでなく，看護師も障害に配慮せずに対応してしまうことがあるので，注意が必要である。また，周辺視野が広範囲に欠損している患者（図2-5）には，歩行時の注意について十分説明し，外出時，交通事故などに注意するようにしなければならない。

Ⅹ　夜盲

　俗に「とりめ」といわれるものであり，暗い場所において光覚が低下している状態を指す症候群である。原因は様々であり，先天性の停止性夜盲症，小口病，眼底白点症などの先天性のもの以外に，網膜色素変性症，ビタミンA欠乏症などがある。

1. 必要な情報とアセスメントの視点

1 | 症状観察のポイント

- 明るい所での視力・視野の状態
- 両眼か片眼か
- 発症の経過（進行性か停止性か）
- 家族歴（血族結婚の有無など）
- 食生活について（偏食の有無，栄養摂取状態）

2 | 日常生活への影響

　暗い所において視力が著しく低下するために，日常生活行動に大きな影響を受ける。したがって夜間の車の運転などは避ける必要がある。

2. 看護の方法と根拠

　夜盲を呈する疾患のなかには，視野狭窄や色覚異常を起こすものがあり，それらが患者の視機能をいっそう低下させる。看護に際しては，各患者に応じた細かい配慮が必要である。眼科診療は暗室での検査が多く，明室から暗室へ移動するときや，暗室での検査時には特に注意が必要である。

　網膜色素変性症など先天性疾患に対しての治療は，有効なものは少ないといわれている。強い光を見ないように気をつけるなど，眼の保護について指導する。夜盲は血族結婚，ビタミンＡの欠乏から発症する場合もあるので，近親者間の結婚を避けることや，食事指導についても機会をつくって指導することが必要である。

XI　複視

　複視とは，1つの物が2つに見える症状である。

1. 必要な情報とアセスメントの視点

1 | 症状観察のポイント

- 単眼性か両眼性か
- 複視の程度
- 随伴症状の有無

2 日常生活への影響

1つである物が2つに見えるため，日常生活動作をスムーズに行うことが難しくなる。また，読書やテレビを満足に楽しめないことや，運転や料理などは危険を伴うことがある。日常生活に影響を及ぼすことから，様々なことが自由に行えずにストレスが増大する可能性がある。

2. 看護の方法と根拠

複視は片眼だけで見てもみられる**単眼複視**と，片眼を覆えば複視はなくなる**両眼複視**に分けられる。単眼複視の原因は，核白内障，近視，乱視，水晶体偏位，多瞳孔などである。両眼複視の原因は眼筋麻痺や脳梗塞，眼窩底骨折などである。眼筋麻痺のなかには，動脈瘤が原因で生命にかかわることもあるので，眼科と脳外科で精密検査を行う必要がある。

1つの物が2つに見えることは，日常生活に制限や危険が伴い，ストレスや精神的苦痛につながる。そのため，安全に過ごせるような援助と精神的苦痛を軽減していく対応が必要である。

XII 飛蚊症

飛蚊症とは，明るい壁や青空を見たときに，眼の前に糸状，点状，円形などの浮遊物が飛んでいるように見える症状である。

1. 必要な情報とアセスメントの視点

1 症状観察のポイント

- 加齢（生理的飛蚊症か病的飛蚊症か）
- 発症の時期
- 視力低下の有無
- 視野障害の有無
- 眼痛の有無，程度
- 充血の有無，程度
- 随伴症状の有無

2 日常生活への影響

眼の前に浮遊物があるため，視界不良により運転や仕事に影響を及ぼす。浮遊物が気になることによって，物事に集中できず，楽しめなくなるなど，ストレスが増大する可能性

XII 飛蚊症 413

がある。

2. 看護の方法と根拠

飛蚊症には，特に治療を必要としない**生理的飛蚊症**と，治療をしないと視機能障害を起こす原因となる**病的飛蚊症**がある。生理的飛蚊症の原因となる後部硝子体剝離は，特に強度近視でない場合，平均50歳くらいで起きるといわれている。病的飛蚊症には，網膜裂孔，網膜剝離，ぶどう膜炎，硝子体出血などがある。病的飛蚊症の患者には，原因である疾患に対する治療を受けるとともに，定期的に検査を受けて経過観察を続ける必要性を伝えていくことが重要である。

演習課題

1 充血，流涙，眼脂など眼疾患に伴う様々な症状観察のポイントを表にまとめてみよう。

2 眼疾患に伴う種々の症状が，日常生活へ及ぼす影響について整理してみよう。

3 視力障害，視野異常に陥った場合，自分の生活環境，通学路にどのような危険が潜んでいるかを話し合ってみよう。

第**2**編 眼疾患患者の看護

第**3**章

主な検査と治療に伴う看護

この章では

- ● 主な検査の実施上の留意点を理解する。
- ● 主な検査の患者への説明と注意点を理解する。
- ● 主な治療・処置上の留意事項，患者指導について理解する。
- ● 手術療法を受ける患者の入院前の看護と心理的援助，身体的準備について理解する。
- ● 手術療法を受ける患者の手術前日，当日，手術後の看護のポイントについて理解する。

I 診察時の看護

眼科に限らず，患者が移動せずに検査・処置を受けられることが理想であり，最近は改良が加えられたユニットが用いられることもある。しかし，多くの眼科診察室の構造は，施設や設備の都合上，診療の必要に応じて患者が移動しなければならないのが実態である。したがって，視力低下・視野異常のある患者，検査・治療のために散瞳・縮瞳している患者などが事故に遭わないように，看護師は診察室の環境整備に十分留意することが必要である。

また，眼科受診の患者は，当然のことではあるが表示などが見えにくい場合が多い。「ここ」「あそこ」では理解されにくいことがあるため，曖昧な表現ではなく，「○ｍ先を右へ曲がる」など具体的にイメージできる表現で説明する必要がある。

II 検査時の看護

A 遠方視力検査時の看護

物を見るという感覚は，鋭敏であり，判断力に左右されるので，器械による他覚的検査が困難である。したがって，患者の反応によって調べる自覚的検査が主となっており，主観的要素が大きい。また，種々の条件で測定値が変動しやすく，眼科の基本的な検査でありながら，誤差を生じやすい。正しい測定値を得るために，条件を調整するとともに，視力検査の目的・方法についての十分な説明を行い，患者の協力を得ることが必要である。

1. 患者への説明

❶他覚的屈折検査

視力検査の前に，他覚的屈折検査を行う。患者は屈折異常があるとしばしば眼を細めるが，その状態は焦点深度を深めたことになり，普通よりも視力を増加させることになる。正確に測定できないので眼を細めないように説明する。

❷裸眼・矯正視力の測定

視力表から5m離れた場所に被検者を座らせ，瞳孔間距離に合う眼鏡試験枠を使用して，片眼ずつ裸眼視力を測定することを説明する。両眼の裸眼視力を測定後，他覚的屈折検査のデータをもとに矯正視力を測定し，その人の最高視力を求める。

❸視標（ランドルト環）を使った視力の測定

ランドルト環のどこに切れ目があるかを患者に言ってもらうように説明し，目の前で視

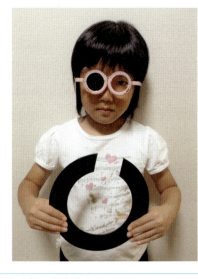

ランドルト環の模型を使用し，視力表の形と同じ方向にランドルト環の切れ目を動かしてもらう。

図3-1 小児の視力検査

標を見せて確認するとよい。小児の場合は，ランドルト環の模型などを使用し，方法を説明する（図3-1）。

2. 注意事項

❶測定場所

　測定には集中力が必要なので，患者が著しく疲労していたり，精神的動揺がある場合は避けたほうが望ましい。また，人の出入りが多い場所，人が横切ったりする場所，視力表と患者との間に障害物がある場所などは，集中力を妨げるので，測定場所には適さない。

　指定された位置に立つ（座る）ように誘導する際には，つまずいて転倒しないように十分配慮する必要がある。また座る際には，椅子から転落しないよう声かけや手を添えるなどの介助が必要な場合もあるので，注意する。

❷測定順序

　原則として，一眼ずつ右側から測定するが，疾患がある場合は健眼から測定し，記録するときは左右を間違えないように記入する。

　中心視力が悪い場合は中心外視力を測定するが，この場合は健眼が完全に遮蔽されているよう注意する。

❸測定時間

　視標を指してから患者が応答するまでは3秒間待つ。あまり早く視標を替えて過小評価してしまうことや，時間をかけすぎて視標を憶測されたり，疲労を招いたりすることを避ける。

　手や遮眼子で眼を圧迫すると，圧迫された眼の視力が一時的に低下することがあるので，

片眼を測定し終わってから 1 ～ 2 分間待って反対眼の測定を行う。また，強い光を眼内に入れた場合には，5 分間ぐらい間隔をおいて検査する。

なお，他覚的屈折検査を行っていれば，屈折異常の有無があらかじめわかるため，検査時間が短縮できる。

❹ 視標

眼鏡試験枠は，患者の瞳孔間距離に合ったものを使用し，散瞳していれば直径 3mm の円孔板を使用して測定する。

B　近方視力検査時の看護

近方視力検査は遠方視力検査と同様，主観的要素が大きいため，測定値が変動しやすく，誤差を生じやすい。正しい測定値を得るために，条件を調整するとともに，視力検査の目的・方法についての十分な説明を行い，患者の協力を得ることが必要である。

1. 患者への説明

遠方視力検査と同様に，眼鏡試験枠を使用して片眼を遮眼子で覆い，近距離視力表を顔と平行になるように持ってもらう。

眼を細めないように説明したうえで，視標の大きい文字から読んでもらう。読むことのできない視力の値の前の値が，近方視力であることを伝える。

2. 注意事項

近距離視力表の距離（30cm）が十分保てないことがあるので，注意してみておく必要がある。

視力表は経年変化や汚れによるコントラストの変化があると，正しい視力が測定できないため，適宜新しいものと交換する必要がある。

C　細隙灯顕微鏡検査時の看護

細隙灯顕微鏡検査は眼科受診患者のほとんどが受ける検査で，器械本体のみで行う検査のほかに，隅角鏡を使用しての前房隅角検査や，アプラネーショントノメーターを使用しての眼圧測定も行える。

1. 患者への説明

器械に向かうときには，直接患者自身の手を椅子に触れさせて，位置を確認させ，横向きに腰かけるように説明する。器械に頭部・身体をぶつけないように配慮しながら椅子を回転させて器械の前に向かわせる。また，診察台が横からスライドするものがあるため，

ぶつからないように患者に説明する必要がある。顎を顎台に，前額部は額当てに固定するよう促す。

検査中は強い光線を当てるので，羞明のため開眼が困難な場合が多いが，できるだけ両眼を大きく開けるよう説明する。必要に応じて，眼球を圧迫しないように軽く上眼瞼を挙上する場合があるので，適宜説明し介助する。疼痛，気分不快などがあった場合には，動いたりしないで，言葉で伝えるよう話しておく。

検査が終了したら，顎を器械から離し，椅子を回転させ横向きになってから立ち上がるように説明し，声をかけながら誘導する。

2. 注意事項

暗室への誘導に際しては，障害物の位置を教えながら歩行介助をして，事故を起こさないように注意する。

検査中の突然の瞬目は危険なので，十分説明して理解を得るようにする。隅角検査や眼圧検査は，検査前に点眼麻酔薬を用いるが，暗室で行われるため，点眼薬を間違えないように注意し，点眼薬が確実に眼内に入ったかどうかを患者に確かめることも必要である。

隅角鏡，アプラネーショントノメーターなど直接患者に触れるものは，感染源ともなるので，決められた消毒方法で確実に消毒する。

D 眼圧検査時の看護

眼圧検査の方法には，触診法，圧入眼圧測定法，圧平眼圧測定法，トノグラフィーがある。

1. 患者への説明

眼圧検査を初めて受ける患者はかなりの恐怖心を覚えるため，眼球に直接器械が触れることや空気が吹き付けられることなど，十分な説明を行う必要がある。また，測定器によっては，測定前に点眼麻酔薬やフルオレセインナトリウムによる角膜の染色を行うことを説明する。

患者が楽な姿勢で検査を受けられるように器械の高さを調節し，額を支持帯にしっかりつけるように説明する。必要時，後ろから軽く支える。なるべく瞬目を我慢し，眼を大きく開いて中央を見て眼球を動かさなければ，ごく短時間で終わり，疼痛もないことを知らせる。

測定後は，眼をこすらないように指導し，角膜上皮剝離を予防する。

Ⅱ 検査時の看護 419

2. 注意事項

シェッツ眼圧計で測定する際，仰臥位をとるが，処置用のベッドなどは狭いので，仰臥位になるときに転落しないように注意する。必要に応じて，間隔，位置などを患者に触れさせて確認させる。

測定後，感染防止のため眼圧計の接眼部を決められた方法で消毒する。

E 眼底検査時の看護

眼底検査は，精査しやすいように，散瞳薬を点眼して瞳孔を散大させ，暗室で行う。

1. 患者への説明

眼底検査を行うためには，散瞳薬を点眼する必要があることを説明し，今までに散瞳薬を使用したことがあるか，散瞳薬のアレルギーはないかなどを聞いてから点眼する。点眼後は，散瞳するまで時間がかかるため，しばらく待つように説明する。

検査は暗室で行われ，散瞳後は特に見えにくくなるため，足元に十分注意するように説明し，必要に応じて介助しながら誘導する。

検査中は，後頭部を軽く両手で支えて固定し安定させると，検査がしやすく，患者にも安心感を与えられる。

2. 注意事項

散瞳薬の種類によっては，眼圧を上昇させるものもあるため，特に緑内障の患者には，指示された点眼薬を正確に点眼する必要がある。また，散瞳薬点眼後の症状（近いものが見えにくい，羞明など）や持続時間について十分説明をしておく。

F 蛍光眼底撮影検査時の看護

造影剤（フルオレセインナトリウム）を使用し，網脈絡膜循環の状態などを調べるために行われるが，造影剤による副作用や緊張，不安のために悪心などの症状を起こすことがある。検査前の十分な説明と検査中・検査後の患者の一般状態の観察が大切である。

1. 患者への説明

事前に検査の目的，方法を十分に説明（図3-2）して不安の除去に努め，患者の協力が得られるようにする。

検査当日は，まず血圧測定を行い，既往症，気分不快・アレルギーの有無などの問診を行う（図3-3）。検査のために散瞳の必要性を説明し，散瞳薬を点眼する。このとき，散瞳

420　第2編／第3章　主な検査と治療に伴う看護

蛍光眼底検査（FA，FA/IA）を受けられる方へ

検査の目的

　　眼底の写真を撮ることにより，病気の状態を詳しく調べます。
　　この検査により，今後の治療方針や飲む薬の種類・量が決まります。

検査方法

　　目の中を眼底カメラで撮影するため，瞳を開く目薬を 1 ～ 3 回程さします。
　　瞳が開くまでに約 1 時間かかります。その間に，造影剤を入れるための点滴をします。
　　瞳が十分開いたら眼底カメラの前に座り，点滴から造影剤を注入して眼底の撮影をします。
　　撮影検査時間は約 10 分です。
　　この検査では瞳を開くのに約 1 時間かかりますので，早めにおいでください。
　　受付からお帰りになるまでの時間は，待ち時間を含めて約 3 時間になります。
　　お待たせいたしますが，大事な検査ですのでご協力をお願いいたします。

検査に際して注意していただくこと

　　〈お薬について〉
　　・お薬を服用されている方はいつもどおりにお飲みになってください。
　　・糖尿病の方でインスリン注射をされている方も通常どおり施行し，お食事を召し上がっ
　　　てきてください。

　　〈お食事について〉
　　・お食事は通常通り召し上がってきてください。
　　・検査が 12 時以降の患者様は早めの昼食を済ませてきても問題ありません。
　　　瞳を開く目薬をさしたあとは検査までお時間がありますので，その間に昼食に行ってい
　　　ただいても結構です。

　　※検査当日，体調の悪い方は申し出てください。
　　※血圧の数値によっては検査ができない場合があります。
　　※検査中にご気分が悪くなったら，直ちに申し出てください。

以下にあてはまる方は，担当医師または看護師に申し出てください。

　　・検査予定日から 6 か月以内に心臓病・脳卒中と診断された。
　　・肝臓病，腎臓病がある（肝硬変，腎不全など含む）。
　　・重症喘息・肺気腫・呼吸器感染症がある。
　　・ヨード剤やアルコール消毒のアレルギーがある。もしくはアレルギー体質である。
　　・造影剤の検査時に，体調の変化（くしゃみ，発疹など）や気分不快などを起こしたこと
　　　がある。

検査終了後について

　　検査後黄色い尿が丸一日近く出ますが，造影剤が尿になって出るためなので心配ありませ
　　ん。
　　フラッシュの残像で目の前がピンク色にみえることが数十分続きます。
　　まぶしく見えづらい状態は 4 ～ 5 時間続きますが，元に戻りますので心配ありません。
　　お車・バイク・自転車の運転は危険ですのでしないでください。
　　検査終了後は日常生活に制限はありません。入浴も問題ありません。
　　何かありましたら下記まで御連絡ください。

　　○○病院　TEL. 03- ○○○○ - ××××
　　眼科外来内線　△△△（9：00 ～ 17：00）

　　　　　　　　　　　　　　　　　　　　　　　　○○病院　眼科外来

図3-2 蛍光眼底検査（FA，FA/IA）を受ける患者への注意事項パンフレット

蛍光造影撮影検査問診票

氏名：　　　　　　　　　　　　　　月　　　日

1. 半年以内に心臓病・脳卒中の診断をされたことがありますか？
　　ある（　いつ頃：　　　　　月　）　・　　　ない

2. 現在治療中，また過去に治療した病気もあれば○をつけてください。
　　・高血圧　・肝臓病　・腎臓病　・重症喘息　・肺気腫　・呼吸器感染症

3. 体調についてお聞きします。
　　問題ない　　　　　　　体調不良である　　　　妊娠の可能性がある
　　体調不良に○をつけた方へ。どのような症状ですか？
　　（　　　　　　　　　　　　　　　　　　　　　　　　　　　　　）

4. アレルギー（ヨード，そのほか）はありますか？
　　ある（　何に：　　　　　　　　いつ頃：　　　　月　）　・　　　ない

5. 以前造影の検査で具合が悪くなったことがありますか？
　　ある　　　　・　　　　ない
　　あるに○をつけた方へ。どのような症状が出ましたか？
　　（　　　　　　　　　　　　　　　　　　　　　　　　　　　　　）

※検査当日，「蛍光造影撮影検査問診票」「同意文書」をご記入の上，忘れずにお持ちください。

図3-3 蛍光造影撮影検査問診票

薬のアレルギーがないか確認する。使用する散瞳薬にアレルギーの既往がある場合には，医師に報告し指示を受ける。また，検査にはフルオレセインナトリウムを使用するため，アレルギーが出現したときに早急に対応できるように，撮影前に点滴ルートを確保すること，撮影が開始されると造影剤が注入されることを説明しておく。撮影中，気分が悪くなったら我慢せず，早めに申し出るように伝える。

撮影終了後，羞明感が持続すること，造影剤のために尿や皮膚が黄染することを説明しておく。

▌2. 注意事項

検査室は暗室のため，転倒に十分注意して誘導する。

撮影時には，患者の頭が固定され，視線が一定であることが求められるので，必要に応じて援助する。

肘関節の尺骨側の静脈は，多数の神経が走っており，強アルカリ性であるフルオレセインナトリウムが血管外に漏れた場合，神経麻痺を生じる可能性があるため，避けたほうがよい。

悪心・嘔吐，くしゃみ，咳などのアレルギー症状が出現した場合に備え，救急薬品・酸素吸入を行うための物品などを点検し準備しておく。検査前のアレルギーチェックではマイナスであっても，検査中まれにショックを起こすことがあるので，十分な観察や声かけを行いながら援助することが大切である。

G 視野検査時の看護

視野異常は眼科的疾患だけでなく，脳神経疾患によって起こる場合がある。自覚症状をあまり感じない患者もいるが，視野狭窄が進むとつまずきやすくなったり，人や物にぶつかりやすくなったりするため，患者に応じた対応，説明，指導が必要である。

1. 患者への説明

❶対座法

検者の前に座って検者の眼を見てもらうように説明する。検者が手を広げて，指先が患者に見えるかどうか確認する。

❷器械による方法

検査時間が長いため，排泄をすませておくよう説明する。

暗室で検査を行うため，特に足元に注意するように説明する。楽な姿勢がとれるように椅子や視野計の高さを患者に合わせて調整する。非検査眼を眼帯などで遮蔽することを説明し，鼻梁を越えないように注意して遮蔽する。

眼を動かすと正しいデータがとれないため，指示された位置を見るように説明する。

それぞれの検査方法について説明した後で検査を開始するが，検査方法が理解されていない場合がある。そのため，検査開始後，説明どおりに行われているか確認し，行われていなければいったん中止し，再度説明してから再開する。

2. 注意事項

光を追うと，固視不良で正確な検査データがとれないため，適宜モニターなどで確認し，指導する。

検査に集中するあまり，顎や額の位置がずれてくることがあるため，適宜確認し，修正する。また，瞬目を忘れる場合もあるが，角膜の乾燥や疲労によって検査精度が低下するおそれがあるため，適宜声かけを行って，瞬目をするように促す。

II　検査時の看護　　423

Ⅲ 治療・処置時の看護

A 点眼療法を受ける患者の看護

　点眼療法は，眼科局所療法の基本となるもので，実施頻度も高く，治療上大きな比重を占めている。治療以外には，診断・麻酔などの目的で多くの点眼薬が使われている。

　点眼とは，点眼液として溶解した薬剤を直接眼球に滴下投与する方法であり，点眼液を点眼することと，眼軟膏を点入することが含まれる。

　正しい点眼法の実施と指導は，看護師の大切な役割である。患者が自分自身で点眼をしなければならないことも多いので，看護師は点眼する機会に，注意事項・方法などについて指導し，正しい点眼法により，早期に疾患が治癒するように援助することが大切である。

1. 必要な情報とアセスメントの視点

　点眼を医師や看護師が行う場合は，患者の頸部などに疾患があると，座位で点眼する際に上向き姿勢になるのが難しいことがあるため，点眼前に上向き姿勢がとれるかどうか確認する。また，今までに点眼薬のアレルギーがないかどうかも点眼前に確認する。

　一方，術後の自己点眼の指導に際しては，点眼方法を指導する前に頸部や腕，手指などの疾患の有無を確認し，自己点眼が可能かどうか判断する。次いで，点眼表が見えるか，点眼薬が識別できるかどうか，視力や視野の確認をする。患者が高齢の場合は，退院後，家族の協力が得られるかどうかの確認も必要である。

2. 看護の方法と根拠

1 | 点眼薬の点眼

❶準備

　術後，医師から指示された点眼薬を指示どおりに点眼するために，点眼表（図 3-4）を作成し，点眼薬の蓋の色で色分けをするなどの工夫を行い，誤薬防止に努める。術後初回の点眼は，点眼薬の識別，点眼方法などの確認をするために，看護師が訪室し指導するのが望ましい。

❷実施

　点眼薬は，確実に 1 滴点眼する。結膜囊の収容量は 1 滴以下のため，1 滴点眼すれば効果はある。2 種類以上の点眼薬を使用するときは，薬の効果を得るために，少なくとも 5 分の間隔をおいてから次の点眼をする。

図3-4 点眼表

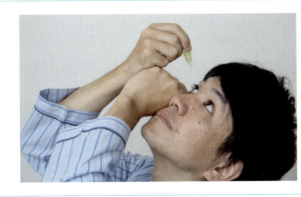

図3-5 げんこつ法

❸**感染予防**

　感染防止のため，点眼前には必ず流水による手洗いを行い，術後は新しい点眼薬を使用し，術眼と非術眼の点眼薬を別々にする。また，ティッシュペーパーを使用せず，滅菌された拭き綿を使用する。

　点眼薬は，結膜や睫毛などに触れると感染源になるため，触れずに点眼するよう指導する。結膜や睫毛に触れる場合は，げんこつ法（図3-5）を説明し，清潔に点眼できるよう指導する。

2　眼軟膏の点入

　眼軟膏は，点眼液に比べ結膜囊内の滞留時間が長いため，長時間の作用が期待できる。眼軟膏は結膜囊に点入して前眼部疾患の治療に用いるほかに，眼瞼皮膚疾患に対して塗布する場合もある。これは，通常の皮膚疾患時の用法と同様である。

❶**実施**

　滅菌綿棒の先端に米粒～小豆大の量の眼軟膏を載せ，顔面に平行に持ち，下眼瞼を下に

III　治療・処置時の看護　425

引いて，綿棒を水平に動かしながら結膜嚢に挿入する。点入後，目を閉じてもらい，眼瞼上に出た軟膏は滅菌の拭き綿で拭き取る。

また，綿棒を使用せず，チューブから直接結膜嚢に点入する方法もあり，このときはチューブの先が眼のどの部分にも触れないように注意して行う。

❷点入後

点入後は，しばらく霧視（かすんで見える状態）になるので，両眼点入する場合，あるいは点入していない眼に視力障害がある場合には，配慮が必要である。

3. ロービジョン患者の点眼指導

1 | 識別の指導

点眼表による識別が困難な場合は，点眼薬の蓋の形状による識別を指導する（同じ形状の点眼薬の場合は，輪ゴムを巻いて区別するなどの工夫をする）。

左右の眼でそれぞれ違う点眼薬を使用する場合は，点眼薬を入れる薬袋を分けるなどの工夫をする。

2 | 実施の指導

点眼方法は，げんこつ法などを用いて指導する。

2種類以上の点眼薬を使用する場合は，同じ薬を点眼しないために，点眼が終わった薬は薬袋にしまっていくよう指導する。

B 洗眼療法を受ける患者の看護

洗眼療法は，外眼部に付着した分泌物・細菌などを洗眼液で洗い流すことによって，疾患の治療や予防を図る方法である。

かつて外眼の感染性疾患，炎症性疾患に対して有効な化学療法や消炎薬に乏しかった頃に，洗眼は眼科治療の中心となっていたが，現在では次の 1. で述べる適応以外は，積極的に行われることは少なくなった。急いで洗眼処置をしなければならない場合も多いが，実施前に目的・方法を十分説明して患者を安心させ，協力を得ることが大切である。

1. 必要な情報とアセスメントの視点

洗眼は以下にあげる場合に適応になるので，患者の状況をよく確認し，必要時適切な洗眼が行われるようアセスメントする。

①酸，アルカリ，農薬などの化学薬品が眼内に飛入した直後の洗い流しまたは中和

②土砂，ほこり，鉄片などの細かい異物が飛入した場合の洗い流し

③術前処置としての消毒

426　　第2編／第3章　主な検査と治療に伴う看護

④フルオレセインナトリウム染色紙を使用した検査後のソフトコンタクトレンズの着色を防ぐための洗い流し

2. 看護の方法と根拠

①処置前後は，感染防止のために手指をよく洗う。

②感染防止のため，洗眼液は清潔操作によって準備されたものを使用する。

③洗眼びんや洗眼液のボトルの先端が，直接患者の眼瞼や睫毛などに触れないようにする。

④汚水が入る受水器と頬部の皮膚との間があいていると，洗眼液がこぼれてしまうので，座位のときは頬部に，仰臥位のときは側頬部に受水器を密着させる。

⑤両眼を洗眼するときは，健眼または軽症状のほうから行う。

⑥耳栓を使用することが望ましい。終了後，洗眼液が耳に入っていないことを確かめ，耳栓を除去する。

C 涙囊洗浄法・涙管ブジー挿入を受ける患者の看護

涙囊洗浄法は，慢性の涙囊感染症，涙道の狭窄，閉塞のある疾患に対して，涙道を洗浄して分泌物を排出させ，再開通を促すための方法である。また，涙管の通過障害の有無をみるためにも行われる。

涙管ブジーは，鼻涙管閉塞部を診断するときや，涙管を拡張して涙液の通過をよくするためにも用いられる。狭窄・閉塞部を通す際には，かなりの疼痛がある場合もあるが，目的・方法の説明を十分に行い，緊張や不安を取り除き，患者の協力を得ることが大切である。

1. 必要な情報とアセスメントの視点

処置により出血する可能性があるため，事前に出血しやすい薬を服用しているかどうか確認する。

2. 看護の方法と根拠

点眼麻酔を行う際には，内眼角部を拭き綿で押さえず，麻酔薬ができるだけ涙小管から涙囊，鼻涙管へ流れるように，数回瞬目してもらう。緊張が強かったり，疼痛のために貧血，悪心などの症状を起こすことがあるので，処置中には，ときどき声をかけるなどして気分不快の有無を確かめ，一般状態を観察する。処置終了後，しばらくはそのまま処置台で休んでもらい，鼻出血の有無などに注意してからだを起こしてから含嗽を促す。

Ⅲ 治療・処置時の看護 427

D 眼注射を受ける患者の看護

眼科では，他科で行われているのと同じような全身投与薬の注射のほかに，眼局所に直接行う眼注射があり，主なものには結膜下注射，テノン嚢下注射，球後注射がある。球後注射は，手術前の局所麻酔として施行する場合が主であるが，眼底や視神経の炎症のときにも行う。

1. 必要な情報とアセスメントの視点

眼注射は恐怖心を伴うことが多いため，全身状態の観察を行う。

2. 看護の方法と根拠

①注射は無菌操作で準備する。
②仰臥位をとってもらう。
③疼痛を伴うので，点眼麻酔を確実に行い，患者の苦痛を軽減する。
④施行中は，眼球や頭部を動かさないように説明する。
⑤注射中に血管を傷つけると，内出血を起こすことがあるので，施行後に観察を行う。
⑥注射後は，しばらく閉眼させ安静にする。薬物によって注射後刺激症状を呈するものもあるので，終了後すぐに起立しないように説明する。

E 光凝固治療を受ける患者の看護

光凝固治療は，失明に進展する眼疾患に対して適応されることが多いので，患者は失明に対する心配，不安，恐怖心を抱いている。治療の目的・方法についての十分な説明を行うとともに，患者の心理状態を把握して援助することが大切である。

1. 必要な情報とアセスメントの視点

光凝固治療ではレーザー後に痛みが持続する場合があるため，鎮痛薬の処方がなされることがあるので，処方どおりに服用するように説明する。

2. 看護の方法と根拠

光凝固治療は疼痛を伴うため，点眼麻酔を確実に行う。
瞳孔は医師の指示に従い，指示された薬品で散瞳，または縮瞳させる。散瞳または縮瞳しているので，器械にぶつからないように注意して頭部を固定し，光凝固装置に向いてもらう。
レーザー治療用のコンタクトレンズで眼球を圧迫すると，アシュネル反応で徐脈・血圧

降下などが起こることがあるので，患者の一般状態の観察を十分に行う。レーザー光線照射時には，光源を見ないように注意して介助する。

F 手術療法を受ける患者の看護(I)：入院前

1. 必要な情報とアセスメントの視点

1 心理的援助

患者は手術に対する理解不足による不安，術後の視力回復に対する不安，入院生活に対する不安（経済面，身体的な面など），術後の安静に対する不安など，限りない不安を術前に抱いていることが多い。術前の不安が強く，精神的動揺が大きいほど，からだに及ぼす影響も大きい。

患者の心理状態，背景，疾病に対する理解の程度を知り，積極的に患者と話し合いの機会をもつことが必要である。そのうえで，患者の心理を十分に把握し，不安の性質，内容をよく聞き，できる限りそれらの軽減に努め，患者がより良い状態で手術を受けられるように援助する必要がある。

2 身体的準備

手術前の全身検査，全身状態の管理は，患者の危険を最小限にし，安全な回復を図るためにも大切である。

全身疾患の既往がなくても，手術前の全身検査は重要である。その内容は，一般血液検査，尿検査，心電図，胸部X線検査などであり，緊急入院を除いてすべて入院前に外来で受診してもらう。医師は，これらのデータを読み，異常があれば，さらに必要な検査を追加する。必要時，内科医などに眼科の手術を行ってよいかどうか確認し，問題がなければ，次の段階として眼科手術のための入院準備を進める。

慢性疾患を有する場合には，他科の医師と連絡をとり，手術に際しての全身管理についてアドバイスを受ける。

2. 看護の方法と根拠

1 自己管理の支援

患者が手術目的で眼科に入院するまでには，前述のような準備があり，さらに手術を行うことが決定されてから入院までの間に，かなりの日数が経過することがある。そのため，合併症を有している患者においては，患者自身による自己管理が確実になされないと手術が予定日に受けられなくなることもある。したがって，日常生活において合併症・眼疾患

Ⅲ　治療・処置時の看護　429

ともに十分に自己管理できることが大切である。合併症治療のため処方された内服薬，眼科より処方された治療薬などを指示どおり正確に服薬できるように十分説明し，必要時，家族に協力を得ることも大切である。

2 入院の説明

近年は手術による入院期間が短くなってきており，手術の前日入院や当日入院が増えてきている。そのため，外来において入院説明のときに，入院中の予定などについてパンフレットやクリティカルパス（図3-6）などを用意して患者に手渡し，質問に応じながら説明することが望ましい。

白内障の手術を受けられる（　　　　　　　）さんの予定表					
（　　/　　） 入院日	（　　/　　） 手術前	手術後	（　　/　　） 手術後 1 日目	（　　/　　） 手術後 2 日目	（　　/　　） 手術後 3 日目
治療・処置 クラビット点眼薬4回本日までで終了です。 □みぎ　□ひだり □11時　□13時 □15時　□20時	病棟を出る時間 （　　：　　） 手術に要する時間 （　　：　　） -------- 手術前に目薬と点滴の準備があります。	術後は眼帯をつけます。 片眼なので注意してください。	お昼から目薬の練習をします。		
食事 病室での食事です。	□＿＿食は手術前に食べられません。 □食事は普通に食べられます。 □（　　：　　）以降はお水を飲まないで下さい。	□帰室後に食事が食べられます。	ラウンジを希望の方はご案内いたします。		
くすり いつも飲んでいる内服薬と目薬を確認します。 □手術眼（　　眼）の点眼は ＿＿＿＿＿までです。 □反対の眼（　　眼）の点眼はそのまま続けてください。	□いつもどおり薬を飲んで下さい。 □＿＿：＿＿に薬を飲みます。 ・＿＿＿＿＿ □飲まない薬 ・＿＿＿＿＿	□食事前に薬を飲んでください。 □食事後に薬を飲んでください。	抗生物質を飲みます 朝|昼|夜	抗生物質を飲みます 朝|昼|夜	抗生物質を飲みます 朝|昼|夜
清潔 シャワーできます 洗髪できます 洗顔できます	シャワーできません 洗髪できません 洗顔できます	シャワーできません 洗髪できません 洗顔できません	シャワーできます（首から下） ⇒ ⇒	⇒ ⇒ ※洗髪は（　/　）より上向きで可能です。 ⇒	
安静度 制限なし	病棟のみ	病棟のみ 手術後2時間はベッド上で安静	院内制限なし（眼の状態による）	⇒	
説明・検査 ・医師より手術の説明があります。 ・薬剤師の説明があります。 ・売店などで病棟を離れる際は声をかけてください。	・手術室には，眼鏡，時計，指輪，入れ歯などすべて外していきます。 ・手術中，気分が悪くなったり，トイレに行きたい時は，急に動かず，声を出して知らせてください。	・初めてトイレに行く際はナースコールで呼んでください。 ・手術後は，眼に触らないよう気を付けてください。	・目薬の前は手をよく洗いましょう。 ・排便時は力まないようにしましょう。	・退院前日または退院日に，退院後の注意点について看護師より説明があります。	

※通常は，イラストなどを入れてわかりやすく作成し患者の理解を深める（ここでは紙面の都合上イラストを割愛し，項目のみを例示する）。

図3-6 患者説明用のクリティカルパス〔白内障（糖尿病なし）〕

G 手術療法を受ける患者の看護(2):手術前日

　眼科では高齢者の手術例が増加しており，それに伴って，特に高血圧，糖尿病などの全身疾患，心臓，腎臓そのほかの内臓諸器官の機能障害，さらに喘息，難聴などの疾患をもった患者が入院する機会が多くなってきている。したがって，入院前には必ず内科医から手術に支障がないかどうか，また入院中の注意事項などについて回答を得ている場合が一般的であるが，看護師は手術前日も，この検査結果を再確認し，把握することが大切である。

1. 必要な情報とアセスメントの視点

　患者の全身状態に異常がないことを確認する。その際は，患者の訴えに十分耳を傾け，どのような小さなことでも見逃さない細かい配慮が必要である。

1 入院中の援助への準備

　視力や視野の状況を把握し，入院中の援助の必要性を判断する。また，非術眼に視力，視野障害がある場合は，術後を想定した日常生活の説明が必要である。

　高齢の患者も多くなっており，環境の変化によって混乱することもあるので，自宅での生活行動や，理解力について家族から情報を得ることも重要である。

2 他疾患への対応

　糖尿病を合併症にもつ患者では，糖尿病用薬剤の用法と量を確認し，低血糖発作の既往，および血糖値，尿糖値を把握しておくことも大切である。また，低血糖時の指示や薬剤などが準備されているかどうかを確認しておく必要がある。

　高血圧の既往がある患者では，不安や緊張のため血圧が上昇することが多いので，血圧上昇時の指示や薬剤が準備されているかどうかを確認しておく必要がある。

3 食事の変更

　手術時間により食事内容の変更を行う必要がある場合は，締切時間に間に合うように変更する。非術眼に視力障害があり，術後，術眼がガーゼで覆われ見えにくい状態となる場合は，おにぎりのほうが食べやすいこともあるため，患者と相談し，最適な食事が提供できるように配慮する。

2. 看護の方法と根拠

1 不安の解消

　手術を目前にした患者の不安は限りなく大きいものである。視力障害が著しい患者，高

Ⅲ　治療・処置時の看護　431

齢者などは特に環境の変化に適応する力が低下しているので,病棟のオリエンテーション,入院中の予定,医師からの手術の説明,同意書の記載など,家族を交えて十分に説明し協力を得る。

手術への不安を和らげるため,診察,処置の目的,必要性,方法などを説明しながら,処置などの援助を行う。術後に体位制限の可能性が高い場合は,術前にその必要性を説明し,枕を使用してその体位の練習をしておくと,術後の状態がイメージができてよい。

2 | 病室環境

家族からの情報をもとに,転倒などの危険性のある患者は離床センサーを利用したり,病室環境の整備をしたり,病室をナースステーションの近くにするなど,危険の回避に努める必要がある。

3 | 術前処置

術前処置として,術野の清潔,手術後の感染予防のために,涙嚢洗浄,睫毛切除が行われる。睫毛切除は感染予防のほかに,術中に細かい糸が睫毛にからみつき,刺激になって急に強い閉眼運動を起こすことを予防する目的もある。診察前の散瞳の指示があれば,薬剤,点眼する眼を確認し,確実に実施する。緊張のあまり,自宅で飲んでいた薬を飲み忘れたり,点眼を忘れてしまうことがあるため,適宜確認する必要がある。

H 手術療法を受ける患者の看護(3):手術当日

┃ 1. 必要な情報とアセスメントの視点

前日と同様に,全身状態を把握するために,体温,脈拍,呼吸,血圧などのバイタルサインのチェックを行うと同時に,充血,流涙,眼脂,眼痛などの炎症症状や感染徴候の観察をすることが大切である。

看護師は安全確認のために,術眼のマーキングと実際に手術を行う眼が一致していることを確認することが重要である (図3-7)。また,手術持参物品,手術同意書,既往歴などを確認し,術前,術後に注意すべき事項をイメージしておく。

┃ 2. 看護の方法と根拠

1 | 食事

手術当日は,手術に対する緊張から消化機能が十分に働かないため,手術中に嘔吐などのおそれがあるので,手術直前には食事を摂らないように説明する。全身麻酔の場合は,麻酔医の指示により指定された時間は絶飲食とする。朝から絶飲食が続く場合は,脱水予

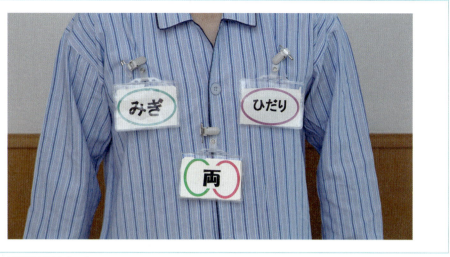

図3-7 術眼確認用バッヂ

防のために補液を行うため，指示された薬液を準備し，指示流量どおり滴下する。

2 術前処置

　手術の数時間前より点眼処置が必要な場合は，指示された内容を指示された眼に確実に実施する必要がある。点眼薬は患者ごとに準備し，指示された内容を看護師2人で確認する。点眼する眼は，必ず指示書を見て確認するほか，患者に手術する眼を言ってもらって確認し，誤認を防ぐ。

　術中に眼圧を下げておく必要がある場合は，術前に眼圧降下薬が用いられる。これは，術中に硝子体などの眼内容脱出の危険を防ぐために必要な処置である。この薬は利尿作用があるため，患者は術中に尿意を訴えることが多いので，術前に排尿をすませておくように説明する。

　麻酔前投薬の指示があった場合は，薬名，量などに間違いのないことを看護師2人で確認し，搬送する直前の一般状態を観察してから行う。注射後は全身をよく観察することが必要である。

3 更衣

　女性の場合，洗面後は化粧をしないように説明する。長髪の患者は術野の妨害と不潔の原因とならないように結髪するが，結び目が手術後頭部に当たり臥位の妨げとならない工夫も必要である。

　義歯，時計，指輪などの貴金属，マニキュアなどを取り除き，用意された術衣に更衣する。コンタクトレンズは装着していればはずす。補聴器を使用する場合，非術眼側であれば問題はないが，必ず申し送り書に記入し，手術室の看護師に申し送りをする。

　患者が寒さを訴えるときには，手術・処置に支障をきたさない範囲内で前開きの肌着，

靴下，ズボンなどを着用させるが，全身麻酔下で手術を施行するときは，術衣とＴ字帯のみを着用させる。

4 | 搬送

手術室より連絡があったら，患者に伝え準備を整えてもらう。排尿をすませ，義歯，貴金属類などがはずされているかどうかの最終確認をする。

搬送は，歩行，車椅子またはストレッチャーで行うが，眼科の患者の多くは術後，片眼が遮蔽され見えにくい状態となっているため，車椅子での搬送が望ましい。また，角膜移植や硝子体手術の場合は術後に体位制限の可能性があるため，ストレッチャーで搬送する場合もある。

持参物品を確認し，呼び出しのあった患者に間違いがないかどうか，手術する眼がどちらかを最終確認して病棟を出る。

Ｉ 手術療法を受ける患者の看護(4)：手術後

手術後の看護で重要なことは，眼の安静保持を援助し，感染を予防することである。

1. 必要な情報とアセスメントの視点

手術室の看護師から，申し送ったときに持参した物品一式の返却を確認する。手術記録の引き継ぎの際は，予定術眼と実際に行った術眼と患者の眼を照合する。また，手術中の患者の状態を把握し，術後の指示を確認する。

網膜剝離や硝子体の手術をした場合は，ガスなどが注入されている場合があるため，その種類と術後の体位を確認する。

2. 看護の方法と根拠

1 | 手術室からの移送

❶病室への移送

移送中は，特に頭部に振動を与えないようにし，車椅子やストレッチャーを通路の備品などにぶつけないように注意する。顔色，呼吸，痛みなど一般状態を観察しながら病室に向かう。

❷ベッドへの移動

病室に着いたら，車椅子での移送の場合は，転倒防止のために必ずストッパーをかけ，フットサポートを上げてからゆっくりと立ち上がってもらうように説明する。

循環動態の変調をきたす可能性があるため，患者１人では歩くことのないよう，必ず横に付き添い，ベッドまで移動する。

434　第２編／第３章　主な検査と治療に伴う看護

全身麻酔の患者をストレッチャーからベッドへ移動させるときは，医師や看護師4人で行い，ベッドとストレッチャーを平行にしてストッパーをかけ，2人はストレッチャー側に立ち，ほかの2人はベッドに上がる。声をかけ合い4人同時に力を入れて患者をベッドに移す。酸素のチューブや点滴のルートが引っ張られたり，からまったりしないように注意しなければならない。

局所麻酔でストレッチャーで帰室した場合は，必ずしも安静にする必要はないので，一般状態に異常がないことが確認されれば，患者自身でベッドへ移動してもよい。この場合もストッパーをかけることを忘れてはならない。

2 | 全身状態の観察

❶血圧

血圧は，合併症として高血圧をもつ患者ばかりでなく，緊張のあまり手術前から上昇する患者が多いので，前日の値と比較し，変動のあるときは高・低にかかわらず一定間隔で測定し，観察することが必要である。眼痛や排尿を我慢することにより血圧が上昇することもあるので，患者の声に耳を傾けることが大切である。

❷糖尿病への対応

糖尿病を合併症にもつ患者については，手術により食事摂取量も通常より減少し，また手術時間が大幅に遅れた場合に，低血糖を起こすことがあるので，十分な観察が必要である。低血糖症状を患者に説明し，症状が起こった場合は速やかにナースコールをするよう説明しておく。ナースコールを受けた看護師は，血糖値の測定を行い医師に連絡し，指示された処置を行う。

❸悪心・嘔吐

眼痛，悪心・嘔吐などは，手術後によく起こる症状であるばかりでなく，時に眼圧上昇時の症状でもある。症状を十分に観察したうえで医師に連絡し，適切な処置を行う。嘔吐時は，術眼を上にして少し横に向かせるように介助し，吐物によって術眼を汚染しないように注意することが大切である。

3 | 安静保持と援助

術後は多くの場合，特に安静の指示はないが，初回歩行のときは起立性低血圧などを起こすおそれがあるため，ナースコールをするように説明し，看護師が付き添うことが望ましい。また，感染や出血のおそれがあるため，手術当日はできる限り病棟内で過ごしてもらうように説明する。

緑内障や網膜剝離，硝子体の手術の場合には，体位制限が指示されることがあるので，その体位を守るように説明し，体位制限が解除されるまでは，昼夜を問わず病室を訪室して確認する。守られていないときは，指示された体位をとるよう指導する。必要時は，再度その必要性を説明し指導する。

Ⅲ　治療・処置時の看護　　435

4 | 術後診察の援助

患者は術前とは違い，術眼を遮蔽し非術眼だけの視機能で行動するため，遠近感が狂い視野も狭められ，いっそうの危険を伴うことになるので，歩行して暗室で診察を受ける場合には，適切な誘導・介助が必要である。特に，非術眼の視力が低下している患者の場合には注意しなければならない。必要に応じて，車椅子を使用することもある。

高齢者では，心血管系の調節反射が低下しているため，急な起床・歩行は起立性低血圧を引き起こす危険が大きいので，細心の注意が必要である。

5 | 与薬と点眼

術後は抗菌薬，消炎薬，止血薬などの内服薬が処方される。非術眼の視力が悪い患者の場合には内服薬のシールを除いて手渡し，内服を確認するなどの援助も必要である。また，慢性疾患の合併症があり，内服治療中の患者が的確に服用しているかどうかを確認することも大切である。

術後の点眼薬は，抗菌薬，ステロイド薬などが処方される。術後は感染を起こしやすい状態にあるので，十分な注意が必要である。術前より非術眼に点眼をしていて，術後も点眼続行の必要がある場合は，的確に点眼されているかどうかを確認し，術後，患者が自分で点眼困難な場合は看護師が行うようにする。

6 | 食事の援助

❶配膳の工夫

前述したように，術後の患者は遠近感が狂い視野も狭められるため，食事がしにくい状態となっている。また，非術眼の視力が低下している患者は，1人で食事が摂れるように援助する必要がある。一列並べや時計並べ（クロックポジション）などの配膳の工夫で，どの位置に何が置いてあるか，患者がイメージできるように説明をしながら，患者の手を誘導し食器に触れさせて確認をする（図3-8）。また，おにぎり食にしたり，どんぶり物にしたりして，患者が自分で食べられる工夫をすることも重要である。どの食材においても黒の食器が一番見えやすく，食べ残しもなくなる（図3-9）。

うつむきなどの体位制限のある場合は，食事のときも体位制限が守れるよう，机を低くするなどの工夫をする必要がある。

❷水分摂取

眼が見えにくいなどの理由で，歩くのが億劫になり，看護師の手も煩わせたくないため，水分を控える患者がしばしばみられる。特に高齢者では，日常生活でも水分の摂取が少なすぎる場合が多い。高齢になるほど，脱水状態が相当高度になっても口渇を訴えることが少なくなる，ということを心得ておく必要がある。水分補給の重要性をよく理解し，それに対する配慮が必要である。

436 第2編／第3章 主な検査と治療に伴う看護

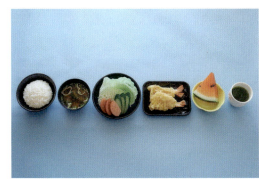

一列並べ
食器を一列に並べ、位置と種類を判別しやすくする。

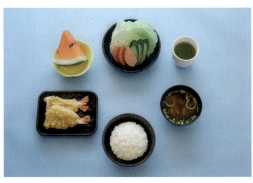

時計並べ（クロックポジション）
時計の文字盤に見立てて配膳をする。何時のところに何の食器があるか説明をすることで、位置がわかりやすくなる。

図3-8 配膳の工夫

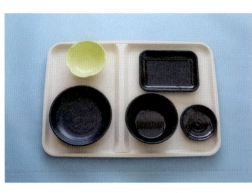

黒い食器を使用することで、食べ物とのコントラストがはっきりし、食べやすくなる。

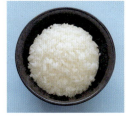
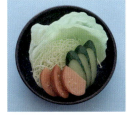
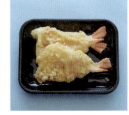

図3-9 食器の色の工夫

Ⅲ　治療・処置時の看護　437

❸他疾患への対応

糖尿病や高血圧などの合併症に対して食事療法を受けている患者には，治療と食事の関連性についての理解を促し，治療の促進を図る。

❹食後のケア

患者の状態，安静度に応じた含嗽（がんそう）などの食後のケアも忘れてはならない。

7 │ 排泄の援助

術後の運動制限，食事摂取量の低下，環境の変化により便秘になる患者が多いので，牛乳，野菜，果物などの摂取を勧めるなどの食事指導を行う。排便時に強く力むことにより，眼圧が上昇することがあるため，必要時には緩下薬の指示を受け，医師と相談して適切な処置を行う。

8 │ 清潔の保持

術後の清潔は安静度に深くかかわっているので，保清基準が定まっていればそれに従って行う。

9 │ 退院指導

❶早期退院のメリット・デメリット

退院時の眼科的診察で，術後の合併症もなく経過が良好であれば，医師は患者の退院を決定する。最近は，医療技術の進歩などにより，早期退院が行われるようになり，患者にとっては様々な面から負担は軽減されるようになったが，退院後の日常生活においては入院中とは違い，疾病（しっぺい）に対する自己管理をしていかなくてはならない。

退院後，症状の変化の発見が遅れ再入院となる例や，疾病への理解不足のために症状の変化を放置してしまい，失明に至る例などがあることからも，退院時の指導は重要である。

❷入院中からの適時指導

疾患によっては短期間の入院の場合もあり，入院中は早期より折に触れて患者の質問に応じながら退院指導をしておくことが大切である。入院中から自己管理ができるようなかかわりが重要であり，点眼時に注意事項などを説明しながら行ったり，状態が落ち着いていれば早めに自己点眼の指導を行う。

❸患者に合わせた指導

指示された内服，点眼などの処置は確実に実施するように説明する。必要があれば，薬袋などには患者の視力に応じて大きな字で薬名などを書いたり，何種類もの点眼薬を用いる場合には点眼薬の蓋（ふた）の形状や色で見分けるなど，患者に合った説明・指導を行う。

❹社会支援の活用

視力が回復しない場合や入院時よりも悪化して退院となる場合など，今までの日常生活に支障をきたすおそれがある場合は，早めに退院支援のための部門と連携をとりながら，

ヘルパーなどの社会支援を受けられるように援助することも大切である。

❺ 指導内容

退院指導内容には，次回外来診察日，清潔，運動，点眼や内服，職場復帰に関することなどがある。退院時にはこれらの各項目について医師が記入した用紙をもとに，看護師が個々の患者に応じた説明を行い，患者の理解をよりいっそう深めるようにすることが望ましい。

次回外来診察日を知らせる場合は，変化が起きたときには，いきなり来院するのではなくて，平日の日中は外来に，土・日・祝日および夜間は病棟に連絡するよう説明する。必要があれば予約日でなくても診察できることを知らせておく。

Ｊ 救急時の対応

眼科は，既往歴をもった患者や高齢者が多いため，救急時には様々な情報を収集し，対応する必要がある。

1. 必要な情報とアセスメントの視点

① バイタルサイン
② 意識レベル，呼吸状態など全身状態
③ 既往歴と内服薬の有無，使用薬剤

2. 看護の方法と根拠

バイタルサインをチェックし，患者の既往歴や使用している薬剤などと照らし合わせ，処置の判断を行う。

外来での蛍光眼底造影検査では，造影剤のアレルギーによる症状が出現する可能性がある。バイタルサインのチェックとともに，救急カートなど必要物品を準備し対応することが大切である。

演習課題

1 眼疾患患者に行われる主な検査の際に必要な指導内容についてまとめてみよう。

2 眼疾患で行われる主な検査における留意点を話し合ってみよう。

3 点眼薬と眼軟膏の処置方法と留意事項をまとめてみよう。

4 光凝固治療の特徴と看護について説明できるようにしよう。

5 手術療法を受ける患者が入院前に行う身体的準備について話し合ってみよう。

6 手術療法を受ける患者の手術前日，手術当日，術後の看護についてまとめてみよう。

7 手術療法を受けた患者の退院指導について説明できるようにしよう。

8 高齢者の眼疾患患者の救急時の対応について話し合ってみよう。

Ⅲ　治療・処置時の看護　439

第2編 眼疾患患者の看護

第4章

眼疾患をもつ患者の看護

この章では

● 白内障, 緑内障患者の術前・術後の看護について理解する。
● 網膜剝離, 角膜移植手術を受ける患者の看護のポイントを理解する。
● 眼の外傷患者, 感染症患者の看護のポイントを理解する。
● 保存的治療が適応となる患者の看護のポイントを理解する。

眼球は複雑な構造をした感覚器官である。それだけに，手術を例にとっても疾患ごとに特異的な手術法がある。看護においては，その全貌を理解し，手術を受ける患者の不安を理解し援助する必要がある。

　心理的援助においては，主に不安・疼痛の軽減が考えられる。正確なアセスメントを行い，問題点を明らかにし，ていねいな説明と支援が必要である。

　身体的援助においては，特に合併症のある患者については，術後の自立や感染などに配慮する必要がある。糖尿病や循環器疾患をもつ患者については，術後の日常生活動作（ADL）に注意する。また，疼痛，流涙，発赤などを観察し，感染の有無を判断する。

　以下，主な眼疾患患者の看護について述べる。

I　白内障患者の看護

　白内障手術は，内眼手術の代表的なものであり，老人性白内障が最も多い。水晶体混濁による視力障害の回復は，現在のところ，手術により混濁した水晶体を取り除く以外にはない。高齢者の増加により白内障の手術は，今後も多くなると推測される。また，高齢者は全身疾患を合併していることが多いため，高齢者の看護についても熟知し，ケアにあたることが必要である。

1. 必要な情報とアセスメントの視点

- 眼症状の有無と程度（眼痛，流涙，眼脂，結膜充血など）
- 非術眼の視力（術眼は眼帯で遮閉されるため，非術眼の視力が日常生活を左右する）
- 既往歴の有無
- 退院後のケアを支援できる家族の有無
- 術後眼痛の程度と性質，表面か・深部か
- 眼内レンズ挿入時の眼圧上昇症状（眼痛，頭痛，流涙，悪心・嘔吐など）の出現
- 術後の ADL 開始時の状態（気分不快，めまい，ふらつき，不自由度）
- 退院時の視力回復の程度

2. 生じやすい看護上の問題

- 入院による環境変化により，日常生活に支障が生じる可能性がある。
- 慣れない環境，術後の遮眼により，転倒のリスクがある。
- 高齢のため，術後の点眼を自立して適切に行うことができない可能性がある。

3. 看護の目標と実践

1 | 看護目標

- 環境に慣れ，安全に入院生活を送ることができる。
- 不安に感じることを言葉で表現することで，不安や緊張を軽減することができる。
- 眼痛が軽減し，眼の安静を保つことができる。
- 眼内レンズに関連した眼圧上昇を予防でき，異常時にすぐに報告することができる。
- 危険を防止でき，安全に入院生活を送ることができる。
- 退院後の生活の不安を軽減することができる。

2 | 看護計画・実施

❶術前（入院時）

（1）不安の軽減

患者の背景，疾患に対する理解の程度を知り，積極的に患者と話し合う機会をもち，不安の軽減に努めなければならない。加齢に伴う難聴，理解力の低下，緩慢な動作などのある患者も多いので，わかりやすく，根気よく説明・指導などを行うとともに，必要時いつでも家族の協力が得られるようにしておくことも大切である。

（2）事故防止

ADL の観察により，必要な場合には転倒・打撲・ベッドからの転落事故を防ぐために，ベッドの高さの調節，ベッド柵操作の指導を行うことが大切である。

（3）全身疾患の把握

糖尿病，高血圧，心疾患などの全身疾患を合併している場合には，術前から現在の治療状況を把握しておくことが必要である。

❷術後

（1）術後眼帯

術後眼帯は術眼のみの片眼帯とする。歩行時の障害物からの防御と睡眠時に無意識に眼を触ってしまわないように保護する。

（2）事故防止

転倒などにより術眼を打撲することがあるが，術後の眼の損傷は視力回復の大きな妨げになることがあるので，事故防止には十分注意する。

（3）眼内レンズの装用

白内障手術時に眼内レンズを挿入する方法が一般的である。眼内レンズによる矯正は，生理的な状態に最も近い矯正法であり，眼鏡，コンタクトレンズのように着脱や交換の必要はない。しかし，眼内レンズは生体にとっては一種の異物なので，挿入後の眼内反応や合併症の点からも適応を慎重に判断しなくてはならず，ぶどう膜炎など眼内に炎症がある

I 白内障患者の看護　443

場合は禁忌である。安全で確実な手術と，適切な術後ケアが重要である。

（4）退院指導

白内障手術後は早期退院となるので，家庭で適切に自己管理ができるように入院中からの指導が必要である。点眼指導は早期から練習を計画することが大切である。退院時には内服，点眼，日常生活上の注意，次回外来診察日，異常症状出現時の連絡方法について指導する。

Ⅱ　緑内障患者の看護

緑内障は，長期にわたって治療・観察を続けていかなければならない疾患であり，術前・術後の一般状態の観察，視力や眼圧上昇の有無についての観察が重要である。精神面のケアでは，失明への恐怖や病状が自覚的にわかりにくいための不安の軽減がある。

1. 必要な情報とアセスメントの視点

- 日常生活の自立度（非術眼の視力・視野障害）
- 不安状態の有無（不安の内容，不眠）
- 眼圧上昇症状の有無
- 術後の一般状態，合併症の悪化の有無
- 家族または周囲の人による支援の状態
- 退院時の見え方と今後の治療に対する理解度

2. 生じやすい看護上の問題

- 視力障害や視野狭窄による転倒の可能性がある。
- 術後感染のリスクがある。
- 眼圧の変動により，術後の経過に不安を感じる可能性がある。

3. 看護の目標と実践

1 ｜ 看護目標

- 環境に慣れ，安全に入院生活を送ることができる。
- 不安に感じることを言葉で表現することで，不安や緊張を軽減することができる。
- 眼の異常症状の報告ができ，指示された内服・点眼により眼圧のコントロールができる。
- 日常生活の注意事項を理解し，安心して退院することができる。

444　第2編／第4章　眼疾患をもつ患者の看護

2 看護計画・実施

❶術前（入院時）

(1) 事故防止
　視覚障害（特に視野狭窄・欠損）が起きてくると，転倒・転落の危険や日常生活への支障が出てくる。視野検査結果による視野狭窄の範囲・程度，自覚症状，行動から状態を把握し，ADLの介助をする。環境を整備し，危険のないようにすることが必要である。

(2) 不安の軽減
　患者が抱える不安には，入院期間，病態，治療方針，視力予後，経済的な問題などがあるが，不安の内容を把握し対応する。

(3) 内服・点眼のチェック
　緑内障は両眼に発症する場合が多く，入院中も非術眼を観察して患者の訴えに十分注意する。また，指示された点眼，内服が確実に行われているか否かを確認する。眼圧降下薬を内服している患者については，胃腸障害，手足や口唇のしびれ感，尿路結石などの副作用に注意する。

❷術後

(1) 術後眼帯
　非術眼の視力が低下している場合には，透明眼帯を使用することにより，日常生活の不安や危険を緩和し，術前に近い状態で療養生活ができるよう援助する（図4-1）。

(2) 退院時指導
　退院時の指導では，退院後も急な眼圧上昇のため再手術を必要とする場合もあるので，症状の変化が起きたときは直ちに医師と連絡をとり，適切な処置を受けるように説明する。また，急性発作を起こす誘因の一つとして心身のストレスがあげられており，自己の精神衛生にも留意するように指導する。

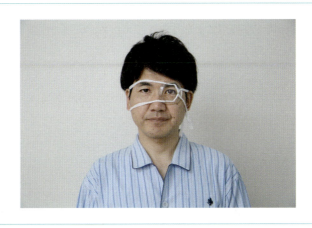

図4-1 透明眼帯

(3) 事故防止

著しい視野狭窄や欠損がある場合には，歩行時の注意について十分に説明することも大切である。

Ⅲ 網膜剝離患者の看護

網膜剝離は，緊急に手術が必要となり入院する場合も少なくない。患者は動揺していることが多く，急な視力低下や視野欠損が患者の不安をいっそう強くしている。

術後の安静度は術前よりも大幅に緩和されているが，眼内に空気や膨張ガスが注入されている場合（ガスタンポナーデ）には，浮上した気泡が裂孔部位を押さえるように頭位を保つ必要がある。長時間の同一体位の保持が必要になるため，患者は身体的苦痛と，回復への不安などの精神的苦痛が大きい。

1. 必要な情報とアセスメントの視点

- ADL の自立度（非術眼の視力など）
- 眼症状（眼痛，流涙，腫脹，出血，眼圧上昇）の有無
- 身長，体重
- 既往歴の有無
- 指示された頭位の保持状態と苦痛の部位・程度
- 睡眠状況
- 排便困難の有無
- 視力の回復程度

2. 生じやすい看護上の問題

- 急な入院，手術のため，不安を感じやすい。
- 慣れない環境や術後眼帯使用による片眼遮眼のため，転倒の危険がある。
- 術後の体位制限（プローン体位，図 4-2）により，身体的・心理的苦痛を感じる可能性が高い。
- 術後の体位制限（プローン体位）により，不眠となる可能性が高い。
- 術後の体位制限（プローン体位）により，褥瘡発生のリスクがある。

3. 看護の目標と実践

1 | 看護目標

- 入院時の不安を表現でき，不安や緊張を軽減することができる。

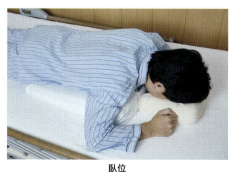 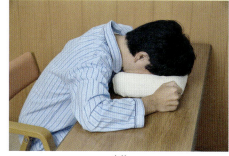

臥位　　　　　　　　　　　　　　座位

・プローン体位は硝子体などの手術後に行われる体位。顔の向きも常に下向きであり，苦痛な体位である。
・圧の加わる肘などの発赤状態の観察が必要。

図4-2　プローン体位

- 環境に慣れ，安全に入院生活を送ることができる。
- 眼症状の異常時には報告でき，合併症が早期に予防される。
- 同一体位保持の必要性が理解でき，安静を保つことができる。
- 苦痛の表現ができ，苦痛が軽減する。
- 環境に慣れ，事故を防止できる。
- 不安が軽減し，精神的安定が得られる。
- 眼の異常症状の報告ができ，指示された内服・点眼により眼圧のコントロールができる。
- 日常生活の注意事項を理解し，安心して退院ができる。

2　看護計画・実施

❶術前（入院時）

（1）不安の軽減

患者の訴えを傾聴し，不安が軽減できるように話し合う。

（2）安全・安楽な入院生活

手術後は，同一体位の保持と安静による苦痛のために，不眠になることがある。安楽枕などを使用して，体位制限の範囲内で体位変換，マッサージ，湿布などを試み，できるだけ苦痛を取り除くことが必要である。

❷術後

（1）合併症の予防

眼症状（眼痛，充血，流涙，瘙痒感，見え方の変化），一般状態の変化について患者の訴えをよく聞き，観察することは，術後の合併症を早期に発見することにつながり，重要である。

（2）安静の保持

安静が大切なので，眼に振動が加わる動作・行動はしないように説明する。くしゃみ，

咳嗽，排便時の努責（便秘）などで眼に力が入るようなことのないように，日常生活に配慮することが必要である。

治療上，プローン体位を強いられることがある。うつぶせ体位により肘に褥瘡が発生するリスクがあるため，観察が必要である。

(3) 苦痛の除去

疼痛には早めに対処し，苦痛を取り除くようにする。

(4) 退院指導

定期診察の必要性を説明し，個々の患者に応じた日常生活指導を行う。重い物を持ったり，激しい運動はしないように指導する必要がある。

IV フォークト−小柳−原田病患者の看護

フォークト-小柳-原田病（以下，原田病）は，日本における三大ぶどう膜炎の原因の一つとされている（ほかにサルコイドーシス，ベーチェット病がある）。

原田病の原因は不明だが，メラニン細胞に対する全身の自己免疫疾患と考えられており，白人は少なくアジア人に多いといわれている。非感染性で，比較的視力予後の良いぶどう膜炎である。しかし，再発・遷延化など治療期間の長期化からドロップアウトの防止や，全身管理を必要とする疾患である。

症状は発症からの時間経過に伴い変化するため，各期の症状を確認する。

1. 必要な情報とアセスメントの視点

- 感冒様症状の有無，頭痛，発熱の有無
- 耳鳴，めまいの有無
- 内耳機能障害（難聴）の有無
- 視力
- 滲出性網膜剝離の有無
- 頭髪，眉毛，睫毛の白髪化の有無と程度
- 脱毛の有無と程度
- 皮膚の白斑の有無と程度
- 既往歴（特に糖尿病や高血圧の有無）
- アレルギー
- 腰痛や側彎症，円背などの有無

2. 生じやすい看護上の問題

- 発病3～7日の前駆期では，感冒様症状や平衡感覚異常などの症状がみられ，原田

病であることに気づきにくい。

- 検査として髄液検査が行われるが，検査の不安や苦痛を伴う。
- ステロイドパルス療法を行うが，副腎皮質ステロイドホルモン薬による副作用が出現する可能性がある。
- 白斑などの皮膚病変や白髪化によるボディイメージの変化がある。
- 初期の症状は軽快するが，再発や遷延化により視力の低下がある。
- 症状をみながら副腎皮質ステロイドホルモン薬を減量していくため，治療期間が長期化することも多く，治療の中断や治療期間が不明なことによる不安がある。

3. 看護の目標と実践

1 看護の目標

- 安全に検査，治療を受けることができる。
- 副腎皮質ステロイドホルモン薬の副作用を理解し，治療に協力できる。
- 不安を軽減できる。
- 安全に入院生活を送ることができる。

2 看護計画・実施

❶入院

（1）検査

　眼病変の検査はフルオレセイン蛍光眼底造影などで網膜の病変を確認する。診察時は，何をしているかは患者にわからないことも多いので，そのつど声かけを行う。また，髄液検査は診断に重要である。髄液検査は，検査中の体位の工夫，呼吸状態の観察，下肢のしびれ・頭痛などの症状がないか確認し，安全に実施できるように介助を行う。検査後もバイタルサインの測定や，安静時間を患者に説明し，合併症を予防する。

（2）環境整備

　視力低下や感冒様症状，めまいなどにより，壁や物に衝突したり転倒したりする危険がある。日常生活のなかで患者の動線を理解し，不要なものは置かないように工夫して転倒予防を行う。また必要時や移動時に不安を感じるときには看護師を呼ぶように説明し，付添い歩行を実施する。

❷ステロイドパルス療法

（1）副作用

　ステロイドパルス療法，またはステロイド大量療法による治療を行う。副腎皮質ステロイドホルモン薬は副作用も多く，体重増加，血糖値の上昇，消化管潰瘍，不眠や精神不安定，骨粗鬆症，易感染状態などに注意が必要である。

　副作用については日々観察を行い，必要時は食事療法や予防的な薬物投与，日常生活に

Ⅳ　フォークト - 小柳 - 原田病患者の看護　　449

おける感染予防対策など指導し，医療が継続できるように援助する。

(2) 不安の軽減

治療期間中は定期的に血液検査を行い，眼の症状と合わせて副腎皮質ステロイドホルモン薬を減量していく。減量の段階で再燃があれば，1段階前の量に戻し，経過をみながら再び減量を行う。治療は1年以上，または数年にわたって続けなければならないこともある。治療の長期化により患者は不安を感じるため，どの程度まで来たら内服治療になり，退院できるのか，内服はどのくらいの期間必要かなどを説明しながら，治療が継続できるように支えていく。

(3) 継続看護

原田病は再発の可能性もあり，副腎皮質ステロイドホルモン薬による治療も長期間にわたる。入院中の副作用の有無，程度，退院時の状況，治療に対する患者の思いなど，外来へも情報提供を行い，患者の不安や日常生活などで困ることがあればいつでも相談できるように，連携を行う。

❸外来

(1) 不安の軽減

入院での治療期間が終了後も，副腎皮質ステロイドホルモン薬を内服しながら，日々の生活を送ることになる。外来通院中でも再発や副作用の出現など早期に発見できるように定期的な診察は必要である。日常生活に戻った後も，不安なことがあれば，傾聴し援助を行う。

V 糖尿病網膜症患者の看護

糖尿病網膜症は，糖尿病患者の増加に伴い，わが国の中途失明原因の第2位を占めるようになった。糖尿病網膜症はその進行度によって，単純網膜症，前増殖網膜症，増殖網膜症の大きく3つに分けられる。単純網膜症では自覚症状はなく，また前増殖網膜症でも黄斑部に病変がなければ自覚症状はない。増殖網膜症では網膜および硝子体に出血しやすくなり，自覚的に飛蚊症や視力低下を訴えたり，網膜剝離を起こして失明する場合もある。そのため，糖尿病と診断された場合，糖尿病の治療を行いながら，早期より眼科検査（眼底検査）を定期的に行う必要がある。

1. 必要な情報とアセスメントの視点

- 糖尿病の診断の有無と時期
- 糖尿病の症状の有無（神経症状，口渇，多尿など）
- 糖尿病の治療薬（経口内服薬かインスリン注射か）
- 透析の有無

450　　第2編／第4章　眼疾患をもつ患者の看護

- 眼症状の有無
- 身長，体重，BMI
- 食事の制限の有無
- 検査結果（血糖値，HbA1c）
- 日頃の運動量

2. 生じやすい看護上の問題

- 初期の段階では自覚症状がなく，網膜症の進行に気づきにくい。
- 糖尿病がうまくコントロールされていない。
- 自覚症状が少なく，定期的な眼底検査を受けていない。
- 硝子体出血や網膜剝離など重篤な視力障害により手術が必要となる。
- 進行すると，失明の危険性が高い。

3. 看護の目標と実践

1 看護の目標

- 血糖のコントロールができ，定期的な通院ができる。
- レーザー治療を受け，進行が防止できる。
- 手術が必要な場合，術後の体位制限について理解し実施できる。
- 合併症を予防し，安全な入院生活を送ることができる。

2 看護計画・実施

❶外来

（1）糖尿病のコントロール

糖尿病網膜症は，その原因である糖尿病のコントロールが大前提である。

食事指導，運動療法など，内科とも連携し，血糖のコントロールを行う。血糖コントロールがうまくいかない場合は，その日常生活などを振り返り，改善策，実施可能な方法を提案していく。

（2）定期的な外来受診

糖尿病網膜症の初期の段階は自覚症状がない。定期的に受診してもらい，眼底検査を実施する。特に処置がない場合も，悪化していないという良い評価と，患者が血糖コントロールの努力を行っていることを評価し，継続の意欲を高める。また眼底検査の際には散瞳するため，診察後もしばらくピントが合いにくく見えづらい状態になるので，車での通院は避けてもらうように説明する。

（3）不安の軽減

糖尿病網膜症の進行によりレーザー治療（網膜光凝固）が必要になった場合，痛みはない

V 糖尿病網膜症患者の看護 451

か，どのくらいの時間がかかるか，などの不安を感じている。痛みは個人差があるので，麻酔の点眼薬を使用するが，痛みを感じたら手を上げてもらうなど，あらかじめ合図を決めておく。

❷術前（入院時）

（1）不安の軽減

糖尿病網膜症の進行により，重篤な場合は硝子体手術が必要になる。患者は，手術が必要なほど進行したことや，失明するかもしれないという不安を感じていることも多いので，思いを傾聴する。

（2）術前指導

術後は体位制限を行う場合がある。術前から，患者の体型などを考慮し，うつぶせの練習を行い，安楽な枕の大きさや数をそろえておくとよい。事前に練習することで患者もイメージがつきやすい。

（3）糖尿病コントロール

血糖測定，血糖コントロールは入院中も重要である。定期的な血糖値の測定と患者に必要なエネルギー制限食を提供し，適切な食事量や食品の選択を入院中も学習してもらう。

❸術後

（1）不安の軽減

糖尿病網膜症の硝子体手術では，術後に硝子体出血が遷延して長い間見えない状態が続くことも稀ではない。手術後眼帯をはずした際に，「まったく見えない」とショックを受けることもある。また，見えない状態が続くと，さらに不安が増す可能性がある。視力の予後は，網膜や視神経の状態にもよるため個人差が大きい。患者の不安を医師にも伝え，今後の方針などについて患者が説明を受けられるように橋渡しを行う。時間がかかるが出血が自然吸収されるのを待つのか，再手術がいるのかなど，方針がわかるだけでも患者の不安軽減につながる可能性がある。

（2）感染予防

糖尿病の場合，感染症にもかかりやすい状態にある。術後の点眼などの際は手洗いをしっかりと行い，眼内感染の予防に努める。

（3）褥瘡予防

うつぶせにより前額部，肘，膝など，圧迫による褥瘡を起こさないように観察し，除圧やマッサージなどを行い，予防に努める。

（4）退院指導

入院中から退院後の生活を考慮した点眼の継続，感染予防の指導が必要である。また，原疾患である糖尿病のコントロールは引き続き必要となるため，内科受診の継続，食事療法や運動療法の継続を指導する。退院前に，栄養士による栄養指導など糖尿病の食事療法について再教育できる場を設けることができると，さらによい。

VI 角膜移植手術を受ける患者の看護

　角膜移植には，全層角膜移植・表層角膜移植・深層角膜移植，角膜内皮移植がある。角膜入手後は，できるだけ早く手術をすることが望ましく，ほとんどの場合，緊急手術となる。そのため，患者は手術が必要と決まった時点で全身検査を行い，異常がないことを確認し，角膜提供があるまで自宅で待機している場合が多い。最近では，輸入角膜を使用した手術も増加している。海外では日本に比べて角膜提供数が多く，あらかじめ手術の日程に合わせて角膜を輸入できるため，患者は予定手術を受けることができる。

1. 必要な情報とアセスメントの視点

- 日常生活動作の自立度（非術眼の視力など）
- 眼症状の有無
- 身長，体重
- 年齢，性格
- 既往歴の有無
- 手術直後の眼痛，眼圧上昇症状，角膜刺激症状（異物感，流涙など）の有無
- 眼の安静を妨げる症状（咳嗽，くしゃみなど）の有無
- 術後合併症の徴候

2. 生じやすい看護上の問題

- 急な入院・手術のため，不安を感じやすい。
- 慣れない環境や，手術後眼帯使用による片眼遮眼のため，転倒の危険がある。
- 術後，拒絶反応を予防するため，ステロイド薬を使用することにより，感染，高血糖，不眠の可能性がある。
- 目薬を点眼する手技が不十分なことによる感染の可能性がある。
- 術後の安静が保てない可能性がある。

3. 看護の目標と実践

1 ┃ 看護の目標

- 入院時の不安を表現でき，不安や緊張を軽減することができる。
- 安全な入院生活を送ることができる。
- 眼の安静について理解でき，眼の安静を妨げる状態を避けることができる。
- 術後合併症，拒絶反応の症状を理解し，異常症状発生時には報告することができる。

VI　角膜移植手術を受ける患者の看護　　453

2 ｜ 看護計画・実施

❶術前（入院時）

（1）不安の軽減

　角膜移植の手術は，緊急で予定を組み込むため夜間になることも多い。看護師は短時間に患者の一般状態を把握し，術後の処置を機敏に行う必要があるが，忙しさのあまり患者を思いやる気持ちを失うことのないようにしなければならない。患者は慌ただしく入院し，手術への不安と緊張感を抱くとともに，環境の変化にとまどっているのである。

（2）安全の確保

　患者は急な入院で緊張しており，慣れない環境での生活が始まる。術後は眼帯により片眼が遮眼（しゃがん）されるため，非術眼の視力によっては，転倒や衝突の危険がある。環境を整備し，患者の動線に障害物がないように環境を整えておく。

（3）術前処置

　術前処置として，水晶体脱出，駆逐性（くちくせい）出血を予防するため，ピロカルピン塩酸塩を点眼し縮瞳させておくこと，眼圧降下薬の与薬により眼圧を下降させておくことなどがある。しかし術式によっては，抗菌薬の点眼のみの場合もある。指示された処置を確実に行うことが必要である。

❷術後

（1）安静の保持

　局所麻酔の場合であっても，術後 2 時間程度は安静に過ごすことが望ましい。全層角膜移植ではドナー角膜を縫合（ほうごう）しているが，角膜内皮移植の場合，眼の中に空気を入れてその浮力で角膜内皮を接着させるため，術後すぐに起き上がると，移植した角膜内皮が脱落する危険もある。角膜内皮移植の場合，術後数時間は，食事や排泄などもできるだけ床上で行い，安静を保つ必要がある。また角膜内皮移植の場合は，安静解除されたあともできるだけ臥床で過ごすことが望ましい。この場合，体格や既往歴などによって，深部静脈血栓症の危険もあるので，弾性ストッキング着用などの対策が必要である。

　角膜はほかの組織より生着しにくいので，術後は急な力が入らないように注意する。強いくしゃみ，咳嗽（がいそう），排便時の努責（どせき）は避ける必要があり，かぜ症状や便秘には早めに対処する。

（2）術後処置

　移植された角膜には血液が供給されていないため，傷の治癒には時間がかかる。術後は，抗菌薬を点眼する。術後は感染予防のため，術前に使用していた点眼薬は使用せず，新たに出された点眼薬を使用する。

（3）拒絶反応予防

　術後は，拒絶反応予防のため，副腎皮質ステロイド薬を使用することにより，感染，高血糖，不眠のリスクが高まる。感染予防に関しては含嗽（がんそう），手洗いと身体の保清指導，観察

454　第 2 編／第 4 章　眼疾患をもつ患者の看護

が必要である。高血糖に対しては，血糖測定を行い血糖値の変動に注意する。高血糖が続くようであれば，食事制限やインスリンなどを使用する場合もある。さらに夜間の不眠に関しては，夜間の睡眠状態を把握し必要時は睡眠薬の使用を検討する。

（4）退院指導

退院後に継続して眼帯を使用する必要はないが，外部から眼を保護するためにも外出時や睡眠時は眼帯の使用を勧める。退院後に拒絶反応を起こす場合もあるので，光に対する過敏性，視力低下，霧視などの自覚症状がみられたときには，すぐに医師と連絡をとり，適切な処置が受けられるように指導しておくことが大切である。

洗顔や洗髪は，汚水が眼の中に入らないようにすることが大切で，美容院などの活用も説明しておく。日常生活の制限は，ほとんどなくなるが，重いものを持つことは避けるように説明する。

VII 眼の外傷患者の看護

薬物や何らかの外力が加えられたことによる，局所的または全眼球的損傷である。
病状によっては緊急を要することが多く，的確な判断と初期治療が重要である。

1. 必要な情報とアセスメントの視点

患者は救急外来を受診するケースが多い。痛みとともに精神的にも動揺した状況で来院するため，まずは落ち着かせ，すばやく観察しながら，何によって外傷が起こったのかを聴取する。緊急手術になることを予測し，医師への連絡も手際よく行う。

- 原因：何によって発生したのか，薬物傷の場合には薬物名などがわかれば聞く。
- 痛みの程度：痛みの部位，持続的な痛みか・間欠的な痛みか，痛みの強弱
- 眼症状：発赤，傷の大きさ，潰瘍・出血・混濁の有無
- 意識・バイタルサインの状態

2. 生じやすい看護上の問題

- 急な出来事による精神的ショックや不安が大きい。
- 痛みなどの苦痛が強い。
- 外傷の程度（視神経の損傷など）によっては予後が悪い。
- 急な障害により日常生活に支障が生じる可能性がある。

以下，外傷の種類別に述べる。

❶化学的損傷（薬物傷）

化学的損傷とは酸・アルカリが眼に入ったことによって生じるものであり，直ちに十分洗眼する。身近に中和剤がなければ水道水でもよいので手早く行う。また，患者の動揺を

VII　眼の外傷患者の看護　455

察し，処置の説明をして心配しないように伝える。薬液によっては，そのまま失明に至る場合もある。

❷異物

患者はごろごろする感じや痛みを訴える場合が多い。異物には，拭き綿で除くことのできるものから手術室で摘出を行わなければならないものまである。看護師は医師の説明の席に同席し，患者の不安の軽減に努める。

❸打撲

出血，疼痛，骨折を伴う打撲の場合は，緊急手術の可能性が高いので看護師はその予測をし，医師の指示が出たら速やかに準備を始める。打撲の原因によっては，患者の不安やショックも大きいため，精神的支援も十分行う。また，骨折を伴う場合は眼窩内の気腫や眼窩蜂巣炎の原因となるため，鼻をかまないように指導する。

❹熱傷

火炎，花火，熱湯，蒸気などで起こる。直ちに冷水で十分洗眼する。傷が，角膜，結膜まで及んでいれば，手術室での処置が必要となる。医師の指示が出たら速やかに準備を始める。患者は，熱感，疼痛のため，不安や苦痛を強いられている。それらを理解し，精神的支援を行うことが大切である。

3. 看護の目標と実践

1 | 看護の目標

- 速やかな救急処置と，治療開始の準備ができる。
- 入院時の不安を表現でき，不安，緊張を軽減することができる。
- 安全な入院生活を送ることができる。
- 苦痛を軽減する。
- 退院に向けて日常生活の自立ができる。

2 | 看護計画・実施

（1）不安の軽減

突然の状況変化や失明するのではないかなど，予後に対する不安を感じている。処置を行う場合もていねいに説明を行い，心配ないことを伝える。

（2）安全の確保

突然の視力低下や，片眼遮眼により視野が狭くなったり，平衡感覚がつかみにくくなったりする。入院の場合，慣れない場所での生活になるため，障害物がないように環境を整える。

（3）疼痛の緩和

痛みが伴う場合，医師の指示による鎮痛薬の投与や眼帯の上からクーリングを行う。点

眼が可能な場合は，こまめに点眼を実施する。骨折などを伴う場合，周囲の腫脹や皮下出血など外見上の変化もあるため，開眼の状況，皮下出血の範囲，腫脹の程度などの観察と合併症の予防を行う。

(4) 日常生活, 退院指導

退院後も感染予防のため，正しい点眼手技の指導が必要である。受傷前と視野，視力に変化が生じる場合も多く，転倒しないように注意することが必要である。とくに階段，エスカレーターなどは気をつけるように説明する。

VIII　感染性疾患患者の看護

眼の感染性疾患には，細菌，真菌，アカントアメーバ，ヘルペスウイルス，アデノウイルスなどがあげられる。なかでも，流行性角結膜炎，急性出血性結膜炎などの原因であるウイルスは特に感染力が強く，外来で流行し，院内感染を起こすことがある。また，家庭や学校，職場にまで広がることがあるので，罹患患者には適切な指導を十分行うとともに，器具，医療従事者の手指の消毒を厳重に行い，感染を予防しなくてはならない。

ここでは流行性角結膜炎について述べる。

1. 必要な情報とアセスメントの視点

- 眼症状（眼瞼発赤，腫脹，流涙，眼脂，異物感，瘙痒感，充血，片眼か両眼か）の観察
- 苦痛や不快症状の有無と程度
- 不安の有無
- 感染についての認識度と自己管理についての理解度
- 日常生活上の支障の程度

2. 生じやすい看護上の問題

- 発症後1週間程度は感染力が強く，周囲へ感染が拡大する可能性がある。
- 瘙痒感などの症状による苦痛がある。
- 日常生活に支障が生じる。
- 隔離による精神的な孤独感，疎外感を感じやすい。

3. 看護の目標と実践

1 ┃ 看護目標

- 苦痛や不快症状が軽減する。
- 感染を防止する行動をとることができ，健眼や周囲の人（家族を含む）に発症させない。

VIII　感染性疾患患者の看護　　457

- 合併症や混合感染が予防できる。
- 精神的な負担が軽減する。

2 | 看護計画・実施

❶ 苦痛の軽減

　流涙，異物感により眼瞼（がんけん）が開かなくなり日常生活に支障をきたす。患者は不快感と苦痛を訴えることが多い。異物感が著しい時期には角膜の刺激を少なくするために眼を閉じ，消毒ガーゼを当てて流涙を押さえ，安静に臥床することが望ましい。また，流涙が感染源となるため，感染防止策が必要となる。

❷ 感染の予防

　患者には，患眼が感染源であること，感染力が強いことを説明し，眼にはできるだけ手を触れないことや手洗い方法を指導する。混合感染を防ぎ，角膜を保護するため，ハンカチや手で眼を押さえたり，こすったりしないように説明し，点眼の方法を指導する。

　医療従事者の手を介してほかの患者に感染することのないように，医師・看護師は手洗いや手袋装着を行い，使用した機器，器具の消毒を確実に行うことが大切である。

❸ 精神面の支援

　感染防止上，患者は個室で入院生活を送ることになるため，行動が狭められ，孤独感，疎外感を抱くこともある。また，苦痛症状が強いときには，失明するのではないかと不安感を募らせたり，周囲の人に感染するのではないかと心配したりする。看護師は，感染防止を強調するあまり，こうした患者の精神的苦痛に対するケアを忘れないようにしなければならない。医師より病状経過，治療経過の説明をしてもらい，患者の理解を得ることが必要である。

IX 保存的治療が適応となる患者の看護

　これまで述べてきたように，入院患者の多くは手術を必要とする場合が多いが，なかには保存的治療を目的に入院する場合もある。その際の看護のポイントについて述べる。

　対象となる疾患は，網膜動脈（静脈）閉塞症，眼球運動障害，球後視神経炎（きゅうご），ぶどう膜炎，眼の外傷，感染症，緑内障などである。これらの疾患は，検査や保存的治療が主となる。胸部X線撮影，心電図，血液検査，髄液検査，CT検査，超音波検査，脳血管撮影などが行われるため，検査に応じた前処置や不安の軽減を図ることが重要となる。

　検査や保存的治療が主となる場合，患者は急激な視力低下や痛みなどによる精神的・身体的苦痛により，不安を訴える場合がある。さらに治療経過が長くなると，家族や職場へと心配も広がり，精神的動揺も大きくなることを考え，日々の言葉・態度を観察して，早期に対応を考える必要がある。行われる検査によっては，前処置が必要である。指示どお

458　第2編／第4章　眼疾患をもつ患者の看護

りに確実に行うことが大切である。

演習課題

1 白内障患者の術前・術後の看護の要点をまとめてみよう。

2 緑内障患者の術前・術後の看護の要点を整理してみよう。

3 角膜移植手術を受ける患者の術前・術後の看護の要点を箇条書きにしてみよう。

4 眼の外傷別の看護方法を整理してみよう。

5 感染予防のために行うことをまとめてみよう。

6 保存的治療が適応となる患者の精神的な苦痛に対して，どのように援助するかについて話し合ってみよう。

IX　保存的治療が適応となる患者の看護　　459

第2編 眼疾患患者の看護

第 **5** 章

事例による
看護過程の展開

この章では

● 事例をもとに眼疾患患者の看護を学ぶ。

I 原発開放隅角緑内障で再手術が必要となった患者の看護

　眼内には，毛様体で産生された房水が後房から瞳孔を経て前房内に至り，隅角で線維柱帯を経てシュレム管を通り眼外の房水静脈へ環るよう灌流している。この房水循環により，眼圧はほぼ一定に保たれている。原発開放隅角緑内障は，後房から前房への房水の流れが障害されて後房側の圧力が上昇することにより虹彩根部が前に押し出され，隅角が狭くなって房水の流出が悪くなり，眼圧上昇をきたし視神経の障害を起こすものである。

　ここでは，緑内障に対して手術を行い眼圧のコントロールができていた患者が，眼圧コントロール不良となり，再度濾過手術を受けた事例をあげ，入院から退院までの看護について述べる。

A 事例の概要

1. 患者プロフィール

患者：Aさん，75歳，女性
病名：両側原発開放隅角緑内障
既往歴：61歳～　脂質異常症（内服治療中）
　　　　　62歳～　高血圧（内服治療中）
職業：主婦
性格：きちょうめん
家族構成：夫（76歳）と2人暮らし
　　　　　　息子1人（電車で30分くらいのところに住んでいる）
キーパーソン：夫
アレルギー：なし
視力：右眼 0.04，左眼 0.8（眼内レンズ挿入あり），眼鏡使用
視野：右眼　鼻側上部9時～10時方向に視野欠損あり
　　　　左眼　額側上部1時～2時方向に視野狭窄あり
　　　　視野欠損の自覚はなく，日常生活への支障なし
日常生活行動：自立している
身長・体重：身長147cm，体重45kg
血圧：132/76mmHg

2. 入院までの経過

　両眼の視力低下を自覚し近医を受診した。両眼の眼圧が高値のため，諸検査を実施し，両側原発開放隅角緑内障と診断された。点眼治療，レーザー治療にて経過をみていたが，左眼の眼圧コントロール不良のため，同年，他院にて左眼の線維柱帯切除術を施行した。術後の経過は良好であった。
　初診から3年8か月が経過した頃より右眼の眼圧が徐々に上昇し眼圧下降内服薬を開始したが，悪心症状の増強がみられたため内服中止となった。右眼鼻側の視野狭窄に進行を認めたため手術を勧められたが，本人は同意しなかった。点眼薬追加とレーザー治療で経過観察していたが，右眼の高眼圧が持続したため当院を紹介された。
　当院でも手術を勧められ，3か月後，当院に入院し右眼の線維柱帯切除術を施行した。術後の経過は良好で，眼圧コントロールも良好であった。しかし，2か月後より徐々に左眼の眼圧上昇（平均23mmHg）を認め手術適応となり，再度左眼に対する線維柱帯切除術目的で入院した。

3. 医師からの病状説明と病状認識

①医師からの病状説明
　Aさんの現在の病状は，左眼の眼圧が上昇し，視野障害の進行がみられます。線維柱帯切除術という手術により，結膜より切開し濾過胞を作

成し眼圧が下降することを期待しています。手術は局所麻酔で行い，手術時間は約60分です。
②患者・家族の思い
Ａさん：目薬では眼圧が下がらないから手術するしかないですよね。左眼の手術はこれで2

回目ですね。なかなか眼圧は下がらないものですね。
夫：手術するしかないですよね。よろしくお願いいたします。

B 入院時のアセスメントと看護のポイント

1. アセスメント

眼圧が上昇し視野障害の進行がみられているが，両眼共に中央よりも上部の視野欠損であるため，日常生活では支障を感じていない。眼圧上昇に伴う頭痛や悪心の症状もない。非術眼の右眼視力が0.04と低下していること，右眼鼻側上部に視野欠損があることから，眼帯で遮眼すると日常生活動作に支障をきたすとともに，転倒の危険性が高まることが考えられる。術後は，帰室直後より透明眼帯に変更し，環境の整備，歩行介助や歩行見守りを行っていくことで，術前に近い状態で療養生活ができるように援助する。

術前，両眼に複数種類の点眼を指示どおりに実施できているが，緑内障は長期にわたって定期的な通院や点眼を続けていかなければならない疾患であり，視力の低下や眼圧上昇の有無，点眼治療に対する認識や点眼手技について確認し，指導していく必要がある。

2. 看護上の問題

①術後の術眼遮眼，非術眼の視力低下や視野狭窄による転倒のリスクが高い。

②術後，術眼の感染のリスクがある。

③眼圧値の変動によって前回の手術よりも入院期間が延長した場合，術後経過に対して不安を感じる可能性がある。

3. 看護目標

• 安心して手術に臨むことができる。

• 安全に入院生活を過ごすことができる。

• 不安に感じることを言葉で表現することができる。

• 術後合併症（浅前房，前房出血，術後眼圧上昇，術後眼圧低下：脈絡膜剝離，黄斑症，非機能濾過胞，水疱性角膜症，眼内炎）を起こさない。

• 眼の異常症状の報告ができ，指示された内服・点眼により眼圧をコントロールすることができる。

Ⅰ　原発開放隅角緑内障で再手術が必要となった患者の看護　　463

4. 看護の実際

1 | 術前

❶不安の軽減

- 「よろしくお願いします。1月に入院していました。目薬で眼圧が下がらないから，手術は仕方ないですよね」。当院には4か月前に右眼緑内障の手術での入院経験があり，入院に対する大きな不安はなかった。治療計画・処置内容・看護ケアなど，入院から退院までの日々の状況について，「患者用の緑内障クリニカルパス」を使用して説明し，入院生活をイメージしてもらった。
- 高血圧症で内服治療中である。術前の血圧上昇はみられなかったが，術中，術後に血圧が上昇した場合は，適切な処置を行う準備ができていることを説明した。

❷安全の確保

- 入院時は日常生活に支障がみられていないが，非術眼（右）の視力が低下していることから，術後に左眼が遮眼されると，歩行，点眼，食事，排泄などの日常生活に支障が生じる可能性が高い。前回の術後は術眼（右）が遮眼された生活であったが，今回は入院時と同じ両眼で見ることができるよう，術後，病室に戻ったらすぐに術眼（左）に透明眼帯を着用することをあらかじめ説明した。

❸術前指導

- 両眼の緑内障のため両眼に複数の点眼を行っているが，複数の点眼薬の認知・識別ができていた。術後の感染予防のため，点眼前に手洗いをすることや点眼手技を確認した。前回1月の入院時に指導したとおり，げんこつ法により結膜や睫毛に触れることなく上手に点眼ができていた。また，点眼薬の副作用により拭き取りが必要となる点眼薬についても理解できていた。

2 | 手術当日

❶不安の軽減

- 濾過胞を作成し眼圧下降を期待する手術であること，手術時刻，局所麻酔で60分程度の手術であることを術前に伝えられている。前回1月の手術時は午後からの手術であったが，今回は朝1番目の手術であり，少し緊張はみられるものの，「待っている時間が長いより早く終わったほうがいいわね」と，夫と笑顔で話していた。
- 手術に出棟する際に排泄を済ませ，術眼のマーキングと実際に手術を行う眼が一致していることを確認し，車椅子で手術室に向かった。出棟時の血圧も安定していた。

3 │ 術後

❶合併症の予防

　術後の合併症予防には，術眼手術創からの感染予防に努めることや，異常を早期発見し早期に対応することが重要である。術後は以下のことに留意して行動するよう指導した。

- 処方された抗菌薬の用量・用法を正しく守り，確実に内服する。
- 点眼前には必ず石けんと流水で十分に手を洗う。
- 点眼時は，点眼薬が不潔にならないよう清潔な操作で行う。
- 術眼をこすらない。
- 就寝時は，睡眠時に無意識に術眼を触ることのないよう，指示があるまでは透明眼帯を着用する。
- 入浴中には，シャワーの汚水が術眼に入らないよう留意する。
- 洗顔は許可があるまでは禁止のため，タオルで顔を拭くのみとする。
- 洗髪は，許可があるまでは眼に汚水が入らないよう上向きで行う。
- 頭痛，術眼の眼痛，視力低下など，異常な症状や体調の変化を感じた場合には，速やかに連絡する。

❷感染予防

- 術後，帰室直後は軽度の眼痛を訴えていたが，鎮痛薬投与には至らず自制内で経過した。
- 手術前に使用していた術眼（左眼）の点眼薬はすべて破棄し，新たに処方された点眼薬を準備した。術眼（左眼），非術眼（右眼）の点眼があり，感染予防のため，術眼（左眼）の点眼を先に行うよう指導した。識別表示した点眼表に合わせ，点眼手技を確認した。術前同様に，げんこつ法により結膜や睫毛に触れることなく上手に点眼ができていた。
- 手術翌日より抗菌薬の内服が開始になり，内服後に下痢〔げり〕などの副作用症状が出現した際にはすぐに知らせるよう説明した。内服の自己管理もできており，抗菌薬内服後に副作用症状が出現することもなかった。
- 感染予防のため，手術翌日より首から下のシャワー浴を開始した。顔にシャワーの汚水がかからないように注意を促し，シャワーの向き，高さを調節した。術後は洗顔ができないため，毎日朝と夜に蒸しタオルを配布し，目を圧迫しないよう注意して拭いてもらった。洗髪は術後4日目に看護師が上向き介助で行った。「さっぱりしました」と洗髪後に爽快感が得られ，笑顔がみられていた。

❸安全の確認

- 術後，病室に帰室後，すぐに術眼（左眼）を遮眼〔しゃがん〕したガーゼと眼帯を除去し，透明眼帯に変更した。術後2時間程度は安静に過ごすように説明し，指示どおりに安静が保たれていた。初回のトイレ歩行は看護師が付き添い，歩行状態や見え方を確認した。「手

Ⅰ　原発開放隅角緑内障で再手術が必要となった患者の看護　　465

術したばっかりなので左眼も少しぼやけて見えます」。ふらつきはないが不安定な歩行状態であり，高齢でもあることから，手術当日のトイレ歩行時はナースコールで呼んでもらい，歩行状態を見守ることにした。手術翌日より歩行状態も安定したため，トイレ歩行は自立でよいと判断した。

- 内服薬は，手術当日は看護師管理とし，誤薬や内服薬の飲みこぼしがないよう内服の状況を確認した。誤薬や内服薬の飲みこぼしがないことを確認し，手術翌日より内服自己管理とし，内服後に服薬の確認を行った。

❹ 不安の軽減

- 術後の経過は良好で，術眼（左眼）の眼圧値の上昇は認められず，眼圧は11～14mmHgで経過した。「眼圧が下がってうれしい」という言葉が聞かれ，安堵した様子で不安の訴えは聞かれなかった。

❺ 退院指導

次回外来受診日，退院後の治療計画，退院後の生活の留意点，合併症の予防について退院療養計画書に記載し，それに沿って指導した。

- 退院後も急な眼圧上昇のために再手術を必要とする場合もある。眼症状の観察を十分に行い，異常な症状の変化が起きたときは放置せず，早期に医師に連絡し，適切な処置を受けるように説明した。また，急性発作を起こす誘因の一つとして心身のストレスがあげられている。緑内障に対する夫の理解は良好であり，家族が継続的に患者の精神面を支えていくことの大切さを伝えた。

- 術眼の左眼，非術眼の右眼ともに，指示どおりに点眼を続けるように説明した。両眼ともに複数種類の点眼薬を使用するため，薬袋に大きな文字で①「左」，②「右」と明記し，左眼用の点眼薬と右眼用の点眼薬を間違えないように伝えた。

- 眼鏡でも外力や塵埃による外部の刺激を避けることができるため，日中や外出時は眼鏡使用でもよいが，睡眠時に無意識に術眼を触る可能性があるため，外来受診時に指示があるまで就寝時には透明眼帯を着用することを勧めた。透明眼帯の取り扱いについて，感染予防のため，1日1回中性洗剤で洗浄する必要があることを説明した。

- 洗顔は外来受診時に指示があるまでは禁止で，それまではタオルで顔を拭くのみとし，入浴中にシャワーの汚水が眼に入らないよう留意するよう説明した。

- 洗髪の許可が出るまでは，洗髪は眼に汚水が入らないよう上向きで行う必要があるが，夫との2人暮らしで介助も難しいため，下向きの通常の洗髪の許可が出るまでは，美容院を利用することについても説明した。

466　第2編／第5章　事例による看護過程の展開

Ⅱ 白内障手術後に水疱性角膜症を発症し角膜移植術の適応となった患者の看護

　角膜内皮はポンプ機能により，房水を角膜実質側から前房側に排出する機能を有している。白内障の手術後や外傷などの原因で角膜内皮細胞機能不全が起こり，内皮のポンプ機能が侵され角膜実質および上皮に浮腫を生じ，水疱性角膜症となる。

　ここでは，白内障手術後に水疱性角膜症となり，局所麻酔下で角膜内皮移植術を行った事例を取り上げ，入院から退院までの看護について述べる。

Ⓐ 事例の概要

1. 患者プロフィール

患者：Bさん，80歳，女性
病名：左水疱性角膜症
既往歴：55歳〜　高血圧（内服治療中）
　　　　　75歳〜　膝の痛みあり，接骨院に通院中
職業：主婦
性格：真面目
家族構成：夫（82歳）と2人暮らし
　　　　　　娘2人（車で10分くらいのところに住んでいる）
キーパーソン：夫
アレルギー：なし
視力：右眼0.6（眼内レンズ挿入あり），左眼0.3（眼内レンズ挿入あり），眼鏡使用
日常生活行動：自立しているが，杖歩行

身長・体重：身長155cm，体重65kg，BMI 27

2. 入院までの経過

　5年前，両眼のかすみで近医眼科を受診し，白内障と診断された。その後，通院にて経過観察していた。

　3年前に左眼の白内障手術を実施した。その半年後に，右眼の白内障手術を行った。術後は，いずれも経過良好であった。

　1年前より見えづらさの自覚症状が出現し，少しずつ増強した。左眼の角膜内皮細胞の減少が認められるようになり，水疱性角膜症と診断された。角膜移植登録を行い待機していたが，見えにくさがさらに増強した。輸入角膜であれば，予定手術ができるため，輸入角膜による角膜内皮移植の目的で入院した。

Ⓑ 入院時のアセスメントと看護のポイント

1. アセスメント

　白内障手術後であり視力は低下しているものの，日常生活に支障はない。

　現在の症状は視力低下のみで，眼痛もない。非術眼の視力は0.6であり，手術後も見えない状態ではない。しかし，眼帯使用により視野が狭くなること，遠近感がわかりにくくなること，もともと杖歩行であることから，転倒の危険が高いため，環境整備や歩行介助や見守りを行う必要がある。

　角膜内皮移植のため，術後は仰臥位による安静時間が長くなる。真面目な性格であり，

Ⅱ　白内障手術後に水疱性角膜症を発症し角膜移植術の適応となった患者の看護　　467

仰臥位でできるだけ安静にしているように指示されると，ベッド上での運動も極端に少なくなる可能性が高い。高血圧，BMIが高いことなどから，深部静脈血栓症の発症や褥瘡予防にも注意が必要である。

　術後は，拒絶反応予防のためにステロイド薬の点滴を行うため，高血糖にも注意が必要である。

2. 看護上の問題

①術後，片眼遮眼や杖歩行による転倒のリスクが高い。
②仰臥位による安静保持による褥瘡や深部静脈血栓のリスクが高い。
③拒絶反応予防薬による高血糖のリスクがある。
④手術経験はあるが，角膜移植手術は初めてであり不安を感じている。

3. 看護目標

• 安心して手術に臨むことができる。
• 安全に入院生活を送ることができる。
• 術後合併症（角膜脱落，拒絶反応，感染，褥瘡，深部静脈血栓症など）を起こさない。
• 二次合併症（糖尿病）の予防ができる。

4. 看護の実際

1 ｜ 術前

❶不安の軽減

• 「よろしくお願いします。ここは初めて入院します。もう先生に角膜移植しかないって言われたの」。白内障手術での入院経験があり，入院することに不安はなかったが，角膜移植は初めてである。治療計画，処置内容，看護ケアなど，入院生活について入院から退院までの日々の状況をあらかじめ説明し，入院生活をイメージしてもらった。特に手術直後の仰臥位での安静については，あらかじめ説明しておき，腰痛など合併症がある場合の対応方法を検討した。

❷安全の確保

• 入院時は両眼で見ることができるが，術後は片眼遮眼された生活になる。室内の配置や物の置き場所など，できるだけ手術前後で変更がないようにした。術後は非術眼（右）で物を見るため，ベッドの右側から降りられるようにベッドの左側を壁に寄せ，安全に乗り降りできるよう配置した。

❸術前指導

• 白内障手術後のため，日々点眼を行っているが，角膜移植後の感染予防のため，術前から点眼の手技を確認した。げんこつ法により上手に点眼ができていた。

468　　第2編／第5章　事例による看護過程の展開

- かぜ症状はなくアレルギーもないため，強いくしゃみや咳の心配はない様子だった。しかし，術後もくしゃみや咳によって眼に力が入って眼圧が高まってしまう危険があるので，かぜのような症状や便秘などがある場合，すぐに知らせるように指導を行った。「あら，そんなこともあるのね。すぐに知らせるわね」と落ち着いて話を聞いていた。

2 | 手術当日

❶不安の軽減

- 手術の時間が何時頃になるかはあらかじめ伝えられているが，手術を待つ間，患者は緊張している。予定時間が遅れてきたので，患者に声かけを行い，忘れられているのではないという安心感を与えるようにした。「待っていると，長いのよね」と少し不満そうに言いながらも，「ありがとう，もう少しよね」と笑顔が見られた。
- 高血圧，BMI高値であること，真面目な性格で術後は指示どおりにじっと仰臥位でいる可能性も高いことから，深部静脈血栓症予防策として弾性ストッキングを着用することとした。いつでも出棟できるように，早めに身支度を整えた。
- 手術に出棟する際に排泄を済ませ，手術室へ向かった。

3 | 術後

❶安静の保持

- 角膜内皮移植では，眼の中に入れた空気で角膜内皮を密着させるため，手術から帰室した後，2時間程度は仰臥位（顔を天井に向ける）で安静に過ごすように説明した。また，医師が診察を行ってから安静が継続となるかどうか決まるので，それまでは臥床しているように説明した。帰室時は，眼痛，出血などもなく，手術中の緊張からか，疲れた様子もあったので，室内を暗くしナースコールを手元に置き，静かに過ごせる環境を整えた。
- 帰室後のベッドマットレスはあらかじめ体圧分散マットに変更し，褥瘡予防を図り，深部静脈血栓予防のために弾性ストッキングの着用を継続した。また，適宜声かけをして下肢の曲げ伸ばしなどを行った。
- 術後4日目には安静度もフリーとなった。弾性ストッキングを着用しているため，日々皮膚の観察を行った。
- かぜ症状の有無や排便状況などを確認し，感染予防や内服薬による排便コントロールを行った。

❷安全の確認

- 術後，初回のトイレ歩行は看護師が付き添い，歩容を確認した。右の視力もあり，ふらつきもなく，片眼遮眼による影響はあまりないようだったため，トイレ歩行は自立でよいと判断した。

Ⅱ　白内障手術後に水疱性角膜症を発症し角膜移植術の適応となった患者の看護　　469

- 術後の内服薬については左に置くと気づきにくいため，食事トレーの右側に置くように統一した。

❸ 感染予防

- 術前に使用していた点眼薬はすべて破棄し，新たに処方された点眼薬を準備した。点眼ごとに手技を確認し，安全に点眼できているか確認した。術前より練習していたため，術後も問題なく実施できた。
- 感染予防に手術翌日よりシャワー浴を開始した。顔にシャワーの水がかからないように，シャワーの向き，高さなど調節した。顔は洗えないので，毎日朝と夜に蒸しタオルで眼の部分を圧迫しないように拭いてもらった。
- 洗髪は，安静が解除となった術後4日目に看護師介助で行った。

❹ 拒絶反応予防

- 拒絶反応予防のため，ステロイド薬を使用した。指示された時間に確実に投与を行った。
- 血糖測定を1日4回実施した。術後2日目より夕食前の血糖値が少し高めになり，それまでの普通食からエネルギー制限食1800kcalに変更した。患者にも，血糖値，食事の変更について説明した。「糖尿病にしないでくださいね」と自分でも血糖値を気にするようになり，食事療法を守り，間食などせず自己管理も良好であった。今回はインスリンを使用せずコントロールできた。
- 夜間はよく眠れており，不眠とは感じていなかったため，退院まで夜間の様子観察を継続した。

❺ 退院指導

- 退院後に継続して眼帯を使用する必要はないという指示であった。Bさんが普段から日中は眼鏡を使用していたこともあり，外部刺激を避けるために日中は眼鏡使用とした。眼鏡を使用しない夜間は眼帯を使用することとした。また，外出時も，周囲の人にアピールし注意してもらうためにも眼帯の使用を勧めた。
- 退院後に拒絶反応を起こす場合もあるので，光に対する過敏性，視力低下，霧視などの自覚症状がみられたときには，すぐに医師と連絡を取り，適切な処置を受けるように指導し，連絡先について明確にした。
- 洗顔や洗髪は，汚水が眼の中に入らないようにすることが大切であるため，美容院などの活用も説明した。
- 日常生活の制限はほとんどなくなるが，重いものを持つことは眼に力が入り合併症を起こしやすくなるので，避けるように説明した。

＊　　＊　　＊

　この事例では，術後は特に大きな問題もなく退院を迎えることができた。

　角膜移植には様々な術式があり，それぞれに適した対応が必要となる。事例で取り上げた角膜内皮移植は，乱視のリスクが少ないが術後の安静が苦痛となる場合も多い。手術経

験があってもなくても，あらかじめ退院までの経過を理解できていれば，患者自身も納得して治療に参加できる。また，手術によって患者がどのような点が困るのか，自宅では手術前と同じように生活ができるかなどを考え，退院支援につなげていくことが必要である。

国家試験問題 解答・解説

皮膚　第1編／1章　1　解答 1

○**1**：皮膚の表面は皮脂由来の脂肪膜で覆われ，細菌や真菌の侵入を防いでいる。
×**2**：粘膜は脂肪膜がなく細菌が繁殖しやすい。
×**3**：皮脂腺は高齢になると退縮し，肌が乾燥しやすくなる。
×**4**：アポクリン汗腺は腋窩，外陰部など特定の部位にのみ分布する。

皮膚　第1編／1章　2　解答 2, 5

アポクリン汗腺が分布するのは腋窩，乳房，外陰部，肛門周囲などの特定部位であり，思春期を迎えるとアポクリン分泌物が排出されるようになる。水を主成分とする汗と異なりアポクリン分泌物は脂質や細胞破壊成分を含むため，粘稠で皮表に出ると臭気をもつ。

×：1, 3, 4
○：2, 5

皮膚　第1編／2章　1　解答 3

強い瘙痒感を伴う皮膚疾患には，湿疹・皮膚炎，痒疹，蕁麻疹などがある。白癬も瘙痒感を伴う場合が多いが，発症する部位によって瘙痒がない場合もある。

×**1**：紫斑症（紫斑病）の主症状は点状出血から大きな斑状の紫斑であり，瘙痒感はない。
×**2**：かゆみの生じる主な白癬は，体部白癬，股部白癬，足白癬，手白癬である。
○**3**：接触皮膚炎は原因物質に触れることで生じ，1次刺激性とアレルギー性に区別される。いずれも激しい瘙痒感と灼熱感が特徴である。
×**4**：下肢から足関節部，膝蓋部などに発生する紅斑が代表的な症状である。瘙痒感はなく，局所熱感，圧痛を伴う。

皮膚　第1編／2章　2　解答 3

×**1**：光沢を帯びた正常～淡紅色の丘疹や小結節が主な皮膚症状である。水疱は生じない。

×**2**：伝染性紅斑の特徴は両頬部のび漫性紅斑と四肢伸側のレース状紅斑である。水疱は生じない。
○**3**：水痘の皮膚症状は浮腫性紅斑として生じた皮疹と，その皮疹が水疱化したものである。写真では赤みを帯びた丘疹あるいは水疱が全体にみられ，水痘の症状と合致する。
×**4**：風疹の主な皮膚症状は粟粒大（約2～3mm）の丘疹である。水疱は生じない。

皮膚　第1編／3章　1　解答 2

×**1, 4**：褥瘡の洗浄に消毒液は適さない。
○**2**：褥瘡の洗浄には生理食塩液（または水道水）を用いる。
×**3**：ホルマリンは生体組織の防腐処理などに用いられ，人体に有害である。

皮膚　第1編／3章　2　解答 1

貼布試験は遅延型アレルギー反応をみるための検査であり，被検物質をパッチテスト用の絆創膏で貼布し，48時間，72時間，1週間後に判定を行う。貼布時には，1次刺激反応（すべての人に陽性反応が出る）を避け，感作された人にのみ陽性反応が出るよう，被検物質を至適濃度に希釈する。また石けんなど刺激性の強い物質には，絆創膏を使わない開放式貼布試験が行われる。

×：1
○：2, 3, 4, 5

皮膚　第1編／4章　1　解答 4

ベーチェット病では口腔内アフタ，前房蓄膿性ぶどう膜炎，外陰部潰瘍，結節性紅斑様皮疹が主症状であり，この4症状がそろえば診断が確定する。

○**4**：外陰部潰瘍のほか，ベーチェット病の代表的な皮膚症状として，結節性紅斑様皮疹，血栓性静脈炎，毛包炎，痤瘡様皮疹があげられる。

472　国家試験問題　解答・解説

×**1**，**2**，**3**：いずれもベーチェット病の症状にはあてはまらない。

皮膚　第1編／4章　| 2 |　　　　解答 4

ブレーデンスケールは褥瘡発生の危険性，すなわち発生リスクを把握するための予測スケールである。

○**4**：ブレーデンスケールでは，①知覚の認知，②湿潤，③活動性，④可動性，⑤栄養状態，⑥摩擦とずれの 6 項目の状況を得点数で表し，6 ～ 23 点で評価する。点数が低いほど褥瘡発生の危険性が高いとされる。
×**1**，**2**，**3**：いずれもブレーデンスケールの対象ではない。また褥瘡の重症度と経過の評価には DESIGN-R® が用いられる。これは褥瘡の深さ，滲出液，大きさ，炎症／感染，肉芽組織，壊死組織，ポケットの状態をそれぞれ評価して点数化するものである。

皮膚　第1編／4章　| 3 |　　　　解答 1

アトピー性皮膚炎の患者では高 IgE 血症を伴うことが多く，ダニや家塵に対する特異的 IgE 抗体が高率に証明される。

○**1**：日本皮膚科学会のアトピー性皮膚炎の定義においては，アトピー素因を①家族歴・既往歴（気管支喘息，アレルギー性鼻炎・結膜炎，アトピー性皮膚炎のうちのいずれか，あるいは複数の疾患），または② IgE 抗体を産生しやすい素因としている。
×**2**，**3**，**4**：いずれもアトピー性皮膚炎の患者にはあてはまらない。抗核抗体の陽性反応は膠原病で出やすい。また四肢における好発部位は，（特に学童期では）屈側である。患部では発汗が減少することが多い。

眼　第1編／1章　| 1 |　　　　解答 2

外部から入ってきた光は，眼球の前眼部（角膜，水晶体）で屈折される。

×**1**：結膜の主な役割は眼球への異物の直接侵入を防ぐことである。またスムーズな眼球運動や，角膜表面を平滑に保つためにも働いている。
○**2**：角膜は眼球外壁の前方の透明な膜で，光を屈折させレンズとして働く。眼における屈折の 2/3 は角膜で起きている。
×**3**：強膜は角膜と共に眼球の外壁をなす。
×**4**：網膜には視細胞があり，角膜，瞳孔から入ってきた光を吸収し，最終的に電気信号に変え脳に伝える。

眼　第1編／1章　| 2 |　　　　解答 2

近くのものを見るときには①瞳孔の収縮，②水晶体の肥厚，③眼球の内転運動が起こる。

×**1**：両眼球の外転（開散）は，視線を遠方に向けた際に生じる眼球運動である。
○**2**：近くを見る際に瞳孔が小さくなる現象を，近見反射（near reflex）とよぶ。
×**3**：近くにピントを合わせるには光の屈折角度を高めるため，水晶体が厚くなる。
×**4**：眼圧上昇は房水流の滞留などが主原因であり，近くを見ることに関係しない。

眼　第1編／2章　| 1 |　　　　解答 4

×**1**：「目が乾く」という訴えでは涙液の分泌減少や涙液の質の悪化による乾性角結膜炎（ドライアイ）が疑われる。
×**2**：「物が二重に見える」という訴えは複視によるものである。単眼複視の場合は乱視，白内障，水晶体偏位，多瞳孔などを，両眼複視の場合は眼筋麻痺や眼窩底骨折を疑う。
×**3**：「明るいところがすごくまぶしい」という訴えは羞明によるもの。羞明から疑われる疾患は結膜炎，角膜炎，虹彩毛様体炎，白内障初期，緑内障などである。

国家試験問題　解答・解説　　473

○**4**：「眼の中にカーテンが引かれた感じ」という主訴から，視野欠損が想像される。網膜剥離では視野欠損や視力低下が起き，放置すると失明に至る。

眼　第1編／2章　[2]　　　　解答 **1**

○**1**：毛様体筋が萎縮することで水晶体の調節機能が低下し，老視が起こる。
×**2**：眼圧亢進は緑内障の主な原因であり，進行すると視野狭窄から失明にまで至る。
×**3**：視野狭窄は網膜色素変性症や緑内障によって生じる症状である。
×**4**：明暗順応は網膜の錐体細胞，杆体細胞によって行われるため，水晶体とのかかわりはない。

眼　第1編／3章　[1]　　　　解答 **3, 4**

右眼の視野に見えにくい部位があるという主訴から，視野異常が疑われる。視野異常を症状とする疾患は，網膜疾患や緑内障，視神経・視路の疾患，頭蓋内病変である。

×**1**：眼科での検査は通常，前眼部から眼球，眼窩へと奥に向かう順序で行われる。本設問の患者については，脳波検査より先に眼圧検査や眼底検査が行われ，疾患を特定できる可能性が高い。
×**2**：色覚検査は色を感じる感覚の検査である。
○**3**：視野障害の原因として眼圧上昇による視神経の障害が疑われるため，眼圧検査を行う。
○**4**：眼圧が正常でも視神経乳頭が圧力に耐え切れず神経が障害されることがあるため，眼圧検査と合わせて眼底検査で視神経乳頭の状態を調べる必要がある。
×**5**：眼球運動検査は，眼筋麻痺や斜視の判断に行われる。

眼　第1編／3章　[2]　　　　解答 **2**

○**2**：眼底動脈は検査によって状態を直視できる唯一の血管である。眼底検査では糖尿病性，高血圧性などの血管異常にも直接の評価が可能

となるため，眼疾患のみならず糖尿病や高血圧症に対しても行われる。
×**1**，**3**，**4**，**5**：いずれも身体の深部を走行しているため，直視の観察はできない。

眼　第1編／4章　[1]　　　　解答 **1, 2**

○**1**：網膜の状態を確認するため眼底検査を行う。
○**2**：裂孔原性網膜剥離では，前駆症状として光視症が認められる。
×**3**：網膜剥離の症状は徐々に進行し，初期に自覚される症状はほとんどない。
×**4**：網膜剥離を放置すると脈絡膜からの栄養が届かなくなり最終的に失明に至る。
×**5**：老人性変化によって網膜裂孔が生じる場合がある。

眼　第1編／4章　[2]　　　　解答 **2, 4**

×**1**：眼球突出はみられない。
○**2**：房水の流れや排泄に障害が起きることで眼圧が上昇し，原発緑内障の原因となる。
×**3**：瞳孔の縮小はみられない。また急性閉塞隅角緑内障では，瞳孔の散大がみられる。
○**4**：眼圧上昇によって視神経が障害され，萎縮する。
×**5**：原発緑内障では出血はみられない。

索引

欧文

1色覚 … 257, 354
1次刺激性接触皮膚炎 … 57
1次刺激反応 … 37
2色覚 … 257, 354
5の法則 … 85
9の法則 … 85, 192
100Hueテスト … 285
AACG … 369
AC … 239
AIDS … 109
AMD … 356
ASO … 72
Ax … 268
Baxter法 … 84
BCIE … 77
BFP … 42
BI … 85
BUT … 253
CACG … 370
CAT … 361
CLE … 80
CT … 43
CTCL … 115
CTスキャン … 293
cyl … 268
dcSSc … 81
DDS … 49
DDS症候群 … 49
DESIGN-R® … 89, 217
DIC … 73
DIHS … 75
DLE … 80
DLST … 43
DM … 82
EKC … 330, 336
EMG … 288
EOG … 288
ERG検査 … 291
FBS … 254
FDT … 284
FTA-ABS法 … 42
HIV … 109
HPV … 104

ICG … 278, 357
ICG造影検査 … 278
IgA血管炎 … 71
ILE … 80
ILM … 357
IOL … 266
LASIK … 304
lcSSc … 81
LE … 79
low vision … 325
LV … 263
MDS … 71
MED … 38
MF … 115
MG … 375
MH … 356
MRI … 43, 293
n.c. … 269
Nd-YAGレーザー … 309
NSAIDs … 45
NTG … 371
OCT … 278
OHスケール … 215
PACG … 369
PAD … 72
PBI … 85
PC … 239
PCF … 331
PEA … 307
PET検査 … 43
PHN … 102
POAG … 370
PUVA療法 … 52, 184
ROP … 353
RPRカード法 … 41
RV … 263
SJS … 74
SLE … 80
SSc … 81
SSSS … 93
STI … 107
suntan … 87
TAO … 73
TEN … 75
tie-over法 … 189, 190
TP … 41
TPHA法 … 42
TP抗原法 … 42
UVB療法 … 52

Vd … 263
VDT作業 … 255
VEGF … 317, 345
VO … 365
Vs … 263
VZV … 102
X線検査 … 293

和文

あ

アイバンク … 315
アウスピッツ現象 … 78
あおそこひ … 368
悪性黒色腫 … 114, 207
悪性腫瘍 … 112
悪性リンパ腫 … 115
アシクロビル … 51
アセスメントスケール … 215
汗の分泌 … 21
あせも … 120
アダパレン … 47
アタマジラミ症 … 100
圧覚 … 21
圧入眼圧測定法 … 281, 419
圧平眼圧測定法 … 419
圧平眼圧計 … 281
圧平眼圧測定法 … 281
アトピー性皮膚炎 … 58, 198
アノマロスコープ … 285
アフタ … 70
アポクリン汗腺 … 18
アポロ熱 … 331
アミノグリコシド系薬物 … 50
アミロイドーシス … 122
アミロイド苔癬 … 26
アムスラーチャート … 284
アメナメビル … 51
アルカリ外傷 … 375
アレルギー性結膜炎 … 332
アレルギー性接触皮膚炎 … 57
アレルギー性皮膚反応試験 … 178
暗順応 … 246
暗順応検査 … 286
暗所視 … 238
暗点 … 256, 410
罨法 … 299

い

石原式色覚異常検査表…285
萎縮…29
異常3色覚…257, 354
イチゴ状血管腫…118
一列並べ…436
遺伝性結合組織疾患…124
異物感…254, 406
いぼ…104
イリデクトミー…309
いんきんたむし…95
咽頭結膜熱…331
インドシアニングリーン…278, 357
インドシアニングリーン蛍光眼底造
　影検査…278
インプラント…310

う

ヴィダール苔癬…62
ウイルス性皮膚疾患…101
うおのめ…76
うっ血乳頭…359
うっ滞性皮膚炎…63
ウッド灯検査…43
生毛…18
うみそこひ…361

え

エーラス_ダンロス症候群…124
腋臭症…120
液体窒素療法…53
エクリン汗腺…18
壊死性筋膜炎…93
エリテマトーデス…79
円形脱毛症…118
遠見障害…255
遠視…246, 321
炎症性角化症…78
炎症性白癬…96
炎症性皮膚疾患…56
円錐角膜…338
円錐水晶体…361
円柱レンズ…267, 303
円板状エリテマトーデス…80
円盤状角膜炎…336
遠方視力検査…263
遠方視力検査時の看護…416

お

凹球面レンズ…267
黄色腫…122
黄斑円孔…313, 356
黄斑円孔に生じた内境界膜の剥離
　手術…313
黄斑前膜…312, 357
黄斑前膜の剥離手術…312
黄斑部…238
黄斑浮腫…357
黄斑部網膜上膜…357
黄斑変性症…358
大型弱視鏡…287
太田母斑…25, 111
オート・ケラトメーター…266
オート・レフラクトメーター…265
小口病…355
オフサルモメーター…266
オプトス…278
おむつ皮膚炎…98
オルソケラトロジー…317
オルソプティクス…305
温罨法…299
温覚…21
温熱性発汗…21
温熱療法…54

か

外因性老化…31
外眼筋…243
開瞼法…270
開散…248
外斜視…259
外傷患者の看護…455
外傷性白内障…364
疥癬…99
疥癬虫…99
疥癬トンネル…99
外麦粒腫…325
回復期…144, 393
開放隅角緑内障…368
開放式貼布試験…37
界面活性剤…44
外毛根鞘…17
潰瘍…28
外用療法…45, 180
化学熱傷…87
角化…14

お

角化型疥癬…99
角化細胞…14
角化症…76
角結膜乾燥症…253, 339
角層…14, 20
角膜…237
角膜移植手術…314
角膜移植手術を受ける患者の看護
　…453
角膜移植術…467
角膜異物…376
角膜真菌症…338
角膜内皮移植術…314
角膜びらん…335
角膜フリクテン…332
角膜ヘルペス…336
角膜変性…339
かさぶた…28
過酸化ベンゾイル…47
苛性カリ標本…99
仮性近視…321
仮性同色表検査…285
画像検査…43
カタル性角膜潰瘍…338
カタル性結膜炎…329
過熟白内障…362
痂皮…28
痂皮型疥癬…99
痂皮性膿痂疹…90
下鼻道…243
カフェオレ斑…111
かぶれ…57
貨幣状湿疹…62
カポジ水痘様発疹症…103
かみそりかぶれ…93
かゆみ…30
かゆみ過敏…30
可溶性軟膏…44
ガラス圧法…35
ガラス工白内障…364
顆粒層…13
加齢黄斑変性症…356
加齢性白内障…362
眼圧…240, 368
眼圧検査…279
眼圧検査時の看護…419
眼圧日内変動…370
眼位…248
眼窩…244

感覚点…21
眼窩脂肪組織…244
眼窩腫瘍…373
眼窩内容除去術…317
眼窩蜂窩織炎…372
眼窩蜂巣炎…372
眼球…236
眼球運動…243, 248
眼球運動検査…288
眼球運動電図…288
眼球外膜…236
眼球牽引試験…288
眼球振盪…375
眼球打撲…377
眼球中膜…237
眼球摘出術…315
眼球突出…255, 373
眼球突出検査…290
眼球内異物…376
眼球内膜…238
眼球内容…239
眼球内容除去術…315
眼球付属器…241
眼球壁…236
眼鏡…303
眼筋麻痺…375
間歇性斜視…373
眼瞼…241
眼瞼外反…328
眼瞼下垂…329
眼瞼下垂手術…317
眼瞼結膜…241
眼瞼内反…327
眼瞼内反症手術…317
眼瞼反転法…270
眼瞼ヘルペス…326
汗孔…12
眼脂…254, 403
眼軸長…320
患者の誘導方法…394
眼上顎青褐色母斑…111
環状肉芽腫…125
汗疹…120
眼振…375
乾性角結膜炎…253, 339
眼精疲労…259
間接反射…238
乾癬…78
感染性疾患患者の看護…457

乾癬性紅皮症…64
感染性皮膚疾患…90
眼帯…298
杆体細胞…238, 246
杆体視細胞…238
眼注射を受ける患者の看護…428
汗貯留症候群…120
眼痛…255, 406
眼底画像診断…276
眼底検査…273
眼底検査時の看護…420
眼底撮影法…276
眼底自発蛍光…278
眼底写真撮影…276
眼底白点症…356
眼内コンタクトレンズ…304
眼内レンズ…266
眼内レンズ挿入術…307
眼軟膏…295
陥入爪…126
汗囊腫…27
肝斑…25, 121
眼部帯状ヘルペス…326
眼房…239
眼輪筋…241

き

キース・ワーグナー分類…347
義眼…315
偽近視…321
基剤…44
基底細胞…13
基底細胞がん…112
基底層…13
牛眼…372
救急…191
救急時の対応…439
球後視神経炎…359
球後注射…301
球後注射による麻酔…306
球状水晶体…361
丘疹…25
求心狭窄…410
求心性狭窄…256
求心性視野狭窄…410
丘疹性ムチン沈着症…124
吸水軟膏…44
急性期…139, 392
急性出血性結膜炎…331

急性閉塞隅角緑内障…369
急性痒疹…67
急性涙囊炎…334
球面レンズ…303
凝集法…41
矯正視力…264
矯正視力検査…267
矯正視力検査の結果の記載法…268
矯正視力の測定…416
矯正用眼鏡…303
矯正レンズ…303
共同斜視…374
強皮症…81
強膜…237
強膜炎…340
強膜陥入術…311
強膜充血…252
強膜内陥術…311
局所ERG…292
局所麻酔…305
局所療法…44
局面…26
巨視症…259
魚鱗癬…76
魚鱗癬症候群…77
亀裂…29
近見障害…255
近見反射…238
近視…246, 320
菌状息肉症…115
筋性眼精疲労…260
筋電図…288
近方視力検査…263
近方視力検査時の看護…418

く

クインケ浮腫…66
隅角…239, 366
隅角鏡…273, 282
隅角切開術…310
空気眼圧計…281
屈折…246
屈折異常…246
屈折異常弱視…325
屈折矯正手術…304
屈折検査…265
屈折性遠視…321
屈折性近視…320

駆梅療法…108
クラウゼ小体…21
クラミジア結膜炎…331
クリーピング病…100
クリーム剤…44
クリオピリン関連周期熱…66
グレンブラッド - ストランドベルグ症
　　候群…124
黒あざ…111
クロックポジション…436
黒眼…237

け

毛…17
鶏眼…76
蛍光眼底撮影検査時の看護…420
蛍光抗体法…39
蛍光造影撮影検査問診票…422
蛍光トレポネーマ抗体吸収試験…
　　42
形態覚遮断弱視…325
下疳…28
ケジラミ症…100
結核疹…93
血管炎…71
血管性浮腫…66
血管造影…293
血管内皮増殖因子…317, 345
血清学的診断法…41
結節…26
結節性硬化症…111
結節性紅斑…69
結節性痒疹…67
血疱…26
結膜…242
結膜異物…270, 376
結膜炎…329
結膜下出血…252, 333
結膜下注射…300
結膜下注射による麻酔…306
結膜充血…252, 402
結膜出血…252
結膜嚢…242
結膜フリクテン…332
結膜濾胞…309
ケブネル現象…63, 78, 105
ケラチノサイト…14
ケラチン線維…14
ケルスス禿瘡…96

ケロイド…117
牽引性網膜剥離…353
検影法…265
検眼鏡…274
限局性強皮症…81
限局性皮膚瘙痒症…67
限局皮膚硬化型全身性強皮症…
　　81
げんこつ法…295, 425
検査時の看護…177, 416
検出法…40
原発開放隅角緑内障…370, 462
原発疹…24
原発閉塞隅角緑内障…369
原発緑内障…368
瞼板…241
瞼板筋…242
瞼板腺…241
瞼裂…241

こ

抗VEGF抗体製剤の硝子体内注
　　射…317
抗VEGF抗体療法…317
抗アレルギー薬…48
紅暈…24
虹暈…259
硬化…29
光覚…246
光覚なし…265
光覚弁…265
後眼房…239
抗菌薬…49
高血圧性網膜症…346
膠原線維…15
膠原病…79
厚硬爪甲…126
虹彩…237
虹彩炎…341
虹彩切除術…309
虹彩毛様体炎…341
虹視症…259
恒常性斜視…374
紅色皮膚描記症…35
抗真菌薬…50
口唇ヘルペス…103
硬性下疳…108
硬性白斑…344
光線過敏型薬疹…88

光線過敏試験…38
光線過敏症…87
光線照射試験…38
光線性皮膚疾患…87
光線療法…52, 184
交代遮閉試験…287
交代遮閉法…305
後天色覚異常…258, 355
後天性表皮水疱症…27
後天性免疫不全症候群…109
後転法…314
後嚢…239
後発白内障…364
後発白内障手術…308
紅斑…24
紅斑症…68
紅皮症…64
紅皮症型薬疹…64
抗ヒスタミン薬…48
後部ぶどう膜炎…341
後房…239
後房レンズ法…307
硬毛…18
河本式中心暗点計…284
黒化…87
ゴットロン徴候…82
ゴニオトミー…310
股部白癬…95
ゴム腫…108
孤立暗点…256
コンタクトレンズ…303

さ

細菌検査…40
細菌性角膜潰瘍…336
細菌性結膜炎…329
細隙灯顕微鏡検査…272
細隙灯顕微鏡検査時の看護…418
最小紅斑量…38
最小視角…244, 263
在宅版褥瘡発生リスク…215
再投与試験…43
細胞診…41
細胞(内)小器官…15
さかさまつげ…327
削皮術…52
サリチル酸…47
サルコイドーシス…125, 343
酸外傷…375

蚕蝕性角膜潰瘍…338
散瞳…238, 248
霰粒腫…325

し

指圧法…281
ジアテルミー凝固…311
ジアフェニルスルホン…49
シェイエ分類…347
ジオプター…267
ジオプトリー…267
紫外線…20
自家感作性皮膚炎…58, 63
自覚的眼位検査…287
自覚的屈折検査…267
視覚伝導路…240
色覚…246, 284
色覚異常…246, 257, 354
色覚異常検査…285
色覚検査…284
磁気共鳴画像…293
色弱…257, 354
色素異常症…121
色相配列検査…285
色素細胞…15
色素性蕁麻疹…66
色素性母斑…25, 26, 111
色素沈着…20
色素斑…25, 344
色盲…257, 354
軸性遠視…321
軸性近視…320
シクロスポリン…49
刺激誘発型の蕁麻疹…66
視交叉…240
視差…247
視細胞…238
視索…240
視神経…238, 240, 368
視神経萎縮…359, 368
視神経炎…358
視神経円板…240
視神経交叉…240
視神経症…358
視神経繊維…368
視神経乳頭…238, 240, 368
指数弁…265
脂腺…18
脂腺細胞…18

自然老化…31
刺創…377
湿疹…26, 56
湿疹三角…57
湿疹続発性紅皮症…64
湿疹・皮膚炎群…56
字づまり視力表…263
シノプチスコープ…287
紫斑…25
紫斑症…73
字ひとつ視力表…263
視標…416
ジベルばら色粃糠疹…79
視放線…240
脂肪層…16
脂肪膜…20, 21
しみ…121
しもやけ…86
指紋…12
視野…244, 282
斜位…248, 374
視野異常…256, 410
視野狭窄…368
弱視…304, 324
弱視視能矯正…305
弱視眼鏡…305
弱視レンズ…305
雀卵斑…122
視野検査…245, 282
視野検査時の看護…423
斜視…248, 259, 304, 373
斜視角…287
斜視視能矯正…305
斜視弱視…325
斜視手術…314
斜照法…272
視野の島…245
遮閉法…305
臭汗症…120
充血…252, 402
充実性丘疹…25
重症アトピー性皮膚炎…7
重症筋無力症…375
自由神経終末…16
重層法…185
周辺暗点…410
周辺虹彩切除術…309
終末期…146
羞明…254, 405

縮瞳…238, 248
酒皶…119
主剤…45
樹枝性角膜炎…336
手術療法を受ける患者の看護…
　　429, 431, 432, 434
手掌法…85
手動弁…265
シュニッツラー症候群…66
主婦湿疹…62
腫瘍…26
腫瘍随伴性紅皮症…65
腫瘤…26
シュレム管…366
春季カタル…332
瞬目麻酔…306
漿液性丘疹…25
上眼瞼挙筋…242
上強膜炎…340
上下斜視…259
上下半盲…256
症候性眼精疲労…260
硝子圧法…35
小視症…258
硝子体…239
硝子体液…352
硝子体混濁…365
硝子体手術…311, 312, 313
硝子体出血…365
硝子体内穿刺…302
硝子体内注射…302
小水晶体…361
小水疱…26
掌蹠膿疱症…84
小児ストロフルス…67
小児の視力検査…417
上皮系がん…112
上皮性腫瘍…116
睫毛…241
睫毛内反症…327
睫毛乱生…328
掌紋…12
触診法…281, 419
褥瘡…88, 155, 208, 214
褥瘡危険因子評価表…215
褥瘡経過評価スケール…89
褥瘡状態評価スケール…217
褥瘡のリスクアセスメント…214
触覚…21

初発白内障…362
しらくも…95
シラミ症…100
自律神経…16
自律神経性瘙痒症…31
視力…244
視力矯正…302
視力検査…263
視力障害…255, 407
シルマー法…253, 291
視路…240
脂漏性角化症…116
脂漏性皮膚炎…61
脂漏部位…61
しろそこひ…361
白眼…237
心因性瘙痒症…31
真菌検査…39
神経性眼精疲労…260
神経性発汗…21
神経線維腫症I型…111
人工蕁麻疹…66
人工水晶体…266
人工水晶体挿入術…307
深在性血管叢…16
深在性真菌症…95
診察時の看護…416
滲出性網膜剝離…353
尋常性乾癬…78, 202
尋常性魚鱗癬…76
尋常性痤瘡…119
尋常性天疱瘡…27, 82
尋常性白斑…121
尋常性疣贅…104
尋常性狼瘡…93
親水軟膏…44
真性ケロイド…117
真性皮膚結核…93
腎性網膜症…358
シンチグラフィー…293
真皮…15
真皮乳頭…14
蕁麻疹…65, 200
蕁麻疹関連疾患…66
蕁麻疹様血管炎…66
診察時の看護…176

す

スイート病…71

水晶体…239, 323
水晶体亜脱臼…360
水晶体核…239
水晶体再建術…306
水晶体脱臼…360
水晶体囊…239
水晶体皮質…239
水晶体偏位…259, 360
錐体細胞…238, 246
錐体視細胞…238
水痘…103
水痘・帯状疱疹ウイルス…102
水疱…26
水疱型先天性魚鱗癬様紅皮症…
　77
水疱症…82
水疱性角膜症…463, 467
水疱性膿痂疹…90
水疱性類天疱瘡…27, 83
水溶性軟膏…44
スキンアブレージョン…52
スキンテスト…35, 178
スクラッチテスト…37
スツルムのコノイド…322
スティーブンス-ジョンソン症候群…
　74
ステレオテスト…290
ステロイド痤瘡…47
ステロイド白内障…364
スポロトリキン反応…37

せ

正位…248
生活調整…131
性感染症…107
性器ヘルペス…103
生検…39
正視…246
成熟白内障…362
正常眼圧緑内障…371
青色母斑…111
精神症状…171
正切尺…287
静的視野検査…284
青年性扁平疣贅…105
毳毛…18
正乱視…322
生物学的偽陽性…42
生理機能検査…43

生理的色素沈着…12
生理的飛蚊症…365
セザリー症候群…115
癤…90
癤腫症…91
接触アレルゲン検出法…178
接触皮膚炎…27, 57
セフェム系薬物…50
セルフケア…394
線維柱帯切開術…310
線維柱帯切除術…309
洗眼…297
全眼球炎…372
前眼房…239
洗眼療法を受ける患者の看護…
　426
尖圭コンジローマ…105
浅在性真菌症…95
全充血…402
全色盲…257
全身性エリテマトーデス…80
全身性強皮症…81
全身麻酔…306
全身療法…48
全層角膜移植術…314
前増殖糖尿病網膜症…345
先天色覚異常…257, 354
先天性停止性夜盲症…355
先天性鼻涙管閉塞症…334
先天性風疹症候群…106, 379
先天梅毒…107
先天白内障…363
前転法…314
先天緑内障…371
前投薬…306
前囊…239
潜伏遠視…322
潜伏斜視…374
前部ぶどう膜炎…341
前房…239
前房隅角…239
前房隅角検査…281
前房穿刺…302

そ

早期発達緑内障…371
爪甲鉤彎症…126
創傷保護用ドレッシング材…183
増殖性硝子体網膜症…353

増殖性硝子体網膜症手術…313
増殖糖尿病網膜症…345
増殖膜…313
爪白癬…96
搔破試験…37
瘙痒…30
瘙痒感…160, 199
即時型アレルギー反応…36
即時型アレルゲン検出法…178
即時型皮内反応…37
足底疣贅…105
足白癬…95
続発疹…28
続発緑内障…368, 372
そばかす…122
ソフトコンタクトレンズ…303

た
ダーモスコープ…42
ダーモスコピー…42
退院支援…147, 148
退院支援アセスメントシート…150, 152
退院支援看護師…148
退院調整…148
退院調整看護師…148
退院調整スクリーニング票…149
タイオーバー法…189, 190
体温調節異常…173
対光反射…238
対座法…284
帯状ヘルペス…326
帯状ヘルペス角膜炎…337
帯状疱疹…101, 205
帯状疱疹後神経痛…102
体部白癬…95
他覚的眼位検査…286
他覚的屈折検査…265, 416
多汗症…120
タクロリムス軟膏…47
多形紅斑…68
多形滲出性紅斑…68
たこ…76
多職種連携…147
多瞳孔…259
多発性筋炎…82
ダリエー徴候…35, 66
単眼複視…259
単刺試験…37

単純性血管腫…117
単純糖尿病網膜症…345
単純塗布…45
単純ヘルペス…103, 326
単純ヘルペス性角膜炎…336
弾性線維性仮性黄色腫…124
丹毒…92
弾力線維…15

ち
地域連携…151
遅延型アレルギー反応…37
遅延型皮内反応…37
知覚検査…35
知覚神経…16
中心暗点…256, 410
中心窩…238
中心外視力…244
中心視力…244
中心性漿液性網脈絡膜症…349
中心動脈閉塞症…349
中毒疹…74
中毒性表皮壊死症…75
昼盲…258
超音波検査…292
超音波水晶体乳化吸引術…307
蝶形紅斑…80
調節…237, 246, 323
調節痙攣…320, 324
調節性眼精疲労…260
調節麻痺…324
調節力検査…269
貼布…45
貼布[付]試験…37, 178
直接鏡検法…40
直接反射…238
直像検眼鏡…274, 276
直像検査…276
直乱視…267
治療用眼鏡…303, 305
チン小帯…237, 323, 360

つ
ツァンク試験…41
痛覚…21
つきめ…336
ツツガムシ病…101
ツベルクリン反応…37
爪…19

て
手足口病…107
低視力…325
テクノストレス…259
手湿疹…62
テタニー白内障…364
徹照法…272
テトラサイクリン系薬物…50
テノン囊…244
テノン囊下注射…300
テノン囊下注射による麻酔…306
手白癬…96
デブリードマン…89
点眼…295
点眼液…295
点眼麻酔…306
点眼療法を受ける患者の看護…424
電気乾固法…53
電気凝固法…53
電撃傷…86
電撃性白内障…378
点状角膜炎…336
点状表層角膜症…335
伝染性紅斑…107
伝染性単核球症…107
伝染性軟属腫…106
伝染性膿痂疹…90
点入…295
癜風…97
天疱瘡…82, 204

と
東京医大表…285
凍結療法…52, 186
瞳孔…237, 238
瞳孔運動…248
瞳孔括約筋…237, 249
瞳孔検査…290
瞳孔散大筋…237, 249
同時視…248, 287
凍傷…86
動静脈交叉現象…346
凍瘡…86
倒像検査…274
疼痛…165
動的視野検査…283
糖尿病網膜症…345

索引　481

糖尿病網膜症患者の看護 … 450
頭部浅在性白癬 … 95
動物寄生性皮膚疾患 … 98
頭部白癬 … 95
透明層 … 14
同名半盲 … 256
倒乱視 … 268
ドーパ反応 … 15
兎眼 … 329
独立脂腺 … 18
独立皮脂腺 … 18
時計並べ … 436
凸球面レンズ … 267
特発性蕁麻疹 … 65
トノグラフィー … 419
とびひ … 90
ドライアイ … 253, 339
トラコーマ … 331
トラベクレクトミー … 309
トラベクロトミー … 310
鳥肌 … 21
とりめ … 258

な

内因性老化 … 31
内眼筋 … 243
内眼筋麻痺 … 324
内境界膜 … 313, 357
内斜視 … 259
内麦粒腫 … 325
内反症 … 327
内服照射テスト … 39
内毛根鞘 … 17
ナローバンドUVB療法 … 184
軟膏 … 44
軟性白斑 … 344
軟毛 … 18

に

にきび … 119
肉芽腫性疾患 … 125
ニコルスキー現象 … 36, 83
日光角化症 … 114
日光皮膚炎 … 87
乳化剤 … 44
乳剤性軟膏 … 44
乳児寄生菌性紅斑 … 98
乳児血管腫 … 118
乳頭炎 … 359

乳頭下血管叢 … 16
乳頭浮腫 … 359
乳房外パジェット病 … 113
乳房パジェット病 … 113
尿素軟膏 … 47
妊娠中毒性網膜症 … 358

ね

熱傷 … 84, 191, 220, 376
熱傷指数 … 85
熱傷深達度 … 221
熱傷予後指数 … 85
粘膜皮膚眼症候群 … 74

の

嚢外摘出術 … 307
嚢腫 … 27
嚢内固定 … 307
嚢内摘出術 … 307
膿疱 … 27
膿疱症 … 84
膿瘍 … 372
ノルウェー疥癬 … 99

は

バージャー病 … 73
ハードコンタクトレンズ … 303
ハーブ瞳孔計 … 291
配合剤 … 45
梅毒 … 40, 107
梅毒血清反応 … 107
梅毒検査 … 40
梅毒疹 … 108
梅毒トレポネーマ … 41, 107
梅毒の血清学的検査 … 41
培養同定法 … 40
培養法 … 40
白色皮膚描記症 … 35
バクスター法 … 84
白癬 … 95
白内障 … 361
白内障患者の看護 … 442
白内障手術 … 306, 467
白斑 … 25, 121
麦粒腫 … 325
バザン硬結性紅斑 … 94
パジェット病 … 113
はしか … 106
播種性血管内凝固症候群 … 73

バセドウ病 … 373
発達緑内障 … 371
パッチテスト … 37, 178
パネルD-15 … 285
はやり目 … 330
バラシクロビル … 51
ばら疹 … 24
原田病 … 342, 448
針反応 … 37, 70
バルベルト緑内障インプラント …
　310
斑 … 24
バンコマイシン … 50
瘢痕 … 29
瘢痕性内反症 … 328
伴性遺伝性魚鱗癬 … 77
ハンセン病 … 94
汎発性皮膚瘙痒症 … 67
汎ぶどう膜炎 … 341
半盲 … 256
半盲狭窄 … 410

ひ

皮下脂肪組織 … 16
皮下組織 … 16
皮下注射による浸潤麻酔 … 306
光アレルギー性皮膚炎 … 88
光干渉断層計 … 278
光凝固 … 315
光凝固治療を受ける患者の看護 …
　428
光接触皮膚炎 … 88
光貼布試験 … 39
光毒性皮膚炎 … 88
光パッチテスト … 39
光老化 … 31
非観血的治療 … 304
皮丘 … 12
非共同斜視 … 374
皮溝 … 12
肥厚性瘢痕 … 117
皮脂 … 18, 21
皮脂欠乏性湿疹 … 64
皮脂腺 … 18
皮脂の分泌 … 21
非上皮系がん … 114
非上皮性腫瘍 … 117
皮疹 … 24
非水疱型先天性魚鱗癬様紅皮症

…77

ヒスタミン…48
非ステロイド性抗炎症外用薬…47
非ステロイド性抗炎症薬…45
ビタミン剤…49
ビダラビン…51
ヒト乳頭腫ウイルス…104
ヒトパピローマウイルス…104
ヒトヒゼンダニ…99
ヒト免疫不全ウイルス…109
皮内テスト…37, 178
皮内反応…36
皮膚…12
皮膚T細胞リンパ腫…115
皮膚炎…56
皮膚潰瘍治療薬…47
皮膚外用薬…44
皮膚カンジダ症…97
皮膚筋炎…81, 82
皮膚結核…93
皮膚糸状菌症…95
皮膚小血管性血管炎…71
皮膚真菌症…95
皮膚スメア検査…94
皮膚生検…177
皮膚性内反症…327
皮膚瘙痒症…30, 67
皮膚組織片採取…177
皮膚粘膜眼症候群…379
皮膚の老化…31
皮膚描記症…66
皮膚描記法…35, 61
皮膚病理組織検査…39
飛蚊症…258
び漫性表層角膜炎…335
び漫皮膚硬化型全身性強皮症…81
眉毛…244
日焼け…20, 87
表在性血管叢…16
表層角膜移植術…314
表皮…13
表皮移植…121
表皮突起…14
表皮内がん…113
表皮嚢腫…116
表皮融解性魚鱗癬…77
表面感覚…21
日和見感染…97

びらん…28
鼻涙管…243
鼻涙管閉塞症…334
ヒルシュベルグ法…287
非裂孔原性網膜剝離…352

ふ

ファーター-パチニ小体…16, 21
ファムシクロビル…51
風疹…106, 379
プール熱…331
フォークト-小柳-原田病…342
フォークト-小柳-原田病患者の看護…448
匐行性角膜潰瘍…336
複視…259, 412
副腎皮質ステロイド外用薬…45
副腎皮質ステロイド薬…45, 48
輻湊…248
複像検査…287
複像表…287
不正乱視…322
ブドウ球菌性熱傷様皮膚症候群…93
不同視弱視…325
不等像視…260
不等像性眼精疲労…260
ぶどう膜…237
フライテスト…290
プラチド角膜計…269
フリクテン…332
プリズムカバーテスト…287
プリックテスト…37
プリングル病…111
フルオレセイン…276
フルオレセイン角結膜染色…253
フルオレセイン蛍光眼底撮影…276
ブレーデンQスケール…215
ブレーデンスケール…89, 215
プレオプティクス…305
ブレブ…309
プローン体位…446, 447
分泌物…168
粉瘤…27, 116

へ

閉鎖式貼布試験…37
閉塞隅角緑内障…368
閉塞性血栓性血管炎…73

閉塞性動脈硬化症…72
併発白内障…364
ベーチェット病…70
ヘス赤緑テスト…287
ペニシリン系薬物…50
ヘパリン類似物質…47
ヘリオトロープ疹…82
変視症…258
胼胝…29, 76
扁平上皮がん…112
扁平苔癬…79
扁平母斑…110

ほ

ボーエン病…113
蜂窩織炎…92
放射線による検査…293
放射線白内障…364
放射線皮膚炎…88
膨疹…28
房水…237, 240, 369
房水循環…366
房水流出路手術…310
蜂巣炎…92
傍中心暗点…410
ポートワイン母斑…117
墨汁法…41
黒子…111
ほしめ…332
保存的治療…458
発疹…24, 163
発赤…24
ボツリヌス菌毒素筋肉内注射…305
ボディイメージ…132, 145, 199
母斑…110, 206
母斑細胞母斑…111
母斑症…111
ポルフィリン症…123

ま

マイスネル小体…16, 21
マイボーム腺…241
マキュエイド硝子体染色…358
マクロゴール…44
マクロライド系薬物…50
麻疹…106
麻酔…305
末梢循環障害…72
末梢動脈疾患…72

マドックス桿 … 288
麻痺性斜視 … 374
マルケサニ症候群 … 360
マルファン症候群 … 124
慢性カタル性結膜炎 … 329
慢性期 … 146, 394
慢性単純性苔癬 … 62
慢性閉塞隅角緑内障 … 370
慢性涙嚢炎 … 335
マントー反応 … 37

み

味覚性発汗 … 21
未熟児網膜症 … 353
みずいぼ … 106
水尾-中村現象 … 356
みずぼうそう … 103
みずむし … 95
三日はしか … 106
密封療法 … 185
脈絡膜 … 237
脈絡膜悪性腫瘍 … 358
ミューラー筋 … 242
ミューラー筋短縮術 … 329

む

無散瞳眼底カメラ … 276
ムチン沈着症 … 123

め

眼 … 236
明順応 … 246
明所視 … 238
眼鏡 … 303
眼の外傷 … 375
めやに … 254, 403
メラニン … 15
メラノーマ … 114
メラノサイト … 15
メルケル細胞 … 15
綿花様白斑 … 344
面皰 … 116

も

毛球 … 17
毛孔 … 12
毛孔性苔癬 … 78
蒙古斑 … 25, 111
毛根 … 17

毛根鞘 … 17
毛細血管拡張症 … 24
毛細血管奇形 … 117
毛周期 … 18
毛乳頭 … 17
毛髪 … 17
毛盤 … 15
毛包 … 17
毛包脂腺アポクリン系 … 17
網膜 … 238
網膜芽細胞腫 … 353
網膜膠腫 … 353
網膜色素変性症 … 350, 355
網膜出血 … 344, 350
網膜静脈血栓症 … 348
網膜静脈閉塞症 … 348
網膜中心血管 … 238
網膜電図検査 … 291
網膜動脈硬化症 … 346
網膜動脈閉塞症 … 349
網膜剥離 … 344, 351
網膜剥離患者の看護 … 446
網膜剥離手術 … 311
網膜復位術 … 313
網膜浮腫 … 344
網脈絡膜炎 … 341
毛様充血 … 252, 402
毛様体 … 237
毛様体筋 … 237, 323
毛様体小帯 … 237
毛様体光凝固術 … 311
毛様体冷凍凝固術 … 311
モーレン潰瘍 … 338
モノクローナル抗体 … 336

や

薬剤性過敏症症候群 … 75
薬剤誘発性ループス … 80
薬剤リンパ球刺激試験 … 43
薬疹 … 74, 201
薬物療法 … 179
夜盲 … 258, 355, 411

ゆ

有棘細胞がん … 112
有棘層 … 13
疣贅 … 104
融像 … 241, 248, 287
油脂性軟膏 … 44

よ

癰 … 91
痒疹 … 66
翼状片 … 333
翼状片手術 … 317

ら

ライター症候群 … 380
ライム病 … 101
裸眼視力 … 264
裸眼視力の測定 … 416
落屑 … 28, 170
ランゲルハンス細胞 … 15
乱視 … 246, 322
乱視表 … 267
ランド-ブラウダーの公式 … 85
ランドルト環 … 263, 416

り

立体視 … 241, 248, 287
立毛筋 … 17
リハビリテーション … 144, 393
流角 … 330
流行性角結膜炎 … 330, 336
流涙 … 253, 402
両眼視 … 247
両眼視機能 … 288
両眼視機能検査 … 288
両眼複視 … 259
両耳側半盲 … 256
量的視野 … 246
両鼻側半盲 … 256
緑内障 … 366
緑内障患者の看護 … 444
緑内障手術 … 309
緑内障チューブシャント手術 … 310
りんご病 … 107
リンコマイシン系薬物 … 50
輪状締結術 … 311
鱗屑 … 28
リンパ管 … 16
輪部 … 237

る

涙液層破壊時間 … 253
涙液分泌過多 … 253
涙液分泌検査 … 253, 291
類乾癬 … 79

涙管ブジー挿入 … 299, 427
涙器 … 242
涙小管 … 242
涙腺 … 242
涙点 … 242
涙道 … 242
涙道造影 … 293
涙道の通過障害 … 253
涙嚢 … 243
涙嚢洗浄 … 299
涙嚢洗浄法 … 427
涙嚢摘出術 … 317
涙嚢鼻腔吻合術 … 317, 334
ルフィニ小体 … 21

れ

冷罨法 … 299
冷覚 … 21
冷凍凝固 … 311, 316
レイノー現象 … 72, 80
レーザー屈折矯正手術 … 304
レーザー虹彩切開術 … 309
レーザー光凝固 … 311
レーザー療法 … 53, 186
レーシック … 304
レチノイド … 49
レックリングハウゼン病 … 111
裂孔原性網膜剥離 … 352
裂孔閉鎖術 … 311
裂創 … 377

レンズメーター … 269

ろ

老視 … 323
老人環 … 339
老人性乾皮症 … 31
老人性内反症 … 328
老人性白内障 … 362
老人性皮膚瘙痒症 … 30, 68
ロート斑 … 379
濾過手術 … 309

わ

わきが … 120
ワッセルマン反応 … 41

新体系看護学全書

成人看護学⓬

皮膚／眼

		定価（本体3,700円＋税）
2007年12月10日	第1版第1刷発行	
2009年11月30日	第2版第1刷発行	
2010年11月30日	第3版第1刷発行	
2015年11月30日	第4版第1刷発行	
2018年12月10日	第5版第1刷発行	
2022年 1 月31日	第5版第4刷発行	

編　集｜代表　佐伯　秀久Ⓒ　　　　　　　　　　　　　　　　　〈検印省略〉

発行者｜小倉　啓史

発行所｜**株式会社 メヂカルフレンド社**

https://www.medical-friend.co.jp
〒102-0073　東京都千代田区九段北3丁目2番4号　麹町郵便局私書箱48号
電話｜（03）3264-6611　振替　00100-0-114708

Printed in Japan　落丁・乱丁本はお取り替えいたします
ブックデザイン｜松田行正＋日向麻梨子＋梶尾結実
印刷｜（株）太平印刷社　製本｜（株）村上製本所
ISBN 978-4-8392-3352-5　C3347　　　　　　　　　　　　　　　000625-029

本書の無断複写は，著作権法上での例外を除き，禁じられています。
本書の複写に関する許諾権は，(株)メヂカルフレンド社が保有していますので，
複写される場合はそのつど事前に小社（編集部直通 TEL 03-3264-6615）の許諾を得てください。

新体系看護学全書

専門基礎分野

人体の構造と機能❶ 解剖生理学
人体の構造と機能❷ 栄養生化学
人体の構造と機能❸ 形態機能学
疾病の成り立ちと回復の促進❶ 病理学
疾病の成り立ちと回復の促進❷ 微生物学・感染制御学
疾病の成り立ちと回復の促進❸ 薬理学
疾病の成り立ちと回復の促進❹ 疾病と治療1　呼吸器
疾病の成り立ちと回復の促進❺ 疾病と治療2　循環器
疾病の成り立ちと回復の促進❻ 疾病と治療3　消化器
疾病の成り立ちと回復の促進❼ 疾病と治療4　脳・神経
疾病の成り立ちと回復の促進❽ 疾病と治療5　血液・造血器
疾病の成り立ちと回復の促進❾ 疾病と治療6
内分泌／栄養・代謝
疾病の成り立ちと回復の促進❿ 疾病と治療7
感染症／アレルギー・免疫／膠原病
疾病の成り立ちと回復の促進⓫ 疾病と治療8　運動器
疾病の成り立ちと回復の促進⓬ 疾病と治療9
腎・泌尿器／女性生殖器
疾病の成り立ちと回復の促進⓭ 疾病と治療10
皮膚／眼／耳鼻咽喉／歯・口腔
健康支援と社会保障制度❶ 医療学総論
健康支援と社会保障制度❷ 公衆衛生学
健康支援と社会保障制度❸ 社会福祉
健康支援と社会保障制度❹ 関係法規

専門分野

基礎看護学❶ 看護学概論
基礎看護学❷ 基礎看護技術Ⅰ
基礎看護学❸ 基礎看護技術Ⅱ
基礎看護学❹ 臨床看護総論
地域・在宅看護論 地域・在宅看護論
成人看護学❶ 成人看護学概論／成人保健
成人看護学❷ 呼吸器
成人看護学❸ 循環器
成人看護学❹ 血液・造血器
成人看護学❺ 消化器
成人看護学❻ 脳・神経
成人看護学❼ 腎・泌尿器
成人看護学❽ 内分泌／栄養・代謝
成人看護学❾ 感染症／アレルギー・免疫／膠原病
成人看護学❿ 女性生殖器
成人看護学⓫ 運動器
成人看護学⓬ 皮膚／眼
成人看護学⓭ 耳鼻咽喉／歯・口腔

経過別成人看護学❶ 急性期看護：クリティカルケア
経過別成人看護学❷ 周術期看護
経過別成人看護学❸ 慢性期看護
経過別成人看護学❹ 終末期看護：エンド・オブ・ライフ・ケア
老年看護学❶ 老年看護学概論／老年保健
老年看護学❷ 健康障害をもつ高齢者の看護
小児看護学❶ 小児看護学概論／小児保健
小児看護学❷ 健康障害をもつ小児の看護
母性看護学❶
母性看護学概論／ウィメンズヘルスと看護
母性看護学❷
マタニティサイクルにおける母子の健康と看護
精神看護学❶ 精神看護学概論／精神保健
精神看護学❷ 精神障害をもつ人の看護
看護の統合と実践❶ 看護実践マネジメント／医療安全
看護の統合と実践❷ 災害看護学
看護の統合と実践❸ 国際看護学

別巻

臨床外科看護学Ⅰ
臨床外科看護学Ⅱ
放射線診療と看護
臨床検査
生と死の看護論
リハビリテーション看護
病態と診療の基礎
治療法概説
看護管理／看護研究／看護制度
看護技術の患者への適用
ヘルスプロモーション
現代医療論
機能障害からみた成人看護学❶
呼吸機能障害／循環機能障害
機能障害からみた成人看護学❷
消化・吸収機能障害／栄養代謝機能障害
機能障害からみた成人看護学❸
内部環境調節機能障害／身体防御機能障害
機能障害からみた成人看護学❹
脳・神経機能障害／感覚機能障害
機能障害からみた成人看護学❺
運動機能障害／性・生殖機能障害

基礎分野

基礎科目 物理学
基礎科目 生物学
基礎科目 社会学
基礎科目 心理学
基礎科目 教育学